스포츠 재활

이론과 실전

Sports Rehabilitation From Theory to Practice

이제훈 • 김세준 • 이윤민 옮김

아오키 하루히토 • 시미즈 쿠니아키 • 스즈카와 마코토

범문에듀케이션

◉ **저자**

요코하마 스포츠 의과학센터 재활과 17명

青山真希子	塩田　真史	堤　　省吾
加藤　瑛美	柴田　真子	藤堂　　愛
菊川　大輔	清水　　結	中田　周兵
来住野麻美	高橋佐江子	永野　康治
窪田　智史	立川　真美	松田　匠生
坂田　　淳	玉置　龍也	

역자에 대하여

이제훈(PhD. AT. PT. ES. Ac.) 현 국가대표정형외과 물리치료 실장

국가대표선수촌 물리치료사 30년 경력으로 올림픽 8회, 아시안게임 7회, 유니버시아드 7회 등 각종 국제대회에 의무담당 본부임원으로 참가한 스포츠재활 전문가이다. 또한 건강운동관리사와 선수트레이너(R-KATA) 자격을 가지고 스포츠현장의 실무경험을 통한 교육에 활발한 활동을 하고 있다.

전 대한체육회 의과학부 과장
현 대한봅슬레이스켈레톤경기연맹 의무위원
현 대한골프운동과학회 회장
현 대한스포츠의학회 위원(AT관리)
현 대한선수트레이너협회 위원(기초학)
현 테라밴드 아카데미 강사
현 레드코드 뉴렉1, 2 강사, CNP

김세준 현 국가대표정형외과 원장

정형외과 전문의, 의학 석사로서 부상 예방 프로그램, 스포츠의학, 스포츠재활에 집중하고 있다. 국가대표선수촌 최장기간 재임 정형외과 주치의이다.

현 대한양궁협회 의무위원회 부위원장
현 대한컬링경기연맹 이사, 의무부위원장
현 대한스포츠의학회 이사
현 대한정형외과학회 관련학회 조정위원회 위원
현 대한정형외과스포츠의학회 학술위원
현 대한선수트레이너협회(R-KATA) 선수트레이너 자격연수 강사 및 자격시험 출제위원
IOC sports medicine diploma (IOC 스포츠의학 학위과정) 수료
IOC Team Physician Course(국제 올림픽위원회 팀 주치의 과정) 수료

대한체육회 진천국가대표선수촌 정형외과 주치의(2016.8~2021)
1. 2017 알마티 동계유니버시아드 국가대표 선수단 주치의
2. 2017 타이페이 하계 유니버시아드 국가대표 선수단 주치의
3. 2018 평창 동계올림픽 및 동계 패럴림픽 평창 폴리클리닉 정형외과 주치의
4. 2018 자카르타-팔렘방 하계 아시안게임 국가대표 선수단 주치의
5. 2019 크라스노야르스크 동계 유니버시아드 국가대표 선수단 주치의
6. 2020 도쿄 하계 올림픽 국가대표 선수단 주치의
7. 2022 베이징 동계 올림픽 국가대표 선수단 주치의

이윤민

일본 호소다 고등학교 졸업
일본 니혼대학교 예술학부 졸업
현 스포메드 일본어번역 및 영상제작
전 KBS JAPAN 방송부 근무

한글로 감수하며

진천국가대표선수촌에서 국가대표 주치의로 5년간 근무하면서, 정형외과 전문의로서 공부하고, 병원에서 근무하면서는 경험할 수 없었던 소중한 스포츠의학적 자산을 가지게 되었다. 스포츠의학은 역동적으로 진화하는 분야이다. 수술적 치료 기술도 눈부시게 발전하고 있지만, 수술 이전의 건강한 신체로 돌아가기 위해서는 환자의 필요에 대한 깊은 이해가 있어야 한다. 최상의 경기력을 목표로 하는 스포츠의학에서는 치료 후 단순히 일상생활을 영위하는 것을 넘어서는 목표를 설정해야 하며, 이는 일반인에게도 최상의 결과를 기대하게 하는 좋은 치료계획이다.

하지만 이러한 치료를 위해서는 한 명의 환자를 위해 많은 인원의 치료팀이 집중해야 하며, 국가대표선수촌에서는 가능한 부분이지만 민간 의료시설에서는 개인이 그 비용을 부담하기 어려운 측면이 분명히 있다. 스포츠의학 전문가 중 한 명으로서 오랜 시간 스포츠의학의 대중화를 고민해왔으며, 의료제도가 우리와 유사한 일본을 주목해 왔다. 책을 저술한 요코하마 스포츠의과학센터는 일본에서 손꼽는 대표적 스포츠의학 시설이다. 일본의 국가대표선수촌인 JISS (Japan Institute of Sports Science)의 치료실은 겸임제로도 운영되며, 요코하마 스포츠의학센터의 치료사들이 선수들을 치료하고 있다. 또한 일반 시민들에게 당뇨 및 혈압 등의 질환에 대한 운동처방을 선도하는 국가시설로서, 저렴한 비용으로 많은 시민들이 운동치료를 받고 있다. 국가대표선수촌과의 협업을 목적으로 2018년 방문한 요코하마 스포츠의과학센터에서 인상 깊었던 점은, 좋은 시설보다는 치료실의 치료 프로토콜이었다. 전부를 볼 수는 없었지만, 부상예방 홈 트레이닝 프로그램 등은 치료팀의 오랜 고민이 보이는 좋은 프로그램이었다. 2016년부터 국가대표선수촌 물리치료실장인 이제훈 선생님과 함께 국가대표 선수들에게 부상 예방 프로그램을 적용하고 평창 동계올림픽에서도 좋은 결과를 만들어냈지만, 이때의 방문이 자극제가 되어 IOC Get Set 부상 예방 프로그램을 분석해서 국내 국가대표 선수들 및 클럽스포츠에 확산시키고, IOC의 예산 지원까지 받게 되었다.

요코하마 스포츠의과학센터에서 재활분야의 20년간의 노하우를 정리하여 출간한다는 소식을 듣게 되었다. 방대한 프로토콜을 쉽고 효율적으로 정리한 책은 한국에서도 큰 도움이 되리라는 확신으로 번역을 시작하게 되었다. 흔쾌히 번역 요청을 허락해주신 요코하마 스포츠의과학센터의 의료진들에게 진심으로 감사의 인사를 전한다. 의학은 실용이 핵심인 과학으로서, 일반인들에게는 좀 더 쉽게 다가가야 하고, 스포츠의학 전문가들에게는 한국의 보험 시장 속에서, 환자들에게 비용 효율적인 최적의 치료 프로토콜이 있어야 한다. 이 책이 한국의 스포츠의학 전문가들에게 환자 치료를 위한 좋은 기초가 되기를 희망한다.

2022년 4월

국가대표정형외과의원
원장 **김세준**
치료실장 **이제훈**

감수에 들어가며

벌써 꽤 오래전 이야기가 되었지만, 일본에서는 프로 야구의 선수가 어깨나 팔꿈치에 문제가 생기면, 많은 선수들이 미국으로 건너가 수술을 받고 돌아오던 시대가 있었다. 그 큰 이유로 수술 기술의 차이가 아니라, 오히려 재활의 세밀한 부분에서의 차이가 상호 간에 크다는 것을 들 수 있었다. 그만큼 당시에는 스포츠 외상 · 상해의 치료에 대한 재활의 위치가 높지 않았다.

하지만 현재 재활의 중요성에 관한 인식이 완전히 바뀌었다. 스포츠 외상 · 상해의 재활에 대해 재활 없이는 충분한 치료효과를 거두지 못한다고 해도 과언이 아닐 정도로 그 중요성이 인식되고 있다.

스포츠 외상 · 상해의 재활이라고 하는 경우 크게 나누어서 ① 증상 발생 직후 또는 수술 후(수술 전에도 당연하다)부터 시작하는 이른바 의학적 재활, 이어서 ② 스포츠 활동 복귀를 향한 일반적인 애슬레틱(선수)재활, 그리고 더 나아가서 ③ 종목 특성에 맞춘 종목 특이적 재활이라는 3단계가 있다고 알려져 있다.

요코하마 스포츠의과학 센터는 지난해 2018년 4월에 개설 20주년을 맞이하였는데, 이 동안 이러한 재활의 3단계를 일관되게 시행해온 단일 시설로서는 몇 안 되는 하나의 시설이라고 자부하고 있다.

본 센터의 특색을 들자면, 방문하는 환자가 남녀노소를 가리지 않고, 또 건강스포츠부터 경기스포츠까지 다양한 목적을 가지고 있다는 것을 들 수 있다. 여러 종류와 다양한 배경을 갖고 있고, 따라서 그 목적도 여러 가지인 환자에게 대해서는 동일한 진단이라도 한쪽으로 치우친 재활프로그램으로는 대응할 수 없는 것이 당연하다. 즉, 개개인의 사례에 맞춘 재활을 실시하는 방법들이 요구되는 것이다.

이 책에서는 본 센터가 20주년을 맞이한 것을 기회로 재활과 물리치료사가 오랜 세월에 걸쳐 쌓아온 스포츠(애슬레틱)재활의 분야에 대한 병태파악의 사고방식이나 기능진단법, 치료수기를 부위별, 종목별로 나누어 집대성한 것이다. 다만, 재활의 경험을 집대성한 것이라고는 하나 당 센터의 독자적인 경험이나 생각에 근거한 내용은 아니다.

해부학, 신경 · 근 생리학, 운동기능학 등의 의학적인 근거, 그리고 외상이나 상해의 병태에 대해 당 센터가 오랫동안 실시해 온 긍정적인 연구나 스포츠 현장에서 조사한 것에 의해 얻어진 지식 등을 근거로 해 왔다는 것을 강조하고 싶다.

물론 본 센터가 시행해온 재활치료를 집대성한 것이기에 모든 분야를 빠짐없이 망라하는 것은 어렵다. 경험이 충분하지 않기 때문에 치료 성적에 대해 자신 있게 말할 수 없는 부분에 대해서도 이야기하자면, 결국은 교과서적인 기술이 되어 본서를 집필한 의도가 불명확해진다. 그러므로 질환, 종목에 약간의 편향된 점이 있는 점은 양해해 주었으면 한다.

이 책을 통해 본 센터가 어떠한 방향과 계획으로 스포츠(애슬레틱)재활에 힘써 왔는지 이해를 바란다.

2019년 8월

감수자를 대표하여

아오키 하루히토(青木 治人)

공익재단 법인 요코하마 체육협회

요코하마 스포츠의과학센터장

서론

1988년에 개설한 요코하마 스포츠의과학 센터는 '시민의 건강증진의 추진' · '스포츠의 부흥' · '경기선수의 경기력 향상'에 설치의의를 둔 시설이다. 본 센터의 스포츠 클리닉은 개설초기부터 내과 · 정형외과 · 재활의학과 진료를 실시해 왔다. 본 센터는 2018년 3월 31일까지 20년간 총 신규 환자 수 125,379명의 선수들에 대한 재활을 담당하여 일본 내에 몇 안 되는 전문 시설로서 많은 지식을 얻었다.

해당 과에서는 연간 많은 의사와 의료 관계자들이 견학이나 시설을 방문하여 재활의 실시에 관한 논의를 해왔다. 일본의 보험진료 중 운동선수들이 만족할 만한 재활을 제공하기란 어려움이 많다. 선수들은 경기 복귀를 위해 재활운동이 꼭 필요한데, 종목에 따라서 매우 다르게 진행되는 부분도 많다. 어떤 범위를 보험 진료로 진행을 하고, 선수 자신과 트레이너를 포함한 팀 스텝에게 어떤 부분을 인수인계할 것인가는 어려운 문제이며 개인마다 다른 문제일 가능성이 높다.

다행히도 몇몇 저서나 잡지 등에 우리 센터의 시행 내용을 부분적으로 게재할 기회가 있었다. 그러나 앞의 논의에서 정리된 자료를 제시하도록 요구받아 그때는 그것을 감당하기 힘들었다. 그런 수요에 부응하는 것이 이 책을 쓰게 된 계기가 되었고, 그 시기는 앞서 말한 전기의 시기가 적절하다고 생각되어 기획을 시작했다.

이 책의 주요 특징은 다음과 같다.

- 진료 실적에 충실하기 위해 본과 스태프가 분담하여 집필하였다.
- 실제의 진료에 응용 가능한 많은 지견을 인용했다.
- 보험 진료의 범위 내에서 실시 가능한 내용을 상정해 기재했다.
- 총 론 에서는 본서의 특징이나 각론으로 연결되는 부분을 해설했다.
- 부위별 장에서는 각 질환의 발생 메커니즘에 따른 평가나 치료의 개념을 기재했다.
- 종목별 장에서는 경기 동작의 바이오메카닉스에서 본 질환의 개념과 복귀기준에 대해서 기술했다.

본 책의 발간에 즈음하여 본 센터의 개설 준비부터 참여하여 본과의 시작, 그리고 궤도에 오르기까지의 책임자로서 지도해 주신 가마타 가즈요시 교수(히로시마 국제대학)에게 감사드리며, 과거에 우리 과에 몸담고 있고, 많은 지식을 남겨준 모든 직원에게 감사를 드린다. 그리고 기획단계에서부터 저희의 컨셉을 모두 받아들이고 지원해주신 주식회사 메디컬사이언스인터내셔널 편집부의 고토 아키히로님께는 감사하기 그지없다. 마지막으로, 우리 과에 몸담고 있으면서 고된 임무로 집필에 힘써 준 우리 과 직원들에게 감사드리고 싶다. 스포츠의사, 물리치료사, 트레이너, 운동전문가 등 모든 분들에게 도움이 되는 책이 되고 조금이라도 선수들에게 도움이 되는 책이 되기를 희망한다.

2019년 5월 1일

스즈카와 마코토(鈴川 仁人)
공익재단법인 요코하마체육협회
요코하마 스포츠의과학 센터 재활과장

목차

종목별

총론

스포츠선수의 재활에 대한 개념

NOTE 1 본 센터* 클리닉의 진료 통계 ① 연령, 연대

NOTE 2 본 센터* 클리닉의 진료 통계 ② 흔히 볼 수 있는 질환(부위별)

NOTE 3 본 센터* 클리닉의 진료 통계 ③ 흔히 볼 수 있는 질환(종목별)

* 요코하마 스포츠의과학센터

스포츠선수의 재활에 대한 개념

1 서론

운동선수의 재활에서 중요한 것은 선수들이 원하는 경기력을 최대한 빨리 발휘할 수 있도록 돕는 것이다. 그러기 위해서는 선수 자신이 느끼는 불편함을 문제점으로 파악하고 그것을 제거해 나갈 필요가 있다. 또한 선수의 부상 부위의 상태, 증상, 기능에 맞춰 부상 부위에 가해지는 부하를 적절히 조절한다. 최종적으로는 원하는 목표까지 단계적으로 부하를 올려서, 문제없이 퍼포먼스를 발휘할 수 있음을 확인한다. 이것이 재활의 일련의 흐름이 된다. '문제 해결을 위한 가설이 적절하다'면 우회하지 않고 도달할 수 있고, '복귀할 때까지 단계 설정과 진행 방법이 적절하다'면 가능한 한 가장 빠른 시간 내에 안전하게 복귀할 수 있다.

◉ 치료사로서 중요한 기술
① 지식
② 평가
③ 분석
④ 치료기술

치료사로서 중요한 기술이란, 올바른 방향과 단계를 설정하여 재활을 위한 구체적인 행동을 할 수 있는 것이다. 즉, ① 필요한 일반적 정보를 가질 것(지식), ② 선수 자신의 정보를 수집할 것(평가), ③ 선수 개별 상황을 이해할 것(분석), ④ 선수 개별 상황에 맞춘 해결책을 효과로 제시할 수 있을 것(치료기술) 등이 필요하다. '지식'과 '치료기술'이 치료사에게 중요하다는 것은 말할 필요도 없지만, '평가'와 '분석'의 중요성에 대해서는 다시 한번 강조하고 싶다. 스포츠 선수를 둘러싼 상황이나 선수 자신의 특징은 다양하며, 선수가 호소하는 증상이 반드시 교과서적으로 전형적인 사례만은 아니기 때문이다. 적절한 평가와 분석을 통해 선수 개개인의 상황에 대한 전체적인 모습을 파악한 후 치료할 수 있다면, 치료가 정체되기 쉬운 선수의 전형적이지 않은 증상에도 대응할 수 있다. 이 총론에서는 위의 치료기술에 대한 생각에서 주로 '평가'와 '분석'에 필요한 견해를 정리한다.

2 조직에 대한 부하의 개념

스포츠 선수 재활에서 치료의 출발점은 문제 부위[*1]의 확인이다. 해부학적으로 부위를 확인하는 것은 어떤 부하가 조직의 치유를 방해하는지 혹은 증상을 발생시키는지 이해하는 것으로 이어진다. 문제의 위치와 조직은 촉진에 의해 판단한

*1 손상을 입은 부위나 증상을 보이는 부위.

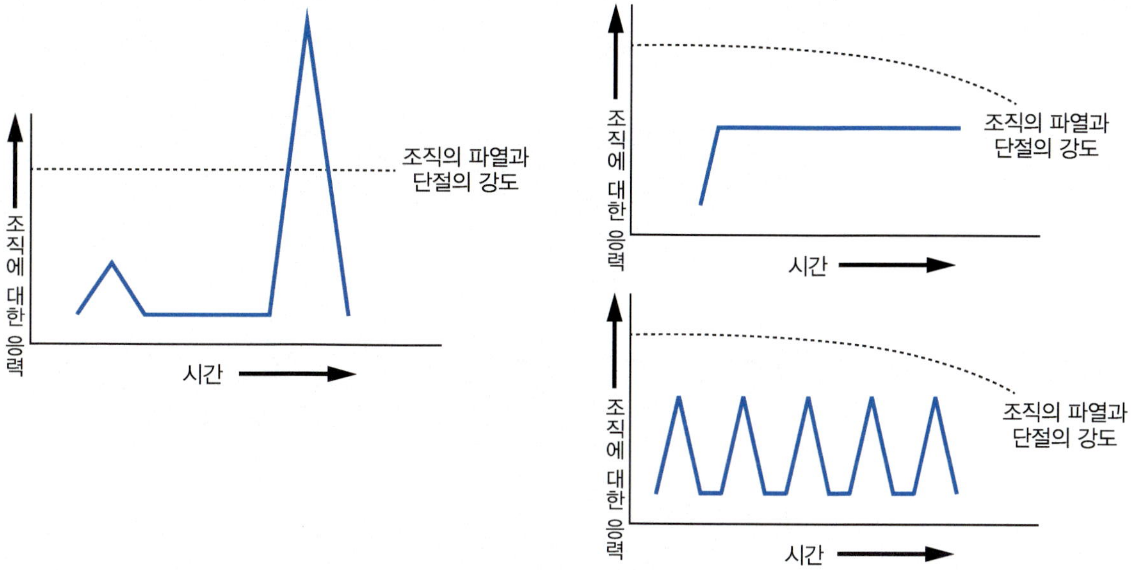

그림 1 조직 손상의 발생과 응력(stress)의 관계(좌: 급성 외상, 우: 만성 외상)

다. 급, 만성 스포츠 외상에서는 뼈, 관절낭 · 인대, 근 · 건 등의 운동에 관여하는 해부학적 조직이 운동할 때 힘의 제어, 발휘, 전달, 흡수 등을 담당하여 부하가 가해져 손상되는 경우가 많다. 다만 신경계에 대해서도 증상과 관련된 경우가 있으므로 조직을 확인하면서 조심스럽게 촉진을 실시한다.

그 다음 문제가 생기는 원인이 되는 부하를 판단한다. 부하란 조직에 가해지는 스트레스를 말하며, 특정 조직에 대해 응력이 집중되어 발생한다고 여겨진다. 급성 외상(외상)은 조직의 파열과 단절의 강도를 넘는 큰 응력이 가해짐으로써 발생하며(**그림 1 왼쪽**), 만성 외상은 조직의 파열과 단절강도 이하의 응력이 장시간, 혹은 단속적으로 가해지는 것으로 조직의 강도를 감소시켜 손상에 이른다(**그림 1 오른쪽**).

특정 조직에 응력이 집중되는 현상의 이해는 스포츠 활동을 역학적인 관점에서 파악할 필요가 있다(**그림 2**). 스포츠 활동 중의 신체에서는 근육이 수축하며 근력을 발휘한다. 발휘한 근력은 관절을 통해 지면이나 물, 공 등 외부로 전달되어, 달리기나 수영, 투구 등의 동작으로 퍼포먼스를 발휘한다. 이것이 스포츠 동작이다. 신체가 외부로 힘을 작용시키면서 동시에 반작용으로 힘이 가해진다. 물체[*2]로부터 오는 힘이나 중력 등, 신체 밖에서 가해지는 힘을 '외력'이라고 한다. 한편 신체의 내부에서는 근 활동에 의한 장력, 인대 등의 정적 요소에 의한 장력, 뼈의 접촉에 의한 힘 등이 발생하며, 외력과 합하여 이 모든 힘이 관절 토크로서 각 분절(segment)에 작용하여 운동에 영향을 준다. 이러한 관절의 제동력(근육이나 정적 요소에 의한 장력)이나 관절 사이의 힘(뼈 접촉에 의한 힘)은 신체라

*2 지면이나 물, 공 등.

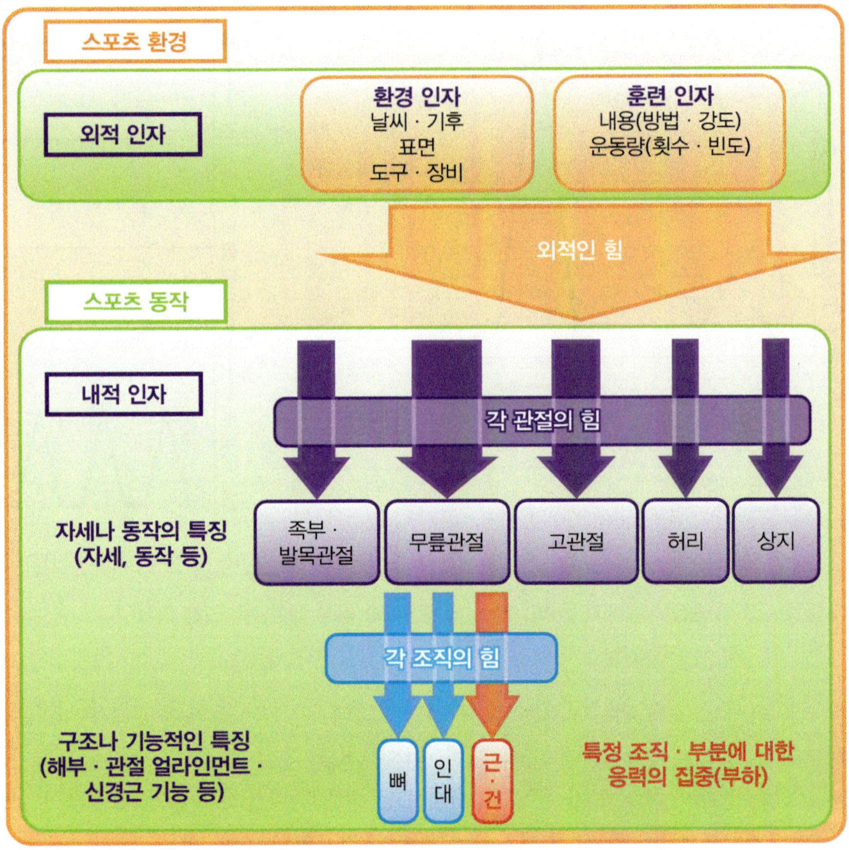

그림 2 역학적 관점에 근거한 스포츠 활동에서 조직에 대한 부하 개념도

는 닫힌 시스템(closed system)의 안쪽에서 작용하는 힘이기 때문에 '내력'이라고 한다.

내력이 과도하게 커져 응력이 조직에 집중되는 문제가 발생한다. 스포츠에서는 근 · 건이나 인대의 인장력, 관절면의 압박력, 압박력에 관절운동을 수반함으로써 생기는 전단력, 분절(segment)의 양 끝에 회전력이 가해지는 비틀림(염전) 응력 등이 대표적이다(**그림 3**). 이러한 조직에 대한 응력은 관절의 구조나 기능적인 특징에 영향을 준다. 근 · 건의 인장력을 예로, 응력이 증가한다고 생각되는 경우는 다음과 같다.

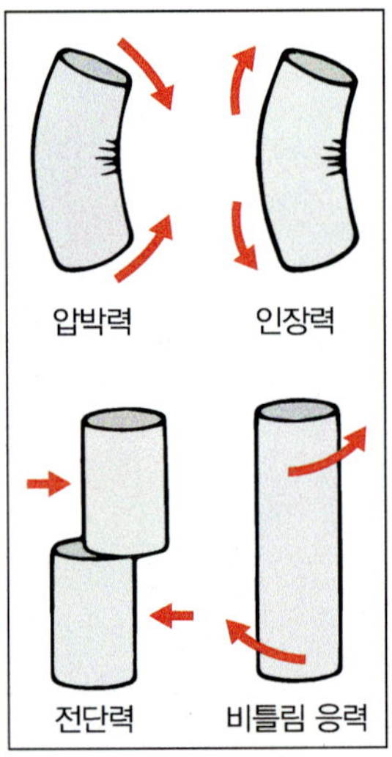

그림 3 응력의 종류

- 시작점 · 끝점이 멀어지는 방향으로의 관절 얼라인먼트 변화(조직 신장)
- 변성 부분이 있는 건이나 반흔조직이 있는 근(특히 이상조직 주위)
- 조직 방향에 따른 조이는 압박(entrapment)이나 유착 등 활주 기능 이상의 존재(정상적인 활주 부분의 과신장)
- 손상 후 방어반응 등에 의한 길항근 간 동시 수축(내력의 증가)
- 근육의 저긴장이나 위축 등에 의한 협력근의 과활동(내력의 치우침)

이처럼 응력의 종류와 증가를 가져오는 요소를 구체적으로 검토함으로써 특정 조직에 응력이 집중되는 원인을 추측할 수 있고 임상적 추론(Clinical Reasoning)과 목표 설정으로 이어진다.

그중에서도 관절 얼라인먼트는 관절의 접촉 위치나 접촉 압력에도 영향을 주므로 압박력, 전단력의 증가와 직접적으로 관련될 수 있다. 따라서 관절 얼라인먼트의 문제가 심각해지는 원인에 대해 특히 주목해야 한다.

또한 내력이 과도하게 커져 응력이 증가하는 경우, 그 원인으로 외력 자체가 큰 경우와 특정 관절에 치우쳐서 관절 토크를 분산하여 힘을 발휘하는 경우가 있다. 전자는 환경인자나 트레이닝 인자가 연관되어 있다.[*3] 후자는 외력 작용 중 신체의 자세와 팔 다리의 위치가 연관된다. 임상적 동작 확인이나, 스포츠 동작 분석에 의해 역학적 기준 척도(parameter)의 변화를 어느 정도 예측할 수 있다.[*4]

*3 '4〉 임상적 추론(clinical reasoning)'의 항(p.9)에서 설명한다.

*4 다음 항 '3〉 기능 평가의 방법과 해석'에서 설명한다.

마지막으로, 손상 부위를 확인하기 위해 확실한 것은 진단용 이미지이다. 단순 X선, CT, MRI, 초음파 등에 의한 영상을 확인해서 손상조직의 종류, 위치, 증상의 정도 등을 확인할 수 있고, 시간의 흐름에 따른 변화를 파악해서 치유 과정을 추적할 수 있다. 의사의 진단과 합쳐진 이 정보들은 재활 후 복귀 진행에 매우 중요한 역할을 한다. 또한 만성적 조직 변성, 얼라인먼트, 관절 운동에 따른 각 조직의 움직임 등을 파악할 수 있으며, 증상의 발생 원인을 고찰하는 데도 유용한 수단이 된다. 영상에 대한 지식은 치료사에게도 고찰의 근거로서 중요하지만, 보다 자세한 내용은 다른 전문서적을 참고하길 바란다.

3 기능 평가의 방법과 해석

재활훈련의 구성요소는 크게 세 가지로 나뉜다. ① 손상부위 조직 치유 ② 손상이나 만성적인 부하에 의한 이차적 기능 감소에 대한 대응 ③ 근본원인 해결에 의한 예방이다. 원칙적으로 조직손상 정도에 따라 활동 수준을 떨어뜨려 조직 치유를 우선시키면서 상태에 따라 기능 감소에 맞추어 서서히 활동 수준을 올리게 된다. 조직손상이 명확하지 않고 만성적으로 통증이나 불편함을 호소하는 선수라면, 활동 수준은 어느 정도 유지하면서 기능 감소에 대한 대응, 원인의 파악과 해결이 우선일 수 있다. 이러한 재활의 흐름 속에서 실시하는 기능평가 항목으로서 얼라인먼트, 가동범위 · 가동성 · 근력 · 근 기능, 동작 분석에 대해 설명할 것이다.

얼라인먼트(정렬: alignment) (관절운동패턴)

관절의 얼라인먼트는 앞서 기술한 바와 같이 조직의 부하와 관련되기 때문에 손상된 부위의 조직 치유가 매우 중요하다. 관절 얼라인먼트에 의해 관절면의 접촉 압력이 변화하고 주위 연부조직의 긴장에 영향을 주므로 관절 가동범위와 관련된다. 또한 관절면의 접촉위치나 접촉압력의 변화는 관절의 강직(rigidity)에 영향을 미치므로 도수근력검사(MMT)와 하중동작 등에서 관절의 안정성에 영향을 미친다.

● 도수근력검사: manual muscle test (MMT)

따라서 관절 얼라인먼트는 부하 증가와 감소 요인뿐만 아니라 기능적인 인자로서 중요하며, 기능 감소의 회복, 근본 원인의 해결에 대해서도 평가가 필요하다. 기본적으로 얼라인먼트의 평가는 시진과 촉진으로 실시하고, 랜드마크로 위치관계를 확인한다. 또한 관절 얼라인먼트는 연부조직 긴장의 영향으로 특정 위치로 고정되어 있는 경우가 많다. 잘못된 얼라인먼트가 존재할 경우 얼라인먼트를 개선하는 방향에 대해서 가동성 감소가 나타나므로 뒤에서 언급할 가동성 평가와 함께 얼라인먼트를 평가한다. 관절 얼라인먼트가 변화하면 관절의 운동 패턴이 변화하기 때문에 함께 확인한다. 예를 들어 무릎관절에서 하퇴 외회전 얼라인먼트가 존재하는 경우, 무릎 굽힘에 따른 회전의 부수적 운동(accesory movement)이, 일반적으로 굴곡 시 내회전, 신전 시 최종범위에서 외회전되는 것에 비해, 굴곡 시에도 외회전 자세가 되어 다른 운동 패턴을 보인다. 관절 운동 패턴의 평가를 시진, 촉진에 의한 평가와 함께 실시함으로 관절 얼라인먼트의 차이나 변화를 더욱 예리하게 파악할 수 있으며, 실제 운동에 미치는 영향을 이해할 수 있다.

가동범위 · 가동성

가동범위 · 가동성에서는 가동범위검사(ROM-t)에 의해서 가동범위를 평가하고, ROM-t에 규정되지 않은 관절운동이나 뼈 움직임에 대해서는 가동성으로서 평가한다. 스포츠 급 · 만성 상해의 경우 손상이나 수술에 의한 반흔 · 유착의 형성, 움직이지 않아서 발생하는 연부조직의 신장성 감소나 단축, 통증에 의한 근육 과긴장, 과사용이나 손상에 의한 종창, 통증에 의한 운동제한 등으로 가동범위가 감소된다. 이러한 가동범위 감소는 모두 손상 후나 후유증으로 형성된 이차적인 기능 감소이며, ROM-t에 의해 기능 감소의 정도나 회복 단계를 평가할 수 있다.

이에 대하여 영향을 주는 인자를 확인하고, 치료 대상 부위를 좁히기 위해서는, ROM-t를 실시하면서 끝 느낌(end feel)과 촉진이 중요하다. 끝 느낌(end feel)을 판단하는 것으로, 가동범위의 제한 요인을 추측할 수 있다. 또한 제한 요인을 파악할 수 있다면, ROM-t를 실시할 때 구체적인 부위를 언급하고, 연부조직 긴장의 변화를 확인할 수 있다. 가장 영향이 큰 곳은, 긴장의 증가가 다른 곳보다 심하고, 제한된 마지막 가동범위에서 조직을 촉진해서 확인할 수 있다. 일반적으로 제한 요인은 여러 가지가 있는데 끝 느낌이나 긴장을 가장 촉진할 수 있는 부위는 치료의 진행에 따라 수시로 달라지기 때문에 적절한 확인이 필요하다.

얼라인먼트의 영향으로 관절면의 접촉압력이 변화하여 뼈 움직임이 본래의 운동영역 앞에서 제한되는 경우 ROM-t의 끝 느낌(end feel)이 딱딱하고 뼈의 느낌에 가까워진다. 또 얼라인먼트의 영향으로 주위 연부조직이 신장되어 긴장이 증가되면, 이때의 끝 느낌은 연부조직의 탄력 있는 감촉이 된다. 단, 기능 감

● 가동범위 검사: range of motion test (ROM-t)

소 경우와 달리, 연부조직은 얼라인먼트의 영향으로 긴장을 더하고 있다고 생각되며, 치료해야 할 포인트는 조직이 아니라 얼라인먼트이다. 따라서 ROM-t의 결과는 단독이 아니라 얼라인먼트의 평가와 함께 파악할 필요가 있다. 얼라인먼트가 원인이라고 생각되는 경우의 치료에서는 얼라인먼트의 수정이 우선된다.

근력 · 근 기능

근력 · 근 기능에서는 도수근력검사(MMT)로 근력을 평가하고, 근육에 관련된 기타 기능 평가를 정리하여 근 기능이라고 한다. MMT는 일반적으로 근력을 평가하는 방법이다. 스포츠 급 · 만성 상해의 경우, 손상의 영향으로 운동 단위의 흥분성 감소, 통증이나 위화감에 의한 근력 발휘의 억제, 근 위축에 의한 근력 감소 등을 생각할 수 있다. 즉 도수근력검사에 의해 손상 등으로 이차적인 기능 감소 정도나 회복 단계를 평가할 수 있다. 반면 MMT는 도수저항으로 관절의 불안정을 평가하는 기술이기도 하다. 안정성에 기여하는 관절의 강성은 신경근 활동에 의한 근육 장력에 도움 외에도 관절간 힘에 의한 기여도 있으며, 관절의 접촉 위치와 부위의 변화에 의해 관절의 강성을 변화시킬 수 있다. 즉 MMT에서 안정성에 대해서 신경근이 중요한 제동 요소이지만, 뼈와 연골의 모양과 관절 정렬도 안정성에 영향을 미치는 요인이다. MMT는 이 점을 고려하여 해석하는 것이 중요하며, 치료나 도수 조작으로 관절 얼라인먼트의 영향을 조절해서 신경근 기능에 대한 자세하고 정확한 평가가 가능해진다.

근 기능으로는 근육 수축의 정도와 근육에 의한 관절의 안정화를 평가한다. 근육 수축은 확인하는 근육의 근복(muscle belly)을 촉진하고 손가락으로 압력을 가해 수축된 정도를 확인한다. 관절의 안정화에 대해서는 저항을 가하는 방법이나 관절각도 · 자세 등을 다양하게 평가한다. 저항을 가하는 방법은 서서히 힘이 커지도록 가하는 것 외에, 평가 자세에서 등척성으로 관절 고정을 한 후, 경미하지만 급격한 힘이나 약간 방향을 바꾼 힘(다른 방향에서 힘을 추가)을 가한다. 스포츠에서 요구되는 급속한 힘의 변화에 대해서 양호한 얼라인먼트와 협력근의 근 수축으로 안정성을 얻을 수 있는지 평가할 수 있다. 또한 저항에 의해 동요(흔들림)가 있거나, 저항감이 없는 경우에 근위부 관절을 도수조작으로 자세를 바꾸거나 고정하는 것으로 영향을 확인한다. 예를 들어, 하지의 경우에는 골반을 조작하고, 상지의 경우에는 견갑대나 흉곽을 조작한다. 모든 검사가 등척성 수축, 관절의 능동운동이나 저항운동, 동작 중 등 다양한 상황에서 확인하고, 좌우의 차이나 치료 전후의 단기적인 변화, 중장기적인 시간에 따른 변화를 비교한다. 나아가 근육 수축 시 경도(hardness)에 대해서는 같은 운동을 하는 주동근과 협력근 사이에서도 차이를 비교한다.

동작 분석

동작 분석에서는 설정하는 환경이나 조건에서 선수가 가지고 있는 기능을 통합하여 어떻게 동작으로 표현되는지를 관찰한다. 실제 동작을 관찰하여 문제가 일어나는 상황을 구체적으로 파악하여 부족한 기능이나 적응이 필요한 환경과 조건을 추측할 수 있다. 특히 관절이 원하는 운동 방향이 아닌 방향으로 동요하면서 움직인다면 응력의 집중이라는 관점에서 문제라고 할 수 있다. 운동 중에 볼 수 있는 관절의 얼라인먼트는 '다이내믹 얼라인먼트'라고 불리며, 동작과 외상 · 만성질환을 관련짓는 중요한 관점이다. 또한 목적인 관절운동 방향이라도 과도하거나 부족한 관절운동이나 운동의 어색함, 운동 체인(연쇄)의 어색함, 운동 체인이 잘못되는 경우에는 관절의 과도한 토크나 외력의 증가, 퍼포먼스를 발휘하는 등에서 문제가 되지 않는지 검토한다.

동작 분석은 외상 · 만성질환의 발생 기전이 문제로 생각되는 스포츠 동작을 분석 대상으로 선택한다. 경기 중단 후 복귀하거나 경기를 계속하면서 재활을 실시하는 경우에는 경기 중 상황을 확인하기 위해 동작을 분석하는 일이 있다. 다만 일련의 동작을 막연하게 관찰해도 얻을 수 있는 유용한 정보는 극히 적으며, 그 중에 치료와 관련된 정보가 포함되어 있는지도 불확실하다. 한정된 시간 내에서 동작 전체를 평가하는 것이라면, 분석 대상이 되는 동작에 대해 체계적인 지식을 바탕으로, 효율적으로 정보를 수집해야 한다. 현대에는 영상 관련 장비의 발전과 보편화가 되어, 동영상과 사진을 즉석에서 촬영하는 것도 쉬워지고 있다. 개인정보 보호의 관점에서 배려가 필요하지만, 평가항목으로 영상을 기록하고, 필요시 분석을 치료방침에 반영하고 치료 효과를 판정하거나 피드백을 하는 등 적절히 활용할 수 있다.

동작전체를 분석하지 않고, 어떤 단계(phase)를 파악하여 부분적으로 움직임을 분석하는 경우가 있다. 운동에 제한이 있어 운동에 의한 부하 파악이 필요한 경우나, 어떤 단계에 주목하여 보다 상세한 분석을 하고자 할 때 유용하다. 정보를 수집하기 전에 문제로 파악하는 동작을 단계별로 분류하고, 그 단계에 맞는 특징적인 자세나 움직임을 이해할 필요가 있다. 평가를 할 때 동작 설정은 부상 부위의 부하와 동작에 미치는 영향을 고려하여 상세하게 결정할 필요가 있다. 부위나 종목에 따라 구체적 내용이 다르지만, 동작 범위의 넓이, 운동 방향(전후나 좌우), 힘 발휘의 크기, 동작 속도, 판단과 움직임의 복잡함 등에 대해 검토한다. 예를 들어, 체중을 디디는 자세의 전 단계를 평가하는 목적으로 양다리 스쿼트를 사용한다면, 동작 범위는 좁고, 이동 방향은 상하 이동뿐이며, 힘 발휘는 한 다리나 스텝 동작보다 작고, 동작속도를 늦출 수 있어 보다 안전하고 쉬운 조건에서 실행할 수 있다. 조건의 난이도를 높일 때는 움직임의 조합, 신호에 반응, 도구 이용, 다른 사람이나 물체와 접촉 같은 요소를 추가한다. 또한 재활훈련이나 연습 후, 여러 가지 동작을 평가해서, 운동지속 시, 피로와 집중력이 떨어지는 것과 같은 외적인 요인도 살펴볼수 있다. 이러한 동작 분석의 조건설정은 평가가 아닌 재활 훈련의 진행시에도 같은 개념이 적용된다. 문제가 생기는 동작의 단계와 조건은 치료나 트레이닝의 요소로 포함될 수 있다.

4 임상적 추론(정보의 분석과 통합)

문제점의 인과 관계 정리

재활에서 개선해야 할 문제점은 ① 조직 손상, 통증, ② 이차적인 기능 저하 ③ 발생 요인으로 나눌 수 있다. 조직 손상이나 통증에 의해 연부조직의 유착이나 활주 이상, 가동범위 감소, 비정상적인 근육 긴장(과긴장이나 수축 기능이상), 관절의 잘못된 얼라인먼트, 도피성 비정상 행동 같은 잘못된 동작 등, 이차적 기능 감소가 발생 할 수 있다. 손상 혹은 통증 발생 후에 부적절한 관리로 인해, 이차적 기능감소는 상호작용하여 통증의 악화나 만성화, 이차적 통증의 출현 등으로 이어지는 악순환이 초래된다. 재활 초기에 부상 부위의 적절한 보호나 통증을 관리 하는 것은 이러한 상황에 빠지지 않기 위해 중요하다. 이차적 기능 감소에 대한 대응은 악순환의 고리를 끊는 것이다.

하지만 조직손상이나 통증 위주로만 본다면 이차 기능 감소는 결과일 뿐이다. 결과적으로 문제점에 대한 치료는 악화 또는 만성화된 증상의 개선으로 이어지기 때문에, 경기 복귀를 위해 필요하다. 그러나 부하를 단계적으로 올리고 복귀를 위해 안전하게 활동수준을 올리기 위해서는, 조직손상이나 통증의 발생 원인을 판단하고, 그 대응으로 치료에 적용하여 재발을 예방하는 것이 중요하다. 이러한 판단을 위해서, 어떤 문제점이 조직 손상이나 통증 발생의 원인과 결과에 관련이 없는지 확인해야 한다. 즉 평가를 바탕으로 인과관계를 정리할 필요가 있다.

이러한 연관성이나 인과관계는 조직 손상이나 통증으로 나아가는 플로우차트(흐름도)로 정리될 수 있다(**그림 4**). 얼라인먼트를 중심으로 관절운동 패턴, 연부조직 문제(가동범위, 가동성), 근 기능, 동작 등의 기능적 평가에 근거한 문제에 대해서도 관련성을 정리하여 플로우차트에 넣는다. 증상에서 위치상 가까운 문제점은, 증상에 대한 직접적인 스트레스 집중을 초래하는 요인으로, 개선에 따른 증상의 변화를 기대할 수 있다. 따라서 단기적인 관점에서 즉각적인 증상 개선을 꾀하게 된다. 증상에서 벗어난 위치에 문제점은, 직접적인 요인은 아니지만, 운동 부하의 증가나 반복을 통해, 스트레스(응력) 집중을 유발하는 문제를 일으켜서 증상으로 이어진다. 그 때문에 기능 유지나 재발 예방이라는 장기적 관점에서 개선을 해야 한다. 증상에서 가장 떨어진 위치에 있는 문제점은 증상에 미치는 영향이 크지 않지만, 발생 메커니즘의 전체적인 모습에서 근본적인 원인이

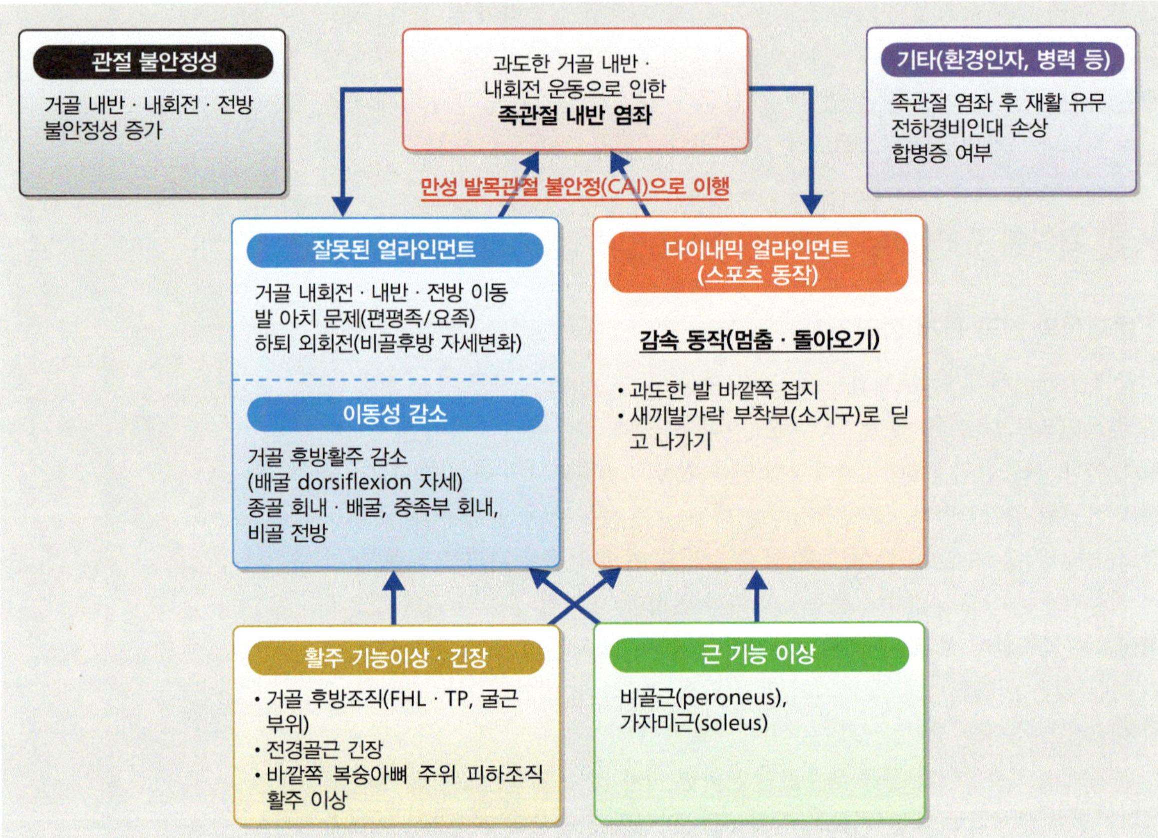

그림 4 평가에 기초한 발생 메커니즘(예: 족관절 염좌로 CAI 발생)

라고 할 수 있는 요소이다. 이와 같이 플로우차트는 얻어진 정보를 통합하고 정리하여, 증상 발생 메커니즘에 대한 가설을 가시화할 수 있다. 재활 진행과 관련된 다양한 판단[*5]에서 효과적으로 활용할 수 있다.

*5 목표설정, 복귀 단계의 설정, 치료의 선택, 가설의 수정.

첫 번째 치료에서 증상의 전체 윤곽을 모두 밝힐 필요는 없다. 증상과 관련으로 우선순위가 높은 문제점이 되는 평가항목을 선택하여 실시하고, 정보 수집과 분석을 세심하게 실시한다. 이렇게 함으로써 재활을 올바른 방향으로 진행할 수 있다. 반대로 해결을 서두르고 관찰되는 현상의 인과관계를 확인하지 않고, 무조건적인 평가와 치료 범위를 넓히는 것은 바람직하지 않다. 질병의 전반적인 모습을 정리하지 못하고, 문제점의 우선순위를 정할 수 없기 때문에, 결과적으로 재활 계획도 갈피를 잡을 수 없게 된다. 재활의 진행 속도는 지식과 경험, 기술에 의해 자연스럽게 빨라지기 때문에, 치료 시간을 확보할 수 있는 범위 내에서 평가와 분석이 신중하게 이루어져야 한다.

- 만성 발목관절 불안정: chronic ankle instability (CAI)
- 장무지굴근: flexor hallucis longus muscle (FHL)
- 후경골근: tibialis posterior muscle (TP)

통증유발/통증 증가 · 감소 테스트

조직손상에 의한 통증의 증가 및 감소 테스트는 문제의 원인과 결과의 정리에 유용한 평가이다. 이 테스트는 스트레스의 증가 · 감소시키는 조건과 통증의 인과관계를 평가하는 것이다. 응력의 증가나 감소시키는 조건을 변화시킬 수 있는 요인은 '2〉 조직에 대한 부하에 대한 개념'에서 언급한 바와 같이 ① 외력의 변화 ② 자세 및 팔다리 위치 변화 ③ 관절 얼라인먼트의 변화 등 세 가지가 있다.

외력의 변화는 도수조작하는 동작을 선택해서, 부상 부위에 가해지는 응력의 종류와 크기를 변화시킨다. 예를 들어, 피로 골절부위에 신장, 압박, 비틀림 응력이 가해지도록 체중부하가 없는 상태에서 도수조작하고, 어떤 응력이 증상을 유발하는지에 따라 문제가 되는 응력을 판단할 수 있다(그림 5). 체중부하 자세에서도 관절에 외력을 가하는 도수조작에 의해 외력이 부상 부위에 부하를 가져오는지 검증할 수 있다(그림 6). 또, 동작할 때 생기는 지면반력 등의 외력을 이용

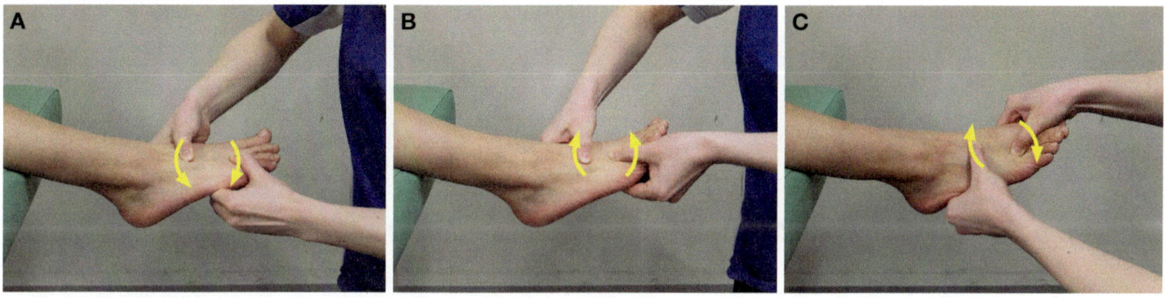

그림 5 외력의 변화(비하중 자세에서의 도수 조작)를 이용한 통증 유발 테스트
A: 제3중족골 피로골절에 대한 도수조작(신장). B: 제3중족골 피로골절에 대한 도수조작(압박). C: 제3중족골 피로골절에 대한 도수조작(비틀림).

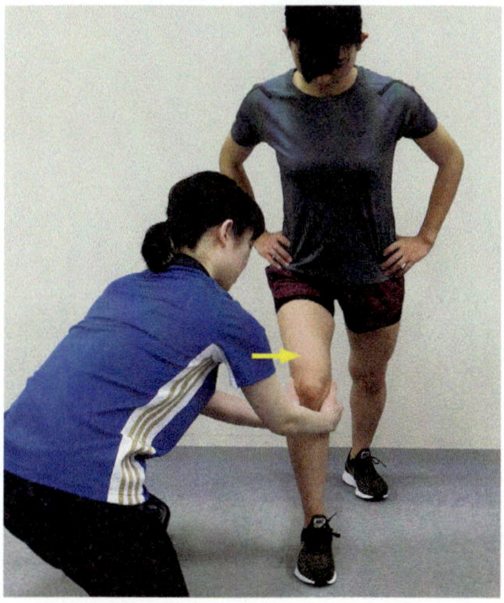

그림 6 외력의 변화(하중자세에서의 도수 조작)를 이용한 통증 유발 테스트
스플릿 스쿼트(split squat) 시 무릎 외반(valgus) 방향으로 외부압력을 가하는 도수 조작을 이용한 통증 유발.

하여, 몇 가지 동작을 실시해서 비교함으로 문제가 되는 응력이나 증상이 유발되는 외력의 정도를 판단할 수 있다(**그림 7**). 동작 선택 시에는 **'3〉 기능 평가의 방법과 해석'**의 동작분석에서 설명한 것과 같은 개념으로 조건을 설정할 수 있다. 즉, 동작범위의 넓이, 운동방향(전후나 좌우), 힘의 크기, 동작 속도 등 조건을 변화시키고, 어느 정도 외력(운동수준)으로 증상이 유발되는지 확인한다.

자세의 변화에 대해서는 중심 위치, 체간의 자세, 상하지 자세를 변화시켜 통증의 영향을 검증한다. 예를 들어 무릎관절 전면에 통증을 호소하는 선수에게, 신체 중심의 전후 위치는 무릎관절의 신전 · 굴곡 토크의 크기에 영향을 주어 증상을 유발하기 쉽다. 또한, 체간이 앞쪽으로 기울어진 각도나 자세의 변화에 의한 무릎의 전후 위치도 역시 무릎관절에 영향을 준다. 구두 지시로 선수 자신에게 자세 조정하도록 하는 경우와 평가자가 자세를 도수적으로 유도하는 경우가 있다. 증상의 감소가 나타나는 경우, 동작 패턴을 수정하는 방향이 올바른지 판단할 수 있다.

관절 얼라인먼트의 변화에 대해서는, 관절의 도수조작으로 국소 응력의 집중을 변화시키고, 통증에 미치는 영향을 검증한다. 예를 들어 스포츠 동작 중 무릎 굴곡 운동으로 무릎관절의 통증을 호소하는 선수에게, 하퇴 외회전 얼라인먼트를 하는 방향으로 도수조작을 하여 증상 변화를 확인한다(**그림 8**). 이 조작으로 통증이 유발되거나 악화하는 경우, 하퇴 외회전 얼라인먼트가 증상의 원인이 될 수 있다. 게다가 하퇴를 내회전 방향으로 조작을 하고, 통증이 감소하면 하퇴 얼라인먼트의 치료가 유효하다는 것이 시사된다. 한편, 외회전으로 증상이 유발(증

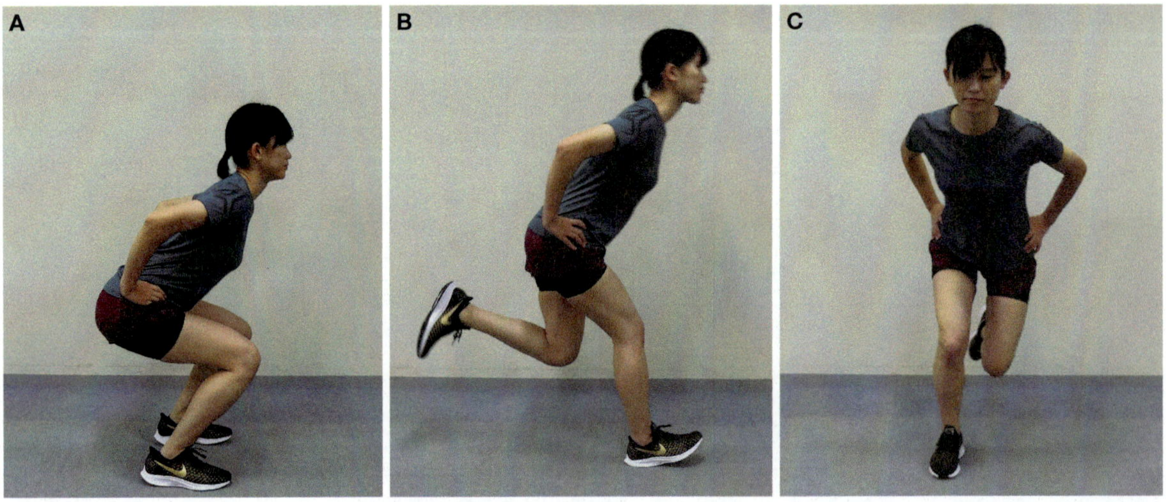

그림 7 하퇴부 피로 골절에서 외력의 변화(동작의 선택)를 이용한 통증 유발 테스트

하퇴부 피로 골절에 대한 하중을 이용한 통증 유발. A: 제자리 점프 + 스쿼트: 신장. B: 전방 뛰기(hop) + 뒤꿈치: 압박. C: 사이드킥: 비틀림.

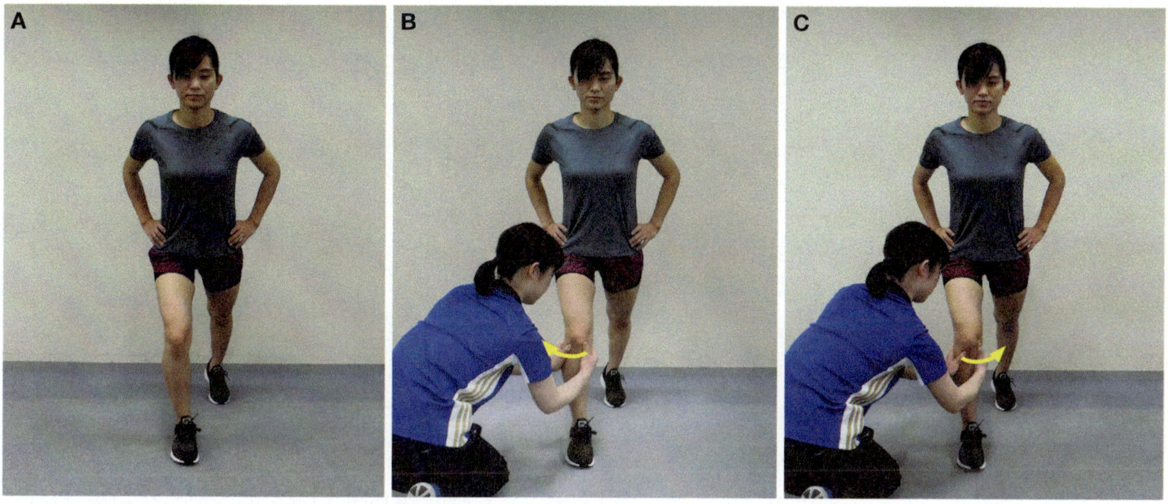

그림 8 하퇴 얼라인먼트 조작에 의한 통증 유발(악화) · 감소 테스트
A: 스플릿 스쿼트. B: 스플릿 스쿼트 + 하퇴 외회전 유도. C: 스플릿 스쿼트 + 하퇴 내회전 유도.

가)되고, 내회전 시에도 증상이 지속되는 경우, 도수조작으로 문제를 파악하지 못할 수도 있다. 한 번의 평가로 판단을 하지 않고, 관절의 잘못된 얼라인먼트를 형성하는 요인에 대해 치료 후 통증 감소 테스트를 다시 한다. 또한 통증 발생 동작이 움직임을 따라 도수조작하기 어려운 경우, 테이핑이나 깔창 등을 이용하여 관절운동을 만들어 증상 변화를 확인할 수도 있다.

문진 시의 정보 수집에 대한 연구

플로우 차트 작성에서 스포츠 외상 · 질환의 근본적인 발생 요인이 되는 많은 요소들이 있다. ① 상해의 병력, ② 자세나 골격의 특징, ③ 동작 습관이나 생활 습관, ④ 트레이닝 요인과 환경 요인의 변화 등이다. 실제로 평가에서 확인 가능한 자세나 골격의 특징을 제외하면, 이러한 정보는 적극적으로 확인해야 파악할 수 있는 정보다. 관련성이 의심되는 경우에는, 초기 문진을 통해 정보를 수집하는 것이 바람직하다. 상해의 과거력은 문진표나 선수카드 등으로 사전 확인하는 경우도 있지만, 기능평가에서 과거 병력이 의심되는 조직의 유착이나 반흔이 발견되었을 경우, 선수에게 다시 확인하여 파악할 수도 있다. 특히 족관절 염좌나 연부조직 타박상 등은 선수가 무시하여 과거력으로 대답하지 않는 경우도 있다.

동작 습관은 스포츠 특성에 따라 같은 동작 반복하는 경우, 검토가 필요하다. 선수의 포지션, 주로 쓰는 손/발, 연습 내용/연습량 등이 동작 습관에 영향을 미치는지 염두에 두면서 문진해야 한다. 경우에 따라 일상생활에서 생활 습관을 확인할 필요가 있다. 구체적인 예로 앉아서 일하는 경우가 많아 대퇴나 엉덩이 부위에 조직 활주 기능이상이 있고, 한쪽에 가방을 메고 장시간 걷는 일이 많아 견갑골 위치의 좌우 차이가 있으며 다리를 꼬고 앉는 습관이 있다면 골반 비대칭이 있을 수 있으며, 스마트폰이나 휴대용 게임으로 고개를 자주 숙여서 머리가 앞으로 돌출된 자세를 하는 경우 등이 있다.

마지막으로 트레이닝 요인이나 환경 요인의 변화는 선수 자신이 의도적으로 변경하는 경우와 그렇지 않은 경우가 있다. 의도치 않게 변화가 생긴 경우는 문진을 통해 정보를 잘 이끌어내야 한다. 다음은 부하에 영향을 미치는 환경요인과 훈련요인의 구체적인 예를 들겠다.

환경 요인에 의한 부하의 영향

환경에는 주로 운동 장소, 운동 장비, 날씨와 계절에 따른 영향 등이 포함된다.

육상에서 하는 스포츠는 표면(surface)의 특성을 무시할 수 없다. 실외에서 하는 경기는 흙, 천연잔디, 인조잔디 등의 표면이 이용되며, 각각 경도(반발력)나 마찰이 다르다. 조밀한 흙의 그라운드는 경도가 높고, 잔디는 경도가 낮고 인조잔디는 종류에 따라 다르지만 그 중간 정도이다. 표면(surface)의 경도가 증가하면 필연적으로 접지 시 순간적인 지면반력이 커지고, 외상 발생률은 경도가 높은 운동장에서 높게 나타난다. 또한 표면과 신발 사이의 마찰력 증가도 외상발생과 관련된다. 표면 상태는 기후나 날씨에 따라 변화하고, 기온이나 강우 영향에 의해 습한 상태에서는 표면 경도가 내려가는 경향이 있다. 경도 이외에 고려해야 할 점으로 표면의 형상, 경사, 요철이 있다. 예를 들면, 로드 러닝에서는 도로의 경사가 더해져, 흙바닥 상황에 따라 요철이 존재할 수 있고, 족부로부터 힘이 가해지는 지면반력의 방향이나 크기는 평탄한 곳과는 다를 수 있다.

도구나 장비의 크기나 무게는, 그것을 사용하거나 착용하는 경기자의 동작에 영향을 준다. 커팅 동작 시 공이나 도구를 손에 쥐면, 무릎관절에 가해지는 측면 방향의 관절 토크는 증가하며, 커팅의 방향에 대해서 어느 손으로 쥐는지도 영향을 준다. 이 예에서도, 도구는 동작역학에 변화를 줘서, 어떻게 사용하느냐에 따라 역학적 변화가 생길 수 있다. 운동 환경이나 도구는 경기 종목마다 너무 다양하기 때문에 경기 동작에서 도구가 어느 정도 영향을 주게 될지는 개별적 검토가 필요하다. 한편, 환경에 따라 사용하는 도구를 적절하게 변경하면 그 상황을 호전시킬 수도 있다. 예를 들어 바닥상태에 맞추어 신발을 변경해서 지나치게 강한 마찰력을 줄이고 관절에 가해지는 힘을 줄이거나, 마찰력이 너무 약해 미끄러져서 균형을 잃을 위험을 줄일 수 있다. 또 도구의 사용방법(기술)이 신체의 부담을 줄여 줄 가능성도 있다.

계절이나 날씨에 의한 기온과 습도의 변화는 내과적인 문제발생이나, 그로 인한 피로와 집중력 문제를 일으킬 수 있다. 또 근조직이나 건조직의 점탄성 변화나 근 활동의 생리학적 변화가 생길 수도 있다. 날씨나 기온, 습도에 의해 표면(surface)의 상태가 변화(미끄러워지고 경도가 증가하는 등)하고, 동작이나 외력에 변화가 생길 가능성도 염두에 두어야 한다.

트레이닝 요인에 의한 부하의 영향

경기 종목마다 반복되는 동작이나 주위 환경 상황이 다르다. 야구에서의 투구나 타격, 축구나 농구의 스톱이나 컷 동작, 배구의 점프, 장거리 러닝 등 경기 특성에 따라 반복되는 동작이 있다. 동작의 반복에 따라 일정한 부하가 반복되어 발생하는 것은 불가피하다. 한편, 럭비나 미식축구 등 충돌(collision) 스포츠에서 타인과 충돌에 의해 직접적으로 큰 힘을 받기 쉽다. 또한, 위에서 언급한 표면 등의 운동 환경이나 사용 도구는 경기 종목에 따라 다르며, 이것들도 넓은 의미에서 경기 특성이라고 할 수 있다. 또한 경기규칙은 사용 도구나 동작 방법에 영향을 미치기 때문에, 간접적으로 신체에 미치는 힘의 크기나 힘을 받는 빈도에 영향을 미친다.

경기 동작에 의한 힘의 발생은 연습인지 시합인지에 따라서도 달라진다. 연습은 운동 내용을 선택할 수 있기 때문에 운동 방법의 조합이나 강도 설정에 따라 힘의 크기를 조절할 수 있다. 역학적으로 보면 종목에 따라서 스포츠 외상의 발생은 연습보다 시합에서 더 많이 발생한다. 그 원인은 심리적인 영향이나 피로의 영향도 생각할 수 있지만, 시합에서 강도 높은 퍼포먼스로 운동을 하는 것 자체가 큰 힘을 만들어 부상위험을 높이게 된다. 또한, 연습 중 행해지는 운동의 횟수나 빈도의 증가는 같은 힘을 반복해서 받는 조직에 대한 스트레스의 총량을 증가시킨다.

5 재활 계획과 진행 방식

문제점 파악과 목표 설정

플로우차트로 정리된 정보를 바탕으로 해결해야 할 문제점을 파악하고, 증상과의 관련이 없는 문제점을 제외할 수 있다. 증상과 관련이 있는 문제점은 다시 우선순위를 정해서 재활 계획에 반영한다. 문제점 파악과 우선순위를 매기는 포인트는 다음과 같다.

1) 증례의 병태와 관련된 문제(조직 손상)
2) 선수가 불편하게 느끼고 있는 문제(통증이나 위화감 등)
3) 상기 두 가지 문제점과 관련이 강한 문제(잘못된 얼라인먼트 등)
4) 잘못된 얼라인먼트를 형성하는 원인(근 기능 감소, 동작 패턴 등)
5) 이상의 문제점에 영향을 주지만 해결에 시간이 걸리는 문제(과거 병력에 의한 후유증, 근위축이나 수축 기능이상, 습관화된 불량 동작 등)

문제점을 정리한 후, 목표설정을 한다. 목표는 단기, 중기, 장기로 나누어 각각의 목표에 대한 목적 달성에 필요한 기간을 설정한다. 목표를 설정함으로써 스포츠 활동으로 단계적 복귀를 위한 구체적인 스케줄을 세울 수 있다. 단기 목표는 주로 증상의 개선을 위한 문제점을 해결한다. 중기 목표에서는 달리기같이 어느 정도의 운동 레벨에서 스포츠를 시작하기 위한 문제점을 해결한다. 장기 목표에서는 경기에 완전히 복귀하고, 재발을 예방하기 위한 문제점을 해결한다. 마지막으로 각각의 목표 도달까지 소요되는 기간을 조직 치유에 필요한 시간과 기능적인 문제 개선에 필요한 시간으로 설정한다. 목표 도달까지의 시간은 해결해야 할 문제점의 양, 개선에 시간이 걸리는 문제점의 여부에 의해 길어질 수 있으며, 치료사의 치료 횟수가 늘어날수록 단축된다. 선수들이 목표달성에 이르기까지의 기간을 단축해 달라고 한다면, 단순히 목표설정을 짧게 하고 복귀를 앞당기는 것은 재발의 위험이 높아진다. 문제 해결을 앞당기기 위해 가능한 재활의 빈도를 늘리고 치료 횟수를 증가시키는 것을 상담해야 한다.

재활의 진행 방법

스포츠 외상 · 질환의 재활은 조직 손상이 있다면 치유가 우선이고 가능한 빠른 시일 내 이차적 기능 감소를 개선한다. 증상의 발생을 억제하고 점진적으로 부하를 증가시킬 수 있는 요소가 치료의 중심이 된다. 조직 손상이 명확하지 않은 경우, 초기에 원인이 되는 문제점에 대한 치료가 이루어진다.

조직치유를 위한 일반적인 방침은 부상 부위의 부하를 적절히 관리하여 손상 조직의 부담을 줄여주는 것이며, 활동중지나 활동량의 감소, 비체중지지(non weight bearing), 고정 등에 의한 부하관리가 이루어진다. 테이핑을 이용하여 관절 얼라인먼트의 수정이나 관절운동을 제한하고, 조직에 응력을 줄일 수도 있다. 한편, 조직의 종류에 맞추어 물리치료를 선택하여 자극함으로써 조직 치유 과정이 촉진된다. 즉 부담을 경감하고 기다릴 뿐만 아니라, 적극적인 물리치료가 조직 치유 기간의 단축에 효과적 일 수 있다. 이 책에서는 기능적인 문제점에 대한 평가와 운동치료에 중점을 두고 있는데, 초기 부상 부위에 대한 부하 관리와 물리치료가 조기 복귀를 도모하는 데 중요하다.

이차적 기능 감소는 스포츠 외상 · 질환 후의 종창이나 통증에 의해 생길 수 있다. 기능 감소는 결과적으로 일어나고 나서 대응하기보다는, 부상 직후 철저한 염증 관리와 감소가 예측되는 기능에 대한 조기 대응을 통해 예방적으로 대처한다. 허술한 관리는 이차적 문제와 통증 증가를 초래하여, 이후 회복에 많은 시간을 소모하게 한다. 한편, 부상후유증으로 기능 감소가 남아있어, 현재의 증상의 원인이 되는 경우도 많다. 증상 개선의 우선순위는 아니지만, 놓치면 관절 얼라인먼트나 부적절한 동작을 초래하고, 기능 개선을 지연시켜, 증상 재발로 이어지는 경우가 있다. 후유증에 의한 문제점은 플로우차트에서는 보다 근본적인 원인으로 기록한다. 관련이 있는 후유증을 발견한 경우 치료를 시작할 시점을 고민하며 대응해 나갈 필요가 있다.

플로우차트에서 파악되는 문제 항목, 즉 증상의 원인으로 지목된 요소 중 관절의 잘못된 얼라인먼트는 응력집중에 의해서 증상에 영향을 줄 뿐만 아니라, 가동성이나 안정성을 감소시킴으로써 가동범위, 근 기능이나 동작 패턴 등의 기능적 측면까지 영향을 준다. 잘못된 얼라인먼트의 수정은 증상을 감소시키고 기능을 개선하는데 가능한 빠르게 실행되어야 한다. 통증의 관리가 필요한 초기 단계에서는 운동 치료가 어려운 경우도 있지만, 잘못된 얼라인먼트 형성에 관여하는 연부 조직 긴장에 대한 치료가 가능한 경우도 있다. 따라서 치료 진행방법으로 연부조직 긴장에 대한 치료부터 시작하고, 증상 감소에 맞춰 잘못된 얼라인먼트를 수정하는 운동치료를 도입한다. 또 적절한 얼라인먼트를 유지하기 위한 근 기능 개선목적을 위한 운동치료와 다이내믹 얼라인먼트 수정목적을 위한 동작 훈련을 하며, 경기 복귀 목적으로 트레이닝을 점진적 부하 증가하는 방향으로 발전시킨다.

운동치료로 개선을 기대할 수 없는 관절 불안정성에 대해서 테이핑이나 깔창(insole) 등을 이용할 수 있다. 테이핑이나 깔창(insole)은 관절 얼라인먼트의 유지를 목적으로 사용된다. 선수 자신의 기능 개선이 불충분한 단계에서 관절 얼라인먼트 조절이 어느 정도 가능해져서 응력 집중의 감소나 동작 패턴의 개선 등에 의해 재활 진행에 선순환을 가져올 수 있다. 다만 테이핑이나 깔창은 과도한 움직임을 제한하고, 정상적 관절운동을 유지하는 정도를 목적으로 하며, 주요 재활을 지원하는 보조적인 수단이 된다.

운동내용의 단계 설정

재활의 진행에 맞추어 운동치료가 도입되는데, 치료 목적 및 부하 면에서 내용을 서서히 발전시킬 필요가 있다. 치료내용의 발전은 이미 언급한 바와 같이, 복귀까지 단계적으로 부하를 높이는 원칙적 개념을 제시하고 있다. 각 부위의 단계설정은 다음과 같다. 조직치유 단계에서 초기 조직 회복기에 실시하는 기능회복을 위한 운동은 1) 혹은 2)의 단계에 포함되고, 웨이트 트레이닝이나 경기에 가까운 연습은 4) 혹은 5)의 진행된 단계에서 시작한다. 어디까지나 기본적인 개념이며 조직손상, 증상, 발생 메커니즘, 경기 결과에 따라 개별 운동 내용을 선택하고 재활훈련 때 사용되어야 한다.

〈하지의 경우〉

1) 비체중부하 운동(부상 부위에 체중이 가지 않는 앉은 자세나 누워서 하는 운동 등)
2) 제자리 체중부하 동작(스쿼트나 한쪽 다리 스쿼트 등)
3) 좁은 범위의 이동 동작[전방이나 측방 건너뛰기(hop) 등]

4) 느리고 넓은 범위의 이동 동작(달리기나 스텝 워크 등)
5) 빠른 이동 동작[스프린트(sprint), 커팅 등]

〈체간의 경우〉

1) 체간의 관절운동을 수반하지 않는 가벼운 부하 운동(근수축 확인)
2) 좁은 범위의 체간 관절 운동(상지나 하지 운동도 포함한 체간의 안정화)
3) 느리고 약간 부하를 올린 운동(상지의 트레이닝이나 하중 동작에서의 고정)
4) 느리고 광범위한 체간의 관절 운동을 수반하는 동작(또한 체간의 굴곡/신전이나 회전 운동 추가)
5) 빠르고 큰 관절운동을 수반하는 동작(경기수준의 운동)

〈상지의 경우〉

1) 어깨 팔꿈치관절운동이 없는 주위관절 운동(견갑골 운동, 손관절 운동)
2) 관절운동을 수반하지 않거나 좁은 범위의 어깨나 팔꿈치관절운동(근 수축 확인)
3) 광범위하고 약간 부하 올린 어깨 팔꿈치 운동(내부 근력 운동)
4) 주위관절 운동을 동반한 어깨, 팔꿈치의 높은 부하 운동(저항 훈련)
5) 빠르고 큰 관절 운동을 동반하는 동작(경기수준의 운동)

경기 복귀 기준

스포츠 활동으로 안전한 복귀를 위해서는 동작의 실시나 스포츠 활동의 참가에 대해서 문제가 없음을 사전에 확인할 필요가 있다. 동작 내용이나 활동 수준의 단계를 설정하고, 각각 시작 기준이 되는 검사 항목을 정하고, 기준 달성을 조건으로 안전하게 부하를 점차 증가시킬 수 있다. 운동 단계와 검사 항목의 설정은, 종목에 따라 다르지만, 공통되는 내용은 다음과 같다.

- 동작이나 활동 수준에 따라 운동 단계를 설정한다.
  - · 손상부위나 증상에 대해 부하가 되는 운동을 파악한다.
  - · 동작에 실리는 부하의 종류나 크기가 점차 증가하도록 한다.[*6]
  - · 활동 수준은 경기 동작의 종류나 연습 내용에 따라 설정한다.
- 검사 항목으로 다음 내용을 선택한다.
  - · 설정한 운동에 필요한 가동범위나 근력 등의 기능 평가
  - · 설정한 운동에 실리는 부하의 종류나 크기를 재현하는 동작
- 항목별 달성 기준을 정한다.
  - · 기능평가는 목표 수치를 정한다.
  - · 동작을 할 때 증상이 나타나지 않아야 한다.
  - · 동작을 할 때 문제가 되는 다이내믹 얼라인먼트가 보이지 않아야 한다.

*6 부하 설정에 대한 개념은 전술한 '동작 분석'의 항(p. 8)을 참조.

선수의 입장에서 검사 항목이 객관적 지표가 되므로, 다음 단계의 시작 여부에 대한 판단을 받아들이기 쉬워진다. 또, 부상 상황에 관련된 동작이나 연습 내용에 대해서 특히 주의를 기울이고, 단계를 세세하게 설정하거나, 검사 항목을 다양하게 설정하거나, 기준의 판단을 신중하게 한다. 구체적인 기준의 설정에 대해서는 이후 목차의 '종목별'을 참조한다.

NOTE 1

본 센터 클리닉의 진료 통계 ①
연령·연대

개설 당시인 1998년 4월부터 2018년 3월까지 20년간, 요코하마 스포츠의과학센터 클리닉에서 진료를 받고, 정형외과 진찰 후 물리치료사에 의한 재활을 실시한 총 신규 환자 수는 125,379명(남성 64,282명, 여성 61,097명)이었다. 재활의 대상이 된 질환의 약 60%가 스포츠 활동에 의한 것이며, 클럽 활동 · 운동부 활동이 활발한 16세의 진료가 가장 많았다(**그림 A**).

초등학생부터 대학생(6~22세)의 스포츠 활동으로 인한 만성 외상 48,161건을 대상으로 집계한 결과를 NOTE2 및 NOTE3에 정리했다.

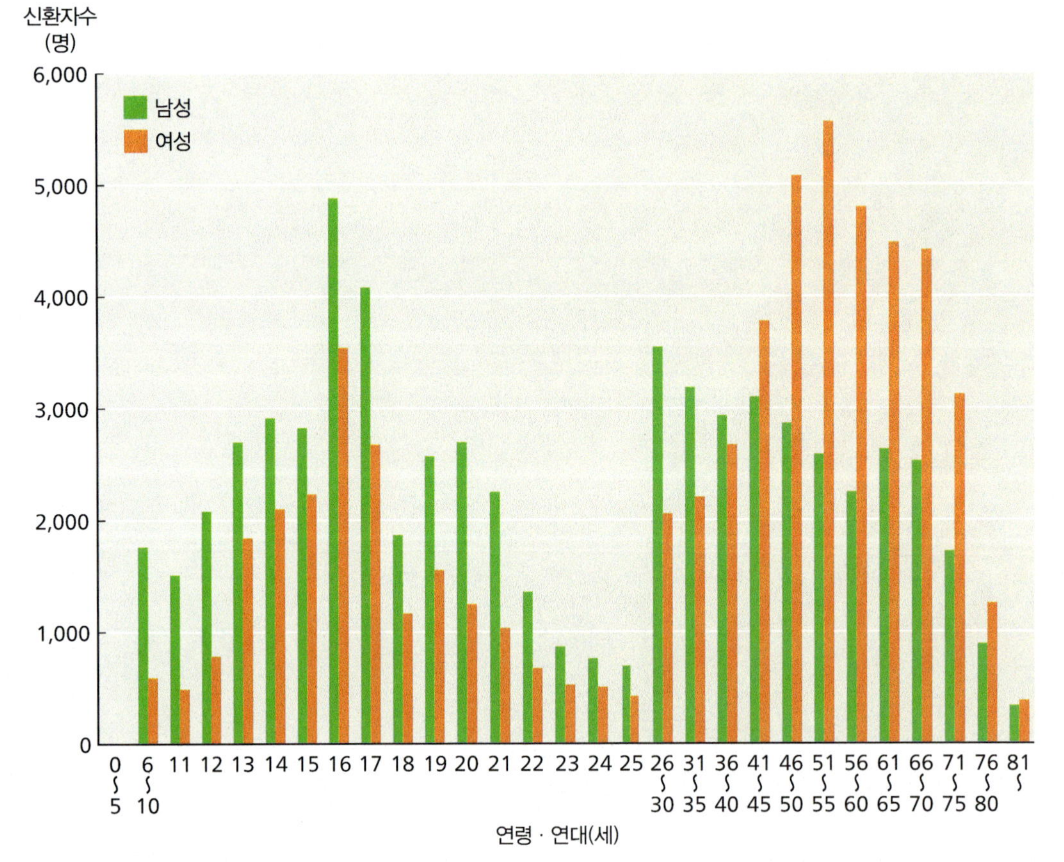

그림 A 연령 · 연대별 신환자수
(1998년 4월~2018년 3월, 요코하마 스포츠의과학센터 클리닉)

NOTE 2

본 센터 클리닉의 진료 통계 ② 흔히 볼 수 있는 질환(부위별)

표 A에 부위별 대표적인 질환명과 진찰자 수를 표시한다. 부위별 비율은 무릎관절(26.0%), 족관절 · 족부(20.6%), 허리 등(13.5%) 순으로 많았다. 진찰자수가 많은 질환은 족관절 염좌(17세), 근 · 근막성 요통(16세), 야구 엘보우(11세), 내측경골피로증후군(MTSS)(16세), 슬개건염(16세)이었다. ( ) 안은 각각의 호발 연령을 나타낸다.

표 A 부상 부위와 질환명, 진찰자 수
(1998년 4월~2018년 3월, 요코하마 스포츠의과학센터 클리닉)

부위 · 질환명	부위(%)	질환명	진찰자수(건)		
			남성	여성	합계
경부	1.1	경추 염좌 · 버너 증후군,	99	44	143
		경추상완증후군(cervicobrachial syndrome),	46	64	110
		흉곽출구증후군,	6	12	18
		기타	170	75	245
		총계	321	195	516
허리, 등	13.5	근 · 근막성 요통,	1,581	1,060	2,641
		척추분리증 · 척추전방전위증,	1,061	442	1,503
		추간판증,	628	400	1,028
		추간판탈출증	511	268	779
		기타	332	239	571
		총계	4,113	2,409	6,522
어깨관절 상완	7.9	투구어깨장애,	1,810	66	1,876
		어깨관절 탈구 · 아탈구,	374	128	502
		견쇄관절탈구,	50	3	53
		기타	796	577	1,373
		총계	3,030	774	3,804
팔꿈치 관절 전완	6.8	야구엘보우,	2,135	53	2,188
		팔꿈치 골연골염,	244	7	251
		상완골 외측상과염,	35	27	62
		팔꿈치관절 탈구,	23	27	50
		기타	434	304	738
		총계	2,871	418	3,289
손목관절 손가락	2.3	삼각섬유연골복합체 손상,	90	61	151
		척측수근신근 손상,	10	6	16
		기타	616	344	960
		총계	716	411	1,127
고관절 골반	5.6	서혜부통증증후군,	917	359	1,276
		고관절충돌증후군,	49	131	180
		기타	765	496	1,261
		총계	1,731	986	2,717
대퇴부	5.4	햄스트링 근육파열,	620	224	844
		대퇴사두근 파열,	192	99	291
		기타	1,004	464	1,468
		총계	1,816	787	2,603
무릎관절	26.0	슬개건염,	1,143	797	1,940
		전방십자인대손상,	749	1,170	1,919
		오스굿-슐라터병,	1,218	252	1,470
		무릎반월상연골 손상,	684	459	1,143
		장경인대증후군,	393	235	628
		무릎내측인대손상,	191	416	607
		슬개대퇴관절장애,	250	338	588
		거위발건염,	233	232	465
		후방십자인대손상,	104	37	141
		SLJ증후군(Sinding-Larsen-Johansson),	50	5	55
		기타	1,519	2,048	3,567
		총계	7,288	5,235	12,523
하퇴부	9.1	내측경골피로증후군(MTSS),	842	1,104	1,946
		아킬레스건염,	467	360	827
		하퇴피로골절,	215	218	433
		비복근좌상,	117	57	174
		기타	595	399	994
		총계	2,236	2,138	4,374
족관절 족부	21.5	족관절염좌,	1,996	1,404	3,400
		부주상골증후군,	280	240	520
		종골골단염(Sever's disease),	389	57	446
		족저건막염,	187	223	410
		후경골근건염,	87	76	163
		존스골절,	109	32	141
		기타	2,881	2,383	5,264
		총계	5,929	4,415	10,344
기타	0.7		226	116	342
총계	100.0		30,277	17,884	48,161

※대상: 초등학생부터 대학생(6~22세)의 스포츠 활동으로 인한 급 만성 외상 48,161건

NOTE 3

본 센터 클리닉의 진료 통계 ③ 흔히 볼 수 있는 질환(종목별)

표 B에 경기별 대표적인 질환과 진찰자 수를 나타냈다. 경기의 특징이나 동작 패턴이 달라서 종목별로 많이 나타나는 질병이 다르며, 진찰자 수가 가장 많았던 축구는 하지나 체간의 질환, 야구는 상지의 만성질환이 많으며 농구는 족관절 염좌나 무릎전방십자인대 손상이라는 하지 급성 외상이 상위를 차지했고, 육상경기는 하지나 체간의 만성장애, 럭비는 상하지 급성 외상, 테니스는 체간과 상하지 만성질환이 많았다.

표 B 종목별 질환명

(1998년 4월~2018년 3월, 요코하마 스포츠의과학센터 클리닉)

종목	질환명	수진자수	%
축구	족관절 염좌, 오스굿병, 서혜부통증증후군, 근 · 근막성 요통증, 척추분리증 · 척추전방전위증 기타	883 497 486 426 299 5,649	10.7 6.0 5.9 5.2 3.6 68.6
	총계	8,240	100.0
야구	야구 엘보우, 투구어깨장애, 근 · 근막 요통증, 요추분리증 · 전방전위, 오스굿병, 기타	2,113 1,808 388 308 305 3,034	26.6 22.7 4.9 3.9 3.8 38.1
	총계	7,956	100.0
농구	발목관절 염좌, 무릎전방십자인대손상, 슬개건염, 내측경골피로증후군(MTSS), 근 · 근막 요통증 기타	877 676 491 411 363 4,579	11.9 9.1 6.6 5.6 4.9 61.9
	총계	7,397	100.0
육상 경기	내측경골피로증후군(MTSS), 근 · 근막 요통증, 슬개건염, 햄스트링근육 파열, 족관절염좌 기타	714 391 308 294 260 5,230	9.9 5.4 4.3 4.1 3.6 72.7
	총계	7,197	100.0
럭비	족관절 염좌, 어깨관절 탈구/아탈구, 무릎전방십자인대손상, 햄스트링 근육파열, 근 · 근막 요통증, 기타	214 183 162 107 83 1,523	9.4 8.1 7.1 4.7 3.7 67.0
	총계	2,272	100.0
테니스	근 · 근막성 요통, 발목관절 염좌, 슬개건염, 척추분리증 · 척추전방전위증, 내측경골피로증후군(MTSS) 기타	153 100 77 68 62 1,387	8.3 5.4 4.2 3.7 3.4 75.1
	총계	1,847	100.0

※ 대상: 초등학생부터 대학생(6~22세)의 스포츠 활동으로 인한 급 · 만성 외상 48,161건

부위별

제 1 장 고관절 · 골반

서혜부 통증증후군, 고관절 충돌증후군

1 발생 메커니즘(그림 1)

고관절 주위 통증이 생기는 질환 중 서혜부 통증 증후군과 고관절 충돌 증후군이 자주 발생한다. 서혜부 통증 증후군은 고관절 내전근 부착부에서 발생하는 서혜부 통증과 복직근 통증으로 나뉜다. 고관절 충돌 증후군은 관절 내 충돌이 주된 요인이다. 이들은 흉곽 · 골반의 잘못된 얼라인먼트, 동작 시 특정근육의 과사용이나 동적 얼라인먼트가 잘못된 것에서 기인할 수 있다.

그림 1에 구체적인 발생 메커니즘을 나타내었다. 서혜부 통증은 골반의 잘못된 얼라인먼트(그림 1①)에 의해 고관절 내전근(굴근 포함)의 주행변화가 발생하는 것에 더불어,[1] 체간근 기능이 감소되어, 러닝 동작 중 recovery phase에서 고관절 외회전 자세로 스윙(swing) 시 (그림 1)에서 고관절 내전근(굴근)이 과사용되어 발생한다. 또, 복직근 통증은 부착부인 치골의 잘못된 얼라인먼트(그림 1①)와 그로 인한 복횡근 · 복사근 기능이상으로 동작 중(그림 1③④) 복직근 과사용이 발생하는 것에 기인한다. 관절 내 충돌은 고관절 비구(acetabulum) 측의 골반 얼라인먼트 불량(그림 1①)과 고관절 운동 시 대퇴골두의 중심위치 이탈(그림 1②)로 인해, 관절에 대한 스트레스가 집중되어 통증이 생긴다.

물리치료를 하기 위한 평가 시 우선 통증부위(조직)를 확인하고, 그 후 도수조작을 통한 통증 감소 여부를 검사해서 골반 부위의 잘못된 얼라인먼트와 기능을 파악한다. 이후 통증 조직에 스트레스를 증가시킬 가능성이 있는 다이내믹 얼라인먼트와 기능 평가를 진행한다.[2]

◉ 문헌

1) Omar IM, et al: Athletic pubalgia and "sports hernia": optimal MR imaging technique and findings. Radiographics 2008; 28: 1415-1438.

2) 니카 사다오: 서혜부 통증증후군: 치료의 변천과 전망을 말하다 Sports Medicine 2014; 157: 2-15.

2 주요 증상

통증 발생 장면

급성/만성발병 및 통증이 나타나는 상황을 확인한다. 구체적으로는 달리기나 발차기할 때 급성인지 만성인지를 확인하고 급성발병이면 근육 손상을 의심한다.

- 서혜부통증 증후군: groin pain syndrome (GPS)
- 고관절 충돌증후군: femoroacetabular impingement (FAI)

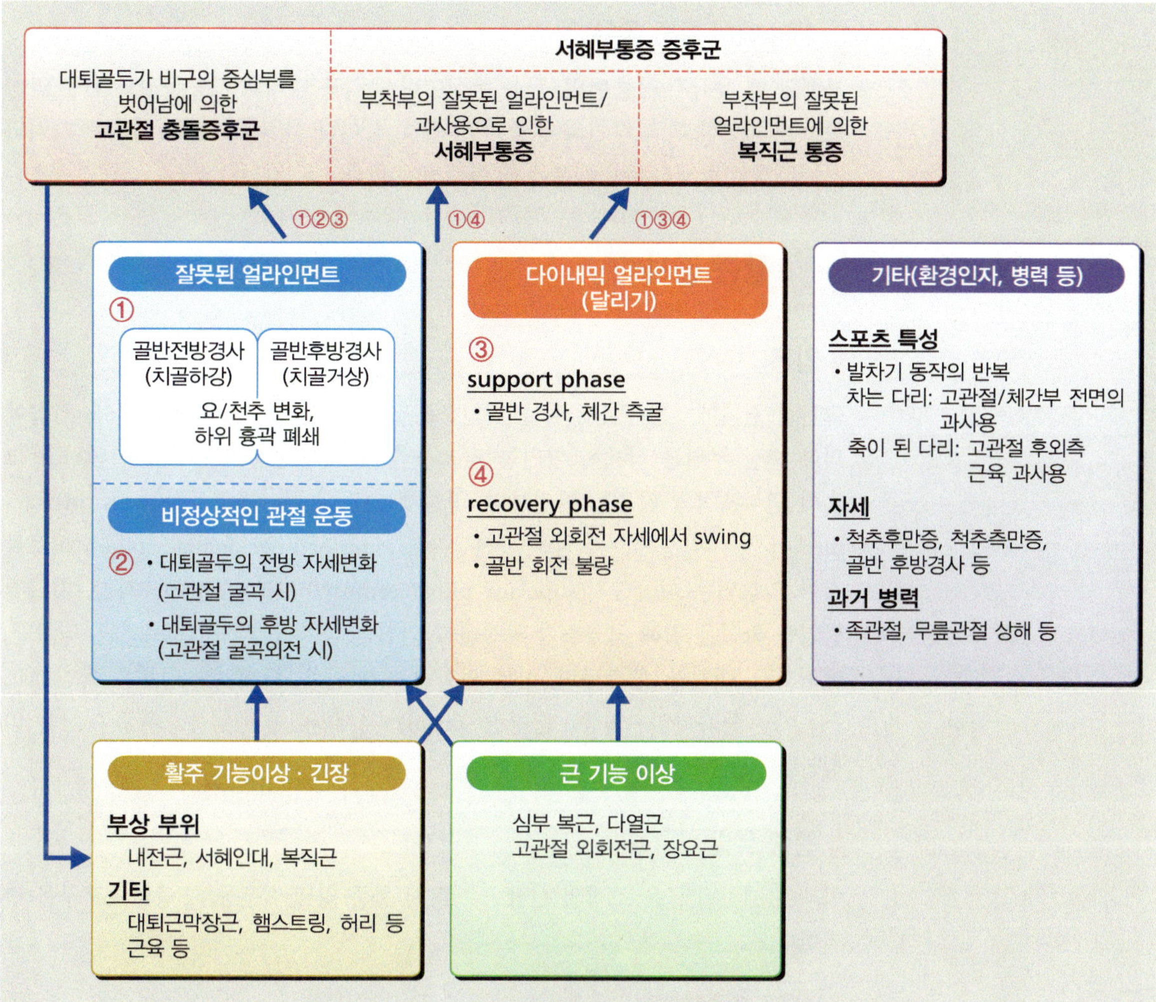

그림 1 서혜부통증 증후군(서혜부통증, 복직근통증), 고관절 충돌증후군의 발생 메커니즘

또한 달리기의 회복기(recovery phase)에서 아픈지 support phase에 아픈지, 발을 차는 다리 통증인지, 축이 되는 다리 통증인지 확인한다. recovery phase에 발을 차는 다리의 통증이 있으면 움직이는 다리 기능에, support phase에 축이 되는 다리에 통증이 있으면 지지측 기능에 주목해 기능 평가를 실시한다.

통증의 종류

부상 후 어떤 증상이 나타나는지 확인하고 환부 상태를 판단한다. 날카로운 통증은 근육 손상을 의심해야 하고, 둔한 통증은 만성 통증일 수 있다. 또한 고관절 충돌증후군 등 관절 내 병변인 경우 걸리는 느낌이나, 안정 시 통증을 호소한다.

ADL에서 통증 유무

보행할 때 유각기 통증이면, 근육 손상이나 유각측 다리의 기능문제로 인한 만성 통증을 의심하고, 입각기의 통증이면, 근 손상이나 관절 내 병변, 지지측 다리의 기능문제로 발생하는 만성통증을 의심해야 한다.

3 통증 검사

압통(그림 2)

고관절 질환에서는 손상조직을 확인하는 스페셜 테스트가 있기 때문에, 압통에 의한 손상 부위를 상세히 확인할 필요가 있다. 뼈 · 관절의 압통을 확인하고 그 후에 연부조직의 압통을 확인한다. 중학생 연령대에서 견열골절(avulsion fracture)이 자주 발생하는 부위인 하전장골극(anterior inferior iliac spine), 피로골절이 의심되는 치골상지(superior pubic ramus)/하지(inferior) · 좌골, 치골결합염증 확인을 위해 치골결합 압통을 확인한다. 연부조직에서는 복직근, 장요근, 대퇴직근, 내전근, 햄스트링, 심부 외회전 여섯 근육, 서혜인대 압통을 확인하고, 근육이면 근육파열 · 염증 · 근경련(spasm), 서혜인대이면 염증 · 활주 이상을 의심한다.

통증 유발

아래에 제시된 근육 조직의 신장 · 수축 시 통증 및 관절운동 시 충돌증후군을 평가한다.

CHECK POINT

- □ **신장 시 통증**: 수동적인 고관절신전 · 외전 · 굴곡외전 · 내회전, SLR, 체간신전
- □ **수축 시 통증**[1]: 저항 SLR · 고관절 내전(굴곡 0°, 45°, 90°), 고관절 외회전(고관절 90° 굴곡자세), 상체 일으키기
- □ **관절운동 시 충돌증후군**: Patrick test나 hip apprehension test, 고관절 굴곡 시 걸리는 느낌 유무

신장 시 통증은 수동적인 고관절 신전으로 고관절 굴곡근, 외전 · 골곡외전으로 내전근, 내회전에서 외회전근, SLR에서 햄스트링, 체간 신전에서 복직근의 통증을 확인한다.

수축 시 통증은 저항 SLR을 실시하고 고관절 굴곡, 내전근이나 폐쇄근(Obturator)의 수축 시 통증을 확인한다. 고관절 내전에서는 굴곡 0°에서 박근, 굴곡 45°에서 장/단내전근, 굴곡 90°에서 치골근의 수축 시 통증을 확인한다. 고관절 외회전(고관절 90° 굴곡자세)에서는 심부 외회전 여섯 근육, 상체 일으키기에서는 복직근 수축 시 통증을 확인한다.

- 일상생활동작: activities of daily living (ADL)
- 하지직거상: straight leg raising (SLR)

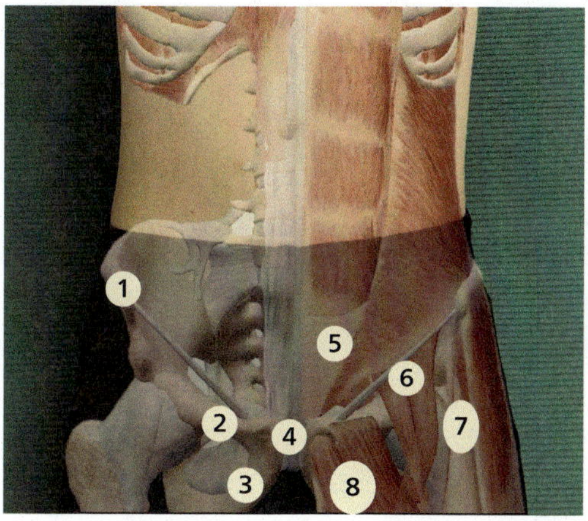

그림 2 바로 누운자세(prone position)에서의 압통부위 확인
① 전상장골극(anterior superior iliac spine)
② 치골상지(superior pubic ramus)
③ 치골하지(inferior pubic ramus)
④ 치골결합(pubic symphysis)
⑤ 복직근(rectus abdominis)
⑥ 장요근(iliopsoas)
⑦ 대퇴직근(rectus femoris)
⑧ 내전근군(adductor muscle group)

고관절 충돌증후군에서는 Patrick test나 hip apprehension test, 고관절 굴곡 시의 느낌을 확인하고 어느 운동 방향에서 충돌증후군 증상이 유발되는지 평가한다.

통증 증가, 감소 테스트

통증유발로 양성을 보인 수축 통증에 대해 도수로 아래의 얼라인먼트 조작을 하여 통증감소의 여부를 확인한다. 통증감소의 정도를 바탕으로 재활 프로그램의 우선순위에 참고한다.

CHECK POINT

- □ **관골전방경사/후방경사(앞쪽으로 기운/뒤쪽으로 기운)**
- □ **흉곽 확장**
- □ **요추 이동(shift) 수정**
- □ **대퇴골두 운동(후하방) 유도**

골반에서 전방경사/후방경사 조작을 도수로 실시하여 수축 시 통증의 감소 · 증가 유무를 본다(그림 3, 4). 골반의 조작에 의해 통증이 감소된 경우는 다음 기능평가에서 천추 · 요추 · 치골 위치도 포함한 상세한 얼라인먼트를 확인한다.

흉곽의 확장조작 시 늑골궁(costal arch)을 따라서 손바닥을 대고 외측 방향으로 열도록 조작한다(그림 5). 이 조작으로 복횡근 · 복사근 수축을 촉진한다. 또한 요추는 정중 방향으로 유도(그림 6)하여 장요근 · 다열근 수축을 촉진한다.

또한 고관절 굴곡 시 걸리는 느낌에 대해서도 관골전/후방경사 조작 및 대퇴골두를 뒤쪽으로 활주 운동을 유도해서 감소 여부를 확인한다.

대퇴골두 조작은 대퇴골 근위부를 후하방으로 당기면서 고관절 굴곡 운동을 확인한다. 통증의 감소 여부로 충돌증후군이 골반 얼라인먼트에서 시작되는지 골두 이상 운동에서 비롯되는지 판단할 수 있다.

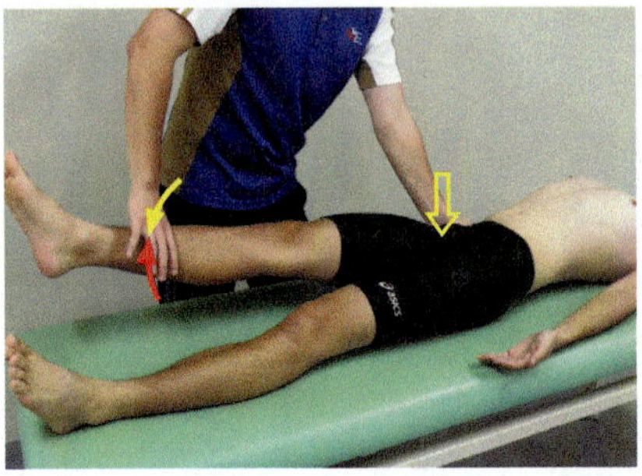

그림 3 골반 후방경사 유도 및 SLR 저항

전상장골극(ASIS) 부근을 후방으로 밀어넣음으로써 골반후방경사를 유도한다. 검사자는 하지원위부에 저항을 가하고 피험자는 저항에 대하여 하지를 거상한다(SLR 저항).

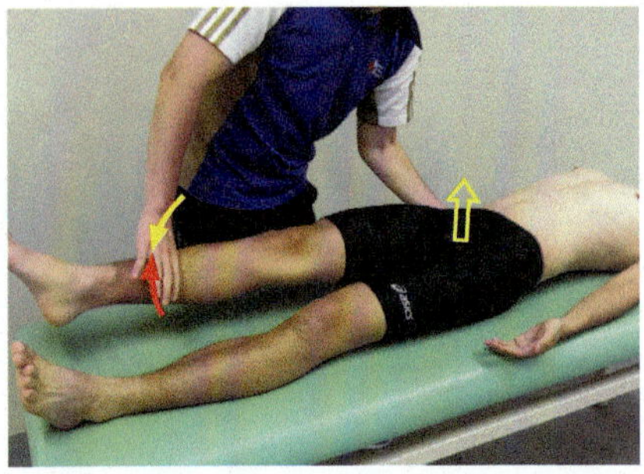

그림 4 골반 전방경사 유도 및 SLR 저항

장골능을 후방에서 전방으로 들어올려 골반 전방경사를 유도한다.

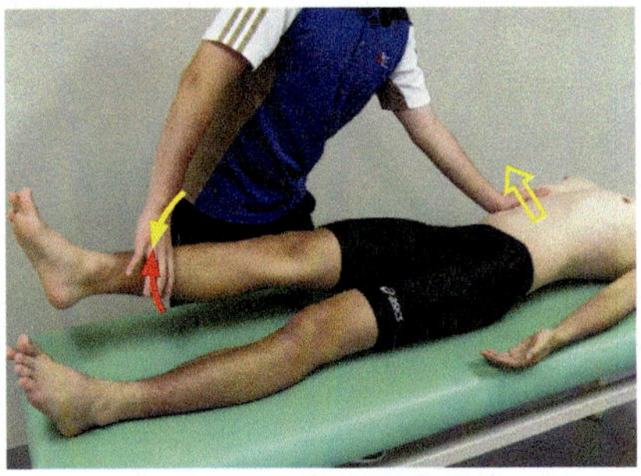

그림 5 흉곽 확장 방향으로 도수 유도 및 SLR 저항

늑골궁을 바깥쪽으로 벌리도록 조작해서 흉곽 확장을 유도한다.

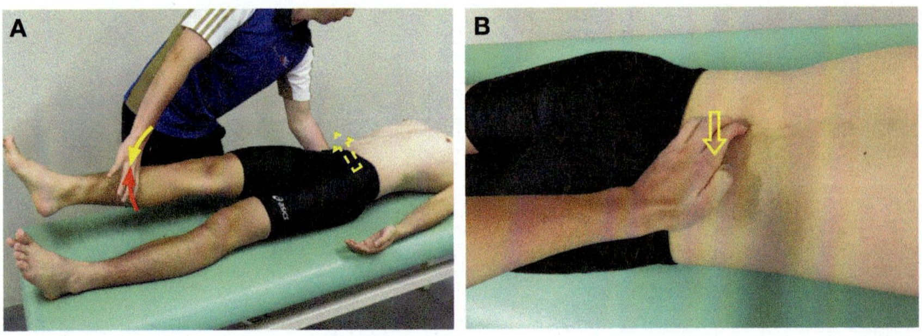

그림 6 요추 중앙으로 도수 유도 및 SLR 저항

A: 검사자의 왼손으로 요추를 조작하고, 오른손으로 도수저항을 한다.

B: 후면에서 본 요추조작 방법. 요추가 손끝에 걸리도록 조작한다.

- 하지직거상: straight leg raising (SLR)
- 전상장골극: anterior superior iliac spine (ASIS)

4 기능 평가

얼라인먼트(문제가 되는 얼라인먼트 파악)[3, 4]

평가 항목
□ **골반**: 관골전방경사/후방경사, 치골거상/하강, 좌골거상/하강, 천골좌우경사
□ **대퇴골(대전자)**: 전방이동/후방이동
□ **체간부**: 요추 측면방향 시프트 · 회전, 흉곽 흡기 시 흉곽 직경 확장

관골(hip bone) 얼라인먼트 평가는 장골 · 치골 · 좌골 각각의 위치를 확인한다. 장골은 좌우 전상장골극(ASIS)의 높이와 장골능 경사를 촉진하고, 전/후방경사를 평가한다(**그림 7**). 치골은 좌우 치골능을 촉진하여 거상/하강의 평가를 실시한다(**그림 8**). 좌골은 좌우 좌골결절을 촉진하고 거상/하강을 평가한다(**그림 9**). 일반적으로 관골 전방경사에서 장골의 전방경사, 치골의 하강, 좌골의 거상이 보이고, 관골 후방경사에서 장골의 후경, 치골의 거상, 좌골하강이 나타난다. 또한

◉ 문헌

3) 가마타 가즈요시: 리어라인 트레이닝 〈체간 · 고관절편〉 고단사, 2014: 24, 121.

4) 히라누마 켄지 외: 코어 테라피의 이론과 실천. 고단사, 2011: 23, 40.

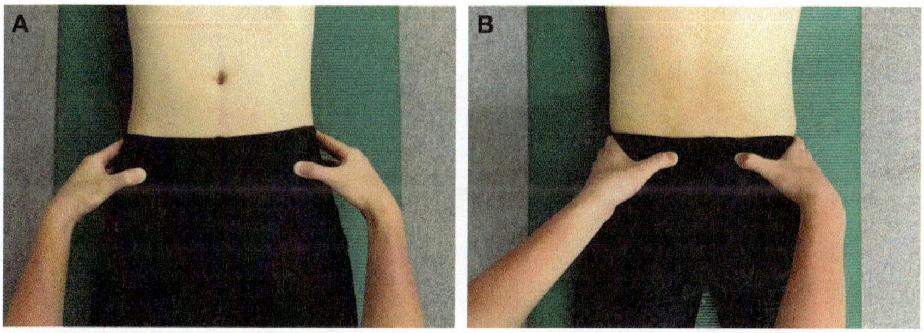

그림 7 장골 얼라인먼트의 평가

좌우의 ASIS를 촉진하여 좌우 높이의 차이를 평가한다. A의 경우, 오른쪽의 ASIS가 낮은 위치, 왼쪽의 ASIS가 높은 위치에 있으므로, 오른쪽 장골의 앞쪽 방향, 왼쪽 장골의 뒤쪽방향 얼라인먼트를 확인할 수 있다. 엎드린 자세(B)에서 장골능을 따라 손바닥을 대고 엄지손가락으로 PSIS를 촉진하여 경사를 평가한다.

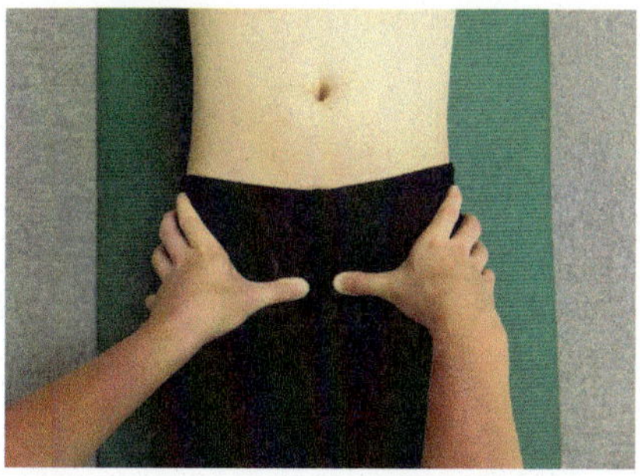

그림 8 치골 얼라인먼트의 평가

좌우 치골릉을 촉진하고, 좌우 높이의 차이를 평가한다.

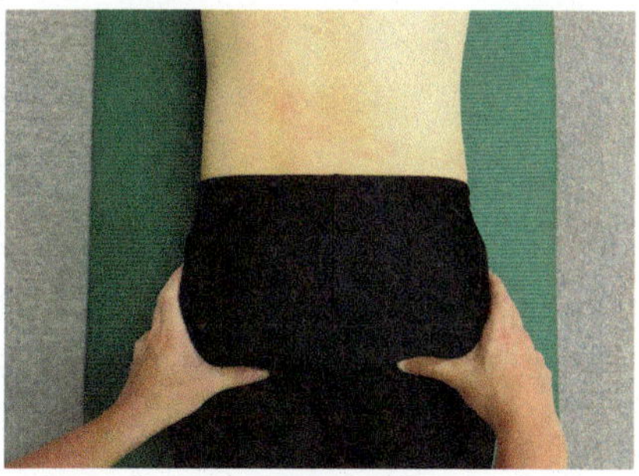

그림 9 좌골 얼라인먼트 평가

좌우 좌골 결절을 촉진하고, 좌우 높이의 차이를 평가한다.

- 장골: ilium
- 치골: pubis
- 좌골: ischium
- 후상장골극: posterior superior iliac spine (PSIS)

관골의 얼라인먼트는 골반 내에서 좌우 비대칭성인지, 골반 전체적 공간에서 얼라인먼트인지 유의할 필요가 있다. 대퇴골은 대퇴골두 촉진이 힘들어 상대적 위치관계 파악이 어렵기 때문에 대전자를 촉진하여 전/후방 이동을 평가한다(**그림 10**). 더불어 관골 얼라인먼트에 영향을 주는 천추(**그림 11**) · 흉요추 · 흉곽 얼라인먼트를 평가한다.

관절 운동 패턴(비정상 패턴 파악)

평가 항목
□ 고관절 굴곡 · 굴곡외전 시 골두 운동

고관절 굴곡시의 대전자 운동을 촉진하여 대퇴골두 후하방 운동의 감소 여부를 평가한다. 후하방으로 활주 운동이 감소한 경우 전상방 관절면에 충돌증후군이 발생한다. 그 원인은 둔근과 햄스트링을 포함한 고관절 후방 연부조직의 긴장 때문일 수 있다. 고관절 굴곡외전 시 골두의 전방이동 감소 유무를 평가한다. 전방이동의 감소가 보이는 경우, 내전근 긴장이나 대전자 주위 연부조직의 긴장이 의심된다(**그림 12**).

가동범위 · 가동성(제한인자 확인)

평가 항목
□ 관골 전/후방경사 가동성
□ 고관절 굴곡/신전 가동범위
□ SLR, 고관절 외전, 굴곡외전 가동범위

잘못된 관골 전방경사 얼라인먼트가 존재하는 경우, 관골 후방경사 방향으로의 가동성을 평가한다(**그림 13**). 후방경사 방향으로 유도할 때 천추 · 요추 가동성이나 후방경사 운동을 제한하는 고관절 전면근 · 내전근 · 대퇴근막장근(TFL)과 허리 · 등 근육의 긴장을 촉진한다. 또한 관골 후방경사 얼라인먼트의 경우, 처음에 좌골 거상 가동성을 평가하고, 다음에 장골 전방경사 방향으로 가동성을 평가한다. 좌골의 가동성을 평가할 때 햄스트링을 동시에 촉진하고, 가동성에 영향을 주는 햄스트링의 근 긴장을 확인한다. 마찬가지로 장골 전방경사 방향으로 가동성을 확인하면서 중둔근, TFL 후방섬유의 근 긴장 평가, 천추 · 요추 가동성도 평가한다.

다음으로 고관절 굴곡 · 신전 가동범위와 보상 운동을 확인한다. 고관절 굴곡 시 제한이 있어 외전, 외회전 방향으로 보상 운동이 생기는 경우, 고관절 후방조직 긴장이 의심된다. 고관절 신전 시에 외전과 외회전 보상 운동을 하는 것은 TFL의 긴장이 의심된다. 또, SLR이나 고관절 외전, 굴곡외전 가동범위를 평가하여 햄스트링, 내전근의 긴장을 확인한다.

- 하지직거상: straight leg raising (SLR)
- 대퇴근막장근: tensor fasciae latae (TFL)

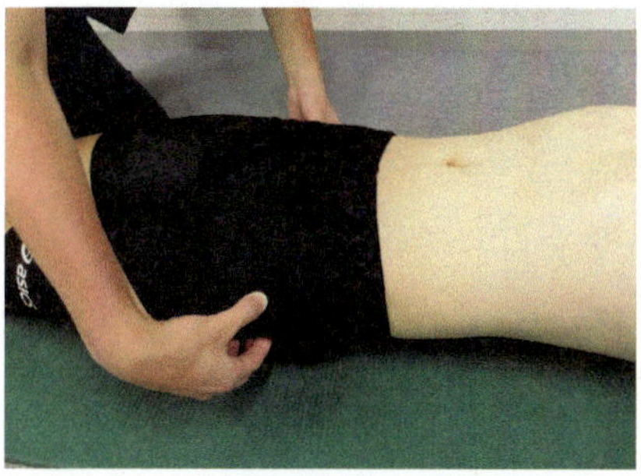

그림 10 대전자 얼라인먼트의 평가
대전자의 전후방을 두 손가락으로 잡고, 침대까지의 거리 및 ASIS까지의 거리에 좌우 차이가 있는지 평가한다.

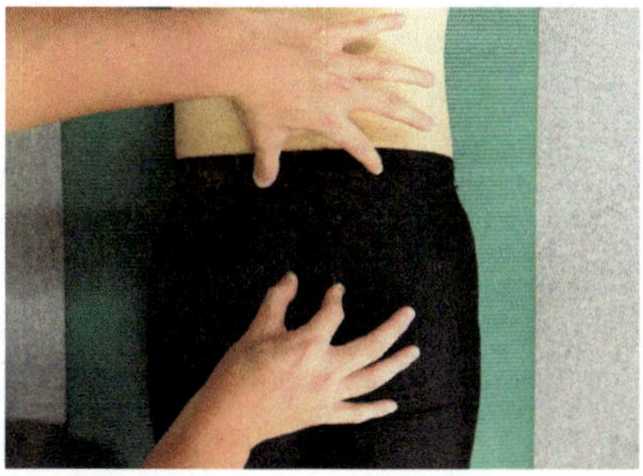

그림 11 천추 얼라인먼트의 평가
좌우 하후장골극 · 꼬리뼈를 촉진하여 좌우 경사를 평가한다.

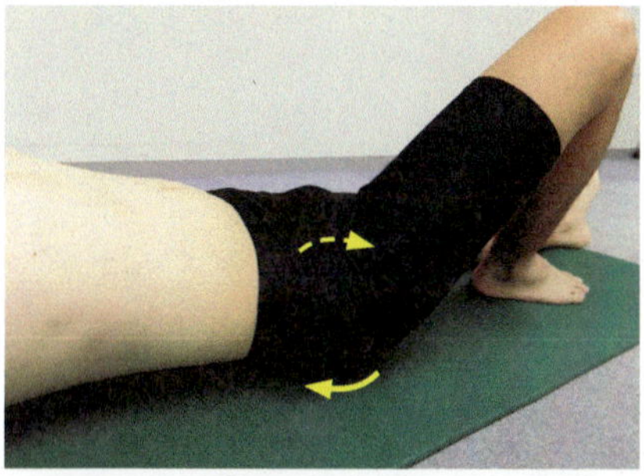

그림 12 고관절 굴곡외전 시 관절 운동
내전근 긴장에 의한 골두 전면의 운동 감소(점선 화살표)나 대전자 주위의 긴장에 의해 활주 운동이 억제(실선 화살표)되어 가동범위 제한이 생긴다.

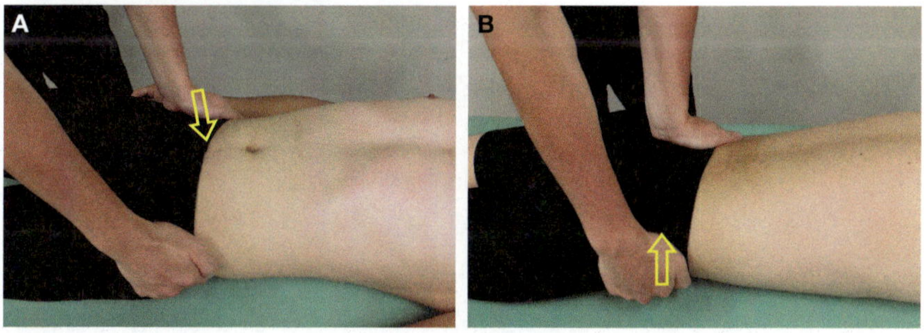

그림 13 관골후방경사 방향으로의 가동성 평가
A: 바로 누운자세에서 우측 관골을 후방경사 방향으로 밀어 넣고 가동성을 확인한다.
B: 엎드린자세에서 우측 관골을 후방경사 방향으로 끌어 올려 가동성을 확인한다.

근력 · 근 기능 검사

평가 항목
□ 드로인(심부복근)
□ 체간회전 + 굴곡(복횡근, 복사근, 복직근)
□ 능동/저항 SLR(골반 고정성)
□ 고관절 굴곡 신전 외전 외회전

● 전상장골극: anterior superior iliac spine (ASIS)

복근군의 평가는 드로인(draw in)으로 심부복근(복횡근, 복사근)의 수축을 확인한다. 또한 바로 누운자세에서 체간회전 + 굴곡을 하고 복횡근 · 복사근 · 복직근의 수축을 각각 촉진으로 확인하여, 체간부의 근 수축 밸런스를 평가한다. 또, 능동운동 · 저항으로 SLR을 실시하여(**그림 14**) 골반운동을 관찰하고, 그 고정성을 평가한다.

고관절 주위 근육에서는 고관절 굴곡 · 신전 · 외전 · 외회전의 근력검사를 한다. 좌우 차이를 볼 뿐만 아니라 '골반을 도수로 고정(보조)한 경우'와 '고정하지 않은 경우'의 근력 차이를 평가한다(**그림 15**). 골반을 고정했을 때 고관절 운동 근력이 향상된 경우는 골반 고정력 문제, 근력이 변화하지 않는 경우는 장요근 · 대둔근 · 중둔근 · 외회전근 문제로 파악한다. 고관절 신전근력을 평가할 때 네 발로 기는 자세로 고관절 신전 운동을 저항해서 확인함으로 체간 고정력을 포함한 평가를 실시하기 쉽다(**그림 16**).

동작 분석

평가 항목
□ 한 다리 서기/한 다리 스쿼트
□ 보행

한 다리 서기와 한 다리 스쿼트, 보행을 관찰하여, 골반의 다이내믹 얼라인먼트 불량을 확인한다. 침대 위에서 정적 얼라인먼트가 개선되어도 잘못된 동작이 남아있는 경우에 잘못된 얼라인먼트가 다시 형성될 가능성이 높기 때문에 얼라인먼트에 관련된 잘못된 동작을 주의 깊게 분석한다. 한 다리 서기에서는 시상면에서 관골의 전후방경사, 관상면(frontal plane)에서 골반(관골 · 천추)의 경사와 그에 따른 요추의 측면 굴곡, 체간부의 측면 굴곡을 평가한다(**그림 17**).

다음으로, 한 다리 스쿼트를 평가하여, 한 다리로 서있는 자세에서 나타난 이상 운동이 증가되지 않는지 확인하고, 수평면에서 골반 회전 증가를 확인한다. 한 다리 스쿼트는 한 다리로 서있는 자세에 비해, 고관절이 굴곡자세이며, 골반의 이상 운동은 고관절 굴곡자세에서 기능하는 고관절 외회전 근육의 영향을 받기 쉽다.

보행에서는 이전에 언급한 입각기(stance phase)의 골반 이상 운동과 함께, 유각기(swing phase)의 골반운동도 평가한다. 유각측 골반의 전방회전이 과도하게 발생하는 경우, 유각측에서는 골반대 고정성 감소와 고관절 굴곡 기능이상, 또는 입각 측의 고관절 신전이 부족 등이 영향을 준다.

- 드로인: draw in
- 하지직거상: straight leg raising (SLR)

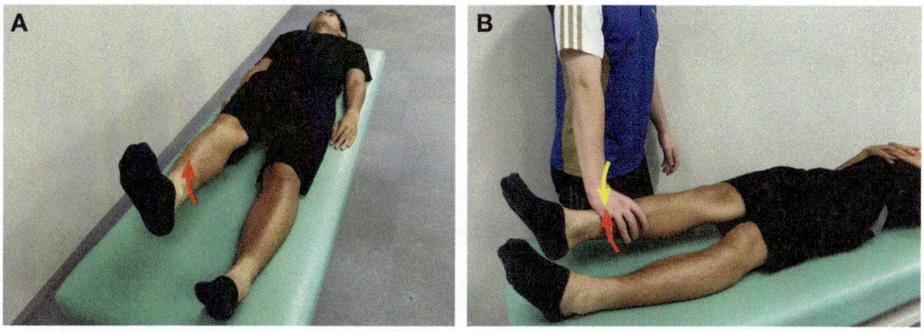

그림 14 SLR 시의 관골(hip bone)운동 평가

A: 능동 SLR 시 골반의 동요를 평가한다.

B: 검사자는 하지 원위부에 저항을 주고, 피검자는 하지를 거상한다(저항 SLR). 이때 골반의 동요를 평가한다.

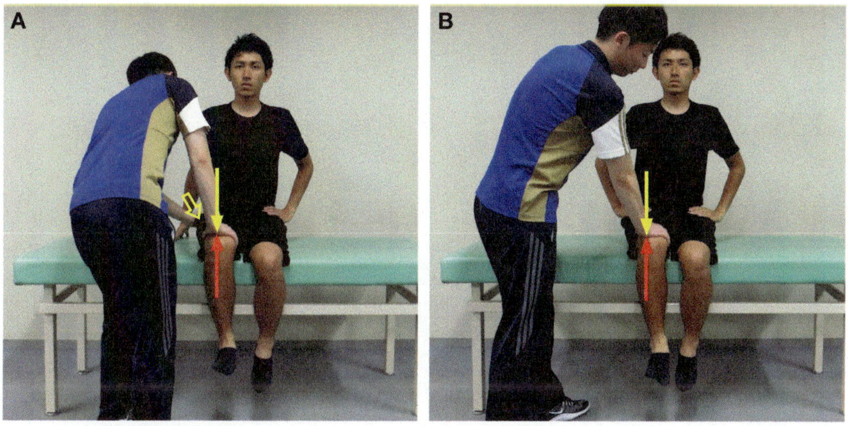

그림 15 장요근 근력검사

검사자는 대퇴 전면에 저항을 주고, 피검자는 하지를 들어 올린다. 체간 고정을 보조하는 경우(A)와 보조하지 않는 경우(B)에서 근력을 비교한다.

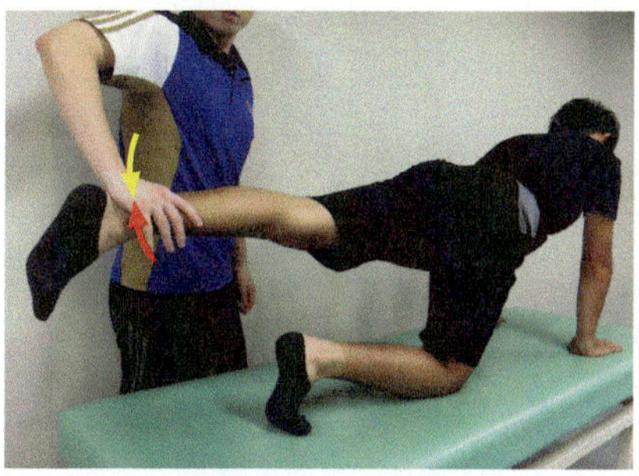

그림 16 네발기기로 대둔근 평가

네발기기 자세에서 다리를 뻗고 저항을 준다. 체간 기능 감소가 있는 경우, 엎드린자세에 비해 근력이 떨어진다.

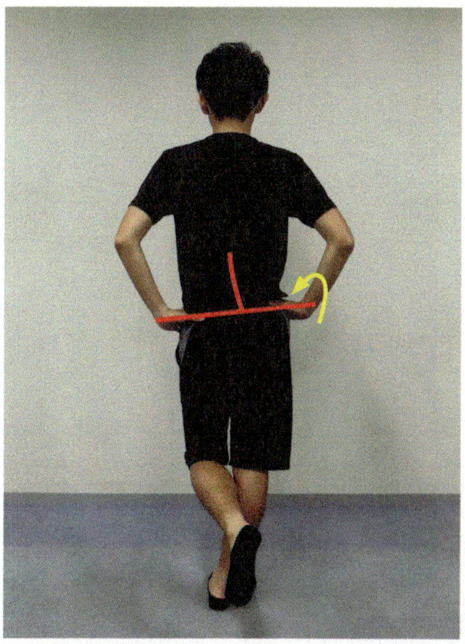

그림 17 한 다리 서있는 자세의 평가

그림에서 우측 관골 전방경사, 골반 반대쪽 경사, 요추가 좌측으로 이동하는 불량 얼라인먼트가 관찰된다. 전후 경사는 정적 얼라인먼트와 더불어 엉덩이 근육과 대퇴근막장근(tensor fasciae latae)의 수축 밸런스가 영향을 주기 때문에, 각 근육의 수축을 촉진으로 확인한다. 골반 · 체간부의 관상면에서 경사는 앞 근육, 체간근 기능이 영향을 준다.

5 재활 및 예방

목표 설정(스포츠 동작 시작까지)

서혜부의 열감이 있고, 통증 감소 검사를 해도 통증에 변화가 없는 경우는, 고관절에 염증이 있을 수 있으므로 약 1~2주의 안정이 필요하다. 통증 감소 검사에서 통증의 감소가 나타나고, 기능적인 문제라고 생각되는 경우, 통증을 없애고 난 후 가능한 빨리 조깅을 시작한다.

재활은 ① 골반 · 요추의 잘못된 얼라인먼트와 고관절 운동의 정상화를 획득하고, ② 체간 · 골반 고정근 기능[5]을 개선시킨 후 ③ 한 다리 서기에서 한 다리 스쿼트까지 다이내믹 얼라인먼트를 개선시킨다(그림 18).

◉ 문헌

5) Pel JJ, et al: Biomechanical analysis of reducing sacroiliac joint shear load by optimization of pelvic muscle and ligament forces. Ann Biomed Eng 2008; 36: 415-424.

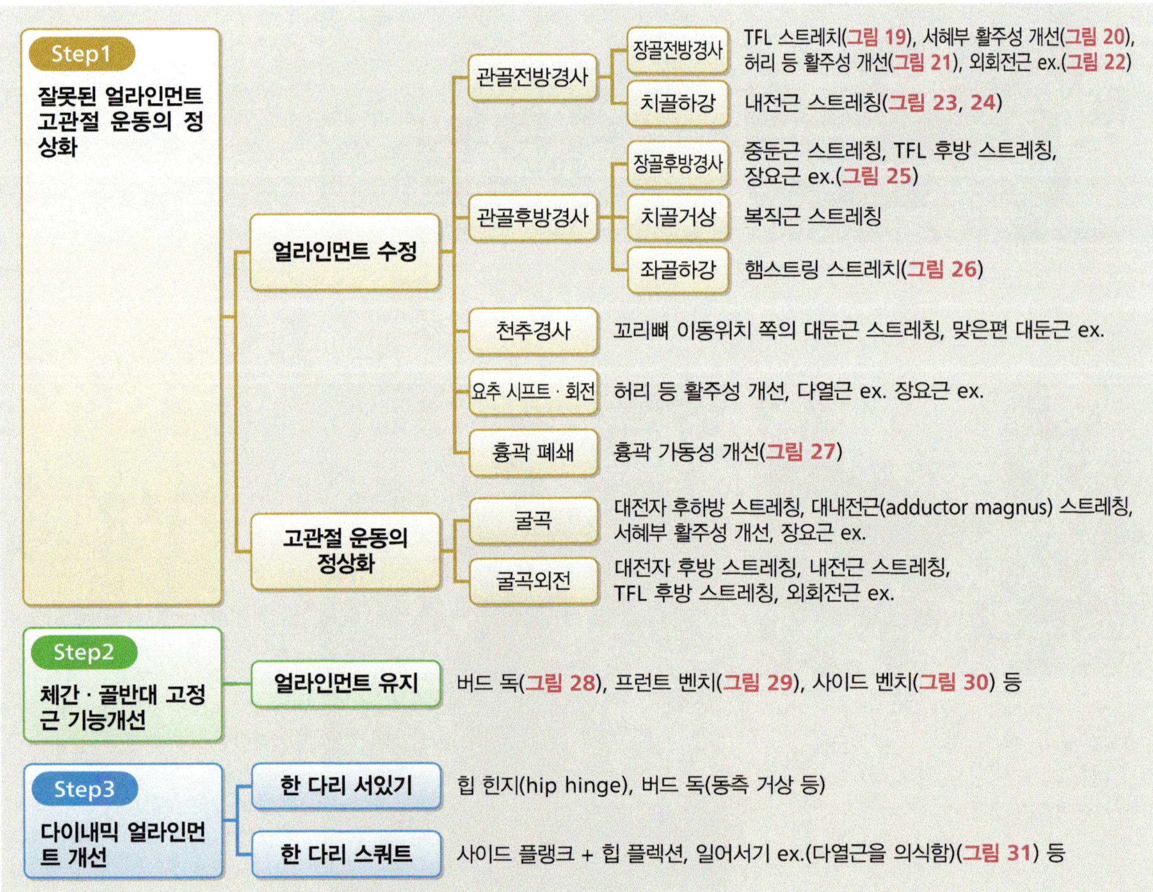

그림 18 서혜부통증증후군과 고관절충돌증후군에 대한 재활 트리다이어그램

● 대퇴근막장근: tensor fasciae latae (TFL)

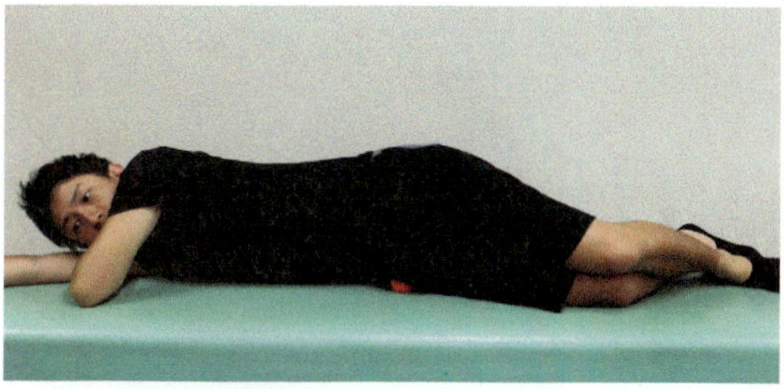

그림 19 TFL 스트레칭
옆으로 누워서 TFL 부위에 공을 댄다. 최대한 긴장을 풀고, 공이 안쪽까지 닿는 이미지로 실행하면 효과가 더욱 좋다.

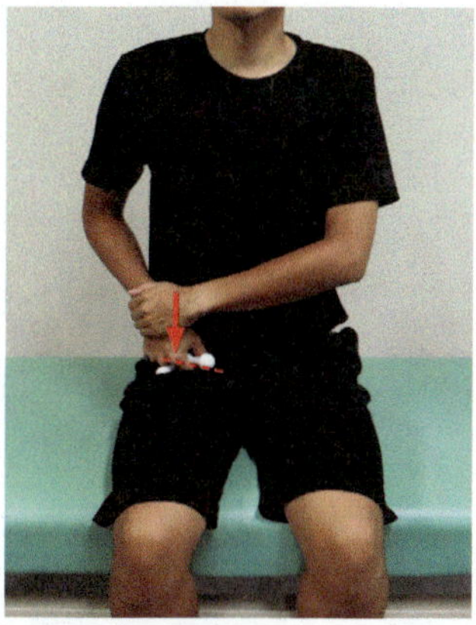

그림 20 서혜부 활주성 개선
앉은 자리에서 타이트한 상태가 되어있는 서혜부의 건을 압박하여 고관절을 작은 각도로 굴곡과 이완을 반복한다. 고관절 굴곡으로 통증이 발생할 경우에는 관골을 앞뒤로 움직인다.

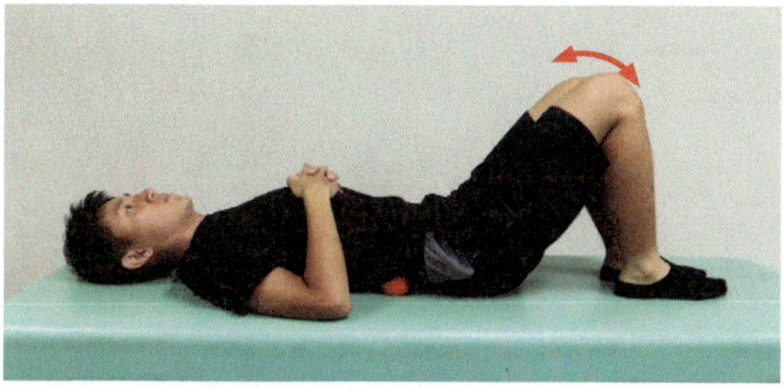

그림 21 허리 등 활주성 개선
누운자세로 허리 밑에 공을 놓고 무릎을 좌우로 스윙한다. 힘을 빼면서 허리와 등을 이완한다.

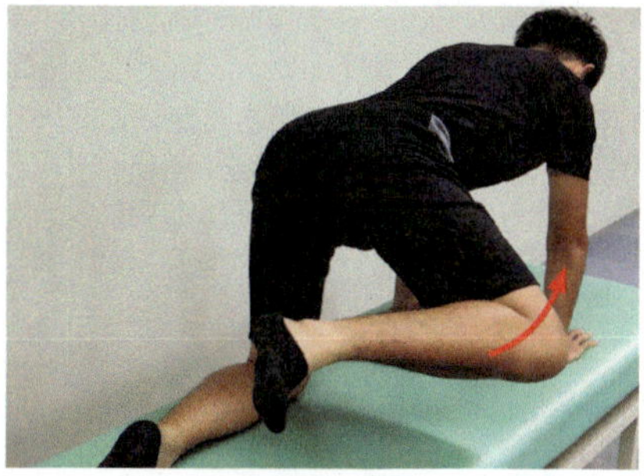

그림 22 외회전근 운동
네발기기로 고관절을 벌리고 내린다. 네발로 하면 체간근과 협조적인 훈련이 된다.

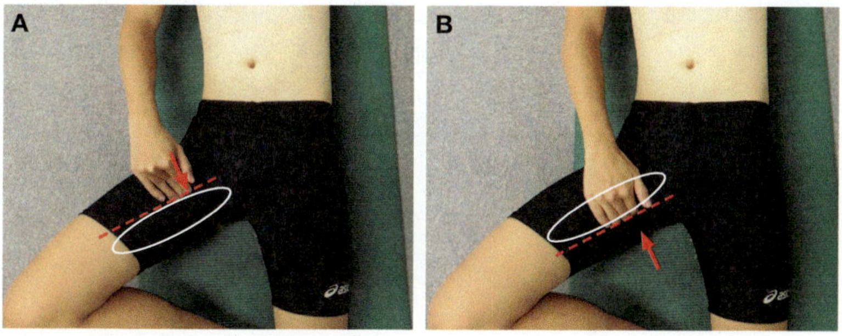

그림 23 내전근 스트레칭(셀프)
장내전근의 위쪽(A)과 아래쪽(B)에서 다른 조직과 분리되도록 하면서 압박하여 고관절 굴곡외전 움직임을 한다.

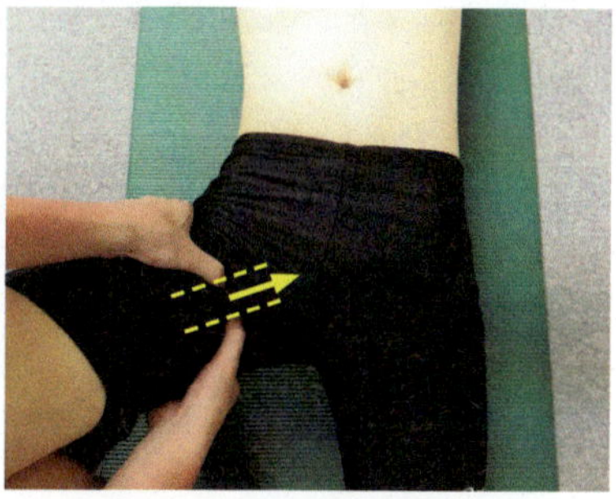

그림 24 내전근 스트레칭(도수)
위의 그림과 마찬가지로 장내전근의 아래에서 위로 손가락으로 문지르도록 한다. 치골이 아래로 내려간 얼라인먼트가 확인되면 치골을 위쪽 방향으로 도수조작(mobilization)이 되도록 움직인다.

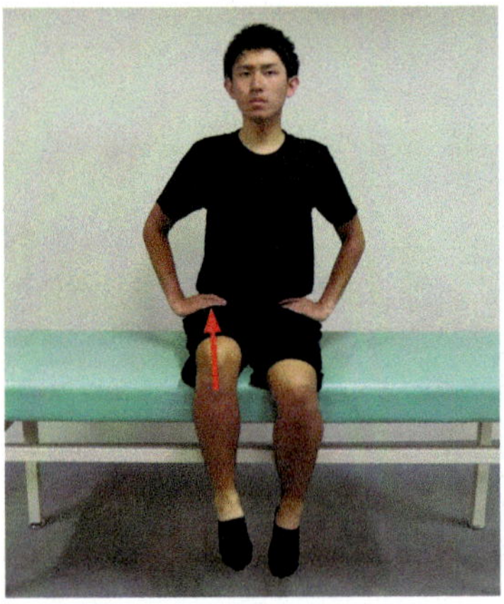

그림 25 장요근 운동
심부복근으로 관골 · 척추를 고정한 후에 고관절을 굴곡한다. 골반 후방경사나 후방중심, 체간 측굴 등의 불필요한 운동에 주의한다.

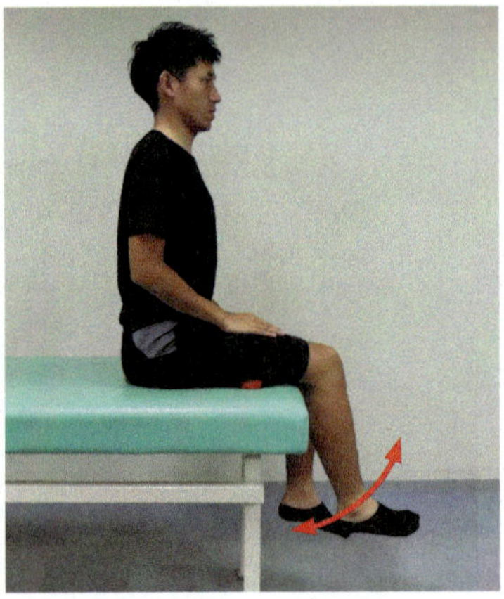

그림 26 햄스트링 스트레칭
앉은 자세에서 햄스트링의 아래에 마사지 공을 놓고, 가볍게 무릎을 스윙하여 햄스트링을 느슨하게 한다. 좌골결절을 촉진하고 좌골결절의 햄스트링 부착부 부근을 느슨하게 하면 관골 얼라인먼트에 영향을 주기 쉽다.

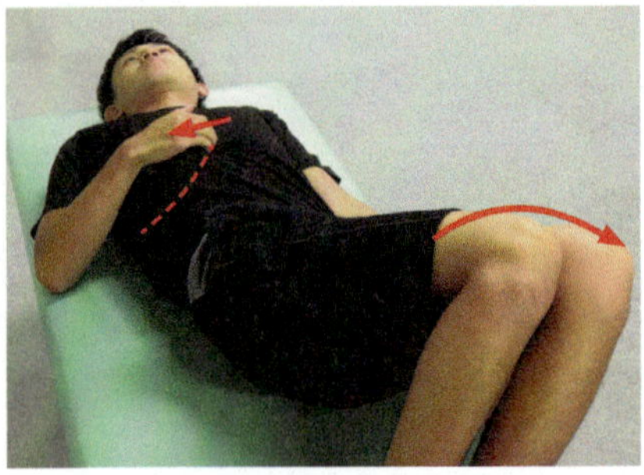

그림 27 흉곽 가동성 개선
갈비뼈의 아랫면까지 손가락을 넣은 상태에서 무릎을 반대쪽으로 흔들고 압박부에 대한 스트레칭을 한다. 손가락을 횡경막 확장 방향으로 당기면 보다 효과적이다.

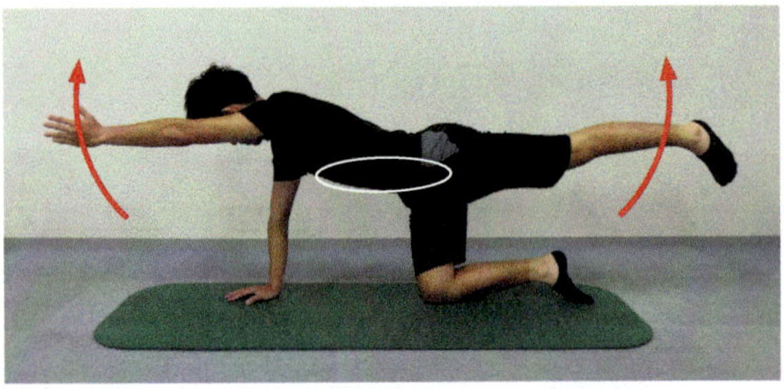

그림 28 버드 독
네발 기는 자세로, 복압을 높이고 골반 · 허리 부위를 고정한 상태로 하지와 반대쪽 상지를 올린다. 하지를 들어 올리는 반대쪽 다열근 수축이 쉽게 이루어진다. 어려운 경우는 하지나 상지로만 실시한다.

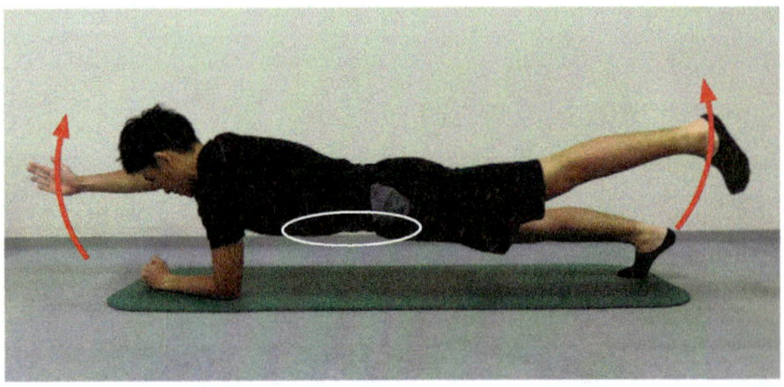

그림 29 프론트 벤치(플랭크)
플랭크 자세에서 반대편의 상하지를 들어 올린다. 지지측의 하지 전면 근육과 심부복근군의 협조적 수축을 촉진할 수 있다. 심부복근군의 수축이 약한 선수는 의식적으로 수축시키면 더 효과가 있다.

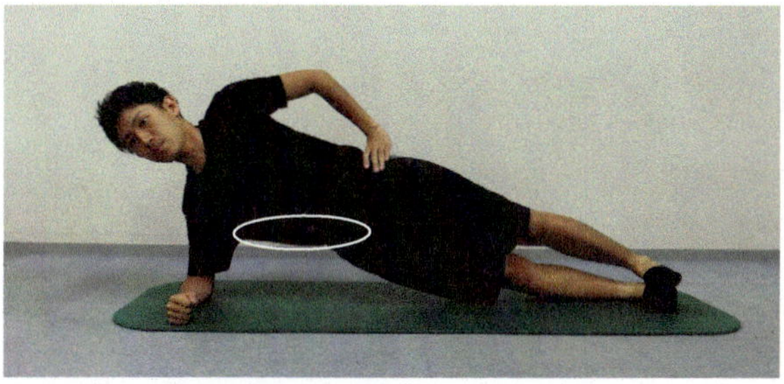

그림 30 사이드 벤치
플랭크 자세와 마찬가지로 심부복근의 특히 내복사근과 앞쪽근육의 협조적인 수축을 의식하면서 실시한다.

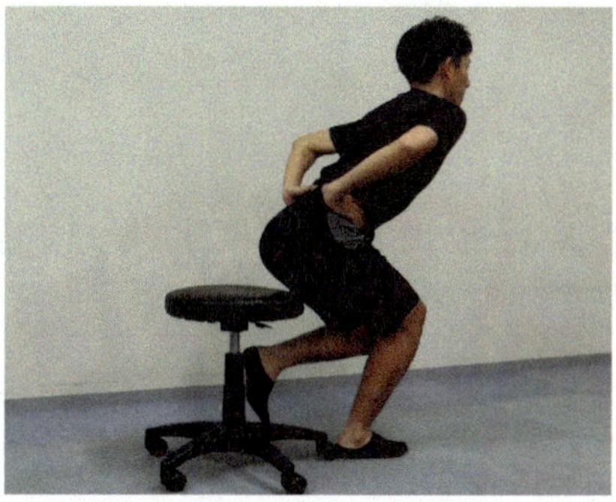

그림 31 한 다리 일어서기 운동
앉은 자리에서 다열근 수축을 확인하면서 골반을 앞으로 기울여 이동한다. 심부복근과 다열근에 의해 골반과 요추가 고정되어 있는 것을 확인하면서 실시한다.

제 2 장 대퇴부

2.1 햄스트링 근육 파열

1 발생 메커니즘(그림 1)

햄스트링 파열은 고관절 신전 가동범위 제한(양측 포함)과 대둔근 기능 이상(그림 1①), 관골(hip bone) 전방경사(좌골거상) 얼라인먼트(그림 1②)및 지속적인 햄스트링 신장자세에서 활동, 햄스트링의 컨디션 불량(유연성 감소, 활주 기능이상, 근 위축, 경화) 등에 의해 발생할 수 있다(그림 1③). 달리기 동작을 예로 들면 위에 언급한 신체 상태 외에도 유각기(swing phase) 후기의 과도한 보폭이나, 체간의 과도한 전방경사(피니시, 콘택트)에 의해 발생하기 쉽다(그림 1④). 또 재발률이 13%라고 보고되었으며 이는 결코 낮지 않다.[1)] 햄스트링 파열의 과거력은 재발의 위험인자 중 하나라는 것이 밝혀지고 있다. 따라서 햄스트링 파열 후, 불량한 근육 컨디션에서 경기 복귀 시에는 재발률이 높아질 수 있다고 생각할 수 있다. 재발 예방을 위해서 최초 개입이 매우 중요하다. 통증만을 기준으로 하는 것이 아니라, 햄스트링의 컨디션과 부상 부위 외의 기능까지 고려한 단계적 · 포괄적 재활이 이상적이다.

◉ 문헌

1) Ekstrand J, et al: Hamstring injuries have increased by 4% annually in men's professional football, since 2001: a 13-year longitudinal analysis of the UEFA Elite Club injury study. Br J Sports Med 2016; 50: 731-737.

2 주요 증상

통증 발생 상황

첫 번째로 급/만성발병 및 통증이 나타나는 동작을 확인한다. 급성 발병의 구체적인 예로는, 햄스트링의 급격한 신장(고관절 굴곡 + 무릎관절 신전), 단거리 달리기의 피니시(finish)나 상대와 콘택트에 의한 과신장(무릎관절 신전에서 강한 고관절 굴곡) 등이 있으며, 같은 원인으로 만성통증도 생길 수 있다. 햄스트링 파열은, 통증 발생 시기에 따라 증상이 다르다. 급성통증의 경우에는 염증 소견으로 중증도(severity)를 파악한 후, 원인이 되는 얼라인먼트나 기능을 파악한다. 만성통증이면 주요 증상의 원인이 되는 조직의 컨디션 파악, 스트레스를 증가시킬 가능성이 있는 다이내믹 얼라인먼트와 기능 평가로 진행한다. 달리기 시

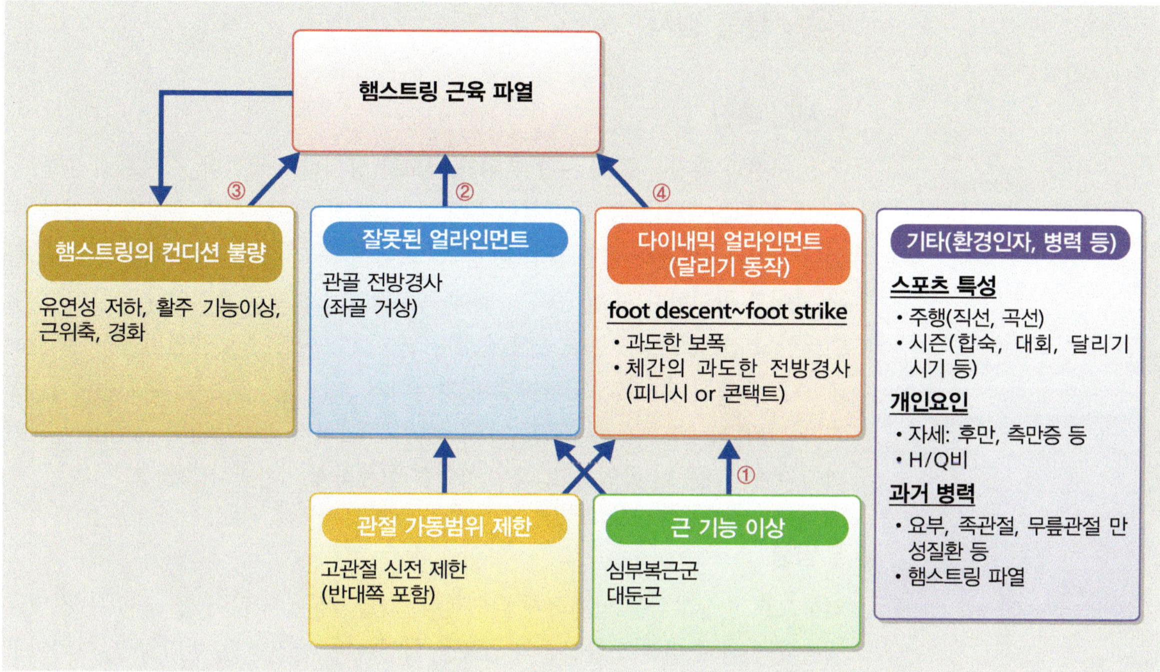

그림 1 햄스트링 파열의 발생 메커니즘

급/만성 통증이 있는 경우는 회복기(recovery phase) 전/후반에 아픈지, 지지기(support phase)에 아픈지를 파악해서 햄스트링으로 인한 스트레스를 추측한다.

통증의 종류

부상 후 증상의 상태를 확인하여 부상 부위의 상태를 판단한다. 날카로운 통증은 급성 근육파열을 의심해야 하며, 둔한 통증이나 위화감 · 불쾌감을 호소하는 경우 근육 파열 후 만성통인 경우가 많다. 또한 근육 파열의 과거력이 있는 경우, 기능 이상으로 인한 부상 부위 스트레스 증가 가능성을 예상한다.

ADL 상의 통증 유무

보행 시 유각기 통증은, 유각측 하지의 기능 문제나, 반대쪽 하지의 지지 기능에 의한 만성통증을 의심하고, 입각기의 통증은 지지하는 하지 기능의 문제에 의한 만성통증을 의심해야 한다. 앉은 자세를 유지할 때 좌골결절 주위의 통증을 호소하는 경우 햄스트링이 시작되는(근위)부위의 손상을 의심한다.

• H/Q 비: hamstring/quadriceps ratio
• 일상생활동작: activities of daily living (ADL)

3 통증 검사

시진 촉진

우선 시진과 촉진을 통해 손상 부위와 정도를 상세히 파악한다, 시진으로 출혈 유무 및 범위를 확인한다. 가시적인 출혈이 있을 경우는 심각한 손상을 의심할 수 있다. 촉진으로 근육 파열 급성 발병 후 보이는 근 긴장 감소나 종창, 열감을 좌우 차이로 확인한다. 또한 근육 파열에 특징적인 소견으로 요철이나 부종이 있다. 이러한 소견이 보이는 경우 증상이 심하다는 것을 나타내고, 출혈의 흡인(aspiration)도 적용될 수 있다. 근육파열의 과거력이 있는 경우에는 근 위축이나 근 경화가 나타나는 경우가 많다. 통증호소 부위뿐 아니라 햄스트링의 근위에서 원위까지 어루만지듯이 확인하고, 좌우 차이를 상세하게 평가한다(**그림 2**).

압통

압통으로 손상부위를 상세하게 확인한다. 좌골결절에서 많이 볼 수 있는 견열골절을 확인하기 위해 좌골결절의 압통을 확인한다. 반건양근, 반막양근, 대퇴이두근을 각각 근위 · 중앙 · 원위부로 평가한다.

통증 유발

아래에 제시한 근조직의 신장 시 통증 · 저항 시 통증을 확인하고, 증상이 심한 정도를 평가한다.

CHECK POINT

- □ **신장 시 통증**: 수동적인 고관절 굴곡(SLR), 능동적인 무릎관절 신전(AKET)(빠르게 반복)
- □ **저항 시 통증**: 등척성, 구심성, 원심성, 원심성 → 구심성 순으로 평가

신장 시 통증은 수동적인 SLR로 햄스트링의 통증을 확인한다(**그림 3**) 여기서 신장느낌과 통증 중 어느 쪽을 먼저 느끼는지 확인한다. 신장느낌보다 통증을 먼저 호소하면 근육 조직의 강도가 신장 스트레스를 견디지 못하는 것으로 추측한다. AKET의 자세는 바로 누운자세에서, 고관절과 무릎관절이 직각을 유지하면 고관절 앞쪽근육이 이완되어 햄스트링을 순수하게 평가할 수 있다(**그림 4**). 통증과 동시에 불편함 및 좌우 차이를 확인한다. 또한, 햄스트링의 회복이 진행되어, 빠른 속도로 운동 시 컨디션을 평가할 때는, AKET를 빠르게 반복하여, 급격한 햄스트링 신장에 의한 통증 · 불편함을 확인할 수 있다.

저항 시 통증은 먼저 등척성 수축으로 확인한다. 무릎관절 약간 굴곡자세는 대퇴이두근 · 반막양근, 90° 굴곡자세는 반건양근의 수축이 먼저 일어나기 때문에, 무릎관절 굴곡 각도를 나누어 평가한다(**그림 5, 6**). 또한 고관절 신전 시 근

● 수동적인 고관절 굴곡: straight leg raising (SLR)
● 능동무릎신전: active knee extension test (AKET)

위부의 통증을 확인한다. 다음으로 바로 누운자세에서 고관절 굴곡자세로 '뒤꿈치로 누르기'와 같이 수축을 하고 통증을 확인한다(**그림 7**).

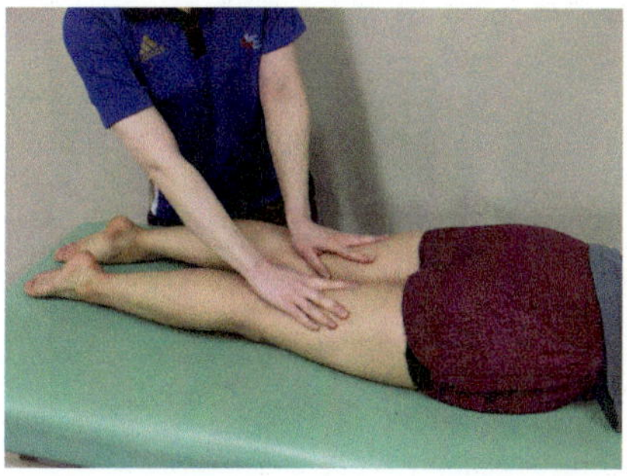

그림 2 햄스트링의 촉진

근 긴장도 감소, 종창, 열감을 확인한다. 만성 발병의 경우에는 근위축이나 경화의 존재를 의심하고, 근육전체를 세밀하게 촉진한다.

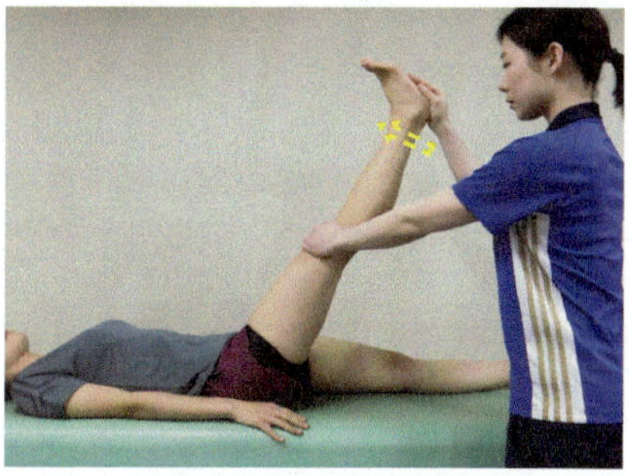

그림 3 straight leg raising (SLR)

고관절 굴곡각도, 햄스트링의 신장느낌과 통증의 유무를 확인한다. 신장느낌보다 통증 호소가 먼저일 경우, 상태가 심한 것을 의심할 수 있다.

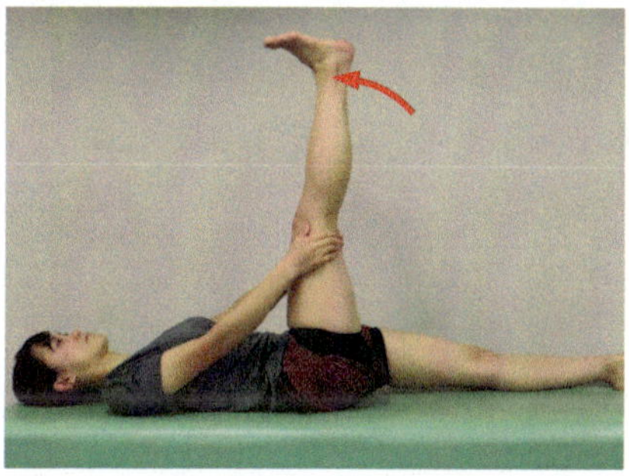

그림 4 active knee extension test (AKET)

바로누운자세, 고관절과 무릎관절을 90° 굴곡 자세에서 능동 무릎신전 시 통증이나 위화감 유무를 확인한다.

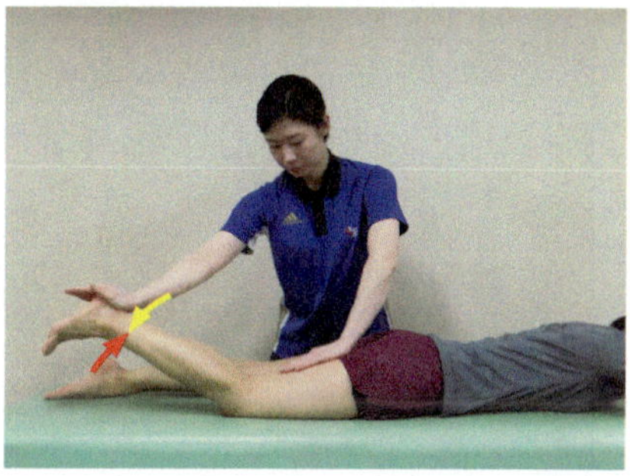

그림 5 저항 시 통증 확인(약간 굴곡 자세)

엎드린자세, 무릎 굴곡 자세에서 저항 시 통증 유무를 확인한다. 약간 굴곡 자세에서 대퇴이두근 · 반막양근의 수축이 우선된다. 근 수축을 촉진으로 확인한다.

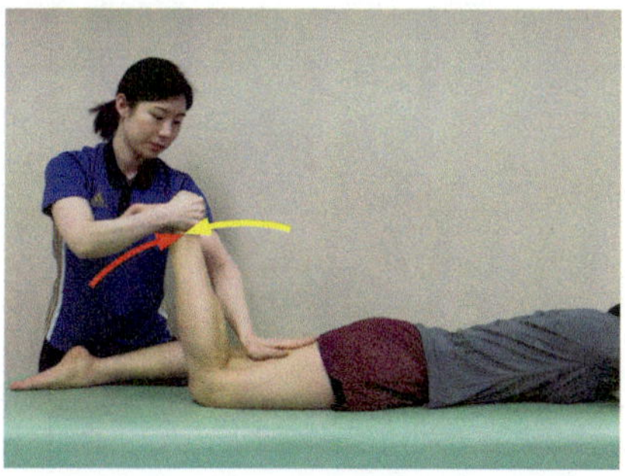

그림 6 저항 시 통증의 확인(많이 굴곡 자세)

엎드린자세, 무릎을 많이 굴곡한 자세에서 저항 시 통증 유무를 확인한다. 많이 굴곡한 자세에서는 반건양근의 수축이 우선된다. 근 수축을 촉진으로 확인한다.

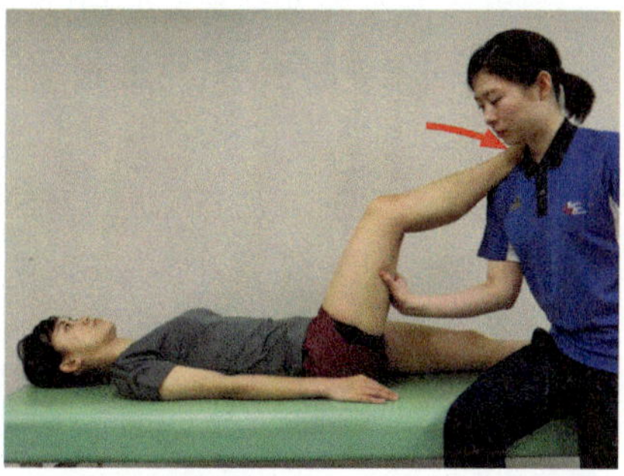

그림 7 '뒤꿈치로 누르기'(고관절 굴곡자세에서 수축 시 통증)

검사자의 어깨에 발을 걸치고 아래쪽으로 누른다. 검사자의 어깨를 누른 상태에서 무릎을 굴곡하여 엉덩이가 떨어지게 한다. 고관절 신전을 포함한 수축 시 통증을 확인한다.

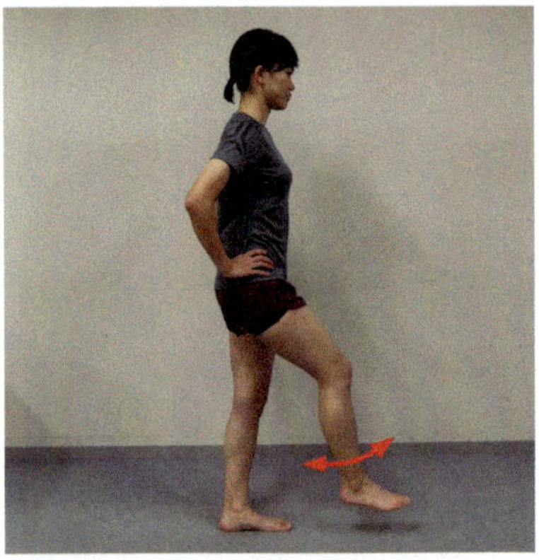

그림 8 원심성에서 구심성으로 전환 시 통증 평가
선 자세, 고관절 굴곡자세로 무릎 굴곡 신전을 재빠르게 한다. 통증, 불편함의 유무를 확인한다.

등척성 수축에서 이상이 없으면 구심성 수축에서 평가하고, 엎드린자세로 무릎관절 굴곡 운동을 실시한다. 느린 운동으로 시작해서 서서히 빠르게 해서, 속도에 따른 통증 평가를 한다. 구심성에 이상이 없으면 원심성 수축으로 평가를 한다. 우선 엎드린자세에서 속도에 따른 통증 평가를 실시한다. 순서는 구심성일 때와 마찬가지로 서서히 속도를 올린다. 이상이 없으면 선 자세에서 무릎을 신장하고 빠르게 굴곡시켜 원심성에서 구심성으로 전환할 때 통증을 평가할 수 있다(그림 8).

4 기능 평가

얼라인먼트(문제가 되는 얼라인먼트 파악)

평가 항목
- □ **골반대**: 좌골거상(관골 전방경사)
- □ **체간부**: 측방 이동

얼라인먼트 평가로 햄스트링에 대한 스트레스를 추측한다. 관골 전방경사 자세에 따른 좌골거상은 햄스트링 신장 스트레스를 증가시킨다. 체간부는 측방 이동을 확인한다. 반대 방향으로 이동이 보이는 경우 환측의 장요근, 심부 복근군의 기능 이상으로 인한 체간 고정근 약화가 의심된다.

골반 얼라인먼트의 평가법은 **'6장 허리 · 등'** (p.190) 참조.

관절 운동 패턴(비정상 패턴 파악)

평가 항목
- □ **고관절 굴곡, 굴곡외전, 신전 시 골두운동**
- □ **무릎관절 굴곡 · 신전 시 하퇴회전**

대퇴골 골두 운동 평가에서, 고관절 굴곡 시의 대전자의 운동을 촉진하고, 대퇴골두의 후하방 활주 운동 감소 유무를 확인한다. 후하방 활주 운동이 감소하는 경우, 엉덩이근육과 햄스트링을 포함한 고관절 후방 연부조직이 긴장되어 햄스트링에 대한 신장 스트레스가 증가하게 된다.

무릎관절 굴곡 · 신전 시 하퇴 회전 평가에서 무릎관절의 능동적 굴곡/신전 운동에 따라 과도한 하퇴 회전이 나타나는지 확인한다. 외회전이 강하게 보이는 경우는 대퇴이두근에 의존한 수축 패턴을 의심하고, 반막양근, 반건양근에 과도한 신장 스트레스도 생긴다.

가동범위 · 가동성(제한인자 확인)

평가 항목
□ SLR
□ 고관절 굴곡/신전 가동범위
□ 고관절 내회전 · 외회전

급성기인 경우 통증이 심할 수 있어, 평가 시 주의해야 한다. SLR검사를 통해 햄스트링 손상 정도나 긴장을 확인한다. 다음으로 고관절 굴곡 · 신전 가동범위와 보상운동을 확인한다. 근육 파열, 부상 기전 시 많이 관찰되는 과도한 보폭은 반대편의 고관절 신전 가동범위 제한에 의한 가능성도 있으므로 부상 측뿐 아니라, 반대편도 동시에 평가한다. 고관절 굴곡 시 제한이 있어서 외전 · 외회전 방향으로 보상운동이 생기는 경우, 고관절 후방조직 긴장을 의심한다. 고관절 신전 시 외전으로 보상운동이 동반되는 경우는, 대퇴근막장근의 긴장을 의심할 수 있다. 고관절 내회전은 고관절 외회전근, 외회전은 내회전근의 긴장을 확인한다. 또한 대전자 주위의 긴장도 고관절 회전 운동을 제한할 위험성이 있다.

또한 고관절 신전 시 천장관절의 가동성도 확인한다. 환측의 과가동성이 보이는 경우, 천골결절인대(sacrotuberous ligament)의 기능 이상이 의심된다. 그밖에 고관절 신전 시 저가동성은 대둔근 기능 이상, 대퇴이두근 장두의 과활동을 의심할 수 있다.[2)]

◉ 문헌

2) Panayi S: The need for lumbar-pelvic assessment in the resolution of chronic hamstring strain. J Bodyw Mov Ther 2010; 14: 294-298.

근력 · 근 기능 검사

평가 항목
□ 능동 무릎관절 굴곡/신전
□ 저항 무릎관절 굴곡(약간 굴곡자세)
□ 저항 무릎관절 굴곡(큰 굴곡자세)
□ 무릎관절 굴곡 + 복압
□ 무릎관절 굴곡 + 둔근 수축
□ 고관절 신전(엎드린자세)
□ 힙 리프트

● SLR: straight leg raising

급성기에는 통증이 강하게 나타날 가능성이 높기 때문에 리스크 관리에 세심한 주의를 기울여야 한다.

우선 엎드린자세에서 무릎을 굽힌 후 약간 굽힌 위치로 내릴 때의 햄스트링 상태를 확인한다. 무릎을 구부리고 펴는 능동운동 시 햄스트링 움직임을 촉진으로 확인한다(**그림 9**). 관절운동에 따른 근육의 비정상적인 수축(불룩함)이나, 근수축 타이밍을 촉지하여, 내외측 중앙부가 많이 불룩한 경우는 내측-외측 햄스트링 사이, 내측 심층 · 표층부의 불룩함은 반건양근-반막양근 사이, 대퇴이두근 외측부가 많이 부풀어 오른 경우는 외측광근-대퇴이두근 사이, 슬와부(Popliteal) 주위의 가동성 저하는 비복근-햄스트링 사이 활주성 감소를 의심한다. 그 외에도 특정 부위 가동성이 감소되지 않았는지, 근위부에서 원위부까지 어루만지듯이 확인한다. 햄스트링 파열의 과거력을 가지고 있는 경우에는 국소적인 근경화의 존재나 활주성 감소를 의심하여 평가한다. 양쪽을 동시에 촉진하면, 활주성과 수축 이상을 감지할 수 있다.

이어서 저항을 이기고 하는 무릎관절 평가한다. 저항에 대해 충분히 버틸 수 없는 경우, 무릎관절을 약간 굴곡한 자세는 대퇴이두근 · 반막양근, 무릎 90° 굴곡 자세는 반건양근 기능 감소가 의심된다. 무릎관절을 많이 굴곡한 자세에서 굴곡 저항할 때는, 고관절 굴곡의 보상이 나타나는 경우가 많고, 이 경우 햄스트링 단축 위치에서 수축 기능이 감소하는 것을 의심한다(**그림 10**).

무릎관절 굴곡 시 수축 기능이 뚜렷하게 좌우 차이가 나타난 경우는, 복압을 높인 상태에서 근 기능을 다시 평가한다. 복압을 올린채로 무릎굴곡 근력이 좋아지면, 복근의 기능 감소가 의심된다. 마찬가지로 둔근이 수축된 상태에서 개선된다면 둔근의 기능 감소를 의심한다.

고관절 신전근 근력 검사는 먼저 햄스트링과 대둔근 수축 균형이 좌우 차이가 나는지 확인한다(**그림 11**). 엎드린자세에서 고관절신전(무릎관절 신전)자세를 유지하였을 때, 햄스트링과 대둔근 사이에 수축 기능 감소나 좌우 차이가 있는지 확인한다. 동시에 대둔근의 위축도 촉진으로 확인한다. 근위축이 보이는 경우에 햄스트링에 과도한 부담을 줄 수 있다. 과거 고관절 주위의 병력이 있는 경우는 각별히 주의해서 확인한다. 또 좌우 차이를 볼 뿐만 아니라, '골반대를 도수로 고정(보조)한 경우'와 '고정하지 않은 경우'의 근력 차이를 평가한다[*1].

*1 '6장 허리 · 등' (p.190) 참조.

OKC에서 근 기능에 이상이 나타나지 않으면 CKC 검사를 실시한다. 우선 힙 리프트를 양다리, 가능하면 한 다리로 평가한다(**그림 12**). 일반적으로 힙 리프트는 무릎관절 굴곡 각도가 낮을수록 햄스트링의 부담이 커지기 때문에 무릎관절 굴곡 각도를 변화시키면서 평가한다. 그 다음, 양다리 · 한 다리 스쿼트에서 햄스트링 수축과 빠른 원심성 수축을 수반하는 런지 동작을 평가한다. CKC 평가인 스플릿 스쿼트에서 대둔근과 햄스트링의 수축 밸런스가 잘 맞는 충분한 수축을 얻을 수 있는지

- 열린 사슬 운동: open kinetic chain (OKC)
- 닫힌 사슬 운동: closed kinetic chain (CKC)

확인한다(**그림 13**). 또한 내측-외측 햄스트링간 수축 밸런스 이상에 의한, 과도한 고관절과 하퇴의 회전, 외측 하중이 나타나지 않는지 평가한다.

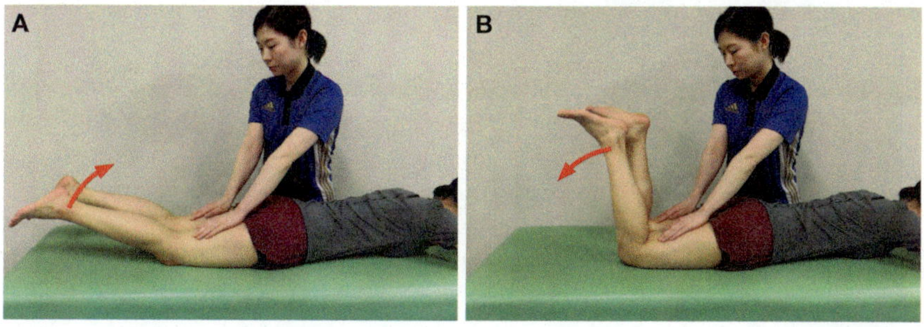

그림 9 햄스트링 활주성의 평가

A: 약간 굴곡자세 촉진, B: 많이 굴곡자세 촉진. 능동 무릎관절 굴곡 · 신전운동에 따른 근육의 비정상적인 불룩함이나 수축 타이밍, 수축이 빠지는 느낌이 없는지 등을 촉진한다. 반드시 좌우 차이를 확인한다.

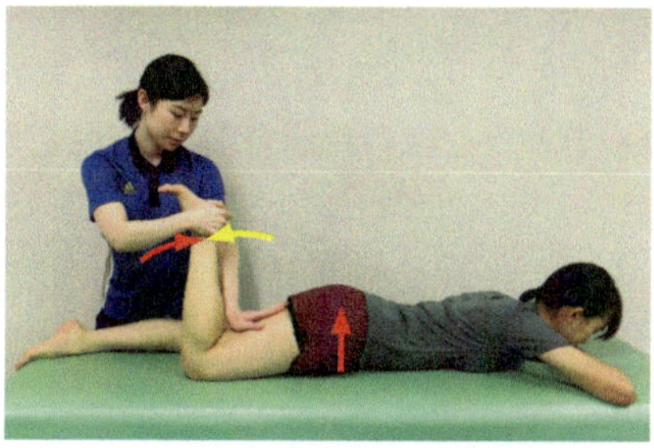

그림 10 무릎 굴곡 저항 시 마지막 올라가는 보상 동작

고관절 굴곡 운동이 나타나는 경우에는 햄스트링이 단축 시 수축 기능이 감소하는 것을 의심한다.

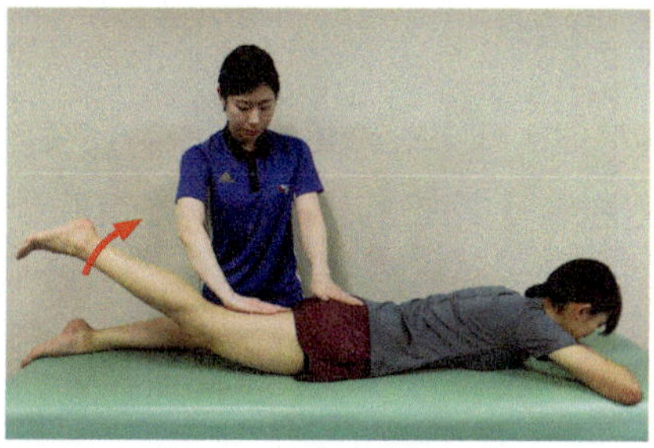

그림 11 고관절 신전 시 햄스트링, 대둔근의 수축 밸런스

고관절 신전 제한 등으로 대둔근 수축이 감소된 경우에는 햄스트링의 과활동으로 고관절 신전을 한다는 것을 파악할 수 있다. 대둔근 위축도 동시에 확인하면 좋다.

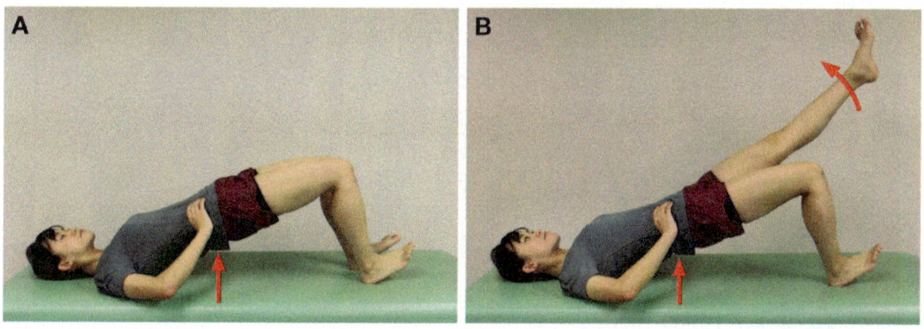

그림 12 힙 리프트

A: 양다리, B: 한 다리. 햄스트링은 무릎관절 굴곡 각도가 작을수록 수축을 필요로 한다. 보상으로 하퇴 회전이나 굴곡 + 외전 동작이 생기기 쉽다. 양다리에 이상이 없으면 한 다리로 가능한지 확인한다.

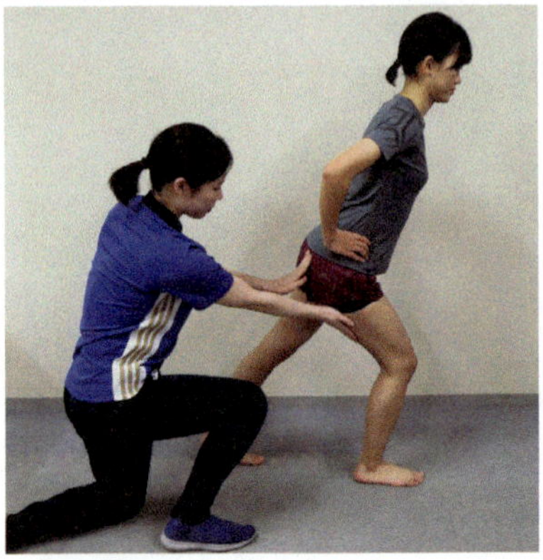

그림 13 스플릿 스쿼트 시의 수축 확인
스플릿 스쿼트할 때 대둔근과 햄스트링이 충분히 수축되었는지 촉진한다. 이상이 없으면 건측(왼쪽 다리)을 떼고 부하를 높인 상태에서 동일하게 확인한다.

동작 분석

평가 항목
□ 한 다리 서기/한 다리 스쿼트
□ 보행

한 다리 서기와 한 다리 스쿼트, 보행을 관찰하여 골반의 다이내믹 얼라인먼트가 불량한지 확인한다. 침대 위에서의 정적 얼라인먼트가 개선되어도 불량 동작이 남아있는 경우는 잘못된 얼라인먼트가 다시 형성될 가능성이 높기 때문에 잘못된 얼라인먼트와 관련된 불량 동작을 주의 깊게 분석한다. 한 다리로 서있는 자세에서 시상면상 관골의 앞/뒤 경사, 관상면상 골반대(관골 · 천골)의 경사와 그에 따른 요추의 측굴, 체간부의 측굴을 평가한다.

다음으로, 한 다리 스쿼트를 평가하여 한 다리로 서있는 자세에서 시상면상 관골의 이상 운동이 증가되는지 확인하고, 수평면에서 골반의 회전 증가를 확인한다. 골반의 과도한 내회전이 보이는 경우에는 대퇴이두근의, 과도한 외회전이 보이는 경우에는 반건양근, 반막양근의 신장 스트레스가 증가한다.

보행에서는 위에서 언급한 입각기(stance phace)에서 골반 이상 운동 및 유각기(swing phase)의 골반 운동도 평가한다. 유각측 골반대 앞쪽으로 회전이 과하게 발생하는 경우, 유각측의 골반 고정성 감소와, 고관절 굴곡 기능 이상 혹은 입각측의 고관절 신전 부족 등이 영향을 준다. 또한, 좌우 차이가 발생할 경우 흉곽 가동성 감소를 의심한다.

5 재활 및 예방

목표설정(스포츠 동작 시작까지)(그림 14)

오쿠와키 등에 의한 MR 중증 증상 정도 분류에서 경기 복귀까지 I도는 1~2주, II도(근건 접합부 손상)는 3~8주, III도(파열)는 수개월 이상 걸린다고 보고되었다.[3)]

◉ 문헌

3) 오쿠와키 토오루: 톱 애슬리트의 근육 파열 실태. 일본 임상스포츠 의학회지 2010; 17: 497-504.

기능 이상의 관점에서, 단계적 재활은 근육의 신장통증이 없어지면 시작된다. 근수축은 부상 직후 동반되는 통증과 근 긴장도를 개선한 후 등척성 수축부터 시작한다. 수축 개선에 맞추어 서서히 구심성, 원심성 수축 순으로 변경한다. 일반적으로 신장 시 통증이 사라지는 것보다, 약한 부하에서 수축 시 통증이 사라지는 것이 빠른 경우가 많기 때문에, 근육수축이 가급적 빠른 시일 내에 시작된다. 무릎을 많이 굴곡한 상태에서 힙 리프트 등은 비교적 일찍 시작할 수 있다. 조깅은 신장통증(SLR) 사라짐, 저항 시 통증(고관절 굴곡자세, 원심성) 사라짐, 계단오르내리기, 한 다리 스쿼트가 통증 없이 가능하며, 체간 고정근 기능이 개선된 것을 기준으로 개시한다. 시작 초기에 햄스트링에 대한 부하를 고려하여 과도한 보폭이 되지 않도록(상체 바로 아래에서 족부 접지) 지도한다. 고부하의 조깅, 민

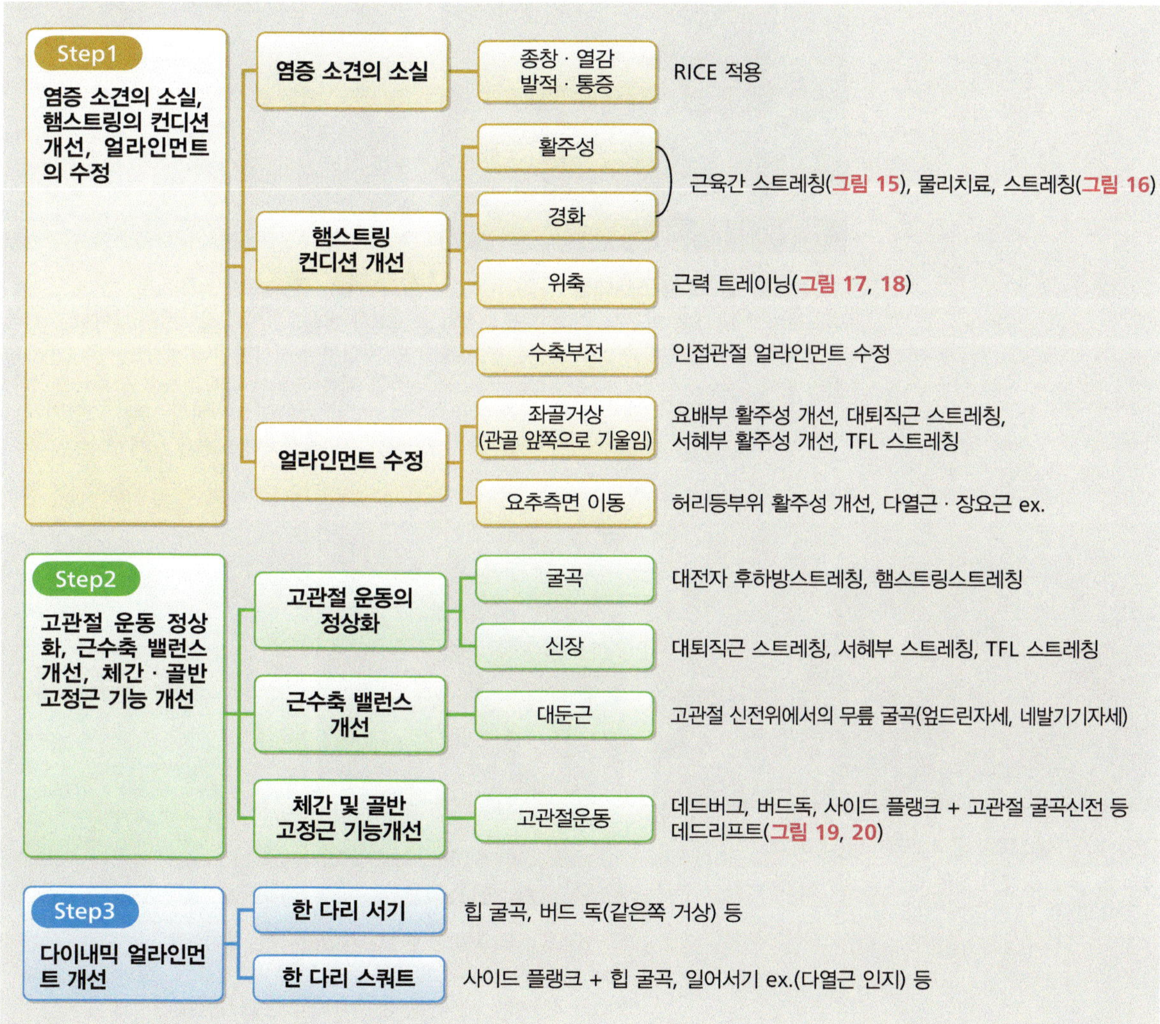

그림 14 햄스트링 파열의 재활 트리 다이어그램

- RICE: rest, icing, compression, elevation
- 대퇴근막장근: tensor fasciae latae (TFL)
- 부척추근: paravertebral muscle (PVM)

첩성 트레이닝으로 통증, 위화감이 나타나지 않고, 수축 기능 개선(신장 · 단축 자세, 내-외측간의 수축 밸런스, 수축 스피드)도 확보한 경우 스프린트를 실시한다. 만약 직선 달리기에서 문제가 없으면 곡선 달리기도 시작한다. 원심성 수축 기능이 더욱 개선되면, 재활단계로 바운딩을 도입할 수 있다. 완전한 복귀는 스프린트할 때 통증, 위화감, 유연성 · 근 기능이 좌우 차이가 없는 것을 기준으로 하는 것이 이상적이다. 등속성 근력을 측정할 수 있는 경우에는 hamstring/quadriceps ratio (H/Q비) 0.5 이상을 복귀 기준치로 이용한다.[4)]

◉ 문헌

4) Croisier JL, et al: Strengthimbalances and prevention of hamstring injury in professional soccer players: a prospective study. Am J Sports Med 2008; 36: 1469-1475.

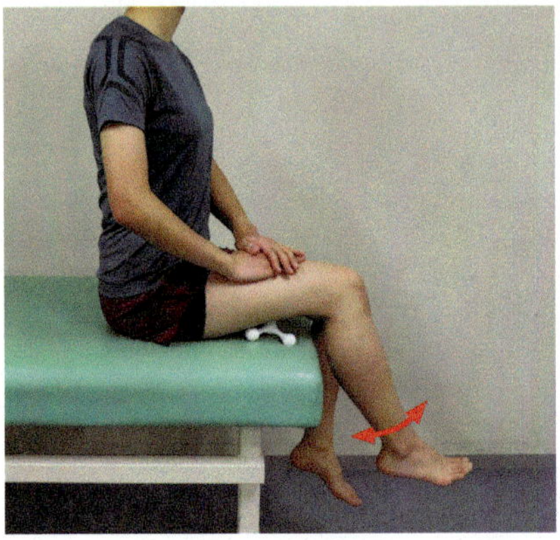

그림 15 햄스트링 스트레칭
햄스트링에 마사지 기구를 대고 무릎관절의 굴곡 신전 운동을 통해 햄스트링 부분을 이완시켜 준다.

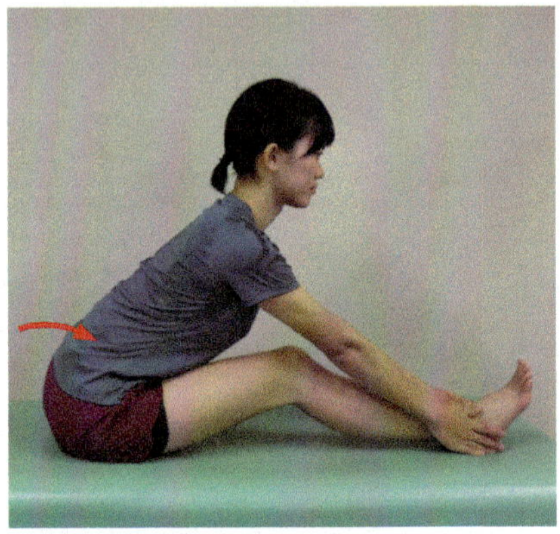

그림 16 햄스트링 스트레칭
SLR시 햄스트링의 신장느낌이 나타나기 시작할 무렵부터 서서히 스트레칭을 시작한다. 시작할 때는 과도한 스트레칭으로 회복 과정이 방해되지 않도록 주의한다. 무릎 굴곡자세는 대퇴 근위부에 신장느낌을 느끼기 쉽다.

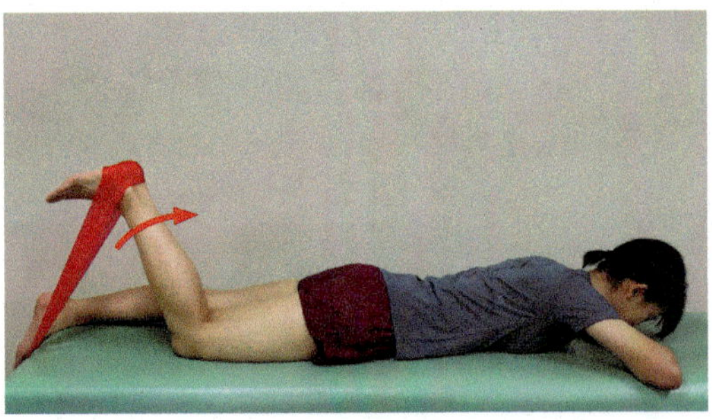

그림 17 햄스트링 근력 트레이닝(레그컬)
등척성, 구심성, 원심성의 순서로 실시한다. 고관절 굴곡 운동이 일어나지 않도록 한다.

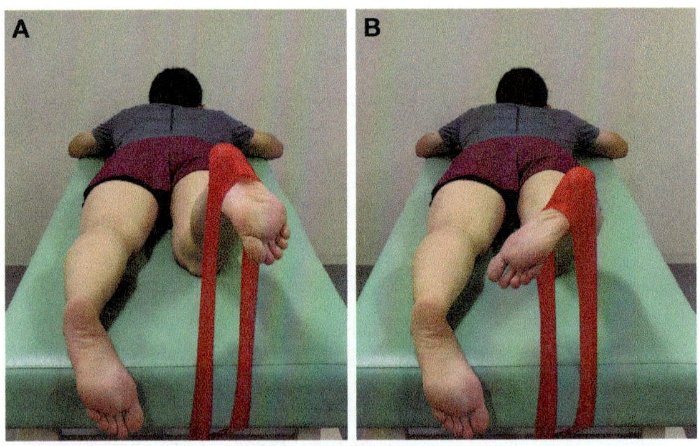

그림 18 레그컬 중에 생기기 쉬운 보상 운동
하퇴의 외회전(A)이 발생하는 경우에는 반건양근 · 반막양근, 내회전(B)의 경우에는 대퇴이두근 수축 이상을 의심한다.

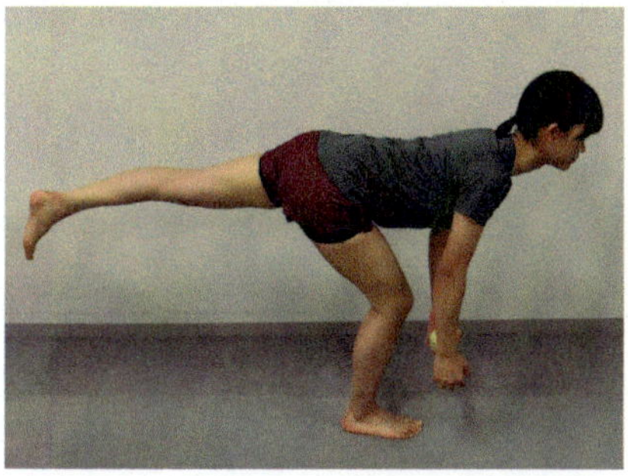

그림 19 한 다리 데드리프트 + 양손 아령
대둔근, 햄스트링의 원심성 수축훈련. 무릎관절은 약간 굴곡자세를 유지한다. 아령을 잡고 운동하면 무게중심을 앞으로 이동하기 쉽다.

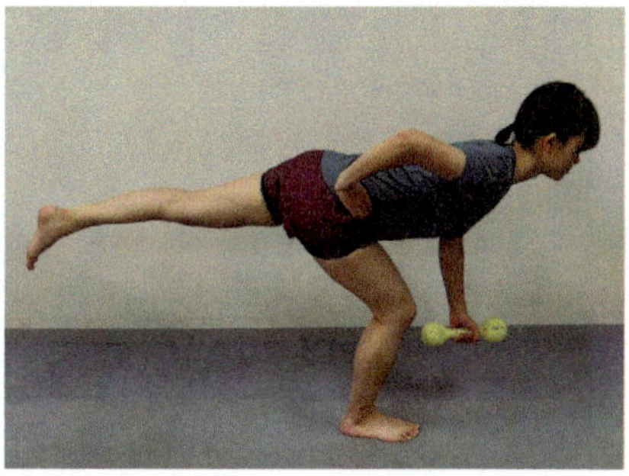

그림 20 한 다리 데드리프트 + 한 손 아령
고관절 외회전근의 원심성 수축훈련. 근력저하가 있는 경우 고관절 내회전 감소나 체간의 회전 · 측면 굴곡에 대한 보상동작이 생기기 쉽다.

제 2 장 대퇴부

2.2 대퇴직근 근육 파열

1 발생 메커니즘(그림 1)

대퇴직근 근육 파열은 대퇴광근군, 심부 복근군, 장요근의 기능 이상을 갖는 경우가 많다(그림 1①). 러닝 동작에서는 이들 근육기능 이상을 원인으로 하지의 후방이동 증가(take off~follow through)나 관골 고정력 감소에 의해 골반 후방경사 자세에서 하지 전방이동 당기기 동작(follow through~forward swing) 시 대퇴직근이 과활동되어 근육 파열이 발생할 수 있다(그림 1②). 근육 파열 발생 후 대퇴직근 긴장에 의해서 정적 얼라인먼트는 관골 전방경사자세가 되는 경우가 많고(그림 1③), 잘못된 관골 전방경사 얼라인먼트가 대퇴직근 컨디션 불량이나 근 기능 이상에 영향을 준다(그림 1④).

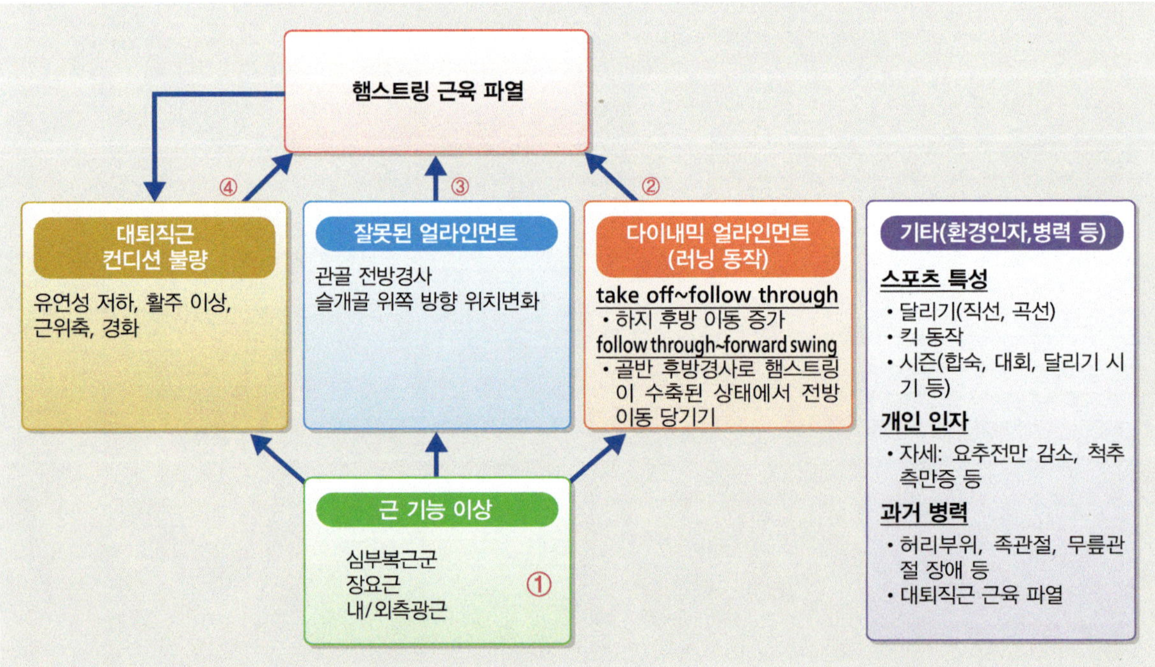

그림 1 대퇴직근 근육 파열 발생 메커니즘

2 주요 증상

통증 발생 장면

급/만성발병 및 통증이 나타나는 동작 상황을 확인한다. 구체적으로는 스프린트 시, 지지기(support phase) 전기(가속기: 고관절 신전 및 무릎관절 굴곡의 원심성 수축), 회복기(recovery phase) 전기(감속기: 무릎관절 굴곡 감속 및 고관절 굴곡의 가속)나, 축구 킥 동작의 swing phase(고관절 신전자세에서 최대 무릎 굴곡)에서 발생하는 경우가 많다.

통증의 종류

어떤 증상이 나타나는지 확인 후, 부상 부위 상태를 판단한다. 통증이 날카로우면 근 파열을 의심해야 하며, 통증이 둔하거나 불편하게 느껴지면, 근육파열의 만성통증일 수 있다. 또한 근육 파열의 과거력을 조사하여, 기능 이상으로 인한 부상 부위 스트레스 증가 가능성을 파악한다.

ADL 상의 통증의 유무

보행 시 유각기 통증이면, 유각측 기능 문제로 인한 통증을 의심하고, 입각기 통증이면 지지측 기능 문제로 생긴 통증을 의심해야 한다.

3 통증 검사

시진 촉진

근위부 손상의 경우, 하전장골극의 압통을 확인하고 견열골절과 감별한다. 시진, 촉진에서는 손상부위와 증상의 심한 정도를 상세하게 살핀다. 시진으로 출혈이 있는지, 범위가 얼마나 넓은지 확인한다. 가시적인 출혈이 있을 때는 심각한 손상을 의심할 수 있다. 촉진에서는 급성 발병 시 보이는 근 긴장도 감소, 종창, 열감을 좌우 차이로 확인한다. 또한 근 파열 후 특징적으로, 울퉁불퉁하거나 불룩해져 있는 경우가 있다. 이러한 소견들이 발견되면 증상의 정도가 심하다는 것을 나타내며, 드물게는 주사기로 출혈의 흡인을 적용해야 하는 경우가 있다. 만성 발병이나 근 파열 병력이 있는 경우에는 근위축이나 경화가 있는 경우가 많다. 통증의 호소 부위뿐만 아니라 대퇴직근 근위부터 원위까지를 자세히 촉진하여 확인하고 좌우 차이를 포함하여 상세하게 평가한다.

압통

근육 파열에서 압통이 있는 부위를 상세하게 확인한다. 대퇴직근을 각각 근위 · 중앙 · 원위부로 평가한다.

● 일상생활동작: activities of daily living (ADL)

통증 유발

아래에 열거한 근조직의 신장 시 통증 · 운동 시 통증 · 체중지지 시 통증을 확인하고, 증상의 심한 정도를 평가한다.

CHECK POINT

- □ **신장 시 통증** **바로 누운자세**: 무릎관절 굴곡
  엎드린자세: 무릎관절 굴곡, 고관절 신전, 고관절 신전 + 무릎관절 굴곡
- □ **무릎관절 운동 시 통증**: 등척성, 구심성, 원심성, 원심성 → 구심성 순으로 평가
- □ **고관절 운동 시 통증**: 등척성, 구심성, 원심성, 원심성 → 구심성의 전환의 순으로 평가
- □ **체중지지 시 통증**: 스쿼트(양다리, 한 다리), 프론트 런지

신장 시 통증은 수동적인 무릎관절 굴곡 시 대퇴직근의 통증을 확인한다. 바로 누운 자세에서 무릎관절 굴곡(**그림 2**)으로 통증이 생기지 않는 경우는, 엎드린자세에서 무릎관절 굴곡(**그림 3**)과 고관절신전(**그림 4**) 고관절 신전 + 무릎관절 굴곡의 조합(**그림 5**)에서 신장 시 통증을 평가한다. 엎드린자세 검사 중에는 보상동작으로 골반이 들리는 현상이 나타나는 것을 주의하고, 고관절 신전 시 통증이 심한 경우는 대퇴직근 근 위축 손상인 경우가 많다. 여기에서 햄스트링 파열과 마찬가지로 신장느낌과 통증 중 어느 것을 먼저 느끼는지 확인한다. 또 중간부위에 통증이 있는 경우는 근위부보다 증상의 정도가 심하다.[1)]

무릎관절 운동 시 수축 통증은 우선 등척성 수축으로 확인한다. 측정자세는 앉은 자세, 무릎 신전자세로 실시한다. 다음에 90° 굴곡자세로 실시하고, 통증의 유무를 확인한다. 등척성 수축에서 이상이 없으면 구심성 수축 검사를 실시한다. 앉은 자세, 무릎 굴곡 90~0°까지 무릎관절 신전운동 통증을 확인한다. 이상이 나타나지 않으면 원심성 수축(무릎굴곡 0~90°까지)에 의한 통증을 확인한다.

고관절 운동 시 통증은 우선 active SLR에 의한 대퇴직근 통증을 확인한다. 통증이 없을 경우 무릎관절 운동 시 통증과 마찬가지로 등척성, 구심성, 원심성 순으로 평가한다. 등척성은 무릎관절 굴곡자세에서 고관절 굴곡 시 통증을 확인한다. 고관절 굴곡 각도는 60°부터 시작하고, 가능하면 30°, 0°로 점차 적어져도 통증이 없는지 확인한다. 무릎 굴곡자세에서 문제가 없으면 무릎 신전자세로 SLR을 한다. 이쪽도 마찬가지로 고관절 굴곡각도를 60°, 30°, 0° 순으로 변경해 나간다. 등척성 수축으로 문제가 없는 경우 구심성 수축에서 SLR을 실시한다. 그 다음 엎드려 고관절을 수동으로 신전된 자세에서 통증을 확인한다. 무릎신전 자세 문제가 없으면 굴곡자세로 동일하게 실시한다. 구심성 수축에서 통증이 나타나지 않는 경우, SLR 시의 원심성 수축 통증을 확인한다. 이상이 보이지 않으면 하지 스윙동작(**그림 6**)에서 원심성에서 구심성으로 수축 형태가 전환될 때 통증을 확인하고, 속도를 높여도 문제가 없는지 확인한다.

체중지지 시 통증은 스쿼트로 확인한다. 양다리가 가능하면 한 다리로 실시한다.

◉ 문헌

1) Balius R, et al: Central aponeurosis tears of the rectus femoris: practical sonographic prognosis. Br J Sports Med 2009; 43: 818-824.

● 능동적 SLR: active straight legraising (active SLR)

또한 프론트 런지로 스텝 동작에서 연속된 하중(원심성 수축)에 의해 통증이 있는지 확인한다.

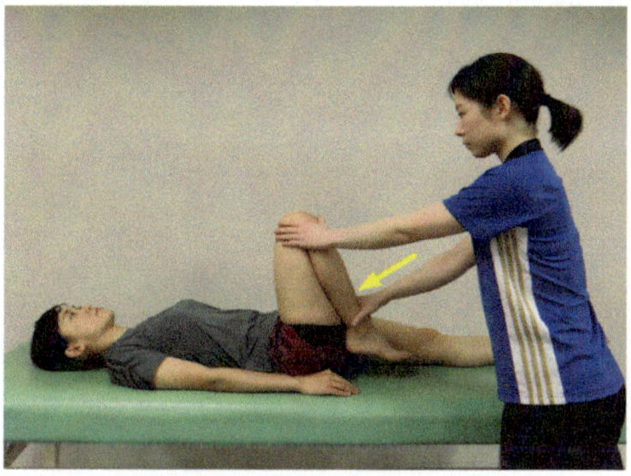

그림 2 신장 시 통증 확인 ①
척추 무릎관절 굴곡 시 통증 유무를 확인한다.

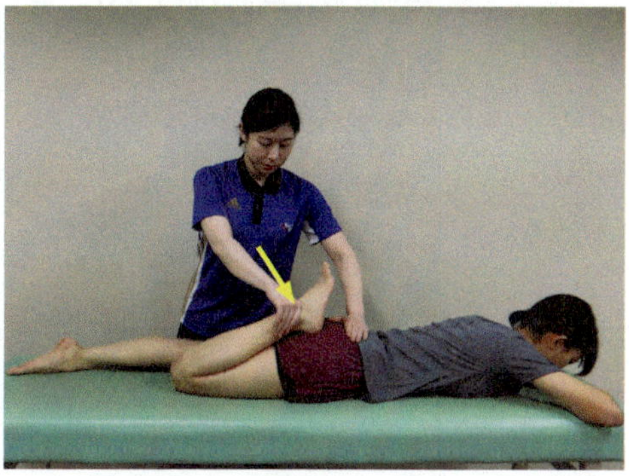

그림 3 신장 시 통증 확인 ②
엎드린자세 무릎관절 굴곡 시 통증유무와 근육의 신장느낌 유무, 무릎관절 굴곡 각도를 확인한다.

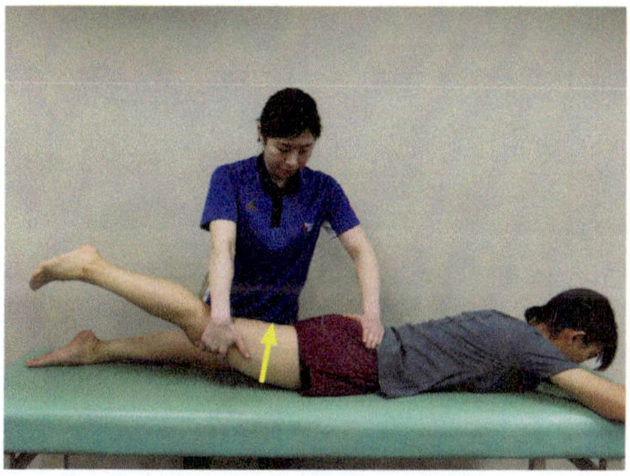

그림 4 신장 시 통증 확인 ③
고관절 신전 시 통증 · 신장느낌 유무를 확인한다.

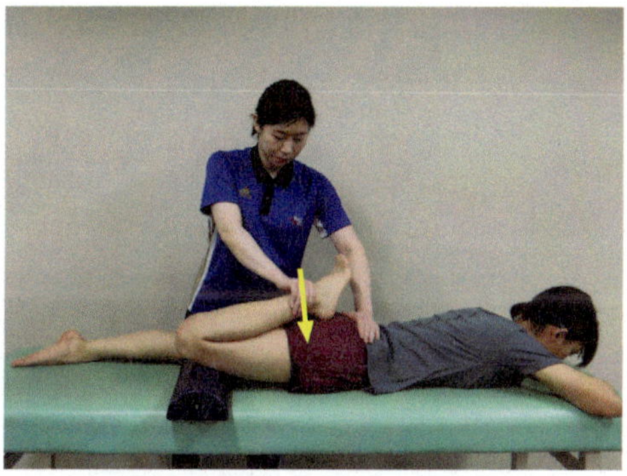

그림 5 신장 시 통증 확인 ④
고관절 신전 + 무릎관절 굴곡 시 통증, 신장느낌 유무를 확인한다.

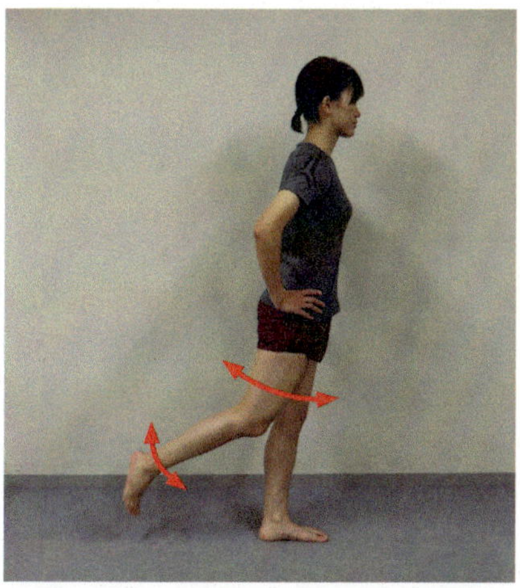

그림 6 신장 시 통증 확인 ⑤(다이내믹)
하지 스윙 시의 고관절 신장통증을 확인한다.

4 기능 평가

얼라인먼트(문제가 되는 얼라인먼트 파악)

평가 항목
□ 관골 전방경사
□ 슬개골 상방위치 변화–하방위치 변화
그 외는 '2.1 햄스트링 근육 파열' (p.38) 참조.

*1 '6장 허리 · 등' (p.190) 참조.

*2 '3장 무릎관절' (p.60) 참조.

관골전방경사 얼라인먼트[*1]는 대퇴직근이 지속적으로 단축 상태이므로, 고관절 신전 시 대퇴직근의 과도한 신장을 일으킬 가능성이 있다.

또한 슬개골 얼라인먼트 평가는 건측 비교를 통해 위치 관계를 확인한다.[*2] 슬개골이 상방으로 위치가 변화되어 있는 경우에, 대퇴직근 단축으로 광근군 기능 이상이 발생하는 경우가 많아 대퇴직근의 과도한 활동이 발생한다.

슬개골이 하방이동 얼라인먼트는 드물지만, 슬개건이나 슬개하지방체 등 연부조직의 긴장이 원인이 되어, Osgood병이나 점퍼스 무릎 등의 과거력을 가지고 있는 경우가 많다. 하방이동 얼라인먼트(상방 운동성 감소)는 대퇴사두근의 기능 이상과 더불어 대퇴직근의 신장 스트레스를 조장한다.

관절 운동 패턴(비정상 패턴 파악)

평가 항목
□ 고관절 굴곡–신전 시 골두운동

'6장 허리 · 등' (p.190) 참조.

가동범위 · 가동성(제한인자 확인)

평가 항목
□ 바로 누운자세 무릎관절 굴곡 · 신전
□ 엎드린자세 무릎관절 굴곡
□ 슬개골 상하 · 내외
□ 고관절 굴곡 · 신전

무릎관절의 가동성 평가는 급성기의 경우 통증이 강하게 나타날 가능성이 높기 때문에, 증상의 심한 정도를 감안하여 평가한다. 통증 유발 항목에 따라, 무릎관절 굴곡을 바로 누운자세와 엎드린자세로 평가하여, 대퇴직근의 근 손상 정도 또는 긴장을 확인한다. 무릎관절 신전 제한이 있는 경우, 광근군의 기능 감소를 일으키는 원인이 될 수 있으므로 제한인자[*2]를 확인한다. 또한 대퇴사두근 기능에 영향을 주는 슬개골의 가동성도 확인한다.[*2]

고관절 굴곡 제한이 있을 경우, 고관절 굴근인 대퇴직근에 과도한 부하가 될 수 있다. 고관절 신전 제한은 관골 전방경사 얼라인먼트를 조장한다. 그러므로 각각의 제한인자를 확인한다.[*2] 또한 고관절 가동범위 제한이 있는 경우, 스프린트 달리기 할 때 보상으로 골반 · 요추의 전후방경사 · 굴곡/신전 운동이 과도하게 발생하여, 심부 복근군과 장요근의 기능 이상을 일으킬 수 있으므로 주의가 필요하다.

근력 · 근 기능 검사

평가 항목
□ 슬개골 가동성(대퇴사두근 세팅)
□ 무릎관절 신전
□ 저항하면서 SLR 실행
□ 고관절 굴곡 · 신전
□ 하지 스윙 동작
□ 카프레이즈(calf raises)

급성기의 경우 통증이 강하게 나타날 가능성이 높기 때문에, 증상의 정도를 감안하여 평가한다. 대퇴사두근 수축 시 대퇴직근의 과잉수축, 광근군의 수축기능 이상 유무를 확인하는 동시에 슬개골의 가동성도 평가한다. 무릎관절 신전은 의자에 앉은 자세에서 능동운동으로 확인한다. 광근군(특히 내측광근)의 수축이 감소되어 있으면 불완전한 신전(extension lag)이 나타나는 경우가 있다. 저항하면서 SLR에서는 대퇴직근/심부복근군의 수축 밸런스를 촉진으로 확인한다.[*3]

*3 '1장 고관절 · 골반' (p.24) 참조.

고관절 굴곡 · 신전에서는 대퇴직근/장요근, 심부복근군의 수축 밸런스를 촉진한다. 장요근, 심부복근군의 수축 기능 이상이 나타나면, 고관절 운동 시 요추나 골반 얼라인먼트의 과도한 변화가 생긴다. 이 경우 요추, 골반 고정기능 감소로 발생하는 대퇴직근 과활동을 의심한다. 평가는 바로 누운 자세에서 시작한다(**그림 7**). 다음으로 일어선 자세에서 벽을 정면으로 보고, 양손을 벽에 고정한 상태로 실시한다(**그림 8**). 벽에 나란히 서서, 한 손만 벽에 고정한 상태에서도 동일하게 평가한다(**그림 9**, **10**). 속도를 높일 때(하지 스윙동작) 요추 얼라인먼트가 과도하게 변하지 않는지 확인한다.

카프레이즈(calf raises)에서는 한 다리씩 뒤꿈치(서있을 때 종골 윗부분) 높이로 들어올리는 것과, 최대 높이로 들어올리는 경우 뒤꿈치가 아래로 내려가는 저항에 견딜 수 있는지 평가한다.[*4] 족관절의 족저굴곡(plantar flexion) 기능이 감소된 경우는 단거리(스프린트)에서 take off~follow through phase에서 하지의 후방 움직임 증가에 영향을 줄 수 있다.

*4 '5장 족관절 · 족부' (p.146) 참조.

● 하지직거상: straight leg raising (SLR)

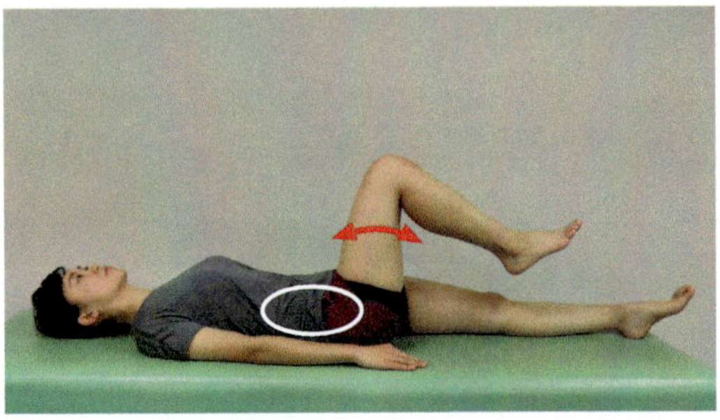

그림 7 골반 · 요추 고정기능 평가(바로 누운자세)
바로 누운자세에서 능동 고관절 굴곡 운동을 하여, 요추 골반의 고정성을 확인한다. 평가자는 선수의 요추 부위로 손을 넣고, 고관절 굴곡이 생기게 하는 요추의 후만(kyphosis)이 생기지 않았는지 확인한다.

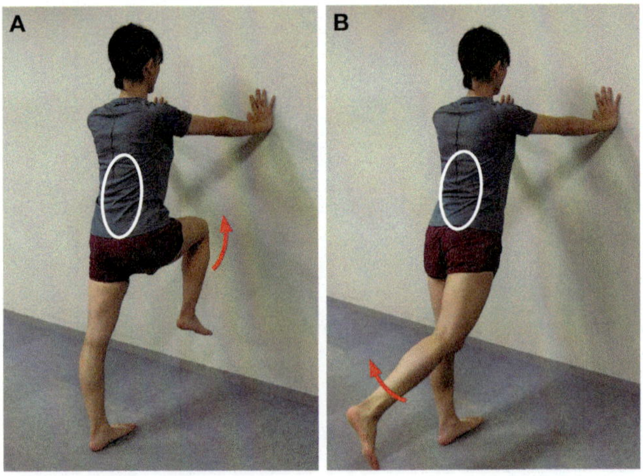

그림 8 골반 · 요추 고정기능의 평가(서있는 자세, 양손 지지)
서있는 자세로 양손으로 벽을 지지하고 고관절 굴곡/신전 운동을 하여, 요추 및 골반의 보상운동을 확인한다. 고관절 굴곡 운동 시에는 요추의 과도한 후만(A)에, 고관절 신전 운동 시에는 요추의 과도한 전만(lordosis)(B)에 주의한다.

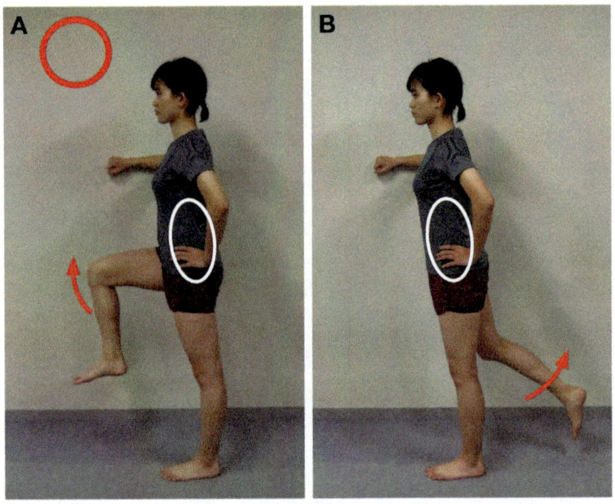

그림 9 골반 · 요추 고정기능의 평가(서있는 자세, 한 손 지지)
서있는 자세, 한 다리 지지 상황에서, 고관절 굴곡/신전 운동을 하고(A↔B), 요추 및 골반의 보상운동을 확인한다. 문제가 없으면 서서히 빠른 속도의 운동으로 전환하여 검사한다.

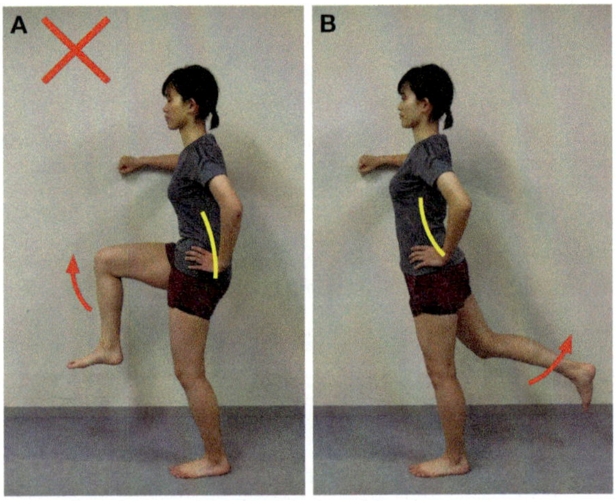

그림 10 골반 · 요추 고정기능의 평가(서있는 자세, 한 손 지지, 대상 운동)
A: 하지 스윙 시 고관절 굴곡 시 과도한 요추 후만이 발생하고 있다.
B: 고관절 신전 시 과도한 요추 전만(lordosis)이 발생하고 있다.

동작 분석

평가 항목
□ 한 다리 스윙
□ 한 다리 뛰기(hop)
그 외는 '2.1 햄스트링 근육 파열' (p.38) 참조.

한 다리 스윙을 관찰하여, 스트레칭 쇼트닝 사이클(stretch shortening cycle)을 하는 동안, 동적 얼라인먼트 불량을 확인한다. 대퇴직근의 과활동을 예방하기 위해서는, 요추 · 골반을 고정한 상태로 수행할 수 있어야 한다(**그림 9**를 신속하게 실시한다). 또, 한 다리 뛰기 할 때, 부상 쪽 발차기 동작을 분석하여, 요추 · 골반이 고정되어 있는지, 하지의 과도한 후방 움직임이 나타나고 있지 않은지 관찰한다.

5 재활 및 예방

목표설정(스포츠 동작 시작까지)

경기복귀까지 I도는 1. 2주, II도(근건 접합부 손상)는 3~6주, III도(파열)는 3개월 이상 소요된다고 보고되었다.[2] 기능 이상의 관점에서 단계적 재활방식으로, 통증 없이 근육의 신장되는 느낌이 나타나면 스트레칭을 시작한다. 근 수축에 관해서는 부상 직후 동반된 통증과 근 긴장 감소를 개선한 후, 등척성 수축부터 시작한다. 수축개선에 맞추어 서서히 구심성 수축, 원심성 수축 순서로 변경해 나간다. 조깅은 신장통증이(엎드린 자세, 무릎관절 굴곡) 사라지고, 저항 시 통증(고관절 굴곡자세, 원심성)도 사라지고, 한 다리 스쿼트가 통증 없이 가능하고, 체간 고정근 기능이 개선되고 있는 것을 기준으로 시작한다. 고부하의 조깅과 민첩성 트레이닝으로 통증, 위화감 없이 대퇴사두근의 수축기능 개선, 또 스트레치 쇼트닝 사이클(stretch shortening cycle)에 의한 불량 동작의 개선도 얻을 수 있다면, 스프린트를 실시한다. 직선 달리기가 문제가 없으면 곡선주도 시작한다. 완전 복귀는 스프린트 통증과 위화감 없이 유연성 및 근 기능의 좌우차이가 없음을 기준으로 하는 것이 이상적이다.

◉ 문헌

2) CrossTM, et al: Acute quadriceps muscle strains: magnetic resonance imaging features and prognosis. Am J Sports Med 2004; 32: 710-719.

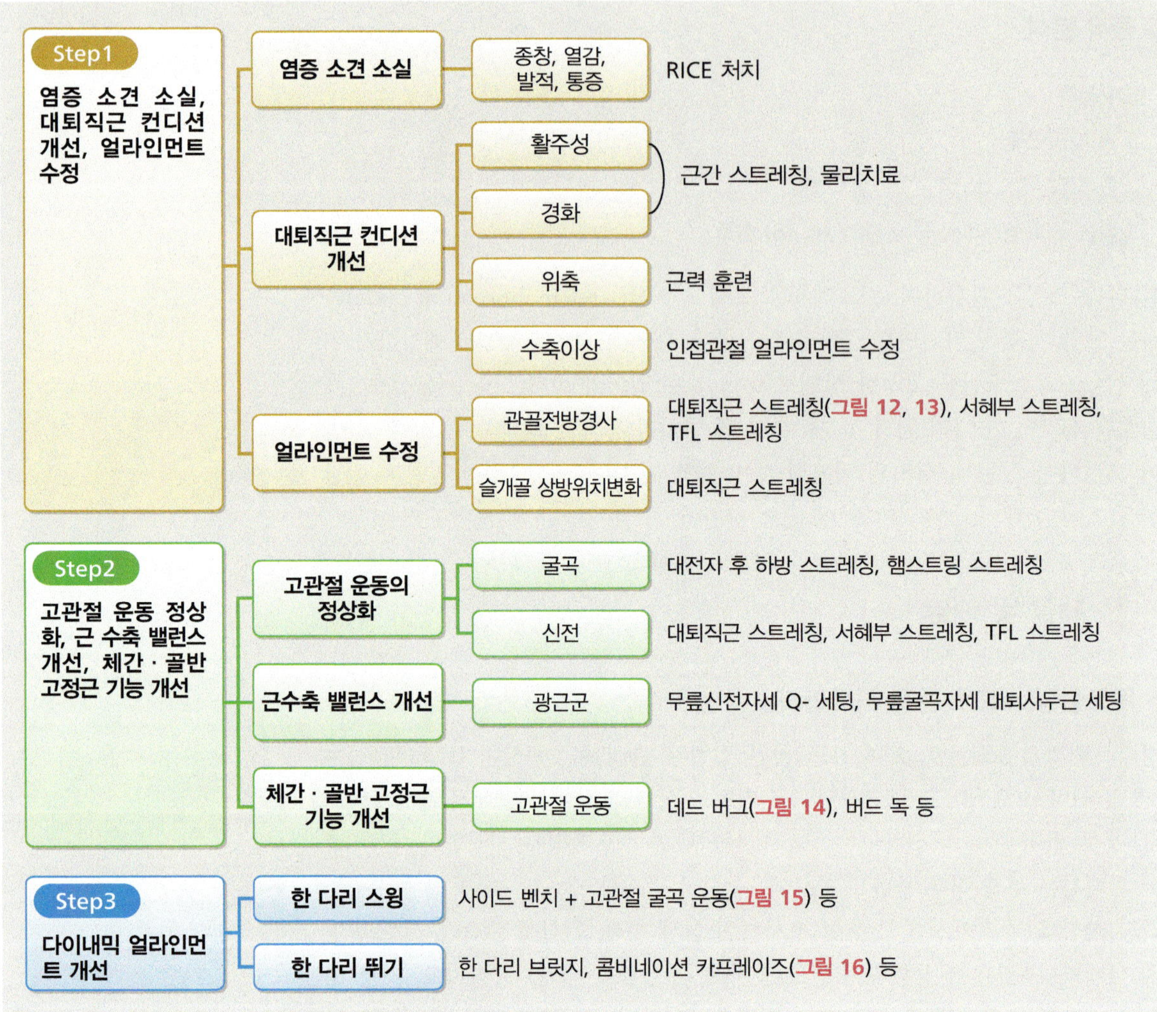

그림 11 대퇴직근 근육 파열 재활 트리 다이어그램

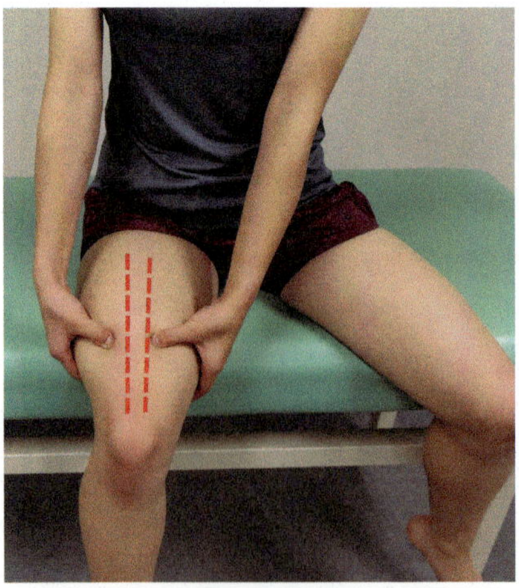

그림 12 대퇴직근 스트레칭
대퇴직근과 외측광근, 대퇴직근과 내측광근 사이에 손가락을 넣고 압박하면서 가볍게 무릎을 굽히고 편다.

- RICE: rest, icing, compression, elevation
- 대퇴근막장근: tensor fasciae latae (TFL)

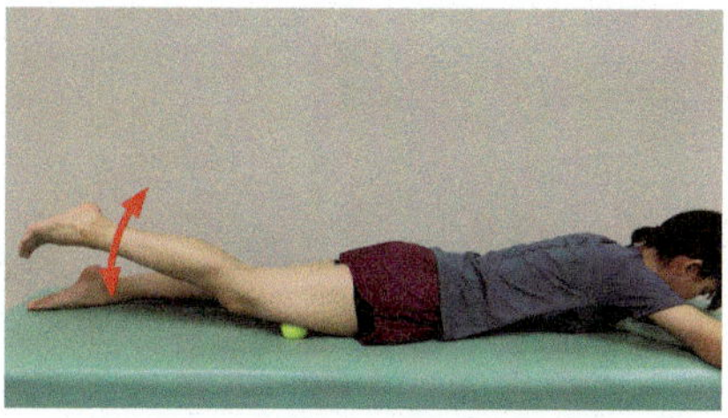

그림 13 대퇴직근 공 스트레칭

대퇴직근에 공을 대고 무릎관절의 굴곡 신전 운동을 통해 대퇴직근을 풀어준다.

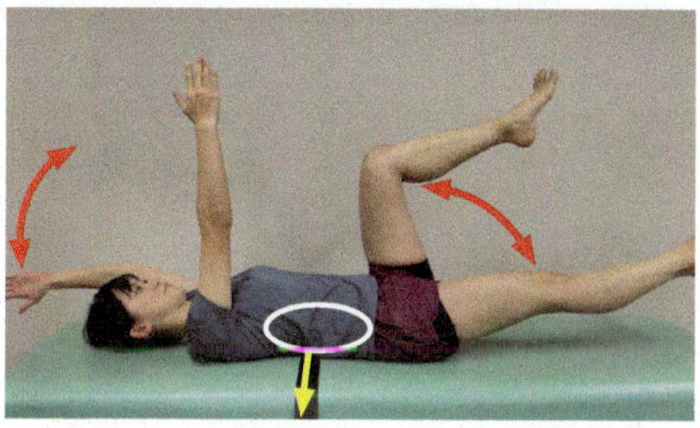

그림 14 데드 버그

요추 · 골반을 고정하면서 고관절 운동. 허리 흉추의 아래에 벨트를 넣어 당겨져도 빠지지 않도록 복압을 높인다. 그 상태를 유지하면서 고관절의 굴곡 신전 운동을 한다.

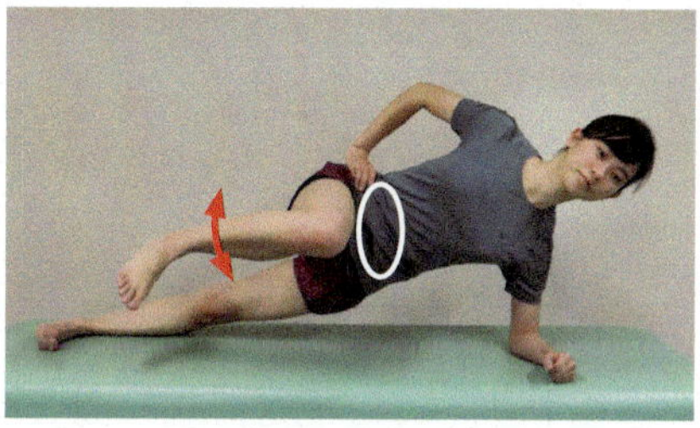

그림 15 사이드 벤치

골반 · 요추를 고정한 상태에서 하지를 스윙 한다. 그림의 상태에서 왼쪽 하지를 러닝 시의 지지측, 오른쪽 하지를 러닝 시의 유각측으로 이미지화하여 훈련 한다.

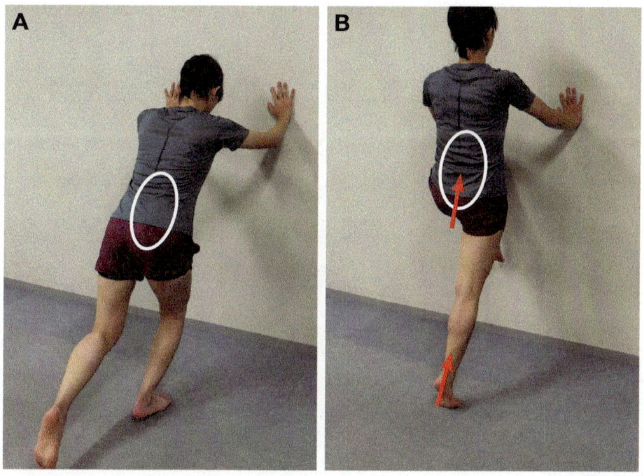

그림 16 콤비네이션 카프레이즈

오른쪽 다리 발차기를 이미지하여 고관절 신전과 족저굴곡의 협응성이 있도록 의식한다. 이때도 골반 · 요추는 고정 상태에서 실시한다.

제3장 무릎관절

3.1 무릎전방십자인대 손상(재건술 전)

1 발생 메커니즘(그림 1)

전방십자인대(ACL) 손상 후에는 많은 경우 재건술이 시행된다. 재건술 전에는 무릎 기능(염증이나 관절 가동범위 등)의 회복이나 정상 보행의 획득이 중요하다. 또한 전방십자인대 기능 이상 무릎은 관절 불안정성을 띠며, 불안정성을 보상하는 동작 패턴이 정착되기 쉽다. 재건술 전에 발생하기 쉬운 문제점 플로우차트를 **그림 1**에 나타내었다. 부상 후 관절 내 염증(**그림 1①**)은 대퇴사두근 중, 특히 내측광근(VM)의 기능이상을 일으킨다(**그림 1②**). 또한 전방십자인대 기능 이상 무릎은 관절 불안정성(무릎 외반 · 내회전 · 전방 불안정성)을 나타내고(**그림 1③**), 이를 보상하기 위해 무릎 내반 · 하퇴 과외회전(이른바 pivot shift avoidance)의 이상보행[1]이 되며(**그림 1④**), 외측광근(VL)이나 대퇴이두근의 과긴장이 발생하기 쉽다(**그림 1⑤**). 이에 더해 관절 내 종창이 있으면, 무릎 가동범위 제한이 발생하므로, 더욱 심한 '이상 보행'의 결과를 보이고. 무릎관절의 잘못된 얼라인먼트가 고정화되어(**그림 1⑥**) 관절 가동 범위나 근 기능 회복의 저해인자가 된다.

◉ 문헌

1) Magee DJ: Orthopedic Physical Assessment 6e (Musculoskeletal Rehabilitation). Saunders, 2014.

2 주요 증상

통증 발생 상황

전방십자인대 손상은 부상 기전을 파악할 필요가 있다. 접촉형 손상에서는 상대와의 접촉 장소나 접촉 방향을 확인한다. 비접촉형 손상에서는 부상 동작(착지, 방향전환, 감속동작 등)이나 부상 자세(무릎이 안쪽으로 비틀림, 후방 중심에서 접지 등), 혹은 부상 직전의 플레이(공중에서의 접촉 유무, 공에 달려들거나 등)에 대해서도 확인한다. 이를 통해 합병증의 유무 및 기능적 문제 여부를 추측할 수 있다.

통증의 종류

부상 후의 증상의 종류를 듣고, 부상 부위의 상태를 파악한다. 둔한 통증이나 체

- 전방십자인대: anterior cruciate ligament (ACL)
- 내측광근: vastus medialis (VM)
- 외측광근: vastus lateralis (VL)

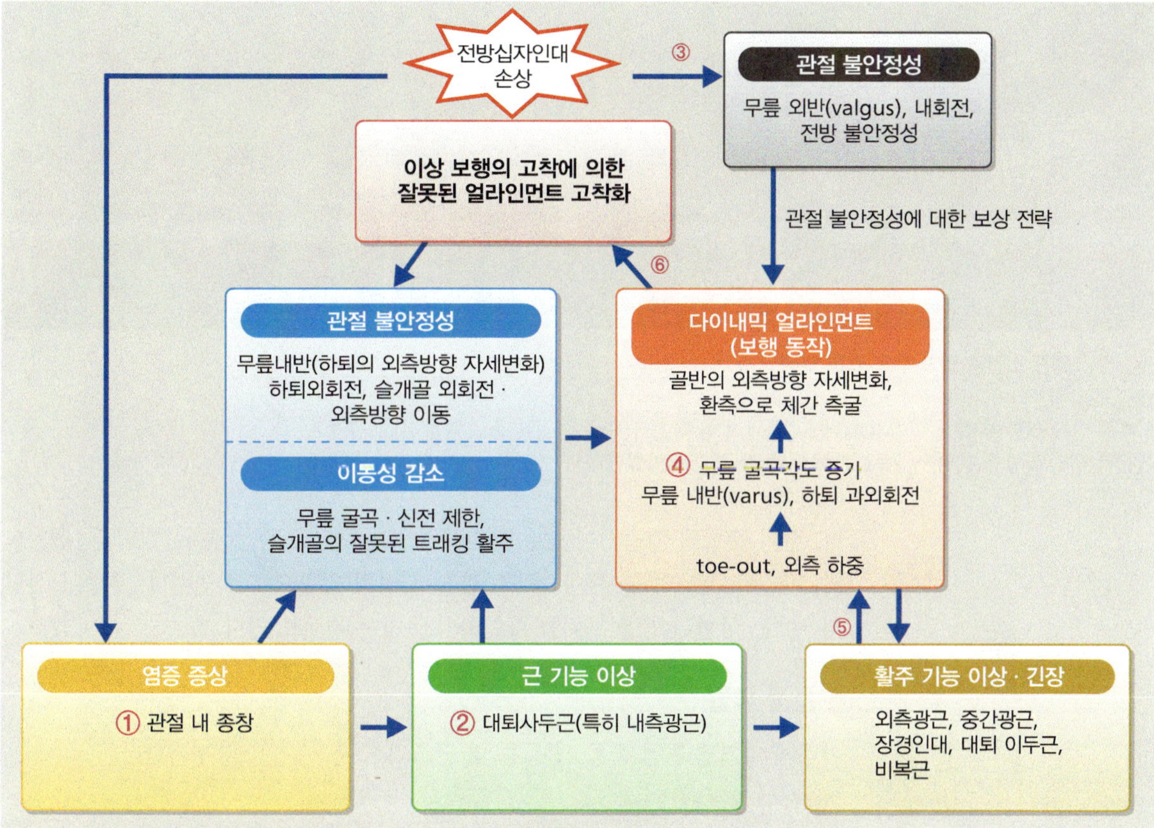

그림 1 전방십자인대 재건술 전 발생하기 쉬운 문제 문제점 플로우차트

중지지 시의 힘이 빠지는 느낌은 관절 내 종창에 수반되는 증상일 가능성이 높고, 체중지지 시 공포감은 인대손상으로 인한 무릎의 불안정에서 생기는 경우가 많다. 또한 반월판이나 연골손상 등 관절 내 병변이 있으면, 관절 운동에 따른 불편함을 호소하는 경우가 많다.

ADL 상의 통증 유무

안정 시 통증이 심하다면 부상 후 관절 내 염증에 의한 영향이 강하다. 체중지지 시 통증이나 보행 시 통증이 있으면 관절 내 종창 및 관절 내 병변이 있을 가능성이 있다.

3 통증 검사

염증 소견 · 압통(그림 2)

전방십자인대 손상 후에는 염증 소견의 확인 및 동반 손상의 판별을 한다. 종창은 관절 사이의 앞쪽 면, 슬개상점액낭, 슬와부, 및 슬개골을 두드림으로 평가한

- 일상생활동작: activities of daily living (ADL)
- 내측측부인대: medial collateral ligament (MCL)

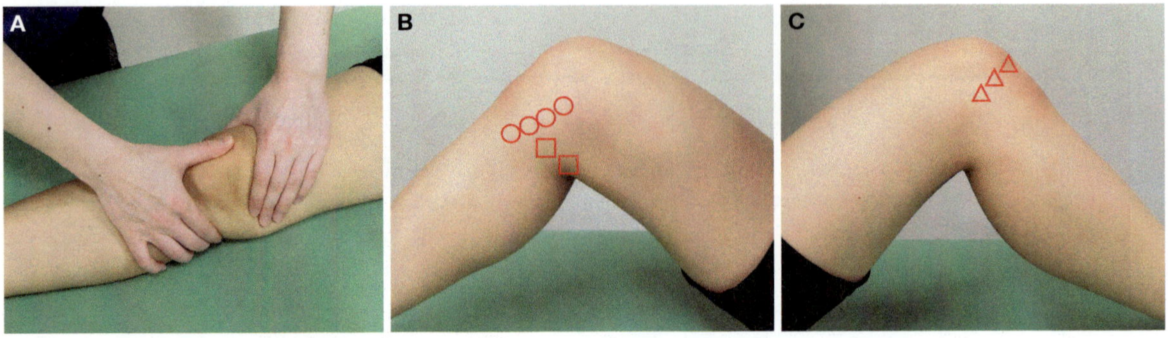

그림 2 염증 소견 확인과 주요 압통 부위
A: 슬개골 두드리기.
B: 무릎 안쪽 압통 부위. ○: MCL, □: 무릎관절 안쪽 간극(내측 반월판 중 · 후 부위).
C: 무릎 외측의 압통 부위. △: 무릎관절 외측 간극(외측 반월판).

다. 같이 손상될 가능성이 높은 내측측부인대(MCL) 손상 유무, 대퇴골 내측 상과, 반월판 손상의 유무 내 · 외측 관절 사이의 압통으로 확인한다. 부종이 심할 경우에는 국한된 압통 부위를 확인하지 못하는 경우도 많다.

통증 유발

아래에 열거된 관절 운동 시 통증 및 근조직 수축 시 통증을 평가한다.

CHECK POINT

- □ 강하게 무릎신전(그림 3A)
- □ 강하게 무릎굴곡(그림 3B)
- □ 세팅(Q-set) 운동

수동적으로 강하게 무릎을 신전 또는 굴곡해서 통증을 확인한다. 관절 내 종창이 문제인 경우, 무릎신전 · 굴곡 모두 최종 범위에서 통증 혹은 위화감(압박감)을 호소한다. 굴곡 마지막 부분, 혹은 신전 마지막에서 국소적 통증이 있다면 반월판 손상을 의심할 필요가 있다. 또한 중간 정도에서 통증이나 걸리는 증상이 발생한 경우는 관절 내 반월판이나 손상된 연골편이 끼어 있을 수 있으므로, 무리하게 관절을 움직이려 해서는 안 된다.

대퇴사두근 수축 시 통증은 무릎 신전자세에서 Q-세팅으로 확인한다. 관절 내 종창이 심한 경우는 근 수축 시 통증과 수축하기 어려움을 호소할 수 있다. 또한 내측광근의 수축 기능 이상이나 외측광근 과긴장으로 슬개골 트레킹 활주 이상이 생긴 경우, 슬개대퇴관절은 더욱 압박 스트레스가 높아지고 통증과 위화감을 느낄 수 있다.

통증 증가 · 감소 테스트

통증 증가 검사결과 양성인 관절운동과 대퇴사두근 수축 시 통증에 대해 도수 얼

● 내측측부인대: medial collateral ligament (MCL)

라인먼트 조작을 하여, 통증감소를 확인한다. 통증감소 정도를 바탕으로 재활 프로그램에서의 우선순위에 반영한다.

CHECK POINT

□ **얼라인먼트 조작:** • 무릎 굴곡 · 신전 + 하퇴 내회전 유도(그림 4A, B)
• Q-세팅 + 슬개골 위쪽, 내측방향 유도

무릎 신전 · 굴곡 시 하퇴 내회전 방향으로 움직여 통증 감소 유무를 본다. 하퇴 조작에 의해 통증이 감소된 경우에는 하퇴의 과도한 외회전 얼라인먼트에 의해 신전, 굴곡 시 통증이 생기고 있다고 판단한다. Q-세팅에 의한 대퇴사두근 수축 시 통증에는, 내측광근 기능을 보조하도록 슬개골 위쪽, 내측 방향으로 움직여 통증의 변화를 확인하고, 감소가 보이면 내측광근 기능이상의 원인이 되는 통증으로 판단한다.

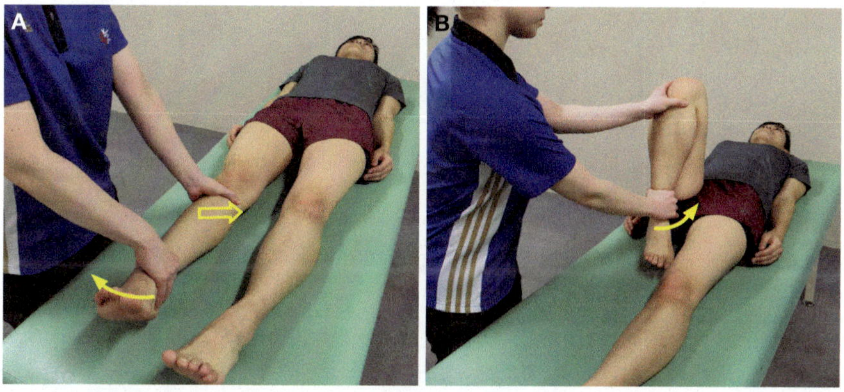

그림 3 통증 유발을 위한 도수 조작
A: 하퇴 근위부를 위쪽으로 밀어 넣으면서 하퇴 원위를 잡고 무릎을 수동 신전시킨다.
B: 하퇴 근위부를 지지하면서 하퇴 원위부를 잡고 무릎을 수동 굴곡시킨다.

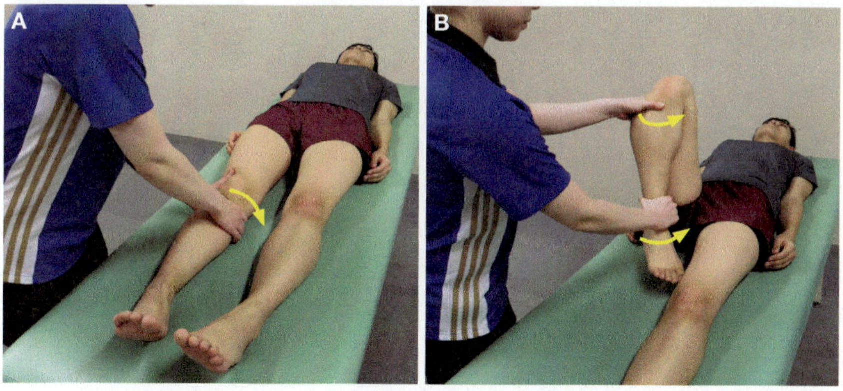

그림 4 수동 무릎신전 · 굴곡시킬 때, 통증감소를 위한 도수조작
A: 무릎신전 + 하퇴 내회전. 하퇴를 내회전시키면서 무릎을 신전시켜 통증의 변화를 확인한다.
B: 무릎굴곡 + 하퇴 내회전. 하퇴를 내회전시키면서 무릎을 굴곡시켜 통증의 변화를 확인한다.

4 기능 평가

얼라인먼트(문제가 되는 얼라인먼트 파악)

평가 항목

- □ **하퇴**: 외회전(외측 후방 이동/내측 전방이동)
- □ **무릎관절**: 내/외반 (하퇴 외측방향 이동)
- □ **슬개골**: 상/하방 이동, 전/후방경사, 내/외회전, 내/외측 방향 이동, 외/내반 회전

하퇴의 얼라인먼트 평가는, 대퇴골 내 · 외측 상과의 위치에 대한 경골 내측과, 비골두의 위치 관계, 또는 대퇴골 내 · 외측 상과에 대한 경골 조면의 위치 관계로 평가한다(그림 5A, B). 하퇴는 외회전 얼라인먼트를 보이는 경우가 많고 외측이 후방으로 자세 변화하고 있는 패턴이나, 하퇴 내측이 전방이동되어 있는 패턴, 이러한 현상이 동시에 일어나고 있는 패턴이 존재한다(그림 6A, B). 무릎관절 내/외반에 대해서도, 대퇴골 내 · 외측 상과의 위치와 경골 내측 상과, 비골두 위치 관계로 확인한다. 이상 보행의 반복에 의한 잘못된 얼라인먼트의 고정(그림 1)에 의해, 무릎관절은 내반 얼라인먼트를 나타내고 있는 경우가 많으며, 그 경우에는 하퇴 외측방향 자세변화를 수반한다. 슬개골은 시상면에서 상/하방 위치변화와 전/후방경사를, 수평면에서 내/외회전과 내/외측방향 위치변화를, 관상면에서는 슬개골 하극방향으로 내/외반 회전을 확인한다(그림 7A~C). 슬개골 얼라인먼트는 하퇴 외회전의 영향을 받아 외회전/외측방향으로 위치하고 있는 경우가 많다. 기본적으로는 좌우 차이를 가지고 문제가 되는 얼라인먼트의 유무를 판단하지만 슬개골 상향/하향 위치변화에 대해서는 슬개골 길이 대비 슬개건 길이의(insall-salvati index) 비율 0.8~1.2가 정상치로 되어 있다.[2)]

◉ 문헌

2) Fuentes A, et al: Gait adaptation in chronic anterior cruciate ligament-deficient patients: pivot-shift avoidance gait. Clin Biomechech 2011; 26(2): 181-187.

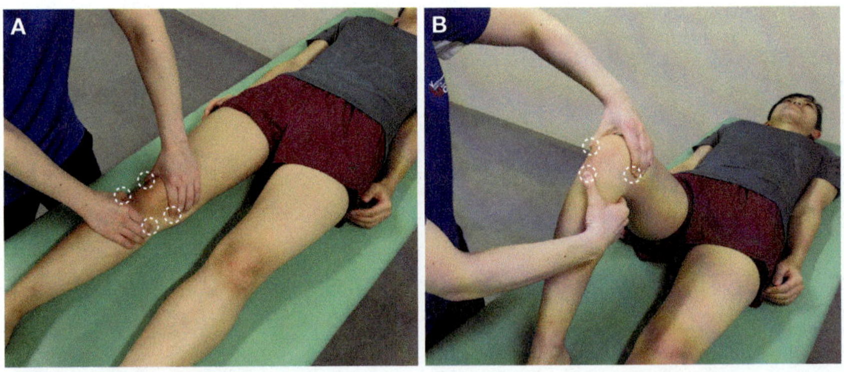

그림 5 얼라인먼트 평가

A: 대퇴골 내 · 외측 상과의 위치에 대한 경골 내측과, 비골 두의 위치 관계.

B. 대퇴골 내 · 외측 상과에 대한 경골 조면의 위치 관계.

무릎 신전자세와 굴곡자세로 각각 확인하고 대퇴에 대한 하퇴 얼라인먼트(내/외반, 내/외회전)를 파악한다.

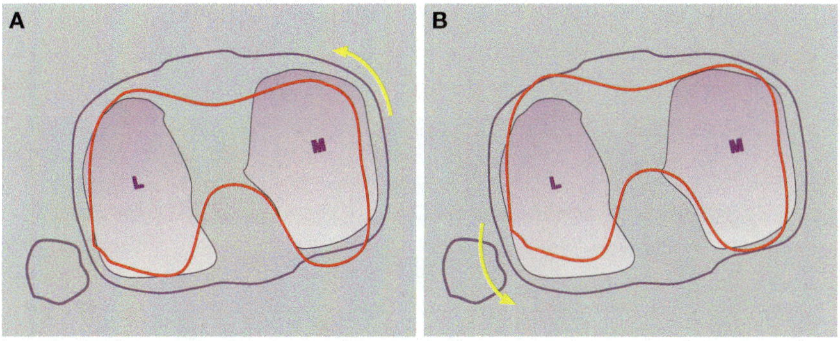

그림 6 하퇴 외회전 얼라인먼트 종류
A: 하퇴 내측이 전방으로 위치가 변화하고 있는 모형. 경골 내측과의 후방이동 제한이 원인인 경우가 많다.
B: 하퇴 외측이 후방으로 위치가 변화하고 있는 모형. 무릎관절 후외측근(대퇴이두근 등)의 긴장이 원인인 경우가 많다.
L: lateral(외측), M: medial(내측)

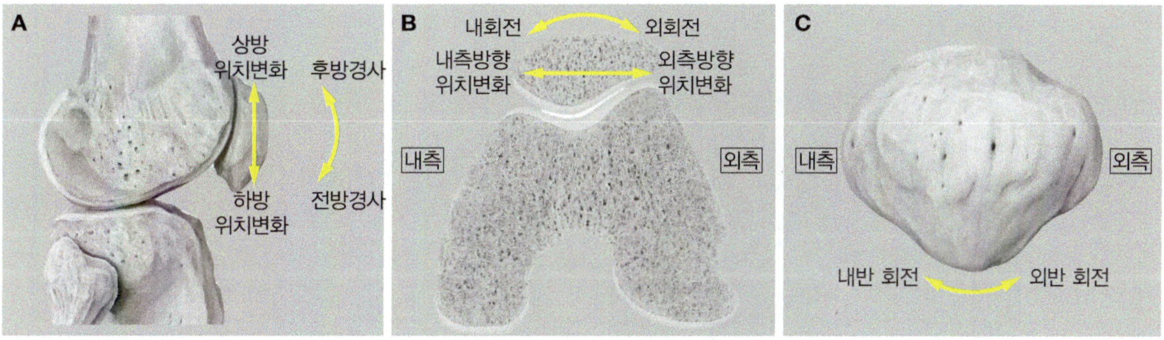

그림 7 슬개골 얼라인먼트의 평가
A: 슬개골의 상/하방 위치변화와 전/후방 위치변화는 시상면에서 확인한다.
B: 슬개골의 내/외회전과 내/외측방향 위치변화는 수평면에서 확인한다.
C: 슬개골의 내/외반 회전은 슬개골 하극의 관상면에서 확인한다.

관절 운동 패턴(비정상 패턴 파악)

평가 항목
□ 수동 무릎관절 신전, 굴곡 시 하퇴회전운동(screw home movement)
□ 능동 무릎관절 굴곡 운동(대퇴이두근 과활동에 의한 하퇴 외회전)
□ 대퇴사두근 수축 시 슬개골 운동(상방이동의 감소, 과도한 외측방향 위치변화)

수동 무릎관절 신전 시 경골조면을 촉진하여, 대퇴골에 대한 경골의 내/외회전을 평가한다(**그림 8A**). 경골의 과외회전이 발생한 경우, 외측 햄스트링이나 장경인대를 포함한 후외측 조직의 긴장을 의심할 수 있다. 마찬가지로 수동 무릎 굴곡 시 하퇴 내회전 운동이 감소하는 경우에는, 외측광근이나 장경인대의 긴장이 원인일 가능성이 높다(**그림 8B**). 능동 무릎관절 굴곡 운동에서 하퇴 외회전 자세가

되는 경우에는 내측 햄스트링의 기능이상과 대퇴이두근의 과활동을 의심한다(그림 8C).

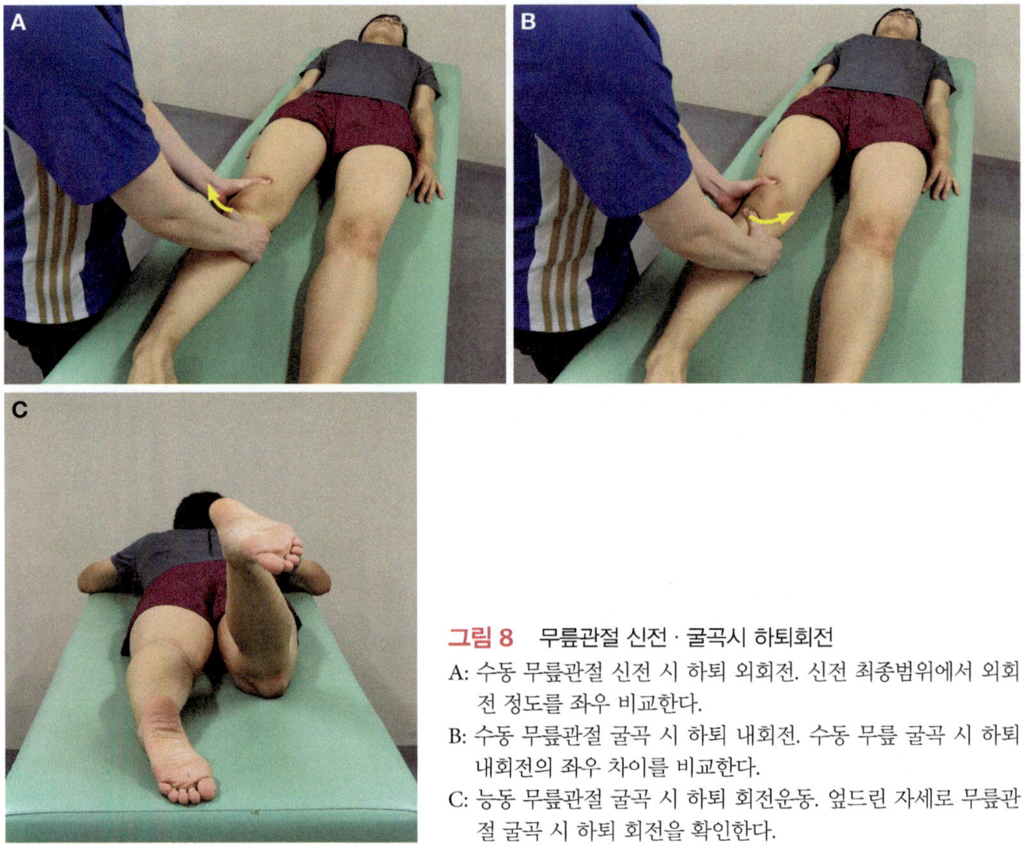

그림 8 무릎관절 신전 · 굴곡시 하퇴회전

A: 수동 무릎관절 신전 시 하퇴 외회전. 신전 최종범위에서 외회전 정도를 좌우 비교한다.

B: 수동 무릎관절 굴곡 시 하퇴 내회전. 수동 무릎 굴곡 시 하퇴 내회전의 좌우 차이를 비교한다.

C: 능동 무릎관절 굴곡 시 하퇴 회전운동. 엎드린 자세로 무릎관절 굴곡 시 하퇴 회전을 확인한다.

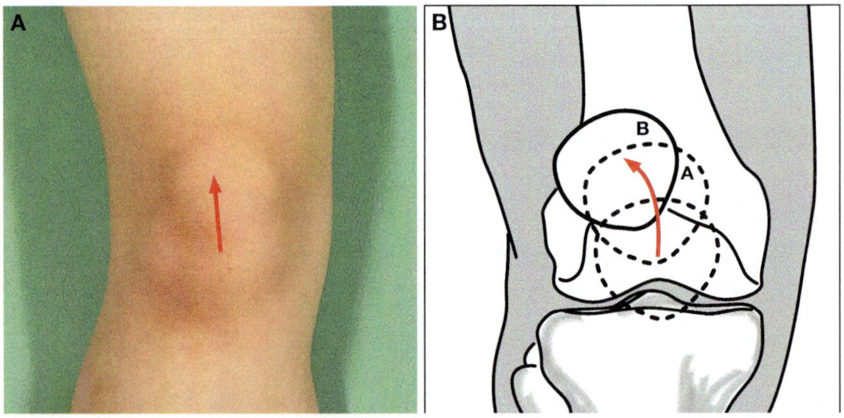

그림 9 대퇴사두근 수축 시 슬개골 운동

A: Q-세팅 시 슬개골 운동 확인. 정상에서는 대퇴골의 축을 따라 슬개골이 위쪽(약간 바깥쪽)으로 이동한다.

B: 내측광근의 기능 이상이 있는 경우, 슬개골은 과도한 외측방향 자세변화(J-sign)를 보인다.

대퇴사두근 수축 시, 슬개골 운동은 무릎 신전 위치에서 Q-세팅 시에 충분히 위쪽으로의 견인이 이루어지는지, 내/외측으로의 위치변화가 생기지 않는지를 평가한다(**그림 9A**). 슬개상점액낭에 종창이 있는 경우에는 상향 가동성이 감소된다. 내측광근의 기능이상이 있는 경우에는 대퇴사두근 수축 시, 슬개골의 과도한 외측방향 위치 변화(J-sign)를 확인할 수 있다(**그림 9B**).[3]

◉ 문헌

3) Post WR: Clinical evaluation of patients with patellofemoral disorders. Arthroscopy 1999; 15: 841-851.

가동범위 · 가동성(제한인자 확인)

평가 항목
□ 무릎관절 신전/굴곡 가동범위
□ 하퇴 내회전(외측 전방이동/내측 후방 이동) 가동성
□ 슬개골 가동성(내회전/내측방향 위치변화)

무릎관절에 신전 가동범위 제한이 있는 경우, 우선 햄스트링이나 비복근, 슬와근 등 후방 근 긴장을 의심한다. 무릎 신전 최종범위에서 하퇴 외회전 얼라인먼트가 뚜렷한 경우에는 외측 햄스트링이 원인인 경우가 많고, 경골의 후방 활주 움직임이 제한되어 있는 경우는 비복근이 원인인 경우가 많다(**그림 10A**). 신전 최종범위에서 전방의 둔한 느낌을 호소하는 경우 슬개건 심부에서 슬개하지방패드 등, 연부조직 압력이 높아지고 있는 경우를 의심할 수 있고, 슬개골의 전방경사나 하방 위치변화가 원인이 되는 경우가 많다. 굴곡 가동범위 제한이 존재하는 경우는 관절 내 종창이 있거나, 슬개상점액낭의 신장성 감소, 슬개건과 슬개하지방패드 사이의 활주 이상, 대퇴사두근의 긴장을 의심한다. 관절 내의 문제인지 관절 외의 문제인지를 판단하기 위해서는, 무릎관절 굴곡 시 슬개골을 하방으로 밀어주고, 가동범위가 확대된다면 관절 외(슬개골 주변의 연부 조직 문제)라고 판단할 수 있다(**그림 10B**).

하퇴 내회전 가동성은 외측 전방 가동성과 내측 후방 가동성으로 나누어 평가한다. 외측 전방 가동성은 장경인대나 외측 햄스트링의 긴장에 의해 제한되며, 내측 후방 가동성은 비복근 내측두와 반건양근 사이나 반막양근과 슬와근 사이의 활주 기능 이상 등에 의해 제한된다(**그림 10C**).

슬개골 가동성은 내회전 · 내측방향 가동성을 확인한다(**그림 11A**, **B**). 하퇴 외회전으로 슬개골은 외회전 · 외측방향 얼라인먼트를 나타내기 쉽고, 내회전 · 내측방향 가동성 감소가 일어난다. 내회전 가동성은 슬개골의 내측 가장자리를 대퇴골 방향으로 밀었을 때, 외측 가장자리가 들뜨는 것을 확인하고, 내측방향 가동성은 슬개골을 내측 방향으로 밀었을 때 이동량을 좌우 차이로 비교한다. 모두 슬개골 외측조직의 긴장 때문에 생기지만, 내회전 제한은 심부조직[슬개지지대(patellar retinaculum) 등], 내측방향 이동제한은 얕은 조직(장경인대나 외측광근 등)이 주요 질병 위치라고 짐작할 수 있다.

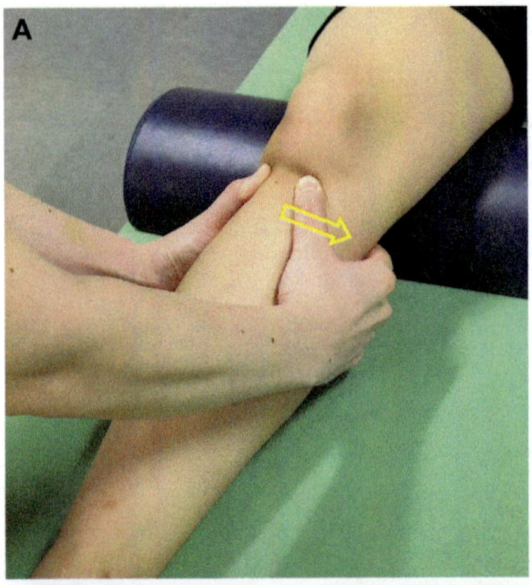

그림 10 무릎관절 가동성 평가

A: 무릎 신전 상태에서 경골 후방 활주 가동성. 대퇴골 밑에 타월 등을 말아 넣고, 경골 근위부를 후방으로 밀 때 가동성을 좌우 차이로 비교한다.

B: 무릎 굴곡 시 슬개골을 아래방향으로 움직임. 무릎 굴곡 가동범위 제한에 대해서, 슬개골을 아래방향으로 움직여서 굴곡 가동범위가 증가하는지 확인한다.

C: 하퇴 내회전 가동성. 외측 전방 가동성(실선 화살표)과 내측 후방 가동성(점선 화살표)으로 나누어 평가한다.

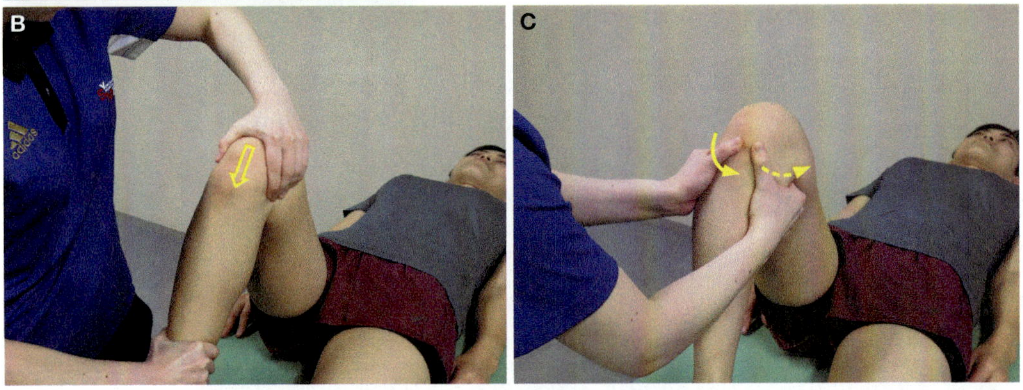

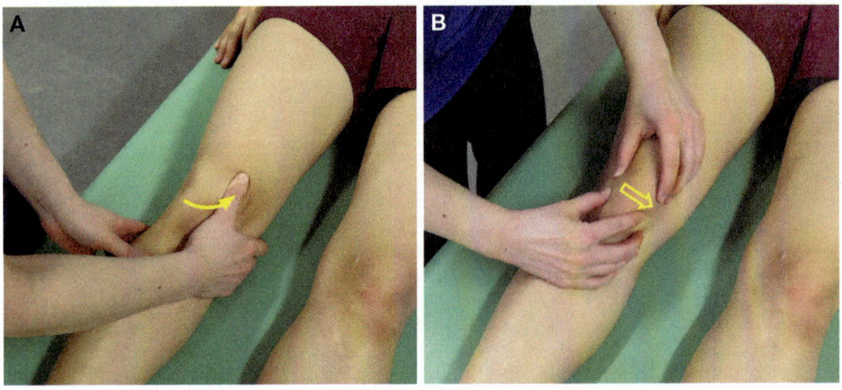

그림 11 슬개골 가동성 평가

A: 내회전 가동성. 슬개골의 안쪽 가장자리를 대퇴골 방향으로 밀었을 때, 외측 가장자리가 들뜸을 확인한다.

B: 내측방향 가동성. 슬개골을 안쪽방향으로 밀었을 때, 이동량을 좌우 차이로 비교한다.

근력 · 근 기능 검사

평가 항목
【체중지지 안 한 상태 근 기능】
□ **Q-세팅**
□ **무릎관절 굴곡(엎드린 자세)**
【체중지지 상태 근 기능】
□ **스플릿 스쿼트에서 무릎관절에 대한 저항**: 내방/전방

체중지지를 안 한 상태에서 무릎관절 주위 근육의 기능 평가로, Q-세팅에서 대퇴사두근의 수축을 확인한다. 이 때 슬개골 운동이나 내측광근의 수축 정도를 시진 · 촉진으로 확인한다(그림 12A). 내측광근 기능 이상이 장기화된 경우, 근 위축을 파악하기 위해 대퇴 둘레 길이를 기록해 두면 된다. 또한 엎드린 자세에서 무릎 굴곡을 실시하여 내/외측 햄스트링 수축을 확인한다(그림 12B).

체중지지 상태에서의 근 기능 평가는 스플릿 스쿼트 상태에서, 각 방향으로 힘을 가했을 때 안정성을 확인한다(그림 13A, B). 내측방향에 대한 저항에 흔들림이 나타날 경우에는 내측광근이나 고관절 외회전근, 전방에 대한 저항에 흔들림이 나타나는 경우에는 햄스트링 근 기능이나 족관절(talocrural joint: 거퇴관절) 배굴(dorsiflexion)자세 얼라인먼트의 문제로 파악한다.

각 평가에서 족부 자세와 하퇴 회전 얼라인먼트, 골반이 고정되었는지 아닌지를 도수로 조작하여, 근력이 변화하는지 확인하고, 부상 부위 외부 기능의 영향을 평가하는 것도 필요하다.

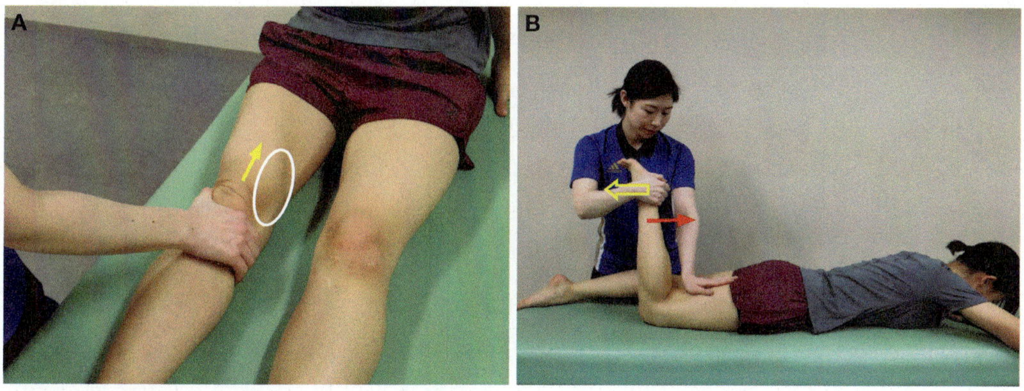

그림 12 체중지지 안 한 상태에서의 근 기능 평가

A: Q-세팅 시 내측광근의 수축과 슬개골 운동의 평가. 내측광근의 수축력이 감소된 경우, 그림과 같이 슬개골을 내측 위쪽 방향으로 유도하여, 내측광근의 수축이 증가되는지 확인한다.

B: 무릎 굴곡 저항에 의한 햄스트링 근력 평가. 하퇴를 내회전 및 외회전 자세로 도수조작을 하고, 내 · 외측 햄스트링 기능을 개별적으로 평가하는 것도 중요하다.

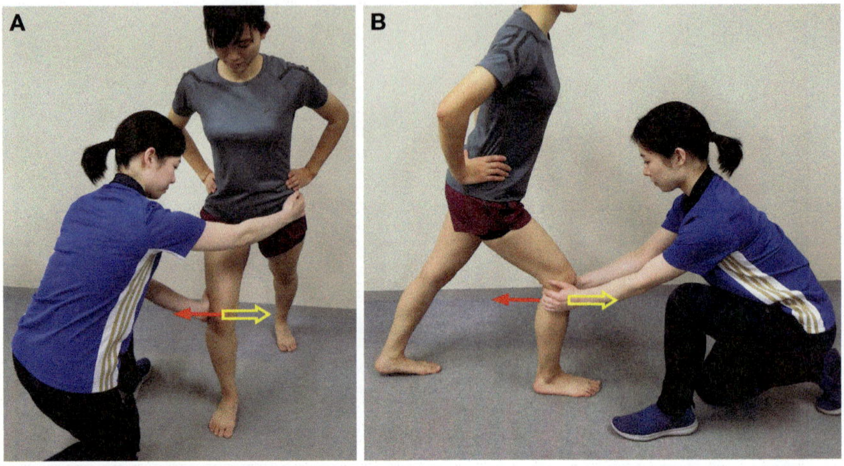

그림 13 체중지지 상태에서의 근 기능 평가

A: 스플릿 스쿼트에서 무릎관절에 대한 저항(내측방향). 검사자는 대퇴골 원위의 바깥쪽에서 안쪽방향으로 저항을 하고, 피검자는 그에 대항하도록 지시를 한다.

B: 스플릿 스쿼트에서 무릎관절에 저항(전방). 검사자는 양손으로 하퇴 근위를 잡고, 전방으로 끌어당겨 저항을 주고, 피검자에게는 그에 대항하도록 지시한다.

동작 분석

평가 항목
□ 보행
□ 한 다리 서기
□ 한 다리 스쿼트

ACL 손상 후에는 무릎 가동범위 제한의 보상이나 통증을 피하고, giving way를 피하는 동작패턴이 형성되어, 잘못된 보행동작이 될 수 있다. 침대 위에서 정적 얼라인먼트가 개선되어도, 보행이 개선되지 않으면 종창이나 통증이 남아있어, 잘못된 얼라인먼트 재형성의 원인이 된다. 안 좋은 보행 동작으로, 무릎 신전 제한에 의한 toe-out 접지, 지면반력으로 증가하는 외측하중에, 고관절 주위근이나 체간근 기능이상으로 발생하는 골반의 외측방향 자세변화로 서있는 다리 쪽에 측면 굴곡이 발생할 수 있다(**그림 14A**, **B**). 따라서 정상보행의 획득을 위해 한 다리 동작(한 다리 서기 자세, 한 다리 스쿼트)을 수술 전에 획득해야 한다(**그림 15A**, **B**). 한 다리 서있는 자세는 보행 동작의 입각기와 마찬가지로 체간 측면 굴곡이나 골반 경사 · 외측방향 자세변화의 유무를 확인한다(**그림 15A**). 한 다리 스쿼트는 정상보행의 획득을 위해 쿼터 스쿼트 정도의 깊이로 안정적으로 실행할 수 있는지를 평가한다. 문제가 되기 쉬운 잘못된 동작은 체간의 측면굴곡이나 골반의 회전이다(**그림 15B**).

● 무릎전방십자인대: anterior cruciate ligament (ACL)

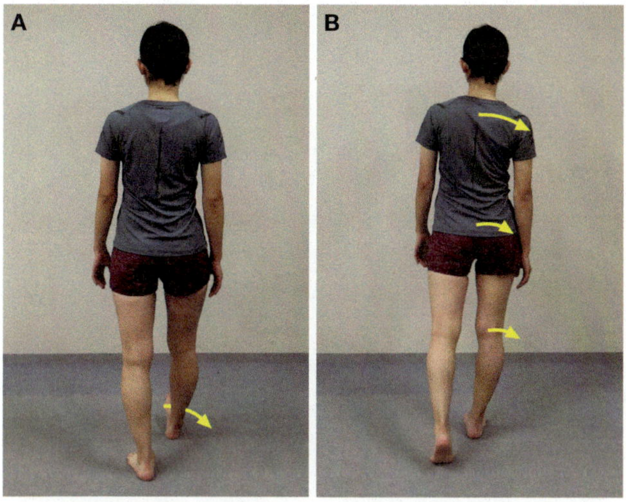

그림 14 ACL 손상자의 전형적인 이상 보행

A: 다리 딛기 초기. toe-out 족부 외측 접지가 되기 쉽다.

B: 딛는 발 지면반력. 무릎 내반(varus) 증대와 골반 외측방향 자세변화가 뚜렷하며 환측 체간 측면굴곡도 보인다.

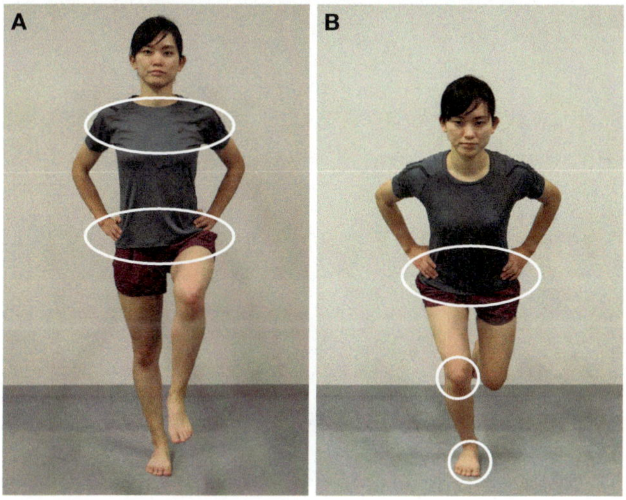

그림 15 재건술 전에 획득해야 할 동작

A: 한 다리 서있는 자세. 체간 측면굴곡이나 골반 경사·외측 방향 자세변화의 유무를 확인하다.

B: 한 다리 스쿼트. 쿼터 스쿼트 정도의 깊이로 체간의 측면굴곡이나 골반회전의 유무를 확인한다.

5 재활 및 예방

목표 설정(수술까지)

ACL 손상에서 수술까지의 기간은 염증 증상의 감소와 무릎의 완전한 신전 확보, 정상보행의 획득이 주된 목표이다. 관절내 염증이 있는 경우, 1~2주간은 염증관리를 중심으로, 원하는 가동범위 운동과 Q-set 운동에 의한 내측광근의 근기능 회복을 목표로 한다. 염증이 사라진 후에는, 근 기능 개선 운동을 단계적으로 진행하여, 수술 전에 무릎관절 신전·굴곡근력의 건측과 차이를 최소화하는 것이, 수술 후 재활을 진행하는데 중요하다. 아울러 한 다리 서기와 한 다리 스쿼트 동작을 수정하여 정상보행을 해 나간다.

ACL 재건술까지 실시해야 할 재활은 ① 무릎관절 가동범위와 내측광근 기능을 개선시킨 후, ② 체중지지에서 무릎관절을 안정화하는 근 기능을 획득하고, ③ 정상 보행이 되도록 해야 한다(그림 16).

- **Step1 잘못된 얼라인먼트 무릎관절 운동의 정상화**
  - **얼라인먼트의 수정**
    - 하퇴 외회전
      - 하퇴 외측 이동: 장경인대 스트레칭, 외측 햄스트링 스트레칭, 외측광근 스트레칭(그림 17)
      - 하퇴 내측 전방이동: 비복근 내측두-반건양근 간 활주성 개선, 반막양근 유연성 개선(그림 18)
    - 하퇴 외측방향 자세변화: figure-4 운동(그림 19)
    - 슬개골 외회전 · 외측방향 이동: 외측 슬개부위 스트레칭, 외측광근-중간광근 활주성 개선(그림 20)
  - **무릎관절 운동의 정상화**
    - 굴곡: 굴곡 + 슬개골하방 유도, 내회전 + 굴곡운동(그림 21)
    - 신전: 햄스트링 근간 · 비복근간 활주성 개선, 내회전 + 신전 운동(그림 22)
- **Step2 무릎관절 안정화 근 기능 개선**
  - **얼라인먼트 유지**: Q-세팅, 굴곡자세 세팅, 한 다리 브릿지, 타월 밟기 스쿼트(그림 23)
- **Step3 다이내믹 얼라인먼트의 개선**
  - **한 다리 서있기**: 벽 누르며 스쿼트, 캐리(무거운 걸 들고 옮김)(그림 24)
  - **한 다리 스쿼트**: 사이드 브릿지(그림 25A), 인라인런지(그림 25B), 일어서기

그림 16 ACL 재건술 전 재활 트리 다이어그램

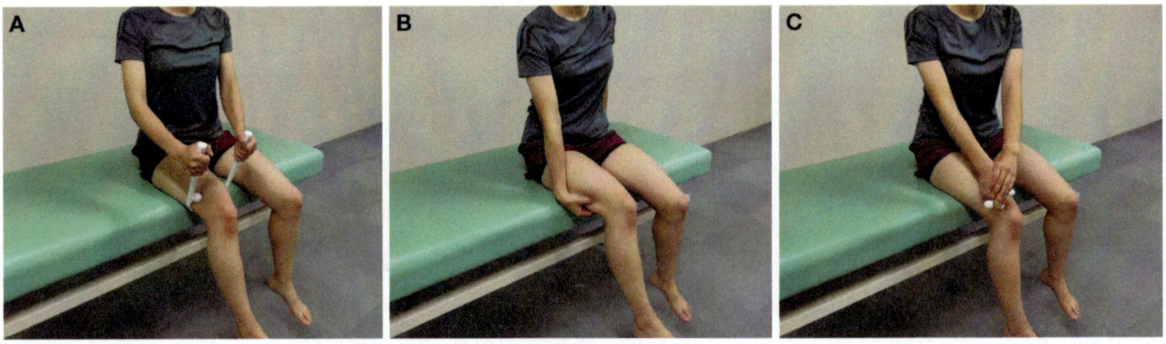

그림 17 하퇴 외회전 얼라인먼트 수정(하퇴 외측 전방 가동성 개선)

A: 장경인대 스트레칭. 마사지기로 장경인대를 눌러주면서 무릎을 굽히고, 장경인대 활주성을 개선시킨다.
B: 바깥쪽 햄스트링 스트레칭. 바깥쪽 햄스트링의 근육부위를 잡으면서 무릎을 구부리고, 바깥쪽 햄스트링 유연성을 개선시킨다.
C: 외측광근 스트레칭. 외측광근과 장경인대 인접한 부위에 마사지기를 대고 무릎을 굽히고, 외측광근의 유연성을 개선시킨다.

● 무릎전방십자인대: anterior cruciate ligament (ACL)

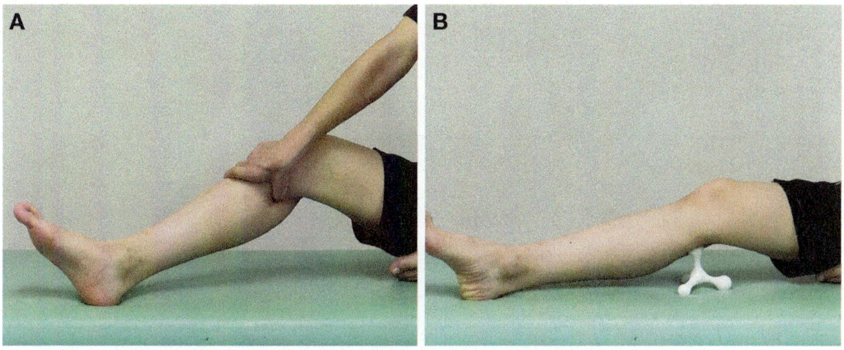

그림 18 하퇴 외회전 얼라인먼트 수정(하퇴 내측 후방 가동성 개선)

A: 비복근 내측두-반건양근 활주성 개선. 비복근 내측두의 안쪽면 근위부를 촉진하여, 반건양근과 활주 기능 이상을 일으킨 부위에 손가락을 대고, 발목관절을 저굴(plantar flexion)하여 활주성을 개선시킨다.

B: 반막양근 유연성 개선. 반막양근의 부착부 주위(깊은 거위발건)에 마사지기를 대고 유연성을 개선시킨다.

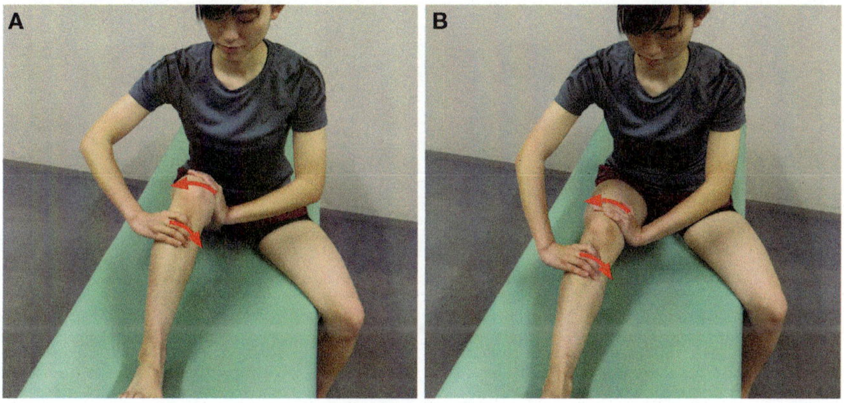

그림 19 하퇴 외측방향 이동의 수정(figure-4 운동)

하퇴 근위부를 바깥쪽에서 누르고, 대퇴 원위부를 안쪽에서 바깥쪽을 향해 밀면서 고관절을 외회전방향으로 돌리고(A), 그 상태(고관절 굴곡, 외전, 외회전)에서 무릎을 신전한다(B).

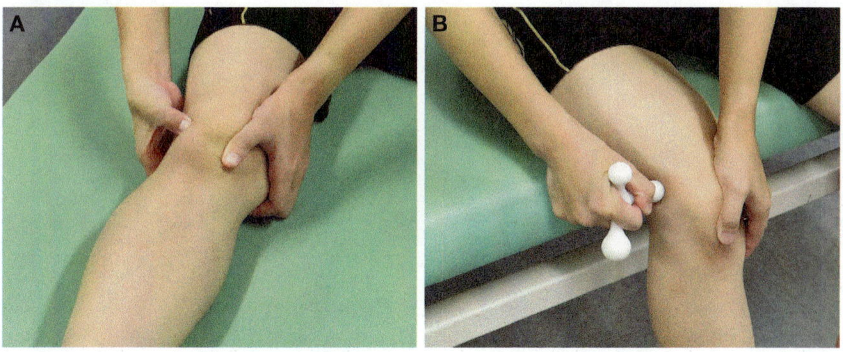

그림 20 슬개골 외회전 · 외측방향 이동 얼라인먼트 수정

A: 외측 슬개지대(retinaculum) 스트레칭. 슬개골 내측면을 아래로 누르면서 외측으로 밀어넣고, 들뜬 외측 가장자리에 부착된 조직(외측 지대 등)을 푼다.

B: 외측광근-중간광근 활주성 개선. 외측광근의 원위의 장경인대 사이에서 중간광근을 향하여 마사지기로 마사지 하고, 무릎을 구부리면서 외측광근과 중간광근의 활주성을 향상시킨다.

그림 21 무릎 굴곡 운동의 정상화

A: 굴곡 + 슬개골 아래로 유도. 무릎굴곡 운동에 맞추어 슬개골을 아래방향으로 유도한다.

B: 하퇴 내회전 + 무릎굴곡 운동. 정상 SHM으로 수정하기 위해서 무릎굴곡 운동에 맞춰 하퇴 내회전을 한다. 내측 햄스트링(특히 반건양근)의 수축이 충분히 이루어지고 있는지 확인한다.

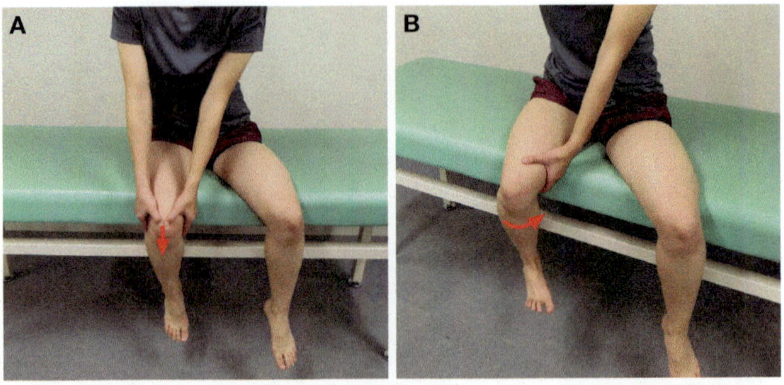

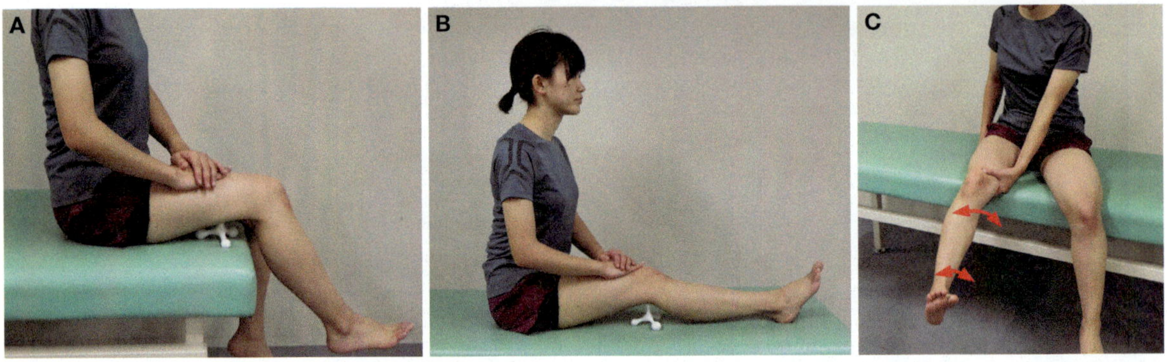

그림 22 무릎신전 운동의 정상화

A: 내 · 외측 햄스트링 근육 사이의 활주성을 개선한다. 내 · 외측 햄스트링 근육 사이에 마사지기를 대고 무릎을 굽히는 것으로, 햄스트링의 활주성을 개선시킨다. 신경압박을 주의한다.

B: 비복근 내측, 외측두 근육 사이의 활주성을 개선. 비복근 내측, 외측두 근육 사이에 마사지기를 대고 발목관절을 저배굴하여 비복근의 활주성을 개선시킨다. 신경압박에 주의한다.

C: 내회전 + 신전 최종범위에서의 하퇴 과외회전의 수정을 위해, 하퇴 내회전 상태를 유지하도록 의식하면서 무릎을 신전시킨다.

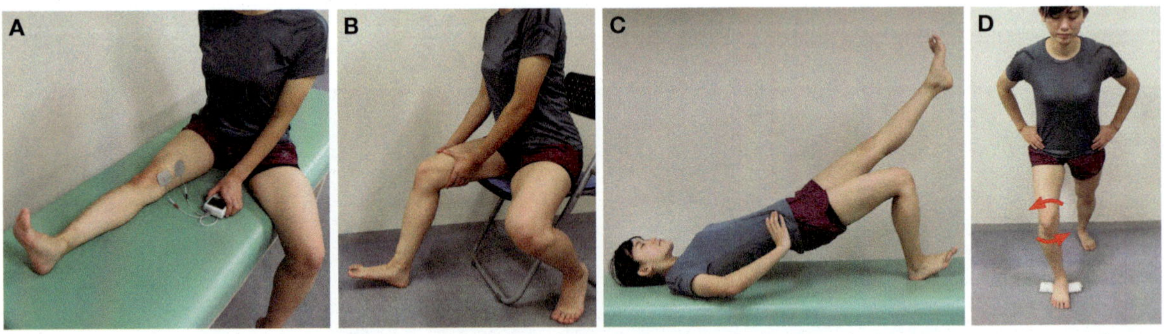

그림 23 무릎관절 안정화 근 기능 개선

A: Q-세팅(경피전기자극을 이용하여). 내측광근에 전기자극을 하면서 세팅하여, 건의 수축을 촉진한다.

B: 무릎 굴곡자세 세팅. 대퇴사두근과 햄스트링의 수축을 촉진으로 확인하면서 발꿈치로 바닥을 디딘다.

C: 한 다리 브릿지. 하퇴 내외회전 중간위치에서 충분히 햄스트링의 수축을 하면서, 골반을 수평상태로 올린다. 발목관절은 약간 바깥쪽으로 치우치는 것(외반)을 의식한다.

D: 타올 밟기 스쿼트. 하퇴 외회전을 수정할 목적으로 실시한다. 입방골 밑에 둥글게 말아 놓은 타올을 놓고, 외측 아치를 유지시키면서 고관절을 외회전시키면서, 반대로 하퇴 내회전 운동을 유도한다.

● screw home movement (SHM)

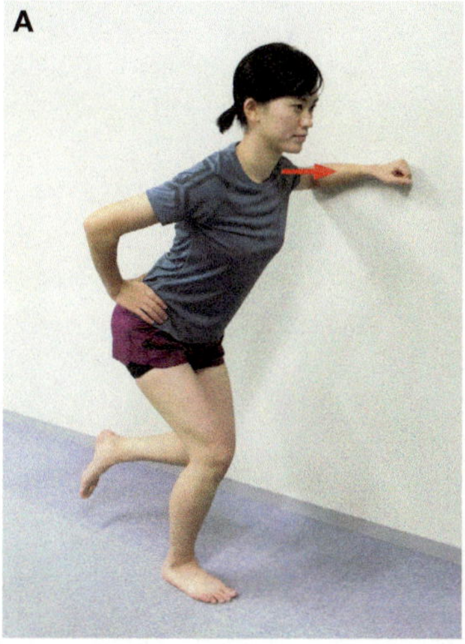

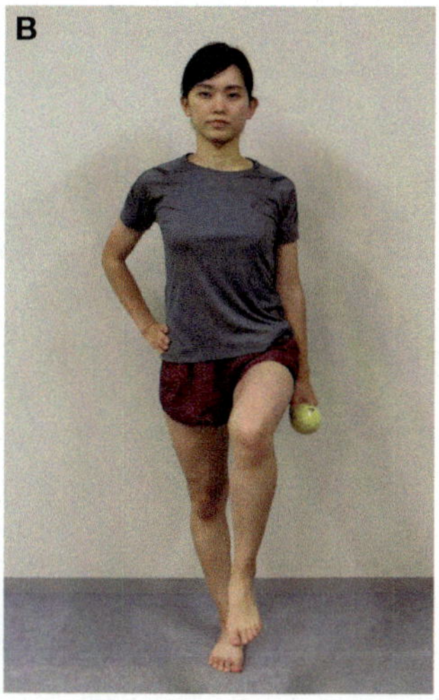

그림 24 한 다리 서있는 자세 유지 안정화를 위한 운동

A: 벽 누르고 스쿼트. 건측 팔로 벽을 눌러, 그 반발력에 대항하도록 체간이나 골반을 안정시킨다.

B: 운반(캐리: Carry). 건측 팔로 아령을 잡고 체간, 측면굴곡이나 골반 측면 자세변화를 하지 않도록 제자리걸음을 한다.

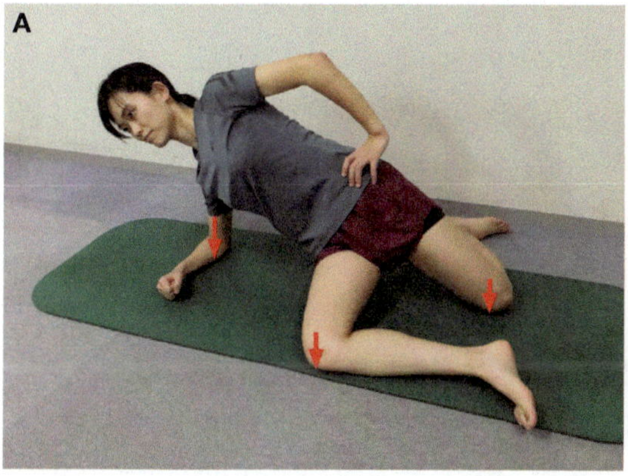

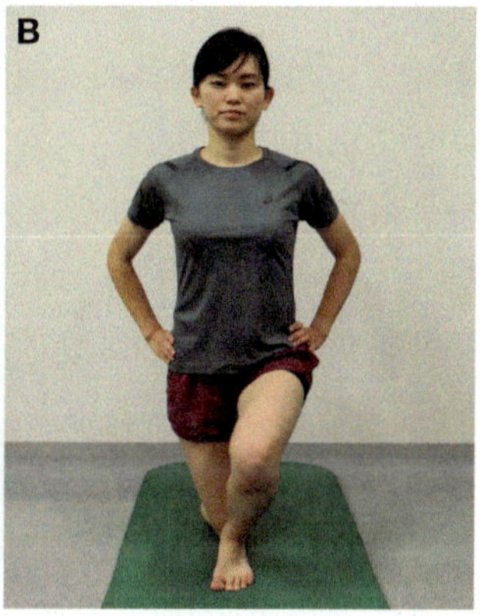

그림 25 한 다리 스쿼트 동작 개선을 위한 운동

A: 사이드 브릿지. 고관절 굴곡자세로 팔꿈치는 어깨 아래에 두고 팔꿈치와 양 무릎으로 몸을 들어올린다.

B: 인라인 런지. 체간이나 골반을 안정시킨 채, 다리를 일직선상에 둔(인라인) 런지 자세를 유지한다.

제 3 장 무릎관절

3.2 무릎전방십자인대 재건술 후 (조깅 시작 시기까지)

1 발생 메커니즘(그림 1)

전방십자인대(ACL) 재건술 후에는 관절 불안정성이 해소된 한편, 수술이나 이식된 건에 의한 영향을 고려할 필요가 있다. 일본에서는 뼈가 붙은 슬개건을 사용하는 BTB 그래프트와 반건양근건(+박근건)을 사용하는 STG 그래프트가 주류이다(역자 주: 한국도 자가건 이식은 동일하며, 타가건 이식도 많이 이루어진다). ACL 재건수술 후 발생하기 쉬운 문제점의 플로우차트를 **그림 1**에 나타내었다. BTB를 채취한 경우에는 슬개건 위에 연부조직 유착으로 슬개골의 상방이동이 제한되기 쉽고(**그림 1①**), STG를 채취한 경우 하퇴 내회전 근력의 감소 때문에, 하퇴는 외회전 자세를 나타내기 쉽다(**그림 1②**). 또한 수술 시 슬개골 아래 관절경 수술부위에 슬개하지방패드(IFP)가 침습되므로 전방간격(anterior interval)의 유착이 발생하기 쉬워(**그림 1③**)[1] 무릎관절 가동범위 제한이나, 슬개골 트랙킹 불량의 요인이 되며(**그림 1①**), 전방무릎통증(AKP)이 발생할 수 있다고 생각된다(**그림 1④**). 또 수술 전 이상보행이나 얼라인먼트 불량이 존재하고 있는 경우에는, 가동범위나 근 기능의 회복에 시간이 필요할 뿐만 아니라, 기본동작이나 스포츠 경기 동작에 있어서 잘못된 다이내믹 얼라인먼트를 유발한다(**그림 1⑤**). 예를 들어 수술 후 초기에는 러닝 동작의 획득이 하나의 목표가 되지만, 러닝 동작에서의 골반 외측방향 자세변화나 고관절 내전 · 내회전 운동, 하퇴 외회전의 정착은 스포츠 경기에서 knee-in toe-out 동작을 유발하여, ACL 재손상 위험이 증가할 가능성이 있다(**그림 1⑥**).

◉ 문헌

1) Steadman JR, et al: Arthroscopic release for symptomatic scarring of the anterior interval of the knee. Am J Sports Med 2008; 36: 1763-1769.

2 주요 증상

통증의 종류

수술 후 초기는 관절 내 염증 · 종창으로 무릎관절 주위의 둔한 통증이나 뻐근함, 체중지지 시 힘이 빠지는 느낌을 호소한다. 또한 종창이나 근 기능 이상에 의한 슬개대퇴관절의 부조화에 의한 전방무릎부위의 확인할 수 없는 통증을 호소하는 경우도 많다.

- 무릎전방십자인대: anterior cruciate ligament (ACL)
- BTB 그래프트: bone-patellar tendon-bone graft
- STG 그래프트: semitendinosus and gracilis tendons graft
- 슬개하지방패드: infrapatella fat pad (IFP)
- 전방무릎통증: anterior knee pain (AKP)

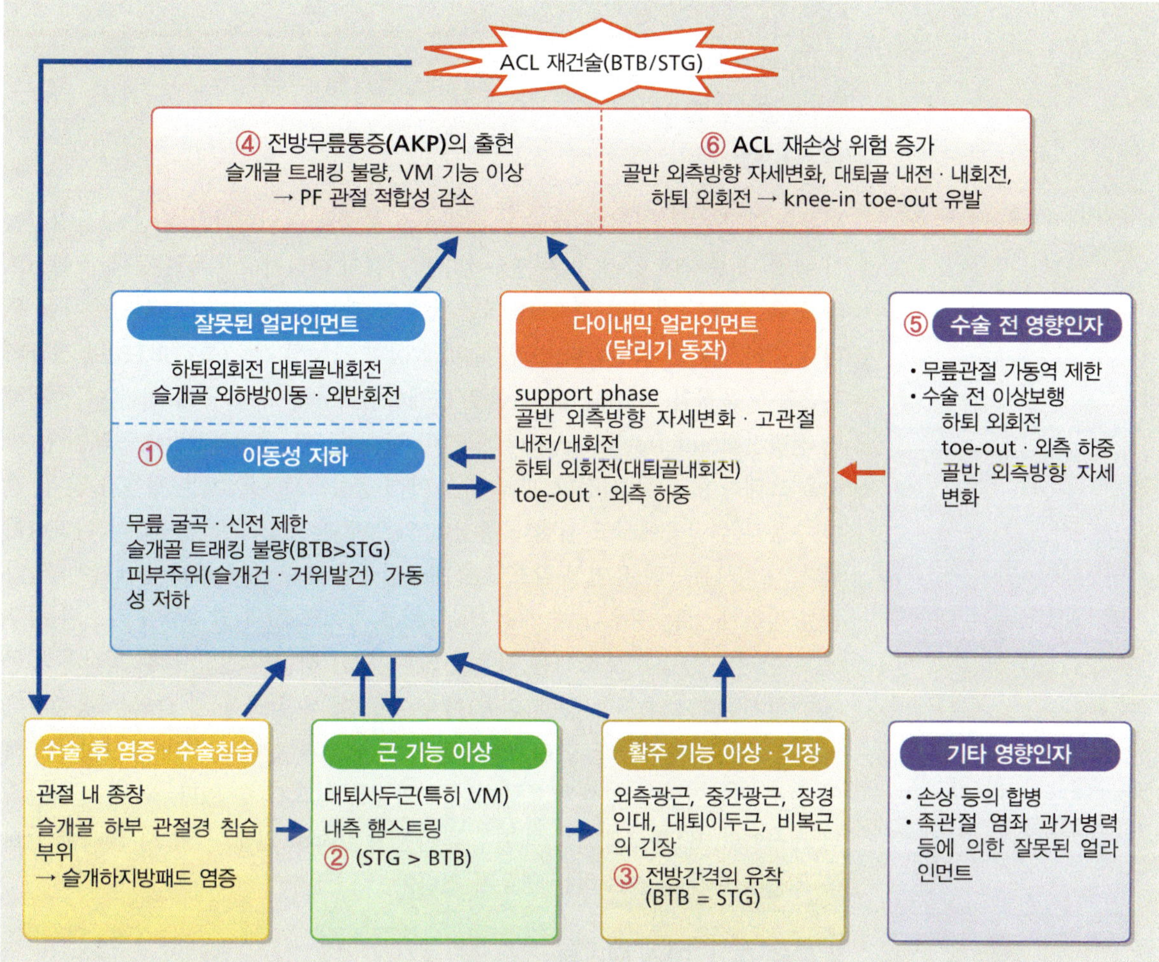

그림 1 ACL 재건 수술 후에 발생하기 쉬운 문제점 플로우차트

ADL 상의 통증 유무

일상생활에서도 관절 내 종창에 의한 통증이 많으며, 안정 시 통증이나 야간 시 통증이 심한 경우에는 철저한 염증 관리를 한다. 또한 보행 시나 계단 오르기에 통증이 있는 경우에는, 관절 내의 종창과 슬개대퇴 관절의 부조화가 있는 것도 의심된다.

3 통증 검사

통증 유발

아래의 언급된 관절운동 시 통증 및 근조직 수축 시 통증을 평가한다.[*1]

*1 3.1 '무릎 전방십자인대 손상(재건술 전)' (p.60) 참조.

- 내측광근: vastus medialis (VM)
- 슬개대퇴관절: patellofemoral joint (PF관절)
- 무릎내측측부인대: medial collateral ligament (MCL)
- 일상생활동작: activities of daily living (ADL)

CHECK POINT

- □ 수동 무릎 신전
- □ 수동 무릎 굴곡
- □ Q-세팅

*2 반드시, 수술 후 프로토콜에 준하여 실시할 것.

무릎을 강한 수동 신전 또는 수동 굴곡시켜 통증을 확인한다.[*2] 수동 무릎신전에서 관절 내 종창이 있는 경우 통증이나 압박감이 나타난다. 수동운동에서 햄스트링 근육 스파즘(방어성 수축)에 의한 통증이 출현하기 쉬우므로, 능동운동을 통해 통증의 변화를 확인한다. 또한 슬개골 상향 가동성 감소(특히 BTB)나 경골의 후방활주 움직임 제한(슬개건-심부 슬개하점액낭의 유착 등에 의한)이 존재하면 전방간격(anterior interval)의 공간이 감소하므로 슬개하지방패드의 내압 상승을 초래하여, 수동 신전할 때 슬개골 아래 통증으로 이어지는 경우가 많다. 강한 수동 무릎굴곡에서도 관절내 종창이 있으면 관절 전체에 압박감이 나타나기 쉽다. 대퇴사두근의 유연성 감소나 슬개상점액낭 구축 등에 의해 슬개골 아래 가동성 감소가 있는 경우나, 슬개건 피부(BTB 그래프트)의 활주성이 감소된 경우에, 무릎전면 통증을 호소하는 경우가 많다. 또한 경골의 전방 활주 움직임 제한(슬개하지방패드의 구축 등에 의함)이 존재하면, 무릎 굴곡 시 슬와부 통증이나 막힌 느낌을 호소하기도 한다. Q-세팅은 수술 전과 같이 관절내 종창이나 VM의 수축 기능이상에 의하여 통증이나 위화감을 일으킬 수 있다. 또한, 전방간격의 유착이나, BTB 그래프트 채취부의 가동성 감소로 인해, 세팅 시 슬개골 아래쪽 통증(위화감)을 호소하는 경우가 있다.

통증 증가, 감소 테스트

통증유발 검사에서 양성인 관절운동을 대상으로 수축 시 통증에 대하여 얼라인먼트를 도수조작하여 통증감소 유무를 확인한다. 통증감소 정도를 바탕으로 재활 프로그램에서의 우선순위에 참고한다.

CHECK POINT

□ **얼라인먼트 조작:**
- 하퇴 내회전 방향으로 유도
- 무릎신전 + 경골 후방으로 밀어넣기
+ 슬개골 상방 유도
- 무릎굴곡 + 경골 앞쪽으로 당기기
+ 슬개골 하방 유도
+ 피부움직임을 도와줌

하퇴 내회전 방향 유도는 '3.1 무릎전방십자인대 손상(재건술 전)'항(p.60)을 참조한다. 강한 수동 무릎신전을 할 때에 경골을 후방으로 밀어주기(그림 2A)나 슬개골 상방이동을 유도(그림 2B)를 하여 통증이나 위화감 감소를 확인한다. 강한

- BTB 그래프트: bone-patellar tendon-bone graft
- 내측광근: vastus medialis (VM)

수동 무릎관절 굴곡 시 경골 전방 활주 유도(그림 3A)나 슬개골의 하방유도(그림 3B), 수술부위 주변피부움직임을 보조(그림 3C)하여, 통증이 감소되는지 확인한다.

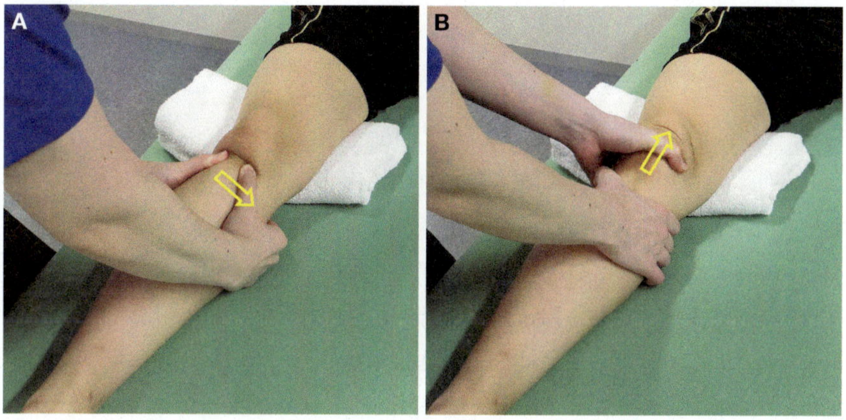

그림 2 수동 무릎신전 통증감소를 위한 도수 조작

A: 무릎신전 + 경골 후방으로 밀어넣기. 경골을 후방으로 밀면서 신전시켜 통증의 변화를 확인하다.

B: 무릎 신전 + 슬개골 상방 유도. 슬개골을 위쪽으로 밀어올리면서 신전시켜 통증의 변화를 확인한다.

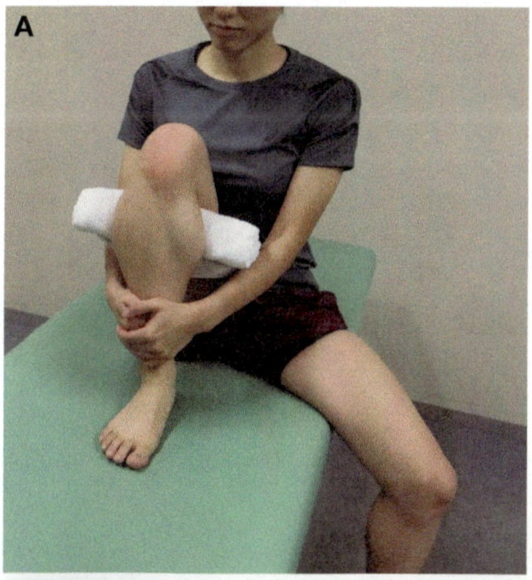

그림 3 수동 무릎 굴곡할 때 통증감소를 위한 도수조작

A: 무릎 굴곡 + 경골 전방 활주 유도. 무릎 뒤에 타월을 끼워, 경골을 앞으로 끌어당기면서 굴곡할 때 통증 변화를 확인한다.

B: 무릎 굴곡 + 슬개골 하방으로 유도. 슬개골을 아래로 밀어서 신전할 때, 통증 변화를 확인한다.

C: 무릎 굴곡 + 피부 움직임 보조. 슬개골 아래 관절경 침습부위 및 BTB 채취부위와 수술부위 피부를 관절 운동 방향으로 움직여 통증의 변화를 확인한다.

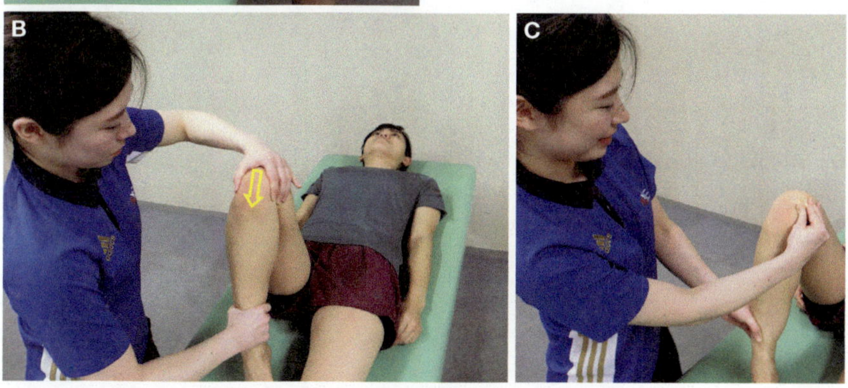

4 기능 평가

*3 '3.1 무릎전방십자인대 손상(재건술 전)' (p.60) 참조.

얼라인먼트(문제가 되는 얼라인먼트 파악)[*3]

평가 항목

- □ **하퇴**: 외회전 (외측 후방 자세변화/내측 전방 자세변화)
- □ **무릎관절**: 내/외반 (하퇴 외측방향 자세변화)
- □ **슬개골**: 상/하방 자세변화, 전/후방 경사, 내/외회전, 내/외측방향 자세변화, 내/외반 회전

얼라인먼트 평가는 ACL 수술 전의 평가[*3]와 동일하게 실시하는데, 특히 수술 후에는 침습부 주위에 활주 기능이상이 생기기 때문에, 이로 인한 얼라인먼트 불량이 일어나기 쉽다. STG 재건의 경우 하퇴 안쪽을 후방으로 유도하는 기능이 감소되고, 그래프트 채취부인 거위발건부위의 피부나 피하 조직의 활주 기능 이상, 거위발근육과 거위발건부위 연부조직의 유착 등이 생기기 때문에 경골 안쪽이 전방으로 이동 되어 있다. 한편 BTB 재건의 경우는 피부와 슬개건 사이, 슬개건과 슬개하지방패드 사이의 활주 기능 이상, 전방 간격의 유착은 슬개골의 전하방 위치변화가 되기 쉽다. 또한, 어떠한 수술방법이든 모두 슬개골 외반 회전이 나타나기 쉽다.[2)]

◉ 문헌

2) Van de Velde SK, et al: The effect of anterior cruciate ligament deficiency and reconstruction on the patellofemoral joint. Am J Sports Med 2008; 36(6): 1150-1159.

관절 운동 패턴(비정상 패턴 파악)

평가 항목

- □ **수동 무릎관절 신전, 굴곡 시 하퇴회전움직임(SHM)**
- □ **대퇴사두근 수축 시 슬개골 움직임(상향이동 감소, 과도한 외측방향 이동)**
- □ **스쿼트 동작(그림 4A, B)**

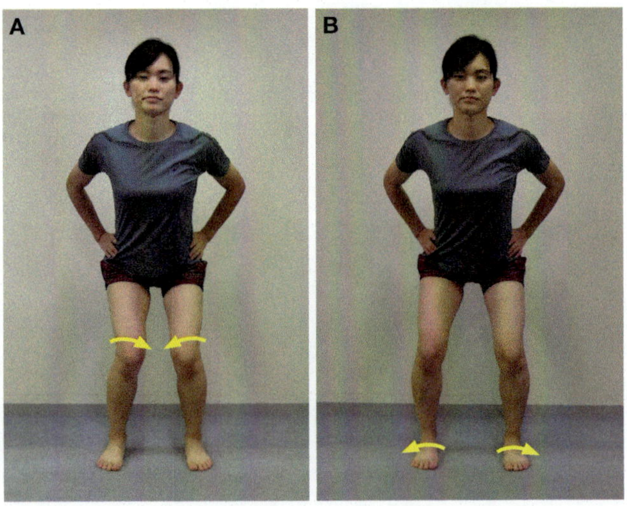

그림 4 스쿼트 동작에서 비정상적인 관절 운동 패턴

A: 하퇴 내회전 제한을 하퇴 안쪽방향 경사로 보상하는 패턴. 무릎외반(genu valgus)의 증가가 관찰된다.

B: 하퇴 내회전 제한을 족부 회외(supination)로 보상하는 패턴. 현저한 외측하중이 관찰된다.

- 전방십자인대: anterior cruciate ligament (ACL)
- semitendinosus and gracilis tendons (STG)
- bone-patellar tendon-bone (BTB)
- screw home movement (SHM)

수동 무릎관절 신전 · 굴곡 시 하퇴회전운동이나 대퇴사두근 수축 시 슬개골 운동은 ACL 수술전[*3]과 같이 평가한다. 체중지지하는 트레이닝을 하기 전에, 스쿼트 동작에서 무릎관절 신전 · 굴곡 시 하퇴 회전운동을 확인한다. 정상적인 운동패턴은 족관절 배굴(dorsiflexion)과 함께 족부는 회내(pronation)하고, 하퇴 내회전 · 무릎굴곡이 유도된다. 한편, 비정상적인 운동 패턴은 SHM에서 벗어나, 무릎관절 굴곡 운동에 따른 하퇴 내회전에 제한이 있고, 그것을 보상하는 이상패턴이 관찰되는 경우가 많다. 구체적으로 족부 회내가 되면서 하퇴 내회전이 안쪽 경사가 되고, 무릎은 외반으로 보상되는 패턴과, 하퇴 외회전 자세로 족부가 회외(외측 하중)되면서 무릎 내반이 되는 보상패턴이다.

가동범위 · 가동성(제한인자 확인)

평가 항목
□ 무릎관절 신전/굴곡 가동범위
□ 하퇴 내회전(외측 전방이동/내측 후방이동) 가동성
□ 슬개골 가동성(후방경사/상방/내반 회전)(그림 5)
□ 경골 후방 가동성(그림 6)

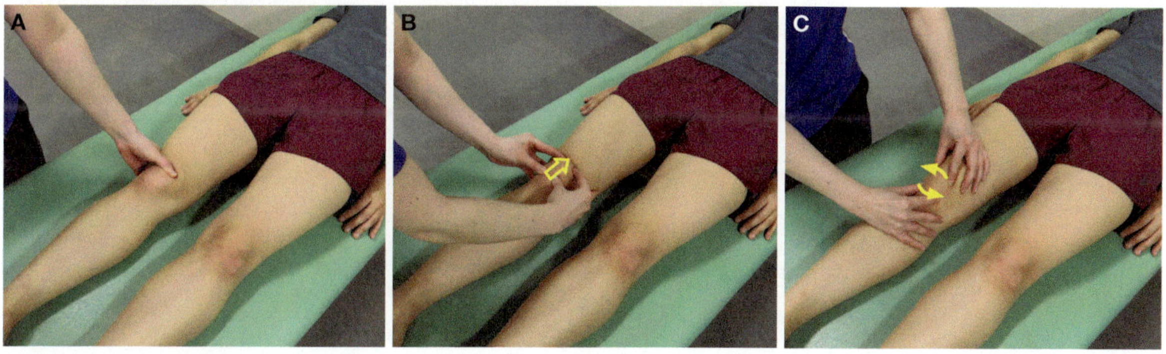

그림 5 슬개골 가동성 평가
A: 후방경사 가동성. 슬개골 상단을 대퇴골 방향으로 눌렀을 때 하극의 들뜸을 확인한다.
B: 상향 가동성. 슬개골을 위쪽으로 밀어올릴 때 이동량을 좌우 차이로 비교한다.
C: 내반회전. 하극을 안쪽방향으로 밀었을 때의 이동량을 좌우차로 비교한다.

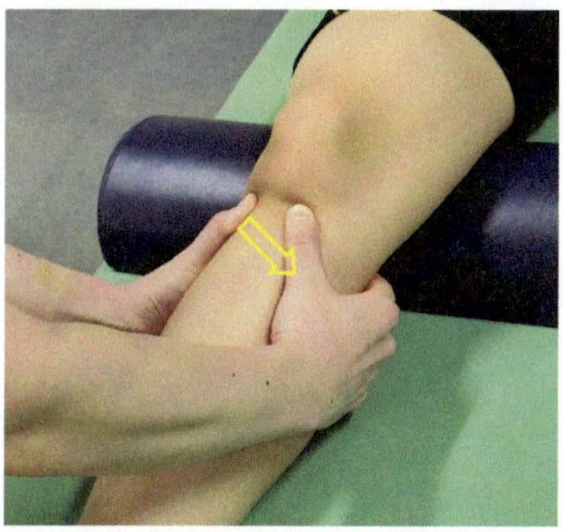

그림 6 경골 후방 가동성 평가
대퇴부에 타월 등을 깔고, 경골을 뒤로 밀었을 때 이동량의 좌우 차이로 확인한다. 앤드필에서 무릎 후면(비복근 긴장)의 문제인지, 무릎 앞쪽면(슬개건-심부 슬개골하점액낭의 유착 등)의 문제인지 판단한다.

*4 '3.1 무릎전방십자인대 손상(재건술 전)' (p.60) 참조.

무릎관절 신전/굴곡 가동범위와 하퇴의 내회전 가동성은 수술 전*4과 동일하게 평가한다. 하퇴 내회전 가동성에 대해서도 수술 전과 마찬가지로 평가하지만, 재건 수술 후에 생기기 쉬운 문제로 STG 재건술의 경우, 특유의 거위발건 주위 활주 기능 이상으로 하퇴 안쪽 후방 가동성이 감소되기 쉽다. 또한 이식 건 채취 시 발생하는 피하출혈이 무릎 후내측으로 퍼지므로, 반막양근이나 비복근 내측두 등의 활주 기능 이상을 만들기도 해서, 수술 전보다 더 상세히 무릎 후 내측 활주성을 평가할 필요가 있다. 슬개골 가동성은 특히 후방경사 · 상방 · 내반회전 가동성이 감소되기 때문에 주의 깊게 확인한다. 특히 BTB를 채취했을 때 피부나 슬개건 주위, 전면간격의 유착에 의해 슬개골 후방경사 · 상방 가동성 감소가 생기기 쉽다. 전면간격 유착이 발생하고 있는 경우, 슬개건이 심부로 들어가게 되므로 체표에서는 촉진하기 어려워진다(그림 7). 모든 수술방식에서도 일어날 수 있는 슬개골 내반회전 가동성 감소는, VM 기능 감소나 슬개건 주위 활주 기능 이상으로 인한 슬개건의 안쪽방향 이동 제한 등이 주요 원인이라고 생각된다.

경골 후방 가동성은 대퇴부에 수건 등을 깔고 경골을 후방으로 밀었을 때 이동량의 좌우 차이로 확인한다. 경골 후방 이동의 제한요인은 비복근의 긴장과 슬개건-심부 슬개골하점액낭 유착을 의심한다.

근력 · 근 기능 검사

평가 항목
【체중지지 안 한 상태 근 기능】
□ **Q-세팅**
□ **무릎관절 굴곡(엎드린 자세)**
【체중지지의 근 기능】
□ **스플릿 스쿼트에서 무릎관절 저항**: 안쪽방향/전방

근력 · 근 기능의 평가항목은 수술전*4과 같다. 단, STG 재건 수술 후에는 채취한 건이 재생되므로[3] 무릎관절 굴곡 시 재생 ST건의 성숙 정도를 시진 · 촉진으로 평가한다. 재생 불량인 경우에는 무릎굴곡 시(햄스트링 수축 시)에 ST건의 돌출을 관찰할 수 없으나, 재생이 양호한 경우는 무릎굴곡 시에 ST건을 충분히 관찰되고 촉진으로 탄성도 확인할 수 있다(그림 8).

◉ 문헌

3) Suydam SM, et al: Semitendinosus tendon for ACL reconstruction: Regrowth and mechanical property recovery. Orthop J Sports Med 2017; 5(6), 2325967117712944.

동작 분석

평가 항목
□ **한 다리 스쿼트**
□ **전방 뛰기**

- bone-patellar tendon-bone (BTB)
- semitendinosus and gracilis tendons (STG)
- 반건양근건: semitendinosus tendon (ST건)
- 전방십자인대: anterior cruciate ligament (ACL)
- 내측광근: vastus medialis (VM)

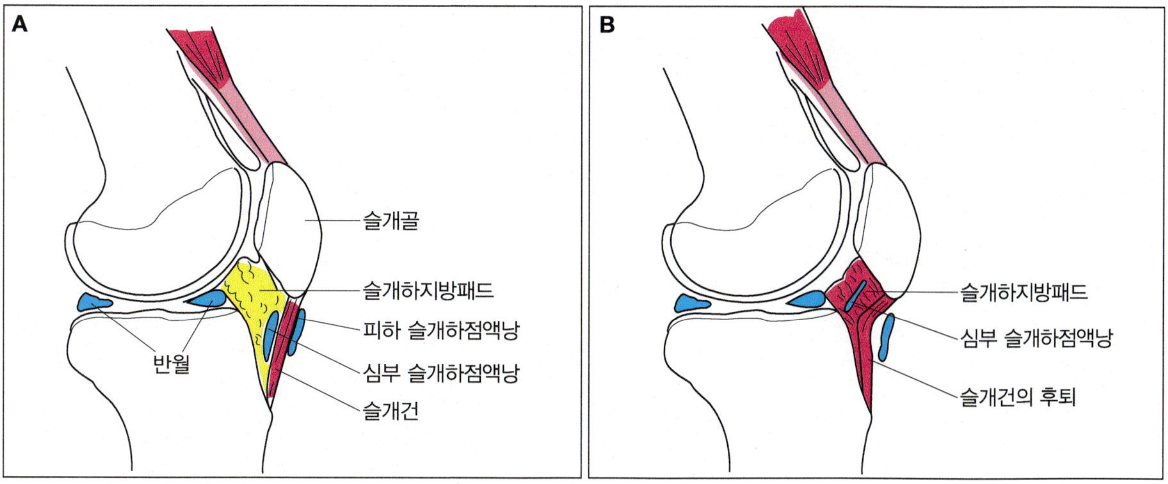

그림 7 전면간격의 유착 그림(문헌 1을 기초로 작성)
A: 정상적인 전면간격.
B: 전면간격의 유착. 슬개건이 심부로 후퇴되어 있다.

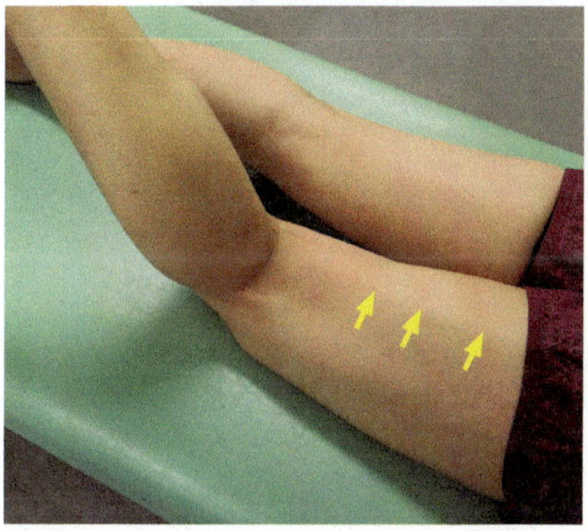

그림 8 무릎관절 굴곡 시의 ST건 돌출
무릎굴곡 저항 시 ST건의 돌출. 재생 불량 사례에서는 시진에서 ST건을 확인할 수 없으나 촉진으로 건의 긴장이 건측과 비교해서 뚜렷이 감소될 수 있다.

ACL 재건 수술 후에는 한 다리 스쿼트와 전방 뛰기를 평가하여 조깅 시작에 필요한 한 다리 동작이 안정되어 있는지 확인한다. 한 다리 스쿼트는 수술 후의 하지 근력회복의 지표로도 효과적이므로 조깅에 필요한 근력이 회복되고 있는지를 판단하는 데 이용한다. 수술 후에는, 체간이나 골반의 보상 없이, 수술 전보다 더 깊은 굴곡각으로 한 다리 스쿼트를 할 수 있는지 확인한다(**그림 9A**). 전방 뛰기는 조깅을 한다고 가정하고, 빠른 원심성 근 수축 확인과 접지 직후의 안정성을 평가한다(**그림 9B**).

- 슬개골: patella
- 피하 슬개하점액낭: subcutaneous infrapatellar bursa
- 심부 슬개하점액낭: deep infrapatellar bursa
- 슬개건: patellar tendon
- 슬개하지방패드: infrapatellar pad
- 반월판: meniscus

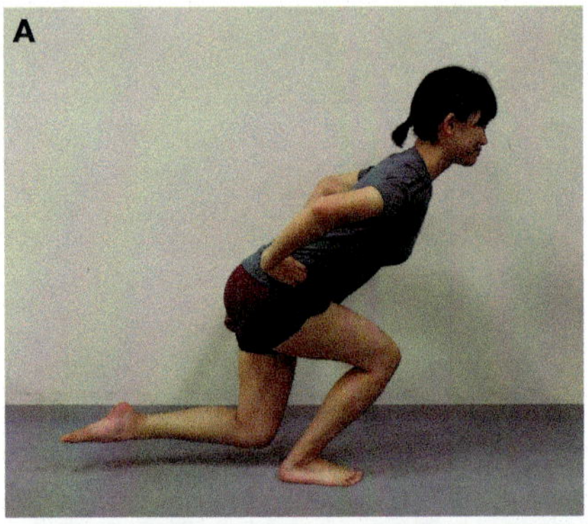

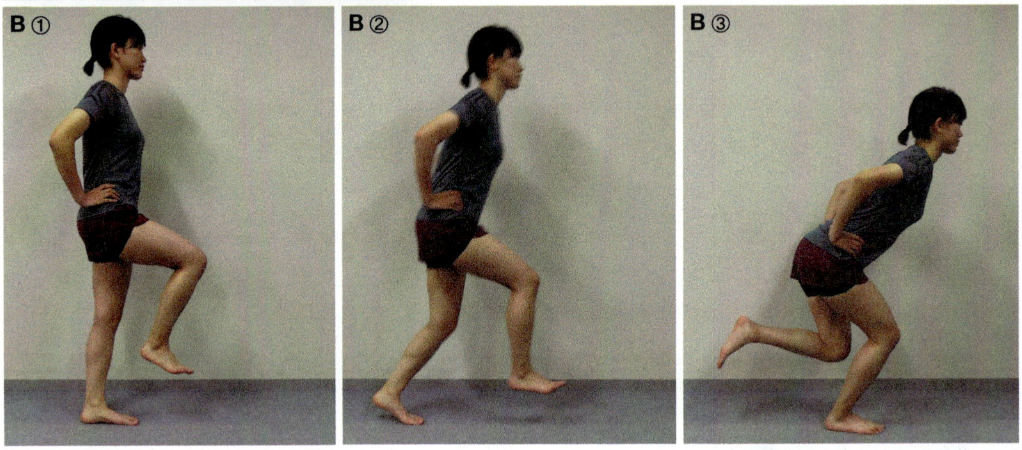

그림 9 조깅에 필요한 한 다리 동작의 평가

A: 한 다리 스쿼트. 평행(대퇴가 바닥과 평행) 스쿼트 정도의 각도로 체간이나 골반의 보상 없이 안정적으로 실시할 수 있는지 확인한다.

B: 전방 뛰기. 조깅을 한다고 가정하고, 빠른 원심성 근 수축 확인과 접지 직후의 안정성을 평가한다.

5 재활 및 예방

목표설정(수술 후 초기~조깅 시작 시)

수술 후 2.5~3개월에 무릎관절 주위 염증 증상 개선과 무릎관절 가동범위 제한의 해소 및 내측광근 기능개선, 한 다리 동작(한 다리 스쿼트, 전방 뛰기)이 안정되어 있는 것을 조건으로 조깅을 시작한다.

ACL 재건 수술 후 재활(조깅 시작 시기)은 ① 염증의 진정 및 무릎관절 가동범위 · 내측광근 기능을 개선시키고, ② 체중지지에서 무릎관절 안정화 근 기능을 획득 ③ 한 다리 스쿼트, 전방 뛰기 등의 동작을 습득하여 조깅에 필요한 기능을 충분히 획득하는 것이다(**그림 10**).

조깅을 시작하면 수술 후 프로토콜에 준하여 점프나 스톱, 뒤돌아서 뛰는 동작을 만들고, 수술 후 5개월 이후 대인연습이 없는 훈련으로 부분적인 복귀를 하고, 수술 후 6개월 후에 스포츠 복귀를 허락한다. 수술 후 재활기간으로만 복귀를 허락하지 않고, 복귀 기준으로 무릎관절 굴곡 신전 근력이 건측 대비 85% 이상이거나 한 다리 점프 퍼포먼스[뛰기(hop) 테스트 등]가 건측 대비 90% 이상 등 기준을 마련해 두는 것이 중요하다.

● 전방십자인대: anterior cruciate ligament (ACL)

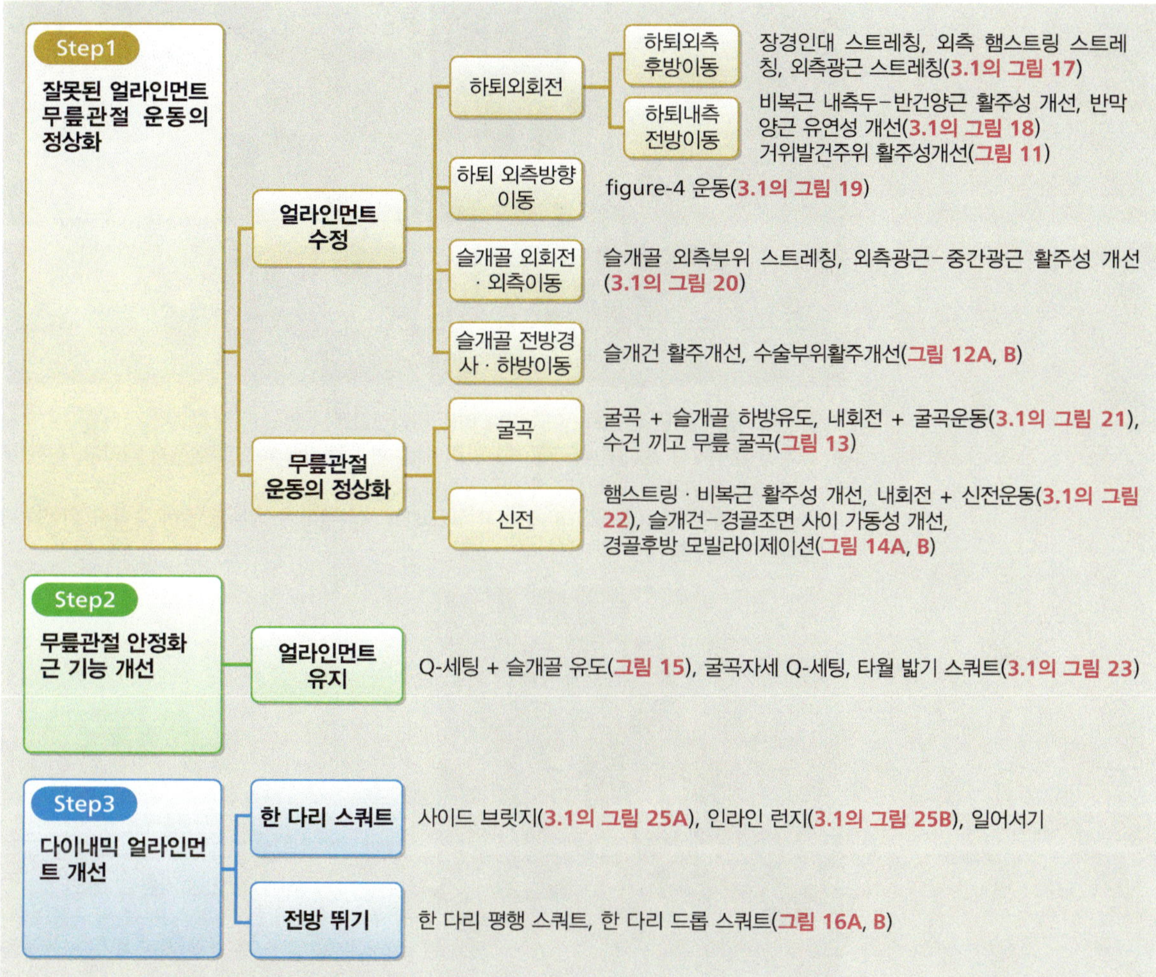

그림 10 ACL 재건 수술 후 재활 트리 다이어그램

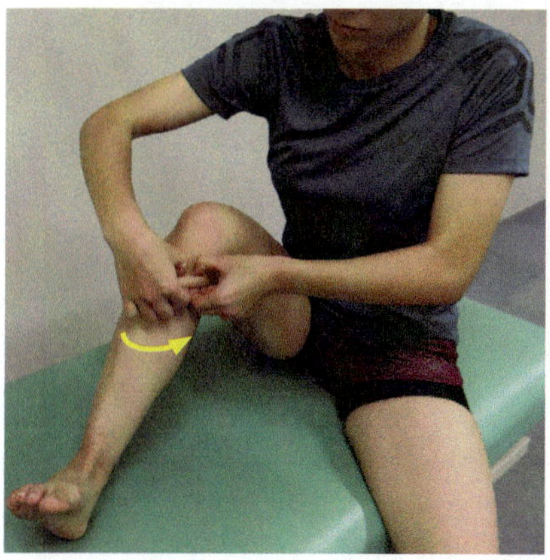

그림 11 거위발건 주위(수술부위) 활주성 개선

경골에서 거위발건이나 피하 조직을 집어들면서(STG 재건에서는 수술부위도 포함) 하퇴 내회전 운동을 반복하여 하퇴 안쪽 후방 가동성을 개선시킨다.

복귀 시에는 각 스포츠 종목의 경기 특성을 고려한 선수재활이 중요하다. 자세한 것은 **'종목별'** 장을 참조하기 바란다.

● semitendinosus and gracilis tendons (STG)

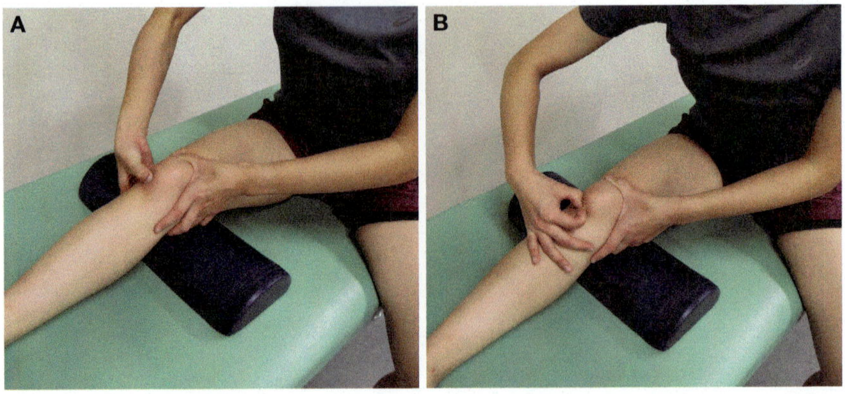

그림 12 슬개골 앞쪽 경사 · 아래방향 이동 얼라인먼트 수정

A: 슬개건 활주개선. 슬개골 하극을 띄우듯이 위쪽 면을 대퇴골 쪽으로 밀어서 내리고, 들뜬 하극과 슬개건 뒤로 손가락으로 비벼 문지른다.

B: 수술부위 활주개선. 슬개골 밑에 간격이나 BTB 채취부위의 피부를 들어 올려서 위아래로 움직여 가동성을 개선시킨다.

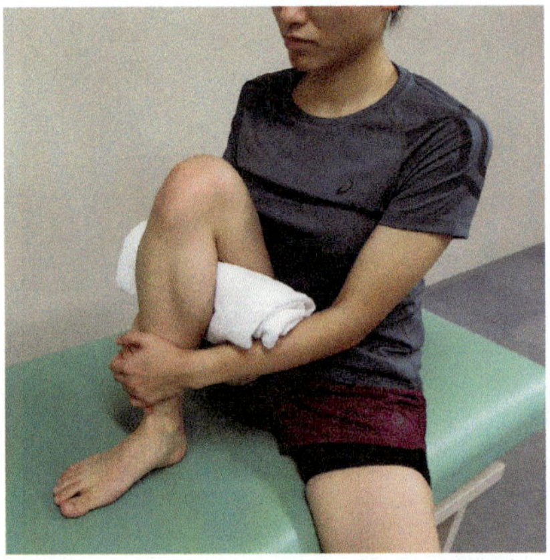

그림 13 무릎 굴곡운동 정상화(무릎 굴곡 시 경골 전방 가동성 개선)

무릎 뒤에 타월을 끼우고, 무릎 굴곡을 반복해서, 무릎 굴곡 시 경골 전방 활주 가동성을 개선시킨다.

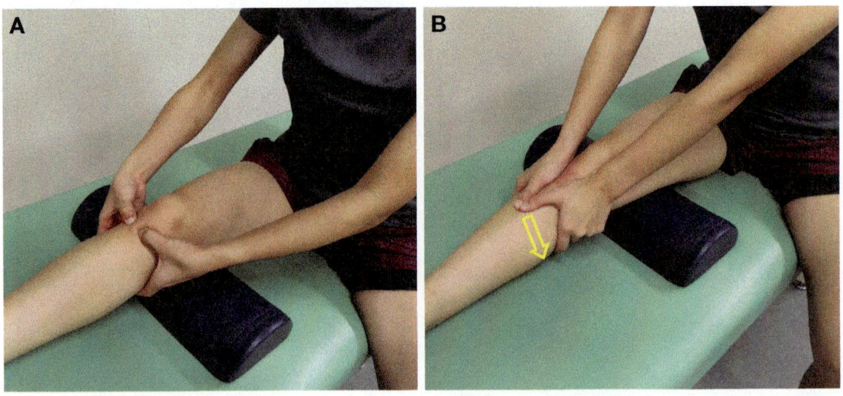

그림 14 무릎 신전운동의 정상화(무릎신전 시 경골 후방 가동성 개선)

A: 슬개건-경골 사이의 가동성 개선. 슬개건 아랫쪽과 경골 사이에 손가락으로 비벼 문질러서 심부 슬개골하점액낭 주위의 활주를 개선시킨다.

B: 경골 후방 모빌라이제이션. 대퇴골 밑에 수건 등을 깔고 경골을 후방으로 눌러준다.

● bone-patellar tendon-bone (BTB)

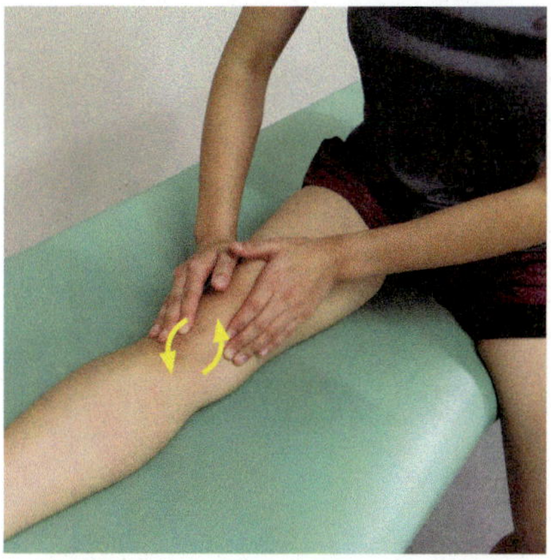

그림 15　Q-세팅 + 슬개골 유도

슬개골 외반회전(하극 외측방향 자세변화)이 두드러진 경우 슬개골을 내반회전 방향으로 유도하면서 내측광근의 수축을 의식하게 한다.

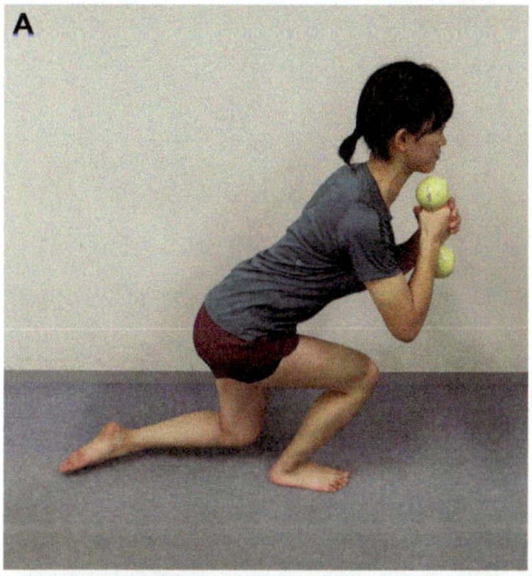

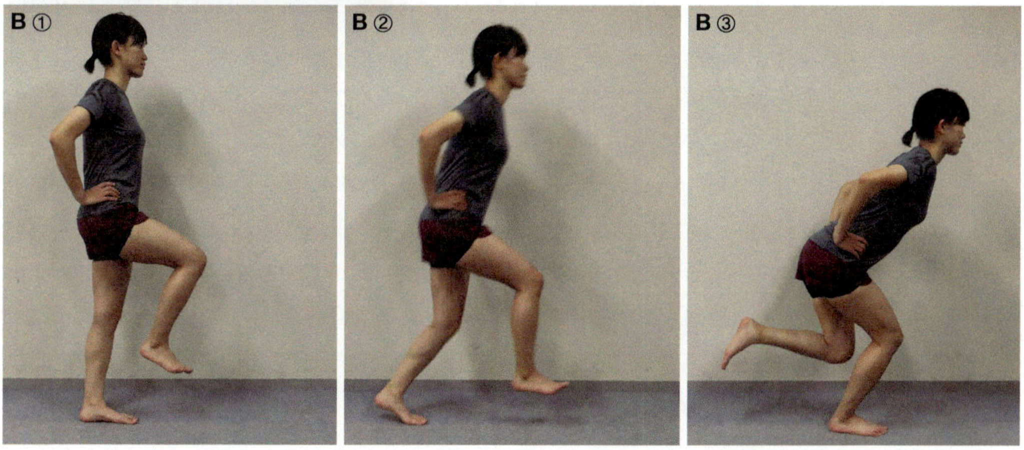

그림 16　한 다리 뛰기 동작 획득을 위한 운동

A: 한 다리 스쿼트. 평행(대퇴가 바닥과 평행) 스쿼트 각도까지 체간이나 골반의 보상움직임이 없도록 하고, 여유가 있으면 부하를 가한다.

B: 드롭 스쿼트. 원심성 단계를 의식하도록, 아래로 내려가는 상황을 신속히 실행하여 충격 흡수 능력을 향상시킨다.

제 3 장 무릎관절

3.3 무릎내측측부인대 손상

1 발생 메커니즘(그림 1)

무릎내측측부인대(MCL) 손상은 스포츠 분야의 대표적인 무릎 외상 중 하나로, 발생 빈도는 비교적 높다. 부상 기전은 접촉형과 비접촉형으로 크게 나뉘는데, 어느 쪽이든 강제로 무릎이 외반되어 MCL이 손상된다. MCL 손상 후에는 관절 불안정성이 나타나고, 그에 따른 기능저하나 이상 동작이 나타난다. 또한 손상 부위 주변이 부어오르기 때문에 주변 조직과의 활주 이상이 가동범위를 제한하거나 운동할 때 불편함을 유발할 수 있다. 이처럼 MCL 손상은 급성 외상이지만, 만성적인 문제가 생기기 쉬운 질환이다. MCL 손상 후에 일어나는 전형적인 문제를 흐름도로 나타내었다(그림 1).

MCL 손상에서는 대퇴골 내측 상과나 거위발건 주변 종창이 확산되므로 주변 조직의 활주 이상이 발생하기 쉽다(그림 1①). 무릎관절 신전 · 굴곡 시 거위발 근육이나 내측광근의 활주 이상이 생기면, 무릎관절 운동 시 근육신장 느낌이나 통증을 호소하기 쉽다. 또한 손상이 MCL 심층의 후방사선인대(POL)에까지 미치면 반막양근이나 슬와근에도 활주 이상이 생기므로 무릎신전 제한(하퇴 내측 후방이동 제한)이 생길 수도 있다. MCL 손상 후에는 슬외반 · 하퇴 외회전 불안정성이 발생하므로(그림 1②), 보행 동작 등에서 toe-out · 외측 하중이 되기 쉽고(그림 1③), 보상적인 고관절 내전 · 내회전이나 골반 외측방향 이동이 발생하기 쉽다. 그 결과, 하퇴 외회전 얼라인먼트의 고착에 의한 MCL의 치유가 늦어지거나, 스포츠 동작 시 knee-in toe-out이 유발로 경기 복귀 후 MCL 손상의 재부상 리스크로 이어진다(그림 1④).

2 주요 증상

통증 발생 장면

부상 상황에서 접촉 유무를 확인한다. 어느 경우든 어떤 외력이 무릎에 가해졌는지가 중요하며, 인대손상을 의심함과 동시에 합병손상이 의심되는 조직을 추측

- 내측측부인대: medial collateral ligament (MCL)
- 후방사선인대: posterior oblique ligament (POL)

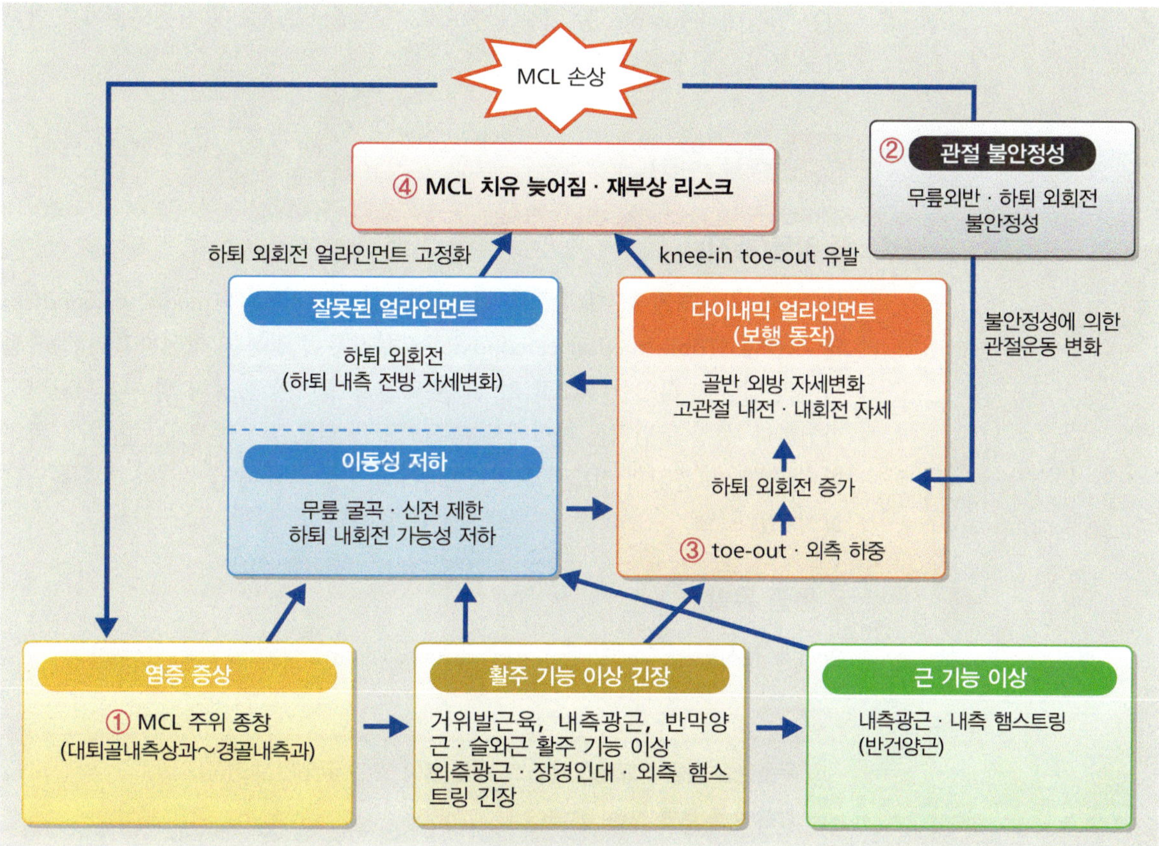

그림 1 MCL 손상 후의 고질적인 문제 및 재부상 위험 플로우챠트

해 보는 것도 필요하다.

또, 비접촉(non-contact) 손상의 경우에는 부상기전동작에 대해 자세히 문진한다. 재부상 예방 관점에서 경기에 복귀할 때는 부상기전이 된 동작에 대해 다이내믹 얼라인먼트 평가를 충분히 해야 한다.

통증의 종류

부상 후 증상의 종류를 확인하고, 환부의 상태를 판단한다. 외반스트레스를 가했을 때 통증은, 손상된 MCL의 염증이 남아있음을 의미한다. 안정 시 약간의 통증이나 불편함이 있는 경우에도 염증이 계속 남아있는 경우가 많다. 체중을 지지할 때 공포감은 인대의 손상에 따른 불안정성이 원인인 경우가 많다. 무릎관절 운동에 따르는 걸리는 느낌은, 급성기에서 관절 내 병변이 합쳐질 가능성이 있으므로 의사에게 확인해야 한다.

ADL 상의 통증 유무

보행이나 계단을 올라갈 때 유각기의 통증은, MCL 주위의 연부조직의 활주 이상이나 잘못된 얼라인먼트의 고착을 의심하고, 입각기 통증이면, 체중지지 시 근

- 일상생활동작: activities of daily living (ADL)

기능 이상이나 toe-out 등 이상 동작으로 환부에 스트레스가 집중되는지를 의심하고 동작을 관찰한다.

3 통증 검사

압통(촉진)

MCL 손상은 크게 3군데 압통을 확인한다. 대퇴골내측상과(medial epicondyle)와 경골내측(tibia medial epicondyle)에 부착부위 압통을 확인하고, 내측관절 사이의 압통을 확인한다(그림 2). 또한 촉진을 통하여 종창의 범위나 단단함도 확인한다. 종창의 범위를 확인해서 활주 이상을 일으킬 우려가 있는 부위를 확인할 수 있으며, 종창의 정도를 확인하여 염증상태를 파악해 급성기의 종료를 판단할 수 있다.*1

*1 급성기의 종창은 수분을 많이 함유하고 부드러우며, 아급성기가 되면 점도가 높아지고 단단해진다.

통증 유발

아래에 제시하는 스페셜 테스트나 관절운동, 하중동작의 통증을 평가한다.

CHECK POINT

- □ **무릎관절 외반 스트레스 테스트**: 무릎 굴곡 30°/무릎 완전 신전
- □ **강한 수동 무릎 신전 · 굴곡(3.1의 그림 3)**
- □ **체중지지 동작 시(양 다리 스쿼트)**

재활에 있어서 무릎관절 외반스트레스 테스트의 의미는, 통증유발 목적과 함께 조직손상의 범위나 조직의 치유 과정을 파악하는 것이다. 그래서 통증의 유무뿐만 아니라 통증부위나 불안정성의 변화도 주의 깊게 평가한다. 무릎 굴곡 30° 정도에서 외반 스트레스 통증이 심한 경우에는 MCL 표층(전방) 섬유가 손상된(I도 또는 II도 손상) 것을 시사하고 있으며, 무릎 완전 신전자세에서 통증이 나타난 경우에는 MCL 심층(이하 POL)의 손상도 동반하고 있을 가능성이 있어 중증(III도 손상)으로 짐작할 수 있다.[1] 조직치유가 진행되면서 불안정이 개선되고 끝 느낌(end feel)이 느껴지기 때문에, 주기적으로 평가하는 것이 중요하다.

강한 수동 무릎신전에서, POL이 손상되면 통증이 생길 때가 많다. 만성 사례에서는, 손상된 MCL 주위의 활주 이상이 생기기 때문에, 거위발건 부위 근육 등이 무릎신전운동에 따른 전방이동이 제한되므로, 국소적인 신장 스트레스가 심해져 통증이 생기기도 한다. 강한 수동 무릎 굴곡검사는 MCL 표층(전방)이 손상되었을 경우에 통증이 발생하는 경우가 많다. 또한 MCL의 대퇴골 부착부의 손상으로 내측광근 주위의 활주 이상이 발생하여, 무릎 굴곡 시 인대 신장에 의한 전내측 통증을 호소할 때가 있다.

하중동작에서 통증은, 런지 자세로 확인한다(그림 3A). 체중지지 않는 상태에

◉ 문헌
1) 나카무라 코조 외 편집: 정형외과 clinical passage 7 하지의 스포츠 외상과 장애. 나카야마 서점, 2011

● 내측측부인대: medial collateral ligament (MCL)
● 후방사인대: posterior oblique ligament (POL)

서는 통증이 없고, 체중지지 동작에서만 통증이 나타나는 경우에는, 무릎관절주위 근 기능(특히 안쪽 햄스트링)이나 부상 부위 이외(족관절이나 고관절) 기능감소를 의심한다.

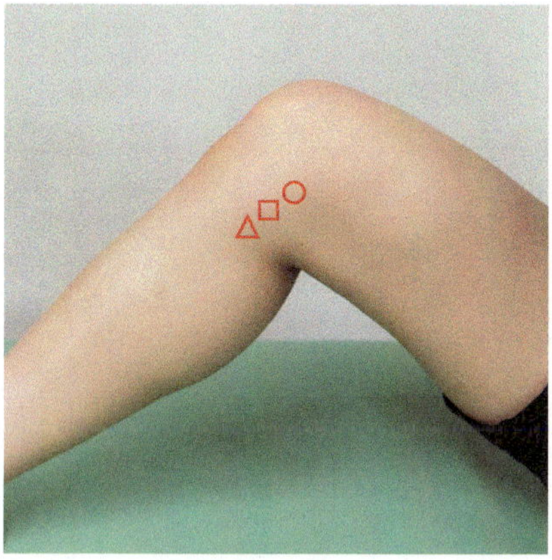

그림 2 내측 측부인대의 압통
○: 대퇴골 내측상과(대퇴골 부착부), △: 경골내측과(경골 부착부), □: 내측 관절 사이(인대 실제부위).

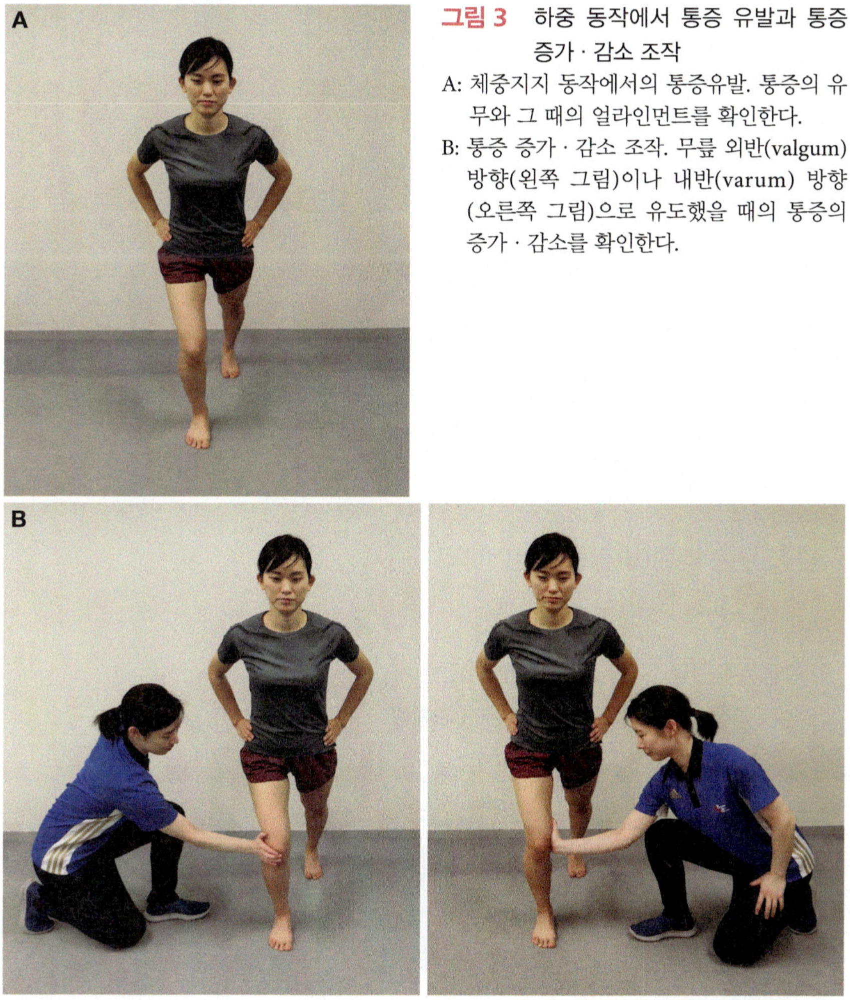

그림 3 하중 동작에서 통증 유발과 통증 증가 · 감소 조작
A: 체중지지 동작에서의 통증유발. 통증의 유무와 그 때의 얼라인먼트를 확인한다.
B: 통증 증가 · 감소 조작. 무릎 외반(valgum) 방향(왼쪽 그림)이나 내반(varum) 방향(오른쪽 그림)으로 유도했을 때의 통증의 증가 · 감소를 확인한다.

● 무릎전방십자인대: anterior cruciate ligament (ACL)

통증증가 · 감소 테스트

부상 직후의 급성기를 제외하고, 통증 유발로 양성이었던 운동에 대해 도수 조작을 하여, 통증감소의 유무를 확인한다. 통증 감소의 정도를 바탕으로 재활 프로그램에서의 우선순위에 참고한다.

CHECK POINT

- □ **무릎 굴곡 · 신전+하퇴내회전의 유도(3.1의 그림 4A, B)**
- □ **하중 동작 시의 무릎 내외반(knee-out, knee-in) 유도(그림 3B)**

*2 '3.1 무릎전방십자인대 손상(재건술 전)' (p.60) 참조.

무릎 굴곡 · 신전 시 하퇴 내회전 유도는 ACL 수술 전[*2]와 동일하게 한다.

체중지지 동작의 통증에 대해서는, 무릎을 내반(knee-out)이나 외반(knee in)으로 유도했을 때 통증의 증가 · 감소 유무를 확인한다. 무릎 내반 유도로 통증이 감소하고, 외반 유도로 악화되면 무릎외반이 증가하는 다이내믹 얼라인먼트를 판단하고, 그 원인을 부상 부위 외까지 포함하여 평가한다.

4 기능 평가

얼라인먼트(문제가 되는 얼라인먼트 파악)

평가 항목

- □ **하퇴**: 외회전(외측 후방이동/내측 전방이동)
- □ **무릎관절**: 내/외반(하퇴 외측방향이동)

얼라인먼트 평가는 ACL 수술 전[*2] 평가와 마찬가지로 실시한다. MCL 손상 후에는 하퇴 안쪽의 전방이동에 의한 하퇴 외회전 얼라인먼트가 나타나는 경우가 많으므로 놓치지 않도록 주의한다.

관절 운동 패턴(비정상 패턴 파악)

평가 항목

- □ **수동 무릎관절 신전 · 굴곡 시 하퇴회전운동(screw home movement)**
- □ **능동 무릎관절 굴곡 운동(대퇴이두근 과활동에 의한 하퇴 외회전)**
- □ **knee swing시 하퇴 내외회전운동**

수동 무릎관절 신전 · 굴곡 시 하퇴회전운동 및 능동 무릎관절 굴곡운동 평가는 ACL 수술 전[*2] 평가와 마찬가지로 실시한다.

knee swing 시 하퇴 내/외회전 운동 평가에서, 양 다리를 어깨 너비로 벌리고 무릎을 약간 굴곡한 자세로 양 무릎을 좌우로 크게 흔들었을 때의 하퇴의 움직임

- 무릎전방십자인대: anterior cruciate ligament (ACL)
- 내측측부인대: medial collateral ligament (MCL)

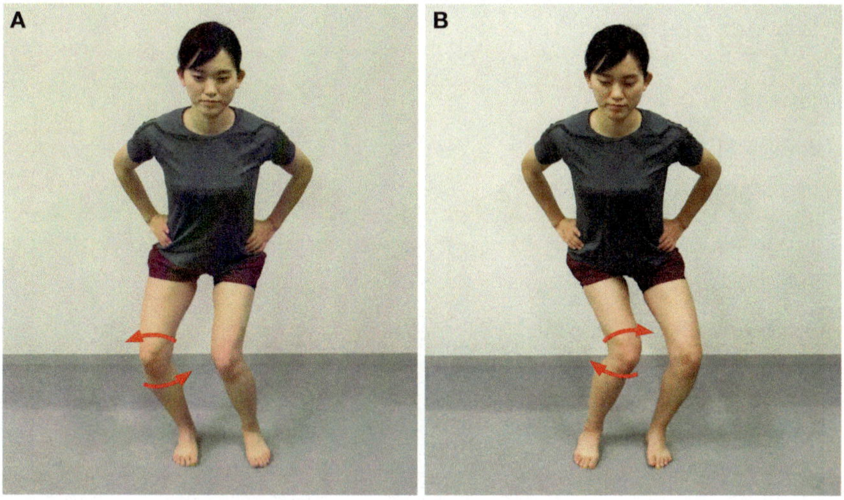

그림 4 knee swing test(오른쪽을 환측으로 함)
발끝을 정면으로 향하여, 양 무릎을 작은 각도 굴곡자세로 좌우로 무릎을 크게 흔들었을 때의 하퇴 내외 방향의 이동량을 평가한다(A, B). 오른쪽 하퇴의 내회전 제한으로 인해 오른쪽 무릎 외측방향 이동량은 작아지고 있다(A).

을 좌우 차이로 비교한다(**그림 4**). 하퇴 외회전 얼라인먼트(하퇴 내회전 가동성 저하)를 보이는 경우에 무릎 내측 방향 이동량(knee-in)이 커져 무릎 외반 운동이 증가하고, 외측방향 이동량(knee-out)은 작아진다.[2)]

◉ **문헌**

2) 다마키 타츠야: 농구: 리바운드 동작 · 착지 동작 등의 감속 동작을 중심으로. 물리치료 2017; 34(7): 656-666.

가동범위 · 가동성(제한인자 확인)

평가 항목
□ 무릎관절 신전/굴곡 가동범위
□ 하퇴 내회전(외측 전방이동/내측 후방 이동) 가동범위

ACL 수술 전[*2]과 동일하게 평가한다. 무릎 신전 · 굴곡 시 각각 어느 부위의 통증이나 신장느낌이 강한지 확인하고, 외반스트레스를 가했을 때 통증유발 등도 고려하여, 인대성 통증인지 활주 이상으로 인한 통증인지 판단한다. 굴곡 시 무릎 안쪽이면 내측광근 주위의 활주 기능 이상을 의심하고, 신전 시 무릎안쪽이면 거위발건 주위의 활주 기능 이상일 가능성이 높다. 또한 MCL 손상 후 하퇴 외회전 얼라인먼트(하퇴내측의 전방이동)의 정착에 의해 경골 내측의 후방이동제한이 생기기 쉽다. 경골 내측과 후방의 비복근 내측두–반건양근, 반막양근–슬와근 사이의 활주 기능 이상이나 거위발건–거위발점액낭 유착 등을 의심한다.

근력 · 근 기능 검사

평가 항목
【비체중지지 시 근 기능】
□ Q-세팅
□ 무릎관절 굴곡(엎드린 자세)
【체중지지 시 근 기능】
□ **스플릿 스쿼트에서 무릎관절에 저항**: 전방/내측

ACL수술 전[*3]과 동일하게 평가한다.

*3 '3.1 무릎전방십자인대 손상(재건술 전)' (p.60) 참조.

MCL 손상 후에는 하퇴 안쪽을 후방으로 유도하는 내측 햄스트링 기능이 중요해지기 때문에, 엎드린 자세에서 무릎관절 굴곡, 특히 하퇴 내회전에서 무릎관절 굴곡근 기능(내측 햄스트링 기능)을 평가하는 것이 중요하다.

동작 분석

평가 항목
□ 양다리 스쿼트(그림 5)
□ 한 다리 스쿼트

기본 동작으로서 양다리 · 한 다리 스쿼트를 평가한다. 양다리 스쿼트에서는 MCL의 스트레스로 직결되는 무릎관절 외반 · 외회전 운동이 생기지 않았는지 평가한다.

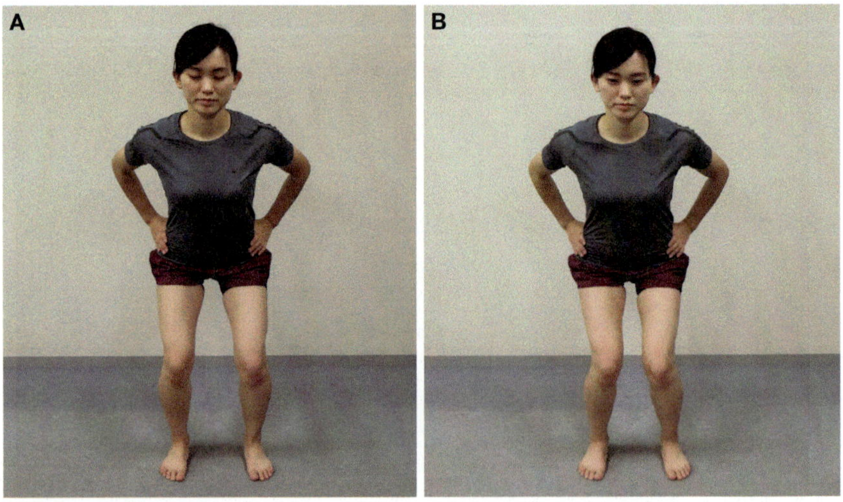

그림 5 양 다리 스쿼트의 평가
A: 좋은 예: 고관절-무릎관절-족관절이 일직선으로 늘어서 있다.
B: 나쁜 예: 관절 내전 · 내회전이 증가하고, 무릎 외반 · 하퇴 외회전이 발생하고 있다.

● 무릎전방십자인대: anterior cruciate ligament (ACL)
● 무릎내측측부인대: medial collateral ligament (MCL)

족관절 배굴 제한이나 고관절 근 기능 저하로 인해 knee-in, toe-out이 유발되기 쉽다.

한 다리 스쿼트의 평가는 ACL 수술 전*3 및 수술 후 조기와 동일하게 실시한다.

5 재활 및 예방

목표 설정(스포츠 동작 시작까지)(그림 6)

MCL 손상 시 증상의 정도에 따라 복귀 시기가 다르다. 보존 요법의 경우, Grade I은 염증이나 통증을 없애는 즉시 복귀가 가능하며, Grade II는 4~6주간, Grade III에서는 8주간 이후에 복귀하는 것을 목표로 한다.[3)]

MCL 손상 후 재활의 포인트는 ① 조기에 염증을 진정시켜 얼라인먼트와 무릎관절 가동범위를 회복시키고 ② 무릎관절 주위 근육 근 기능을 개선 ③ 한 · 양다리 스쿼트 등 기본 동작의 안정성 획득이다.

재활의 경과 중 무릎외반 불안정성을 순차적으로 도수 검사하고, 인대성 앤드필(firm: ligamentous stretch)이 느껴지면, 서서히 측면으로 스텝운동 등을 시작한다. 공포감이 강한 경우나 동작의 안정성을 얻지 못한 상황에서는 테이핑 등 보조적 수단을 이용한다.

◉ 문헌

3) 다케토미 슈지, 후쿠바야시 토오루 편집: 애슬레틱 재활 가이드 제2판. 분코도, 2018: 190-195.

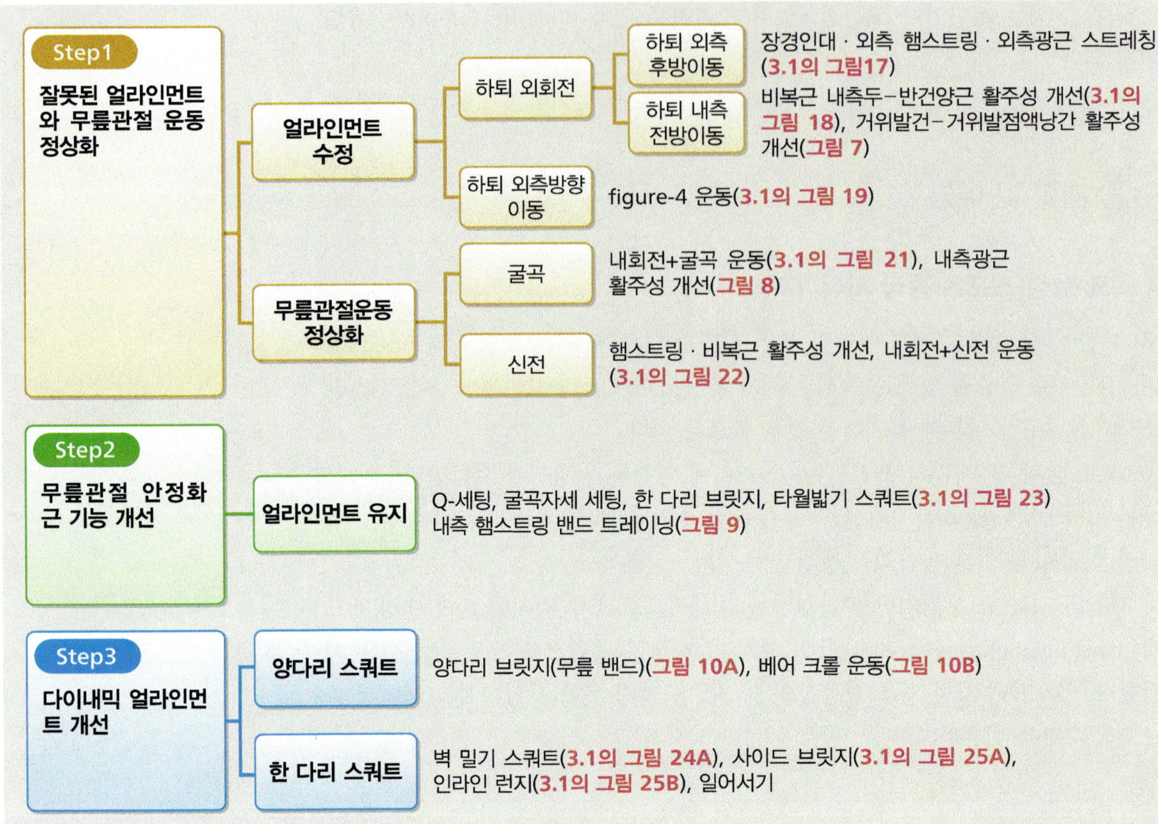

그림 6 MCL 손상 후 재활 트리 다이어그램

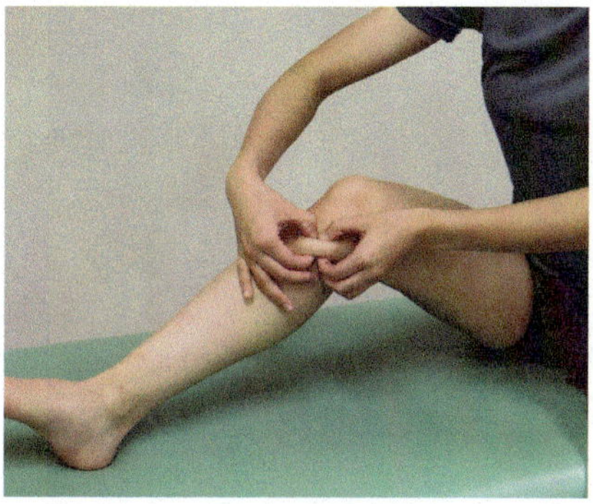

그림 7 하퇴 외회전 얼라인먼트 수정(하퇴 내측 후방 가동성 개선)
거위발근육과 거위발점액낭 사이에 손가락으로 잡고, 무릎을 굽혀 활주성을 향상시킨다.

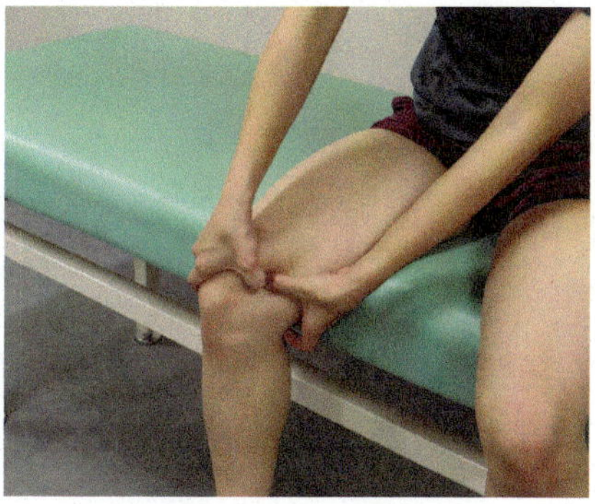

그림 8 내측광근 스트레칭
내측광근의 하단 경계를 손가락으로 누르고 무릎을 굽혀 활주성을 향상시킨다.

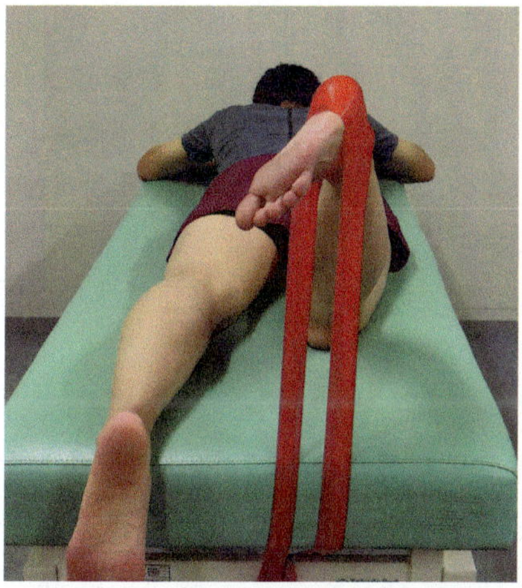

그림 9 내측 햄스트링의 밴드 트레이닝
엎드린 자세에서 밴드에 저항하면서 하퇴 내회전 + 무릎굴곡 운동을 하여, 내측 햄스트링의 기능을 개선한다.

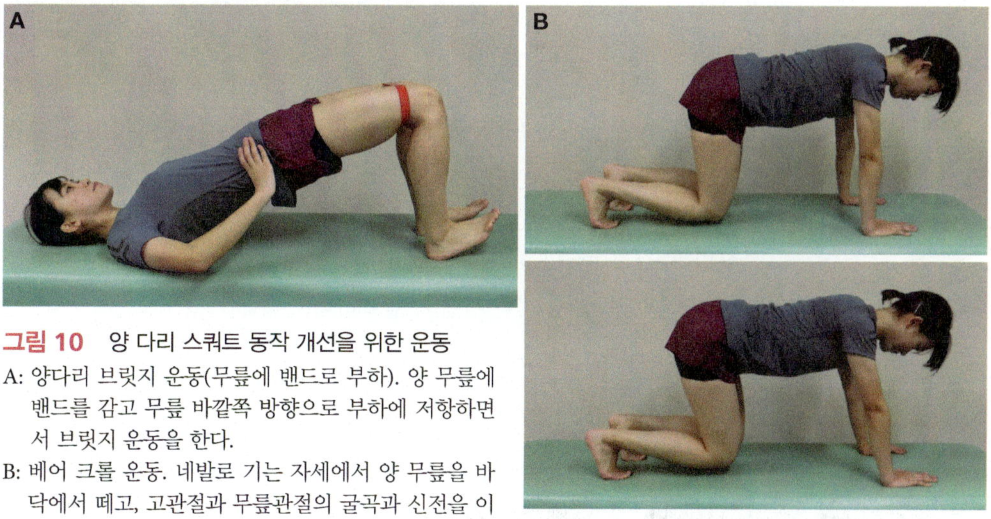

그림 10 양 다리 스쿼트 동작 개선을 위한 운동
A: 양다리 브릿지 운동(무릎에 밴드로 부하). 양 무릎에 밴드를 감고 무릎 바깥쪽 방향으로 부하에 저항하면서 브릿지 운동을 한다.
B: 베어 크롤 운동. 네발로 기는 자세에서 양 무릎을 바닥에서 떼고, 고관절과 무릎관절의 굴곡과 신전을 이용하여 몸을 앞뒤로 흔든다.

제3장 무릎관절

3.4 무릎 신전 메커니즘 장애 (오스굿-슐래터병, 슬개건염)

1 발생 메커니즘(그림 1)

오스굿-슐래터병(OSD)이나 슬개건염은 경골조면이나 슬개건에 대한 신장(견인) 스트레스로 인해 발생하는 질환이다. 성장기 장애인 OSD는 경골조면의 취약성(**그림 1⑦**)과, 급격한 신장증가에 의한 근유연성 감소가 배경이며, 잘못된 동작이나 급격한 운동량 증가로 발병한다. 슬개건염은 대부분 만성발병으로 슬개건에 대한 반복적인 신장 스트레스로 인해 지속적인 염증(이상혈관의 증식)으로 건의 변성(**그림 1⑧**)이 나타나서 치료에 어려움을 겪는 경우가 많다.

구체적인 발생 메커니즘의 기본인, 무릎 신전 메커니즘 장애는, 대퇴사두근의 긴장으로 슬개골의 상향 위치변화나, 후방 경사로 잘못된 얼라인먼트, 경골이 앞쪽으로 이동하여 슬개건 및 경골조면의 위쪽에 과도한 신장 스트레스 때문에 발생한다(**그림 1①③**). 위쪽으로 신장스트레스와 더불어 슬개골의 바깥쪽 위치변화나 외회전, 경골의 외회전에 의해 바깥쪽으로 신장 스트레스가 가해져 발병하는 예도 있다(**그림 1②④**). 그 때문에 얼라인먼트 개선을 위한 근육 유연성 개선은 중요하지만, 무게중심이 뒤쪽으로 옮겨져서, 과도한 무릎 신장모멘트가 요구되는 동작 패턴(**그림 1⑥**)에서는, 무릎 이외 부위(족관절이나 고관절 등)의 유연성을 향상시켜 정상적인 동작을 획득하는 것이 중요하다. 또한 슬개건 및 경골조면(tuberosity)의 염증이 없어진 후 슬개건이나 경골조면 주위의 유착이나 구축이 남아있어 통증이 지속되고 있는 경우도 있다(**그림 1⑨**). 이런 점에서 무릎신전 메커니즘 질환의 치료는, 뼈의 성장 단계와 부상 부위의 상태를 확인한 후, 시상면뿐만 아니라 수평면이나 관상면에서 스트레스를 파악하여, 슬개골과 경골 얼라인먼트의 잘못된 동작에 대한 판단이 필요하다.

2 주요 증상

통증 발생 상황

통증의 급성/만성발병 및 통증이 나타나는 동작을 조사한다. 달리기나 스쿼트,

● 오스굿-슐래터병: Osgood-Schlatter disease (OSD)

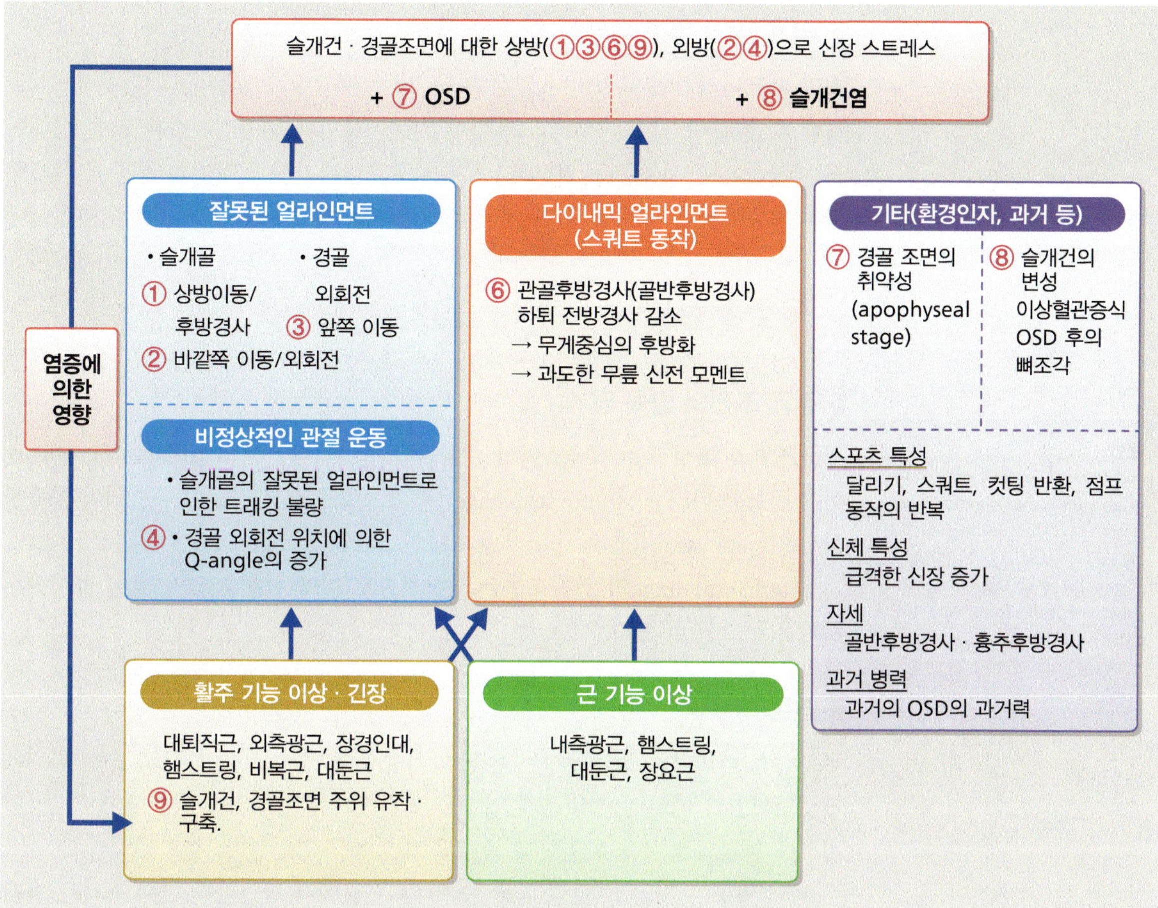

그림 1 무릎신전 메커니즘 장애(OSD · 슬개건염) 발생 메커니즘

방향전환 동작 시나, 점프동작이나, 착지 시 급성발병인지 만성발병인지 확인하고 급성발병이면 뼈 손상을 의심한다. 또, 달리기 중 recovery phase에 아픈 경우는 비체중지지 시 기능을, support phase에 아픈 경우는 체중지지 시 기능에 주목하여 기능 평가를 한다.

통증의 종류

부상 후 증상을 확인하고 부상 부위의 상태를 판단한다. 둔한 통증은 만성통증의 경우가 많고, 날카로운 통증은 뼈손상을 의심한다. 또한 슬개건이나 대퇴사두근 주위에 활주 기능이상이 생기면, 무릎을 굴곡 신전할 때 당겨지는 느낌을 받을 수 있다.

ADL 상의 통증 유무

계단 오르내리기의 유각기나 앉은 자세, 또는 쭈그리고 앉는 등 무릎을 많이 굴곡할 때 통증이라면, 연부조직의 활주 기능이상이나 체중지지하지 않은 상태에서 발생하는 만성통증을 의심하고, 계단 오르내리기의 입각기의 통증이면 체중지지 기능에서 문제가 발생하는 만성통증을 의심해야 한다.

3 통증 검사

경골 조면의 발육 단계(그림 2)

경골조면의 골성장은 경골조면의 이차골화가 나타나기 전(cartilaginous stage), 이차 골화가 나타난(apophyseal stage), 이차 골화중심과 경골이 유합되어 돌출을 형성한(epiphyseal stage), 골단부위가 닫힌 후(bony stage), 4단계로 분류된다.[1)]

apophyseal stage의 경골조면은 역학적으로 취약하며 OSD가 많이 발생하는 시기로 보고된 바 있다.[2)]

◉ 문헌
1) Ehrenborg G, et al: Roent-genologic changes in the Os-good Schlatter lesion. Act Chir Scand 1961; 121: 312-327.
2) Ogden JA, et al: Osgood-Schlatter lesion. J Bone Joint Surg 1980; 62(A): 732-739.

압통(그림 3)

무릎신전 메커니즘 장애에서는 손상될 가능성이 있는 조직이 작고 좁은 범위에 집중되어있기 때문에 정밀하게 압통을 평가하여 손상부위를 확인해야 한다. 먼저 뼈 · 관절의 압통을 확인한 후 연부조직 압통을 확인한다.

뼈의 압통은 경골조면, 슬개골, 슬개대퇴관절에서 확인한다. 연부조직은 슬개건, 슬개하 지방패드의 압통을 확인한다. 급성기로 슬개하지방패드에 염증이 있는 경우에는 슬개건과 지방패드의 통증 감별이 어려울 수 있다. 또한 압통점이

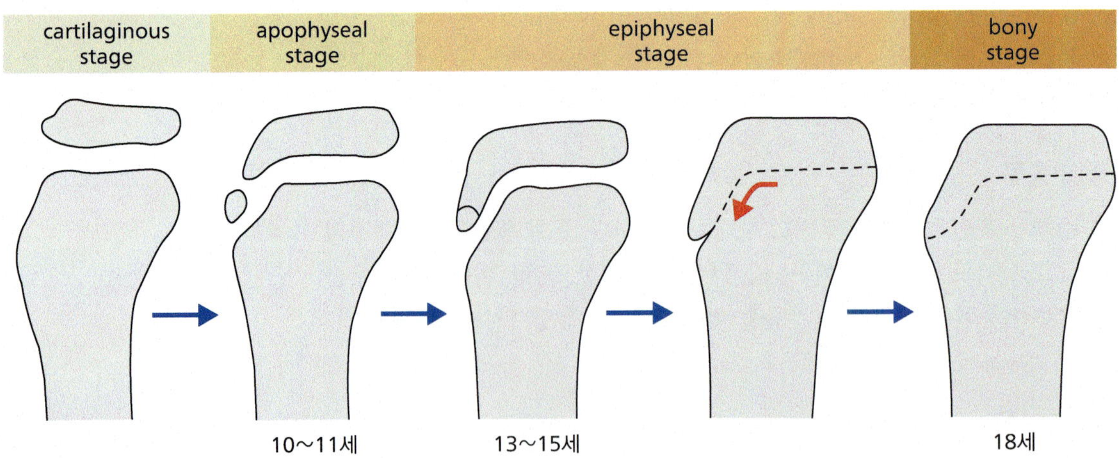

그림 2 경골조면의 발육단계

● 일상생활동작: activities of daily living (ADL)

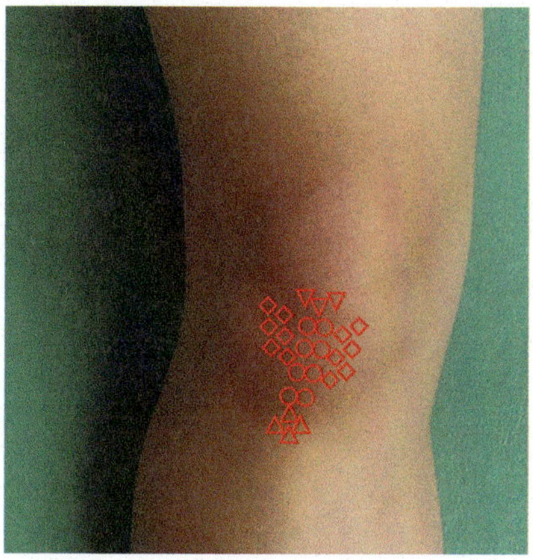

그림 3 압통
○: 슬개건, ◇: 슬개하지방패드,
△: 경골조면, ▽: 슬개골, 슬개대퇴관절.

조직의 중앙인지, 바깥쪽 혹은 안쪽에 있는지를 확인해야 한다. 압통점이 바깥쪽이나 안쪽에 국한되어 있는 경우에는 시상면상의 기능의 문제점뿐만 아니라, 관상면상이나 수평면상에서의 문제점으로부터 메커니즘을 판단할 필요가 있다.

통증 유발

아래에 열거된 관절운동 또는 근조직의 수축 시 통증과 동작 시 통증을 평가한다.

CHECK POINT

- □ **무릎관절 굴곡**: 다리 펴고 앉기/엎드린 자세
- □ **무릎관절 신전 저항**: 신장자세/90° 굴곡자세
- □ **쪼그리고 앉기**
- □ **스쿼트**

무릎관절을 수동 굴곡시켜 무릎 앞쪽 통증을 확인할 때 두 관절 근육(two joint muscle)의 영향을 고려하여 다리를 펴고 앉은 자세와 엎드린 자세로 평가한다. 수축할 때 통증은 무릎관절 신전/90° 굴곡자세로, 구심성/원심성/등척성 수축의 무릎관절 신전 저항을 주어, 각각의 관절각도, 수축형태에 따른 통증을 평가한다. 또한 무릎을 많이 굽혀 쪼그려 앉거나, 원심성 강한 부하가 발생하는 스쿼트 동작과 같은 통증도 평가한다. 압통과 비슷한 통증이 나타나는 조직의 위치를 확인한다.

통증 증가, 감소 테스트

통증 증가로 양성반응인 관절운동과 수축 시 통증에 대하여, 도수로 얼라인먼트 조작을 하여, 통증감소 여부를 확인한다. 통증감소를 토대로 재활 프로그램에서의 우선순위에 참고한다.

CHECK POINT

□ **얼라인먼트 조작**:

- 무릎관절 굴곡/신전 저항 + 슬개골 유도(아래방향/안쪽방향/안쪽회전/전방경사)
 + 슬개건 압박

- 스쿼트 + 관골 전방경사 유도
 + 하퇴 전방경사/내회전

무릎관절 굴곡 또는 신전 저항 시에 도수로 슬개골 유도나 슬개건 압박을 하여, 통증의 감소 · 증가의 여부를 평가한다(**그림 4A**, **B**). 슬개골을 유도하여 통증 부위에 신장 스트레스를 일으키는 잘못된 얼라인먼트를 밝혀내고 그 스트레스의 방향을 판단한다.

또, 스쿼트 시에는 관골전방경사나 하퇴전방경사/내회전을 유도하여 통증감소의 유무를 평가한다. 관골전방경사나 하퇴전방경사에 의해 통증이 감소하는 경우에, 무게중심이 후방으로 가는 무릎신전 모멘트 증가를 통증의 한 요인으로 생각할 수 있다. 하퇴 내회전으로 통증이 감소하는 경우, 하퇴 외회전의 잘못된 얼라인먼트로 무릎관절 Q-angle이 증가하고, 슬개골 바깥쪽으로 견인력이 증가하는 것이 통증의 원인 중 하나일 수 있다.

4 기능 평가

얼라인먼트(문제가 되는 얼라인먼트 파악)

평가 항목

□ **경골**: 전방이동/외회전

□ **슬개골**: 상방이동/ 외측이동/ 외회전/후방경사

하퇴의 얼라인먼트 평가는 전방이동과 외회전을 확인한다. 평가 방법은 **'3.1 전방십자인대 손상(재건술 전)'**의 항(p.60)을 참조한다. 슬개골의 얼라인먼트는 상단과 하단을 촉진하여 상/하방이동, 내/외측방향 이동, 내/외회전, 전방/후방경사를 확인한다(**그림 4A**). 특히 상방이동과 후방이동의 얼라인먼트는 슬개건이나 경골조면에 대한 위쪽방향 신장스트레스를 일으키고, 바깥쪽이동과 외회전의 얼라인먼트의 견인력은 바깥쪽 이동이나 비틀림을 일으킨다. 또한 슬개골 얼라인먼트 불량은 대퇴골 활차(도르래) 안정성 감소로 내측광근의 기능이상을 일으킨다.

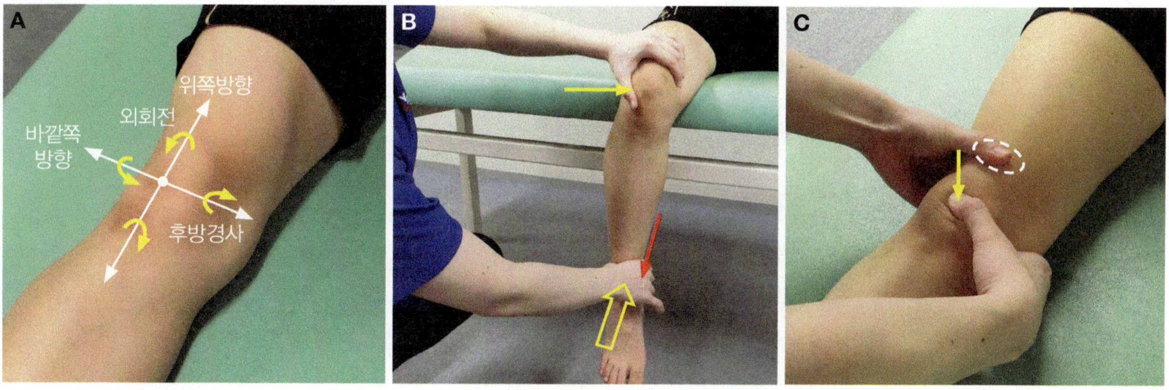

그림 4 슬개골의 평가

A: 슬개골의 운동 방향.

B: 슬개골 유도: 슬개골을 안쪽방향/내회전으로 유도하면서 무릎관절 신전 저항 시 통증을 평가한다. 마찬가지로 아래방향/전방경사로 유도해서 평가한다.

C: 슬개골의 가동성 평가: 슬개골의 하단을 대퇴골 쪽으로 누르고, 위쪽 들뜸으로 전방경사 가동성을 평가한다. 마찬가지로 후방경사/내 · 외회전 가동성도 평가한다.

관절 운동 패턴(비정상 패턴 파악)

평가 항목

- ☐ **무릎관절 굴곡 시**: 경골 전방 활주 · 내회전 운동 감소
- ☐ **Q-세팅 시**: 슬개골 외측방향이동 · 경골 후방 가동성 감소

비골두 및 경골내측과를 촉진하면서 무릎관절을 굴곡시킨다. 경골 앞쪽방향 활주가 감소할 때는 햄스트링이나 비복근, 뒷쪽 관절낭의 활주 기능이상이 발생했을 가능성이 높고, 내회전운동이 감소되고 있을 때에는 장경인대나 외측광근에도 긴장이 의심된다(**그림 5**).

세팅 시의 슬개골과 경골을 촉진하여 수축에 따라 슬개골의 바깥쪽방향 위치 변화가 발생할 경우에는 내측광근 기능이상을 의심한다. 경골의 후방 가동성이 감소되고 있는 경우에는 햄스트링이나 슬와부, 후방 관절낭 등의 후방조직이 움

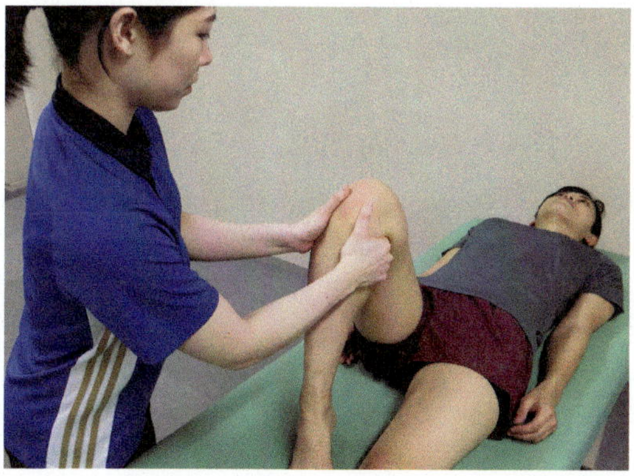

그림 5 관절 굴곡 시 경골 운동

비골두 및 경골내측과(medial tibial condyle)를 촉진하면서 무릎관절을 굴곡시켜, 굴곡에 따른 정상적인 경골의 앞쪽이동과 내회전 움직임이 일어나는지 확인한다.

직임을 제한하거나, 대퇴사두근 슬개하지방패드 등의 전방조직이 후방으로 움직이지 않는 것으로 의심된다.

가동범위 · 가동성(제한인자 확인)

평가 항목
□ 무릎관절 신전/굴곡 가동범위
□ 하퇴 내회전 가동성
□ 슬개골 가동성(아래방향/내측방향/내회전/전방경사/후방경사)
□ 관골전방경사/고관절 굴곡 가동범위
□ 하지직거상검사(SLR-t)
□ 족관절 배굴 가동범위

무릎관절 신전가동범위 제한이 존재하는 경우에, 햄스트링이나 슬와근, 하퇴삼두근 등 후방 근육의 근 긴장을 촉진한다. 굴곡 가동범위 제한이 존재하는 경우에는, 관절 내 종창이나 슬개상점액낭, 슬개하 지방패드의 구축, 대퇴사두근의 근 긴장을 촉진한다. 굴곡 가동범위는 엎드린 자세도 확인하여, 대퇴직근의 긴장정도를 파악한다. 또한 경골의 후방/내회전의 가동성도 확인한다. 평가방법은 '3.1 무릎전방십자인대 손상(재건술 전)' 항(p.60)을 참조한다. 경골 후방가동성이 감소되면서, 경골이 앞쪽으로 이동되고 슬개건의 장력이 높아져서 통증을 유발할 수 있다.

다음으로 수동적으로 슬개골 가동성을 확인하고(그림 4A, C), 슬개골의 잘못된 얼라인먼트 원인이 되는 조직을 평가한다. 아래방향으로 가동성이 감소되어 있는 경우는, 대퇴사두근 긴장이나 슬개골 위쪽점액낭 유착이 의심된다. 안쪽방향 및 내회전 가동성이 감소되어 있는 경우 외측광근과 장경인대 활주 기능 이상 · 긴장이나 외측 슬개지대(retinaculum)로 지나가는 근육의 활주 기능 이상으로 외측 슬개지대 구축이 생겼을 수 있다. 전방경사 가동성이 감소되는 경우 중간광근이나 슬개골 위쪽 점액낭 활주 기능 이상이 발생할 수 있다. 또한 후방경사 가동성 감소는 경골조면과 슬개건 유착, 또는 슬개골하지방패드 구축에 의해 활주기능 이상으로 발생할 수 있으며, 염증이 사라진 후에도 동작 시 통증의 원인이 된다.

관골 전방경사, 고관절 굴곡, SLR, 족관절 배굴의 가동범위 제한은, 동작 시 후방 중심이동의 원인이 되므로 대둔근 및 햄스트링, 하퇴삼두근의 긴장, 활주기능 이상을 확인한다.

- 하지직거상검사: straight leg raising test (SLR-t)
- 하지직거상: straight leg raising (SLR)

근력 · 근 기능 검사

평가 항목
【체중지지 안 한 근 기능】
□ 무릎관절 신전 + 관골전방경사 + 슬개골 상향내측방향 유도
【체중지지 근 기능】
□ **스플릿 스쿼트에서 무릎관절 저항**: 전방/내측방향

체중지지를 안 한 상태에서 근 기능 평가로 무릎관절 신전기능을 평가한다. 이때 관골 전방경사 유도에 의해 근력이 향상되는 경우는 골반의 고정기능 문제로 생각하고, 슬개골 위쪽 내측방향 유도에 의해 근력이 향상되는 경우는 슬개골의 잘못된 얼라인먼트가 발생한 것으로 생각된다.

체중지지 상태에서의 근 기능 평가로 스플릿 스쿼트 자세에서 각 방향으로 저항을 주었을 때 안정성을 확인한다. 내측방향 저항에 흔들림이 나타나는 경우 내측광근이나 고관절 외회전근 문제로 파악되고, 전방에 대한 저항에 동요를 나타내는 경우에는 햄스트링의 근기능이나 발목관절 배굴(dorsi flexion)자세 얼라인먼트의 문제로 파악한다. 평가방법은 **'3.1 무릎전방십자인대 손상(재건술 전)'**의 항을 참조하기 바란다.

동작 분석

평가 항목
□ 한 다리 스쿼트

한 다리 스쿼트를 관찰하여 달리기나 점프 동작으로 착지할 때 무게중심이 뒤로 가는 원인을 평가한다. 특히 시상면상에서의 체간 전방경사, 골반의 전방경사와 고관절 굴곡, 하퇴 전방경사를 제대로 할 수 있는지 여부가 포인트가 된다(**그림 6**). 정상적인 동작을 위해서 관골과 고관절, 족관절 가동범위가 충분하고, 그것을 제어하기 위한 체간근군, 앞쪽 근육군, 장요근의 근기능이 필요하다.

또한 체간의 외측경사나 반대쪽 골반 하강, 대퇴골의 과도한 내회전이 발생하는 경우에 경골의 과도한 외회전이 발생하여, 슬개골의 외측방향 견인력 증가를 일으켜 통증의 원인이 될 수 있다.

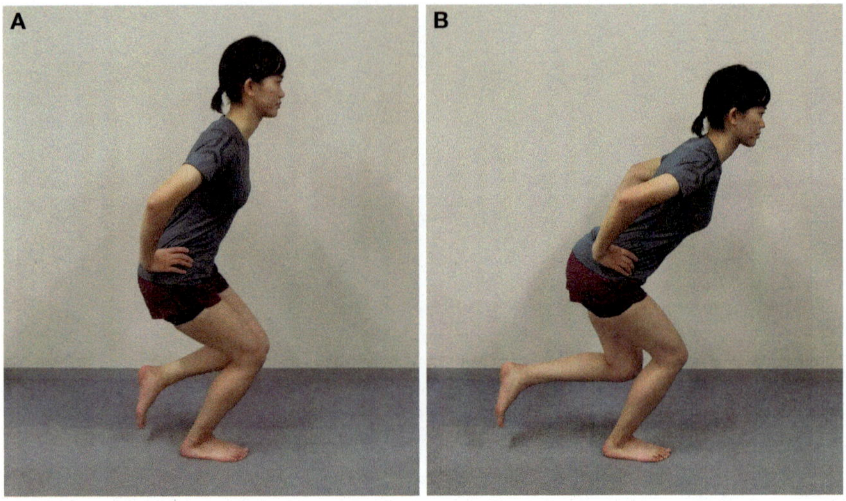

그림 6 한 다리 스쿼트

A: 관골 · 하퇴 전방경사가 불충분하여 후방 중심이 된 잘못된 동작.

B: 관골 · 하퇴를 충분히 전방경사하고, 엄지발가락 부착부(무지구)에 체중지지를 하고 있는 좋은 동작.

5 재활 및 예방

목표 설정(스포츠 동작 시작까지)(그림 7)

슬개하지방패드주위에 염증이 있고, 통증 감소 검사를 해도 통증의 변화가 없는 경우는 1~2주간의 안정을 필요로 한다. 염증은 확인되지 않지만 압통이 남아있는 경우에 동작 시 통증을 없애면 복귀가 가능하다. 그러나 OSD 증례의 apophyseal stage에서는, 압통이 사라진 후 운동 복귀를 하는 것이 비정상상태의 예방이나 재발방지에 효과적이다. 또한 경골조면의 견열(avulsion)이 있는 경우는, 한 다리 스쿼트를 할 때 통증이 사라지고 나서 운동복귀를 하는 것이 바람직하다.

재활은 ① 경골 · 슬개골 얼라인먼트 · 관절운동 등을 개선하고 ② 골반과 하퇴의 전방경사 등 정상적인 동작 획득에 필요한 기능을 복구하여 ③ 기본 동작에서 다이내믹 얼라인먼트를 개선시킨다.

● 오스굿-슐래터병: Osgood-Schlatter disease (OSD)

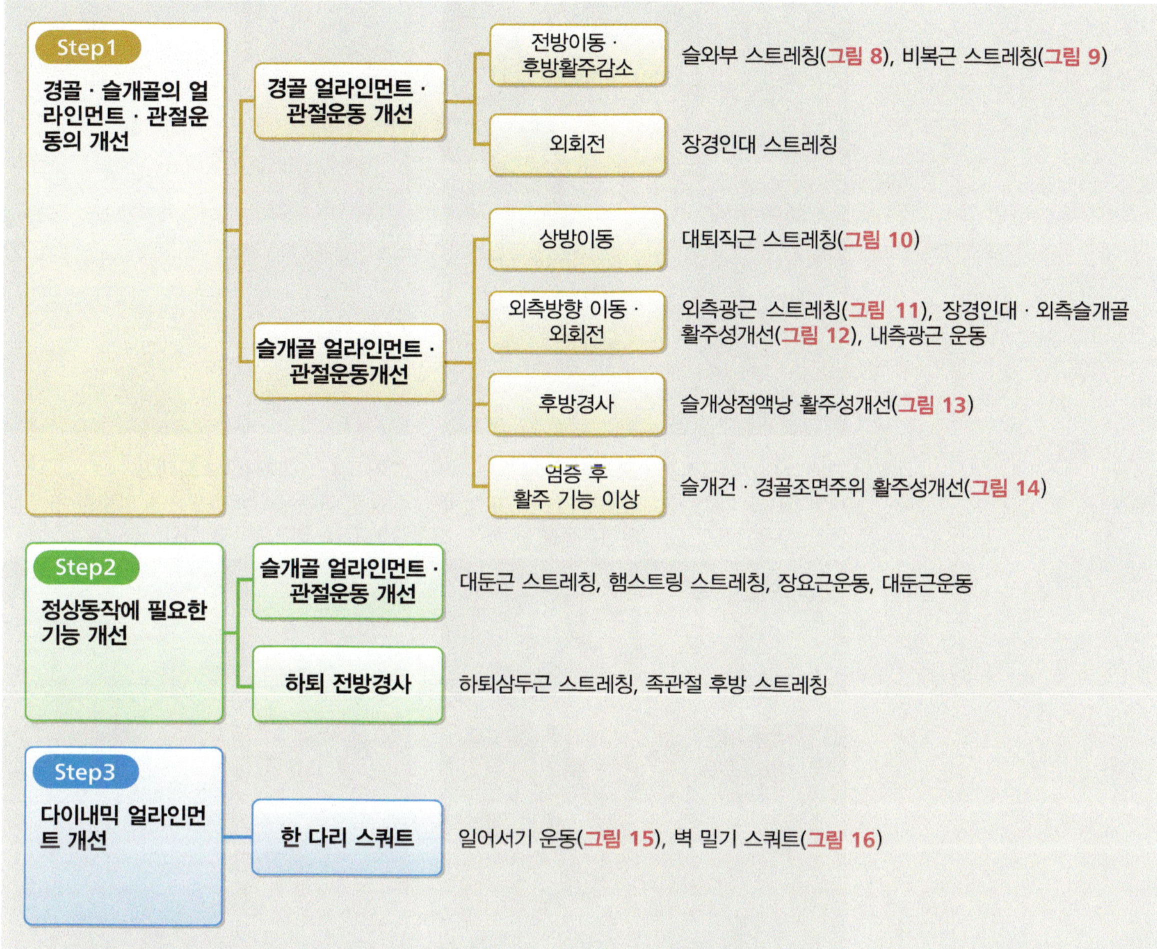

그림 7 OSD · 슬개건염 재활 트리 다이어그램

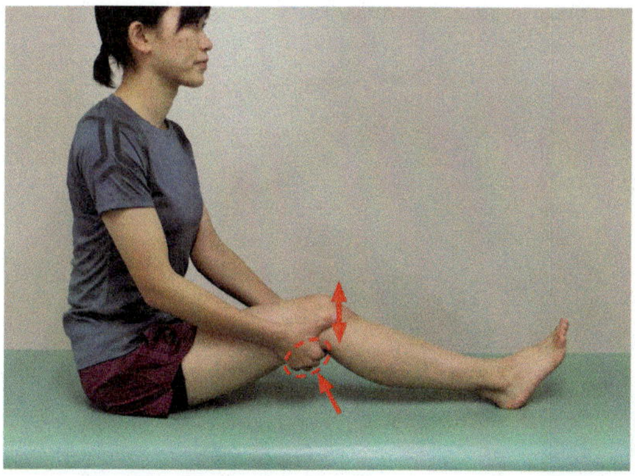

그림 8 슬와 스트레칭
슬와부를 압박하여 무릎관절 굴곡신전 운동을 한다.

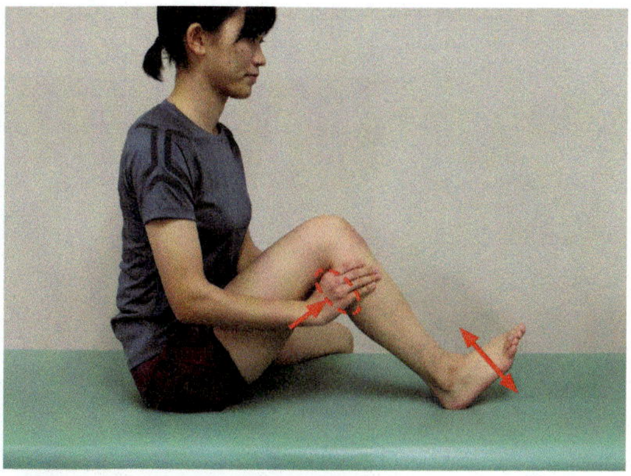

그림 9 비복근 스트레칭
비복근 기시부의 내측두 · 외측두 사이를 압박하여 족관절 저배굴 운동을 한다.

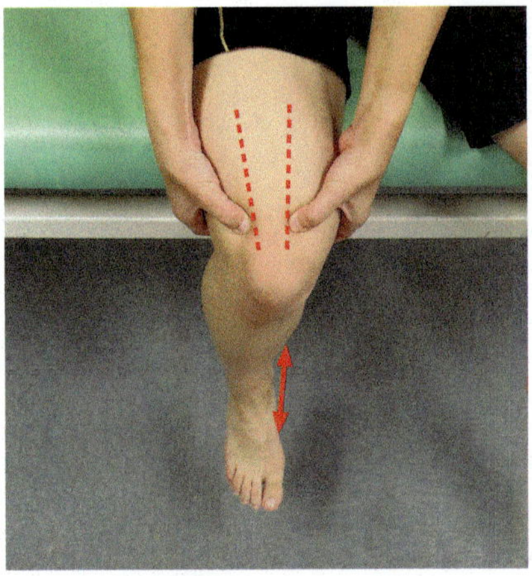

그림 10 대퇴직근 스트레칭

대퇴직근과 외측광근 · 내측광근 사이를 압박하고, 무릎관절의 굴곡/신전운동을 한다.

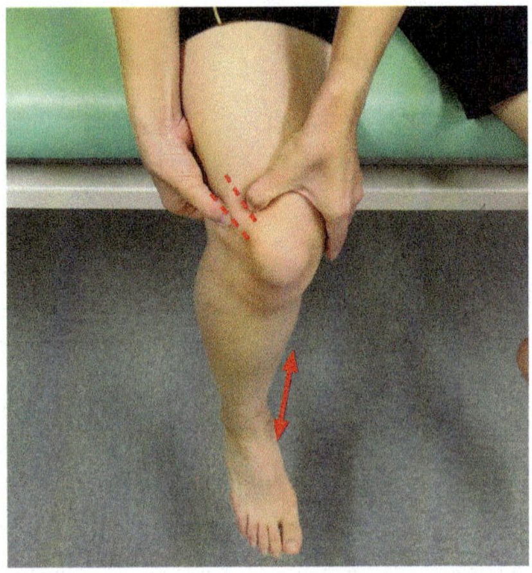

그림 11 외측광근 스트레칭

슬개골 위쪽에서 외측광근을 압박하여 무릎관절 굴곡/신전 운동을 한다.

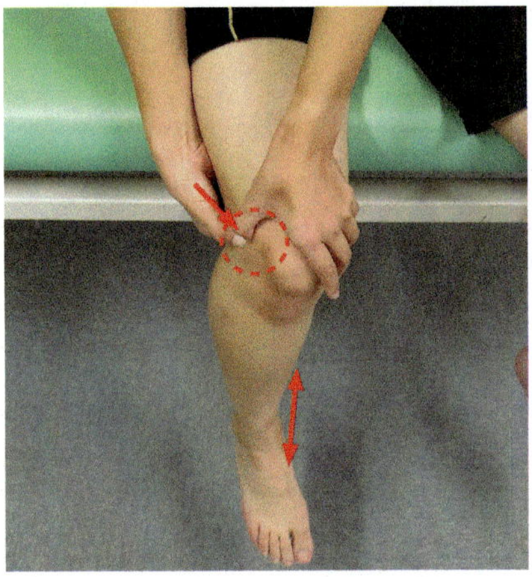

그림 12 장경인대 · 외측 슬개골부위 활주성 개선

대퇴골외측상과 위에서 장경인대를 압박하여 무릎관절의 굴곡/신전운동을 한다.

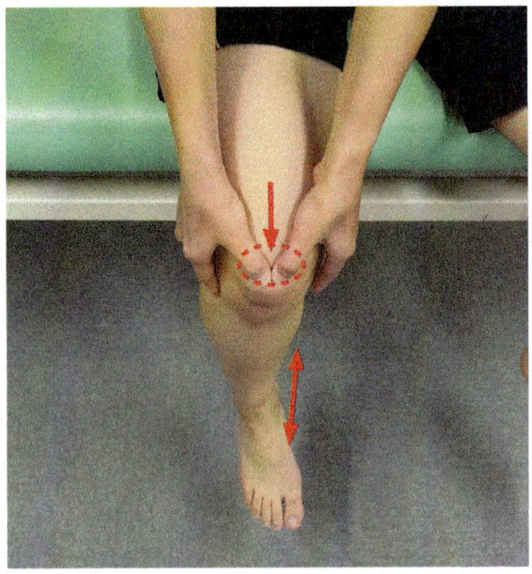

그림 13 슬개상점액낭 활주성 개선

슬개상점액낭 부위를 압박하여 무릎관절을 굴곡하면서 슬개골을 아래로 유도한다.

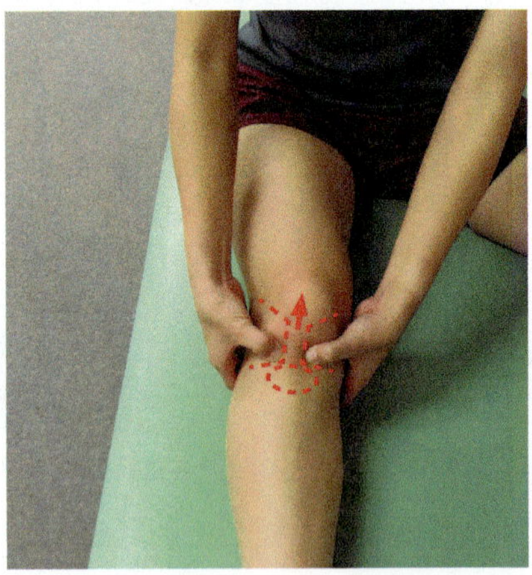

그림 14 슬개건 · 경골조면 주위 활주성 개선.

슬개건-슬개하지방패드, 슬개골-슬개하지방패드-경골 사이를 압박하여 슬개골을 위쪽으로 유도한다. 또한 경골조면 주위의 피부를 잡고 활주성을 개선한다.

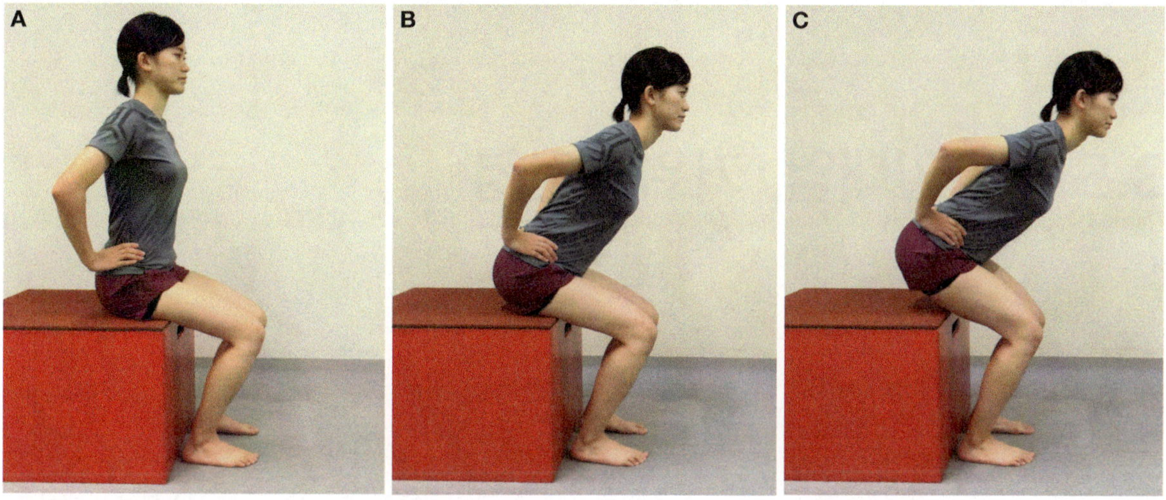

그림 15 일어서기 운동

받침대에서 일어나는 것으로 관골과 하퇴의 전방경사를 확인하면서, 엄지발가락 부착부(무지구) 체중지지 동작패턴을 습득한다.

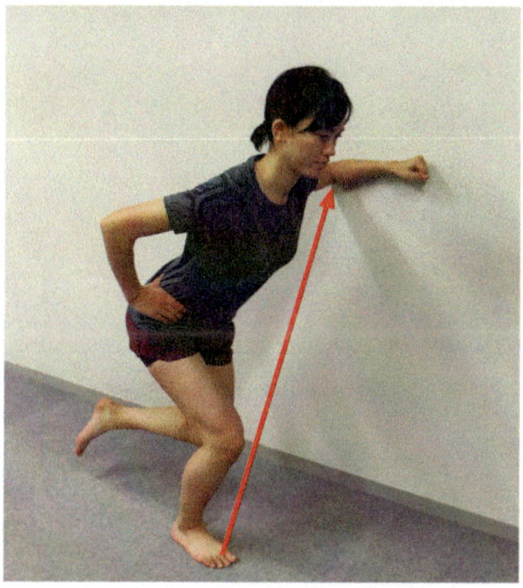

그림 16 벽 밀기 스쿼트

엄지발가락 부착부(무지구)로 벽을 밀면서 관골 전방경사/수평 · 하퇴 전방경사 자세 유지하는 연습을 한다. 유지할 수 있게 되면 벽을 밀면서 스쿼트를 한다.

3.5 장경인대염, 거위발건염

1 발생 메커니즘(그림 1)

장경인대염 및 거위발건(pes anserinus)염은 장거리 달리기 선수에게 발생이 많이 발생한다. 모든 질환의 환자들이 장거리 달리기를 반복하면서 트랙 달리기 반복이나 도로 경사의 영향을 받아 다음과 같은 신체 특성을 가지고 있는 경우가 많다.

① 잘못된 얼라인먼트(하퇴 외회전/바깥쪽 방향 이동)(**그림 1①**)

② 관절 가동성 감소(하퇴 내회전 제한)(**그림 1②**)

③ 근 기능 이상(내측 햄스트링, 내측광근, 중둔근 등)(**그림 1③**)

장경인대염과 거위발건염 발생의 분수령은 이러한 기능 이상의 결과로 생기는 달리기 동작 이상에 있다고 추측된다. 장경인대염증에서는 동측 및 반대측 take off 시 과도한 골반 회전이나 족부외전 또는 회외(supination)나, 계속되는 foot strike에서 과도한 고관절 내전이나 하퇴 외회전, 그 후 mid support에서 골반 외측방향 이동, 반대쪽 골반 하강이 관찰된다(**그림 1④**). 그 결과 하퇴는 외측경사가 되고(**그림 1⑤**), 장경인대가 대퇴골외측상과 사이에 존재하는 지방조직에 압박 스트레스를 주기 때문에 장경인대염증이 생긴다. 한편 거위발건염의 경우 foot strike에서 하퇴 외회전이나 족부외측 · toe-out 접지로 급격한 족부회내운동이 발생하며, 계속되는 mid support에서 고관절 내전 · 내회전 및 족부내측 종 아치 감소가 특징적이다(**그림 1⑥**). 그 결과 하퇴는 안쪽으로 경사가 되고(**그림 1⑦**), 거위발건 근육에 과도한 근수축이 일어나기 때문에 신장스트레스로 거위발건 변성이나 거위발점액낭에 마찰 스트레스로 거위발건 통증이 발생한다고 생각된다. 또 두 질환 모두 적절한 치료를 하지 않고 경기를 계속하는 경우가 적지 않다. 그 과정에서, 부상 부위의 활주 기능 이상의 악화에 따라 관절가동성이나 얼라인먼트, 건 기능도 악화되어, 증상이 만성화 된다(**그림 1⑧**).

기존에는 '스포츠 중 무릎관절 굴곡 · 신전 반복에 의해 일어나는 과사용증후군'와 같이 생각되었지만, 실제로는 위와 같은 요인을 가진 상태에서 과사용 되면서 발병에 이른다고 생각하는 편이 합리적이다.

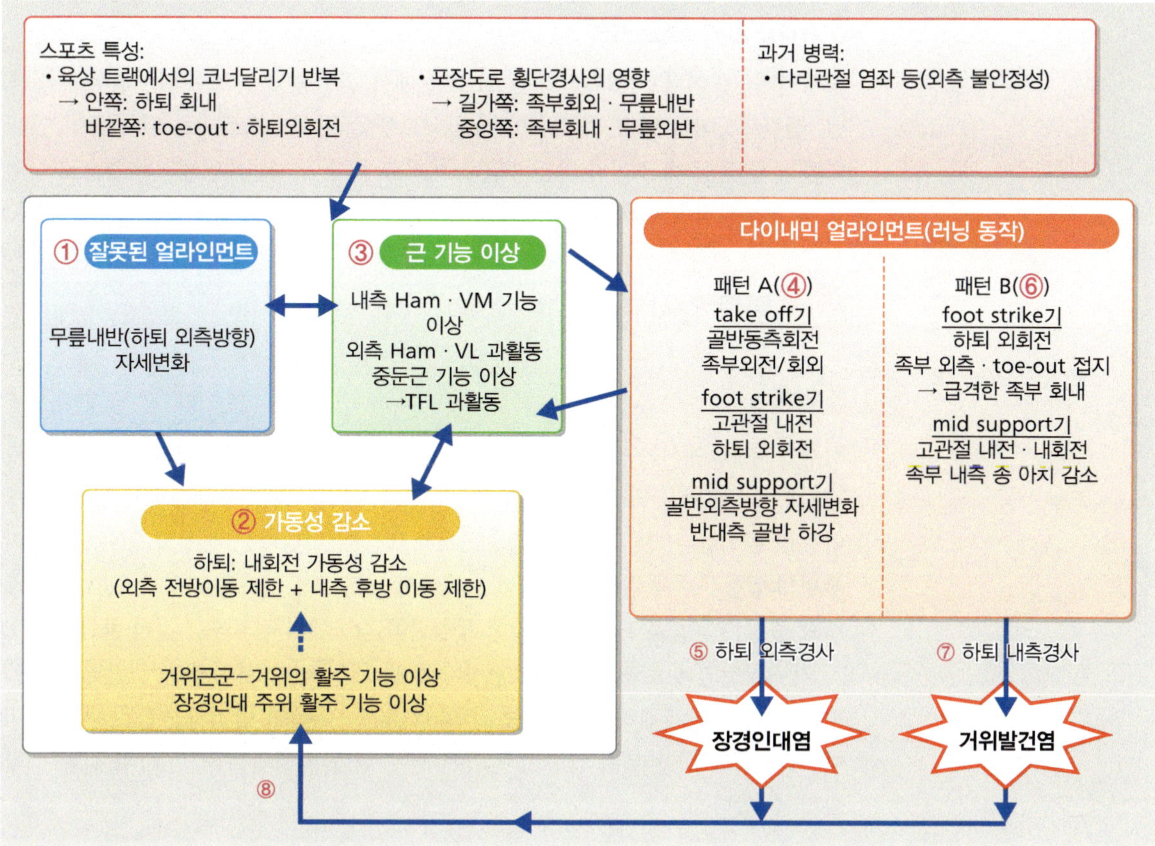

그림 1 장경인대염 · 거위발건염 발생 메커니즘

2 주요 증상

통증 발생 상황

장경인대염과 거위발건염은 만성 발병인 경우가 압도적으로 많다. 가장 흔히 드는 주요 증상은 달리기 중(시작 직후가 아니라 중반 이후가 많다) 혹은 달리기 후의 무릎통증이다. 달리기 시 입각기에 아픈 경우 체중지지 기능의 문제를 의심하고, 유각기에서 아픈 경우 비체중지지 기능을 주목해서 평가한다. 한편, '달리지 않으면 전혀 아프지 않다'고 표현하는 경우도 자주 있어서, 임상현장에서 증상을 재현하기 어려운 경우도 있다. 따라서 통증이 나타나는 상황이나 조건을 자세히 물어보는 것이 중요하다.

통증의 종류

일반적으로 두 질환 모두 날카로운 통증을 호소하며, 장경인대염증에서 작열통과 같은 표현을 하기도 한다.

- 햄스트링: hamstring (Ham)
- 내측광근: vastus medialis (VM)
- 외측광근: vastus lateralis (VL)
- 대퇴근막장근: tensor fasciae latae (TFL)

ADL 상의 통증 유무

장경인대염증이나 거위발건염은 ADL 상에서 심한통증을 호소하는 경우는 적다. 단, 심한증상이나 발병 직후라면, 장시간 보행이나 계단 오르내릴 때 통증이 있다. 또한 무릎 굽힐 때 소리가 나는 것을 느끼기도 한다. 장경인대염에서는 옆으로 누었을 때 무릎관절 외측부위 통증이나 대퇴 외측이 당겨지는 느낌이 있는 경우도 있다.

3 통증 검사

압통

장경인대염증에서는 장경인대를 ① 대퇴골 외측 상과 직상, ② 대퇴골 외측 상과 근위부, ③ 대퇴골 외측상과 원위부, ④ 거디(Gerdy) 결절 부착부에서 개별적으로 압통을 확인한다(**그림 2A**). 외측광근에서 압통이 나타나는 경우도 있다. 또한 이 부위의 압통은 무릎관절 완전신전 자세에서 나타나기 어려운 경우도 있기 때문에, 주요 증상은 통증을 느낄 때와 같은 무릎굴곡 각도에서 검사하는 것이 바람직하다.

거위발건염에서 거위발건을 구성하는 세 개의 건을 부착부에서 건의 주행에 따라 정확하게 촉진하는 것이 중요하다(**그림 2B**). 특히 반건양근건은 관절 사이에 지나가므로, 이 부위 압통이 확인된 경우 내측 반월판 뒤쪽 손상과 감별이 필요할 수 있다.

통증 유발

CHECK POINT

- □ Noble compression test(**그림 3**)
- □ 트리거 근 감별 테스트(**그림 4**)

장경인대염증에서는 Noble compression test(**그림 3**), 거위발건염에서는 트리거 근 감별 테스트(**그림 4**)[1]를 각각 실시한다.

◉ 문헌

1) 아카바네 요시카즈 외: 거위발건염 트리거 근 감별 테스트에 대해서. 물리치료학 2002; 29 :285.

통증 증가 · 감소 테스트

통증을 유발하는 스트레스가 어느 정도 파악되면, 그것을 의도적으로 변화시켰을 때 통증이 많아지는지 줄어드는지를 검증한다. 이 과정을 통해, 통증의 메커니즘이 명확해질 뿐만 아니라, 치료 방침 결정에 많은 정보를 얻을 수 있다. 장경인대염증 및 거위발건염에 대한 통증 증가 · 감소 테스트는 다음과 같이 세 종류로 구별된다.

① 얼라인먼트 조작

환자의 관절 얼라인먼트를 조작하여 통증 변화를 시도한다.

- 일상생활동작: activities of daily living (ADL)
- 거디 결절: Gerdy tubercle

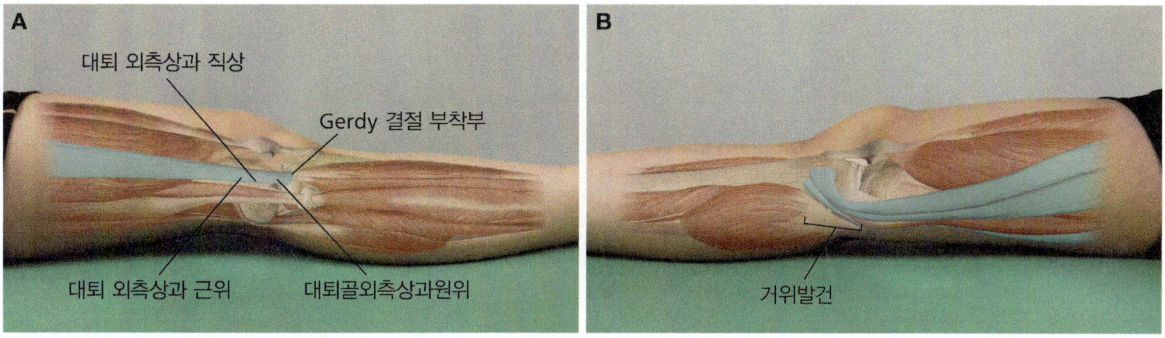

그림 2 장경인대염 · 거위발건의 주요 압통 부위
A: 장경인대, B: 거위발건.

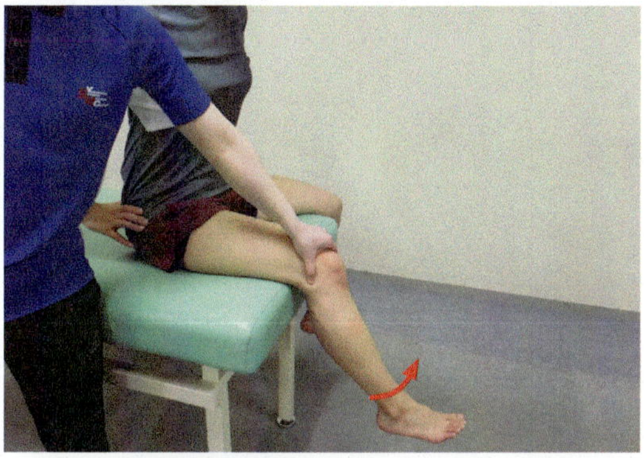

그림 3 Noble compression test
무릎관절 90° 굴곡자세에서 환측의 대퇴골 외측 상과를 엄지로 강하게 눌러 압박을 가한다. 이 상태에서 무릎관절을 능동적으로 신전시켰을 때 대략 무릎관절 30° 굴곡자세에서 주요 증상과 같은 통증을 환자가 호소하면 양성이다.

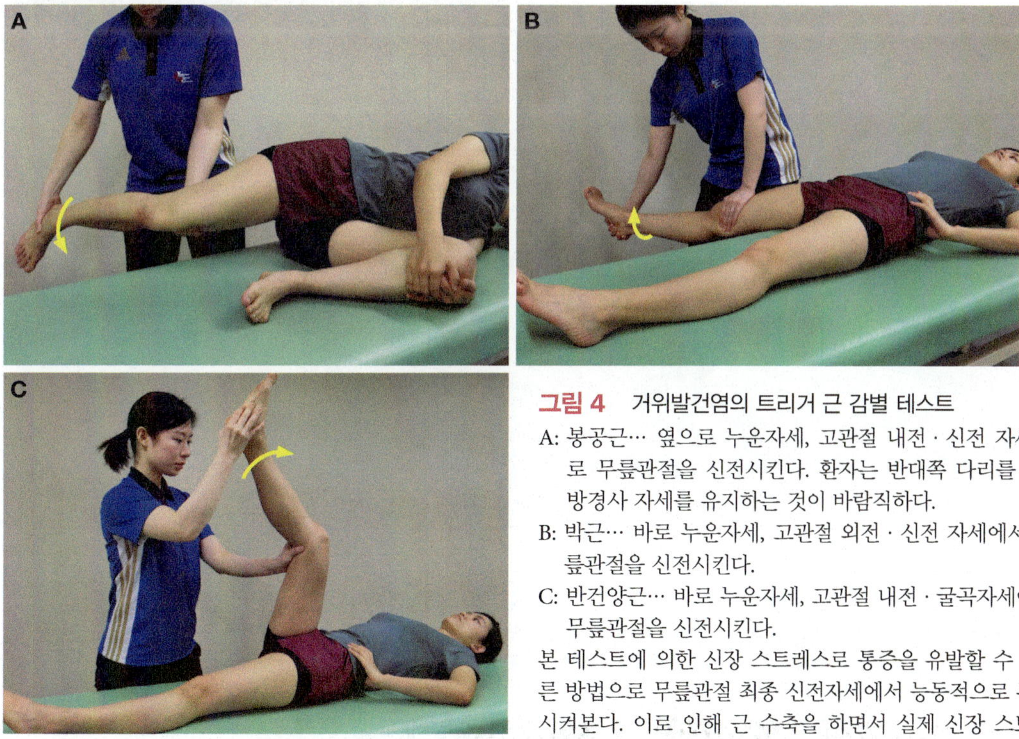

그림 4 거위발건염의 트리거 근 감별 테스트
A: 봉공근… 옆으로 누운자세, 고관절 내전 · 신전 자세에서 수동적으로 무릎관절을 신전시킨다. 환자는 반대쪽 다리를 안아서 골반 후방경사 자세를 유지하는 것이 바람직하다.
B: 박근… 바로 누운자세, 고관절 외전 · 신전 자세에서 수동적으로 무릎관절을 신전시킨다.
C: 반건양근… 바로 누운자세, 고관절 내전 · 굴곡자세에서 수동적으로 무릎관절을 신전시킨다.
본 테스트에 의한 신장 스트레스로 통증을 유발할 수 없는 경우는, 다른 방법으로 무릎관절 최종 신전자세에서 능동적으로 무릎관절을 굴곡시켜본다. 이로 인해 근 수축을 하면서 실제 신장 스트레스를 모방할 수 있으므로 통증 유발이 쉬워진다.

아래에 그 구체적인 예를 나열한다.

CHECK POINT

- □ 스쿼트 + knee-in(그림 5A)
- □ 스쿼트 + knee-out(그림 5B)
- □ 스쿼트 + knee-in + 족부 안쪽 종 아치 거상(그림 5C)
- □ 스쿼트 + knee-out + 족부 바깥쪽 종 아치 거상(그림 5D)

② 근 장력 조작

CHECK POINT

- □ 중둔근
- □ 안쪽 햄스트링
- □ 내측광근

근력감소나 근 기능 이상의 원인으로 생각되는 동작 불량인 경우에, 그 근육을 운동해서 일시적으로 근 장력을 증가시킨 상태로 동작 시 통증 변화를 검증한다. 예를 들어, 앞에 설명한 것 같이 장경인대염증은 달리기에서 지지하는 다리에 과도한 고관절 내전(동측 골반의 외측방향 이동 + 반대측 골반의 하강)이 관찰되는 경우가 많다. 그래서 고관절 외전 운동을 10회 정도 한 후에 한 다리 점프, 착지, 동작 시 통증의 변화를 확인한다. 만일 통증이 감소하면, 근 기능이상이 발생 메커니즘에 해당되며, 그 방법이 적절하다고 볼 수 있다.

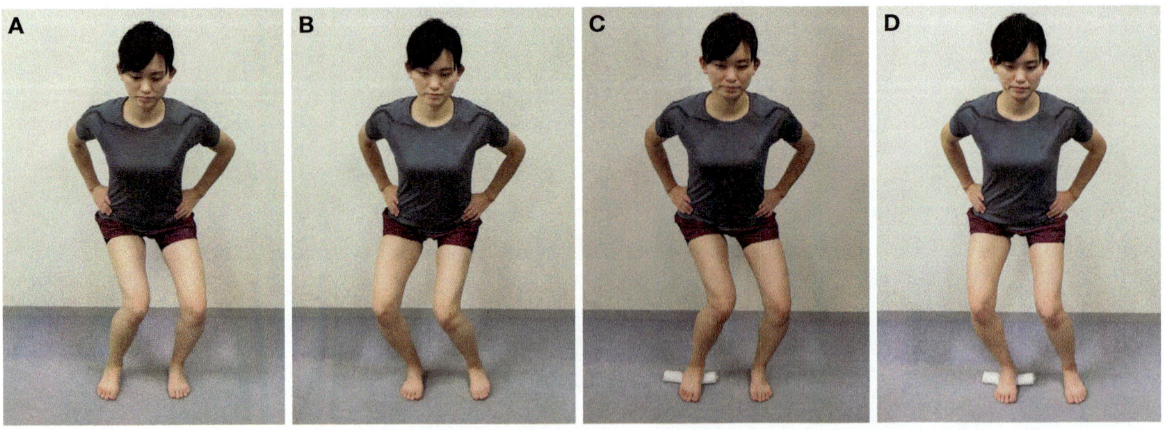

그림 5 스쿼트의 얼라인먼트 조작에 의한 통증 악화 · 감소 테스트

A: 스쿼트 + knee-in…이 조건으로 통증이 악화되면, knee-in(하퇴내측경사)이 통증 메커니즘에 관여하고 있는 것으로 본다.

B: 스쿼트 + knee-out…이 조건으로 통증이 악화되면, knee-out(하퇴외측경사)이 통증 메커니즘에 관여하고 있는 것으로 본다.

C: 스쿼트 + knee-in + 족부 내측 종 아치거상…이 조건으로 통증이 악화되면, 족부내측 종 아치 감소가 통증의 메커니즘에 관여하고 있는 것으로 본다.

D: 스쿼트 + knee-out + 족부 외측 종 아치거상…이 조건으로 통증이 악화되면 족부 외측 종 아치의 감소가 통증 메커니즘에 관여하고 있는 것으로 본다.

임상적으로 기능이상이 인정되는 경우가 많은 위에 언급한 3가지 근육에 대해서 이러한 검증을 하는 경우가 많다.

③ 연부 조직 조작

CHECK POINT

- □ **장경인대 위치변화에 따른 통증 변화 검증(그림 6A)**
- □ **거위발건 활주성 변화에 따른 통증 변화 검증(그림 6B)**

장경인대염증과 거위발건염도 만성화되기 쉽기 때문에, 환부의 염증 증상이 지속되어 조직의 활주성이 현저히 감소하고 있는 경우를 자주 본다. 이런 경우에 얼라인먼트나 근육 장력에 의한 통증변화가 거의 없을 수도 있다. 그 경우에는 환부 주변의 연부조직을 조작하여 통증변화를 시도한다. 아래에 그 사례가 있다.

장경인대 위치변화에 따른 통증변화의 검증(**그림 6A**)으로, 후방 이동으로 변화된 장경인대를 손가락으로 앞으로 들어서 올린 상태로 Noble compression test를 실시한다. 이때 통증이 감소하면 장경인대 위치 이상이 통증발생 메커니즘에 관여하는 것으로 생각된다.

거위발건 활주성 변화에 따른 통증 변화의 검증(**그림 6B**)은 거위발건 피부를 잡은 상태에서 무릎관절 신전 시 통증 변화를 검증한다. 이때 통증이 감소하면, 거위발건과 거위발점액낭 사이의 유착이 통증발생 메커니즘에 관여하는 것으로 생각된다.

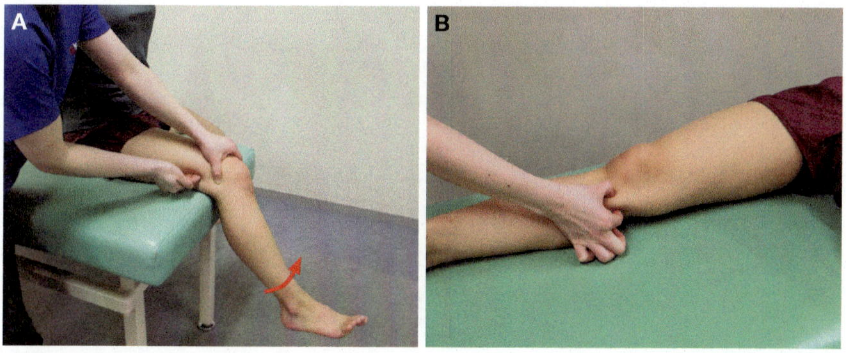

그림 6 연부조직 조작에 의한 통증 감소 테스트의 한 예

A: 장경인대 위치 조작… 장경인대 후방 위치변화를 도수로 수정해서 Noble compression test를 시행한다.

B: 거위발건 주위의 피부 조작… 거위발건 피부를 잡은 상태에서 무릎관절 신전을 실시한다.

4 기능 평가

얼라인먼트(문제가 되는 얼라인먼트 파악)

평가 항목
□ **무릎관절**[*1]: 하퇴 외회전, 하퇴 외측방향 이동
□ **족부**[*2]: 내측/외측 아치 감소
□ **골반**[*3]: 관골 얼라인먼트 좌우 비대칭성/골반 후방경사(공간 내, **그림 18**. p.205 참조)

*1 '3.1 무릎전방십자인대 손상(재건술 전)'(p.60) 참조.
*2 '5.2 후경골근건염'(p.162) 참조
*3 '6장 근육 및 근막성 요통, 요추 추간판탈출증, 요추분리증'(p.190) 참조.

- 무릎관절의 얼라인먼트 평가는 장경인대염증, 거위발건염 모두 하퇴 외회전이라는 점은 대체로 공통점이지만, 그 유형은 다른 경우가 많다. 장경인대염증은 경골외측과 · 비골두 후방 자세변화를 주로 한 하퇴 외회전이고, 거위발건염은 경골 내측과 전방이동이 강한 경향이 있다.
- 족부 내측 종 아치 감소는 동작 중의 하퇴 내측경사, 족부 외측 종 아치 감소는 동작 중의 하퇴 외측경사에 각각 관련이 있다.
- 관골 얼라인먼트의 좌우 비대칭은 고관절의 회전 얼라인먼트 불량과 근 기능 이상이 원인일 수 있다. 골반 후방경사를 보이면, 동작 중 후방중심이 일어나서, 외측광근 · 장경인대 과긴장으로 이어지기 쉽다.

관절 운동 패턴(비정상 패턴 파악)

평가 항목
□ **하퇴회전운동**[*1]

하퇴 내 · 외회전운동의 관절운동 패턴을 평가한다. 장경인대염증의 증상은 내측 구획(compartment)의 가동성이 부족하고, 회전축이 안쪽으로 이동되어, 결과적으로 외측 구획이 중심이 된 회전운동패턴을 보이는 경우가 많다. 한편, 거위발건염은 장경인대염증에 비해 외측 구획의 가동성이 부족하고, 회전축이 외측으로 이동하기 때문에 결과적으로 내측 구획이 중심이 된 회전운동 패턴을 보이는 경우가 많다.

가동범위 · 가동성(제한인자 확인)

평가 항목
□ **무릎관절**[*1]: 무릎관절신전/굴곡/하퇴내회전
□ **족부**[*4]: 회내
□ **발목관절**[*4]: 배굴/저굴
□ **고관절**[*5]: 신전

*4 '5.1 족관절 염좌'(p.146) 참조.
*5 '1장 서혜부 통증증후군, 고관절 충돌증후군'(p.24) 참조.

- 달리기의 접지 직후 무릎관절의 정적 안정성 관점에서, 무릎관절이 완전신전 자세를 취할 수 있는 것이 바람직하다. 무릎관절 굴곡/내회전 가동범위 제한은 햄스트링 기능이상의 원인이 된다.
- 족부 회내(pronation) 제한은 달리기 mid support의 하퇴 외측경사(바깥쪽으로 기울어지는)가 된다. 반대로 족부 회내의 가동성이 너무 크면 동시에 하퇴 내측경사(안쪽으로 기울어지는)의 원인이 된다.
- 족관절은 충분한 가동범위가 없으면 take off부터 follow through에 걸친 족부 외전이나 족부 회외가 생기기 쉽다.
- 고관절 신전 가동범위가 충분하지 않으면, take off에서 같은 쪽으로 골반회전이 생기기 쉽다.

근력 · 근 기능 검사

평가 항목
□ **무릎관절**[*1]: 내측 햄스트링/내측광근
□ **족부**: 발가락 벌리고 모음 · 신전/발가락굴곡
□ **골반**[*3]: 고관절 신전/고관절 굴곡/고관절 외전/고관절 외회전/복횡근/다열근

- 무릎관절의 하중 동작으로 내측 햄스트링은 경골, 내측광근은 대퇴골 안정성에 각각 기여한다.
- 족부의 모든 기능은 족부아치의 유지를 위해 반드시 필요하다.
- 골반의 모든 기능은 정상적인 골반 · 고관절 동적 얼라인먼트 유지에 중요하다.

동작분석[2)]

달리기 동작을 평가한다. 가장 통증을 호소하는 일이 많은 경우인 달리기할 때 지지하는 다리의 장경인대염증은 하퇴 외측경사, 거위발건염증은 하퇴 내측경사를 각각 나타낸다. 아래에 달리기 중 하퇴 외측경사/내측경사의 주요원인을 정리했다.

① 하퇴 외측경사의 원인

❶ 같은 쪽의 영향

체간 · 고관절 주위 근 기능 이상이 있으면 하중 시 과도한 골반 외측방향 이동으로, 하퇴 외측경사가 일어난다. 하퇴 외회전 · 후족부 회외에 의한 달리기 중 외측 접지도 하퇴 외측경사를 발생시킨다. 하퇴 외회전은 종종 follow through에서 족부 외전(toe-out)에 의해 발생한다.

접지 위치가 정상보다 안쪽으로 이동되어 있는 경우에, 하퇴 외측경사가 일어난다. 원인은 같은 쪽 유각기에서 돌리기 동작(circumduction)이다. 돌리기 동작의 대부분은 follow through에서 바깥쪽을 향해 하지를 들어올리기

◉ 문헌

2) 사카타 준: 육안에 의한 관찰 포인트와 분석 스킬. 카타요리 마사키 외 편집: 스포츠 물리치료 프렉티스. 분코도(文光堂), 2017; 157-167.

때문에, take off에서 같은 쪽으로 골반 회전이나 족부 회외(supination)가 원인이 된다.

❷ 반대쪽의 영향

반대쪽 take off에서 발로 밀어서 차는 방향이 바깥쪽이 되면, 골반이 측면으로 크게 이동한 상태에서 같은 쪽에 접지가 되어, 하퇴 외측경사나 골반 외측방향 이동이 일어나기 쉽다. 외측방향으로의 차기의 대부분은 mid support에서 take off에 걸친 골반회전과 족부외전(toe-out)이 원인이다.

② 하퇴내측경사의 원인

달리기할 때 지지하는 다리의 하퇴 내측경사는 같은 쪽 체중지지 시의 안정성 감소가 원인인 경우가 대부분이다. 엉덩이근육 기능이상으로 대퇴골 내전 · 내회전이나 족부 내측 종 아치 감소로 인해 knee-in 하면 하퇴 내측경사가 된다.

5 재활 및 예방

목표 설정(스포츠 동작 시작까지)(그림 7)

환부에 염증이 있으면 1~2주 정도 안정을 취하면서 물리치료로 증상을 완화시킨다. 염증이 없고 통증감소 검사에서 양성으로, 기능적인 문제가 큰 경우에는 통증이 사라지는 대로 가급적 빨리 부분적인 경기 복귀를 하게 한다.

재활은 ① 하지관절의 얼라인먼트 · 관절운동 수정, ② 하지 · 체간근 기능 개선 ③ 동작 개선 순으로 진행한다.

- **Step1 하지관절 얼라인먼트 · 관절운동수정**
  - **장경인대 주위 활주성 개선**
    - 피부: 장경인대주위피부활주성개선(그림 8A)
    - 장경인대: 장경인대－외측광근 사이 활주성 개선(그림 9)
    - 외측광근: 외측광근 스트레칭(그림 10)
  - **거위발건 활주성 개선**
    - 피부: 거위발건 주위 피부 활주성 개선(그림 8B)
    - 거위발점액낭: 봉공근－거위발점액낭 사이의 활주성 개선(그림 11A)
반건양근－거위발점액낭간의 활주성 개선(그림 11B)
  - **무릎관절**
    - 경골외측과 비골두 후방이동: 비복근외측두－넙치근 사이 활주성개선(그림 12A)
슬와근－넙치근 간 활주성 개선(그림 12B)
    - 경골내측과 전방이동: 비복근 내측두－반건양근 · 반막양근 간 활주성 개선(그림 13)
    - 경골 외측방향 위치변화: 장경인대주위 피부활주성개선(그림 8A)
장경인대 · 외측광근 스트레칭(그림 9, 10)
  - **족부 (5장)**: 족부 아치 수정
  - **족관절 (5장)**: 족관절 배굴 · 저굴, 가동역/관절운동 수정
  - **골반 (6장)**: 관골좌우 대칭성 획득
관골전방경사 가동성 획득
  - **고관절 (1장)**: 고관절 신전 가동성 개선
- **Step2 하지 · 체간근 기능 개선**
  - **얼라인먼트 유지**: 하퇴내회전 운동(3.1의 그림 21, 22), 대퇴사두근 세팅(3.1의 그림 23)
발가락 신전 · 굴곡외전운동, 타월잡기,복횡근 · 다열근 운동(6장의 그림 36, 38)
브릿지, 고관절내전, 고관절 외회전 운동, 장요근 운동
- **Step3 동작의 개선**
  - **달리기 (14장)**: 스쿼트, 한 다리 스쿼트, 카프레이즈, 한 다리 홉, KBW

그림 7 장경인대염증 거위발건염증에 대한 재활 트리 다이어그램

● knee bent walking (KBW)

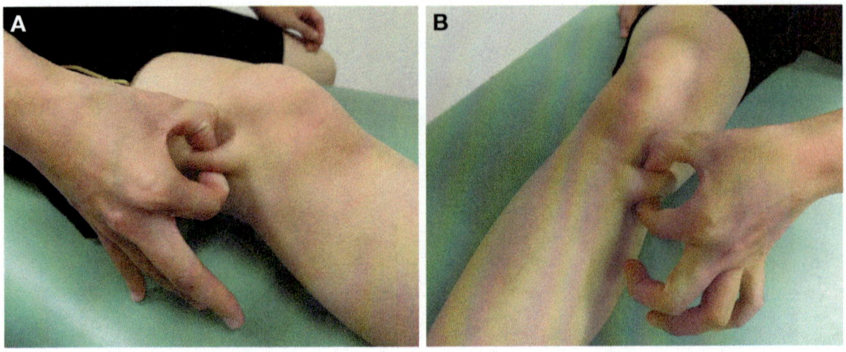

그림 8 환부 주위 피부 활주성 개선
A: 장경인대… 장경인대 위의 피부를 손가락으로 잡고 가볍게 무릎관절을 움직인다.
B: 거위발건… 거위발건 위의 피부를 손가락 끝으로 잡고 가볍게 무릎관절을 움직인다.

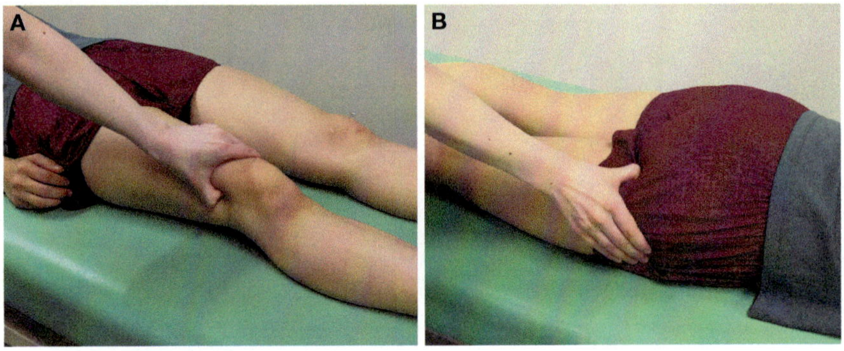

그림 9 장경인대-외측광근 사이의 활주성 개선
A: 원위부, B: 근위부.
각 건 사이를 손가락으로 눌러서 조직 간의 활주성을 향상시킨다.

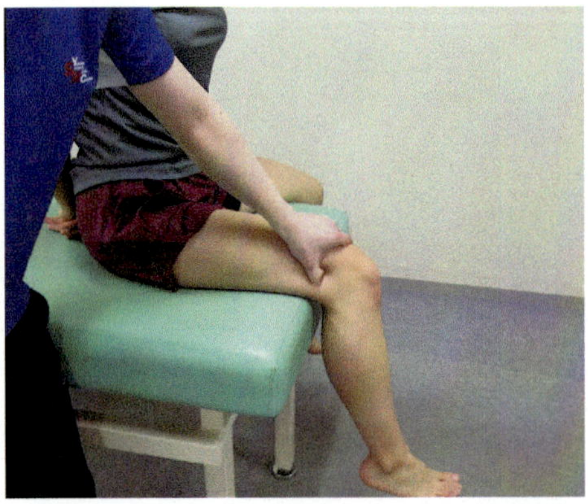

그림 10 외측광근 스트레칭
외측광근 원위부를 손가락으로 들어올리듯 잡고 가볍게 무릎관절을 움직인다.

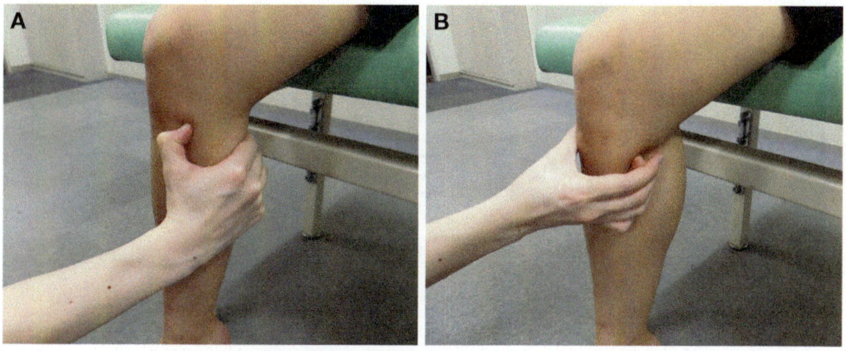

그림 11 거위발건-거위발점액낭 사이의 활주성 개선

A: 봉공근……봉공근과 거위발점액낭 사이를 손가락으로 눌러서 활주성을 향상시킨다.

B: 반건양근…반건양근과 거위발점액낭 사이를 손가락으로 눌러서 활주성을 개선시킨다.

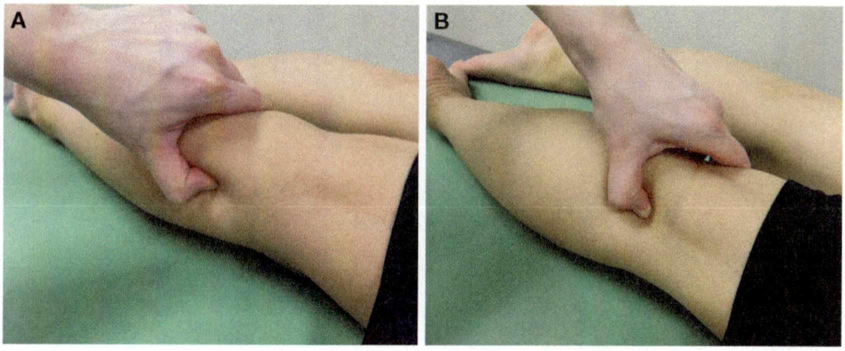

그림 12 경골외측과 · 비골두 후방 이동 수정을 위한 도수치료 사례

A: 비복근 외측두-넙치근 사이의 스트레칭… 비복근 외측두와 넙치근 사이를 손가락으로 눌러서 활주성을 개선시킨다.

B: 슬와근-넙치근간의 스트레칭…슬와근과 넙치근 사이를 손가락으로 눌러서 활주성을 개선시킨다.

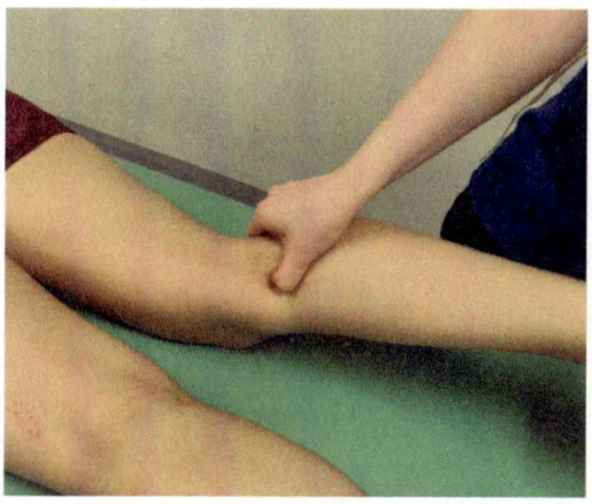

그림 13 경골 내측과 전방이동을 수정한 도수치료 사례

반건양근과 비복근 내측두 사이를 손가락으로 눌러서 활주성을 개선시킨다.

제 4 장 하퇴부

4.1 내측경골피로증후군(MTSS) · 경골피로골절

1 발생 메커니즘(그림 1)

내측경골피로증후군(MTSS)은 넙치근이나 장지굴근이 하퇴근막을 통해 골막을 견인하여 발생하는 것으로 보고되었다.[1] 골막이 견인되는 메커니즘으로 족부 회내 운동(그림 1⑨)에 따른 하퇴 내측의 신장 스트레스 증가와 넙치근 · 장지굴근 긴장(그림 1⑥)에 의한 지속적인 신장 스트레스 증가를 들 수 있다. 족부의 과도한 회내 운동은 내/외측 아치의 저하(그림 1③)나 toe-out(하퇴 외회전)(그림 1①)상태로 동작, 외측 아치 저하(그림 1③)에 의한 회내 방향으로의 가속도 증가 등이 원인이라고 생각된다. 또한 넙치근이나 장지굴근의 긴장은 체간 · 골반대의 기능저하에 영향을 받는 후방 중심 동작 반복이나(그림 1⑪), 외측 체중지지에 의한 중심 불안정(그림 1⑩)에서 하퇴 내측굴근의 과사용이 원인이 될 수 있다.

경골 피로골절은 질주형(근위부 1/3, 원위부 1/3) 두 유형과 도약형 유형으로 분류된다.[1, 2] 질주형 피로골절은 비틀림 스트레스와 압축 스트레스가 결합하여 생기는 것으로 생각된다. 비틀림 스트레스는 접지 후 족부 회내운동(그림 1⑨)에 따른 경골 원위부의 내회전운동이 발생하는 것에 대한 기능적 특징으로, 경골 외회전 · 외측방향 이동 얼라인먼트(그림 1①)나, 경골 내회전 모빌리티의 감소(그림 1④)로 인해 발생한다. 압축 스트레스는 외측 체중지지(그림 1⑩)에 의한 무릎내반 운동에서 발생하며, 특히 경골 근위부 1/3이 영향을 받기 쉽다. 도약형 피로골절은 경골 앞쪽으로 신장 스트레스가 발생하므로 후방 중심에서 반복동작(그림 1⑪)에 의한 무릎굴곡 모멘트의 증가 및 넙치근 기능 이상(그림 1⑧)에 의한 과도한 하퇴 전방경사 운동 반복이 원인이 된다.

물리치료를 위한 평가로, 통증 유발 동작을 판단하고, 피로 골절의 원인인 뼈에 응집되는 스트레스를 파악하기 위해 정밀검사를 받는다. 이후 통증 감소 검사를 통해 재활 방법을 결정한다. 또한 통증 조직에 대한 스트레스를 증가시키는 다이내믹 얼라인먼트와 기능을 평가한다.

◉ 문헌

1) 후쿠바야시 토오루 외 감수: 하지의 스포츠 질환 치료의 과학적 기초: 근, 건, 뼈, 골막, NAP, 2015: 108-109.

2) 무토 요시테루 외 편집: 스포츠와 피로 골절. 남강당, 1990: 34-58.

● 내측경골피로증후군: medial tibial stress syndrome (MTSS)

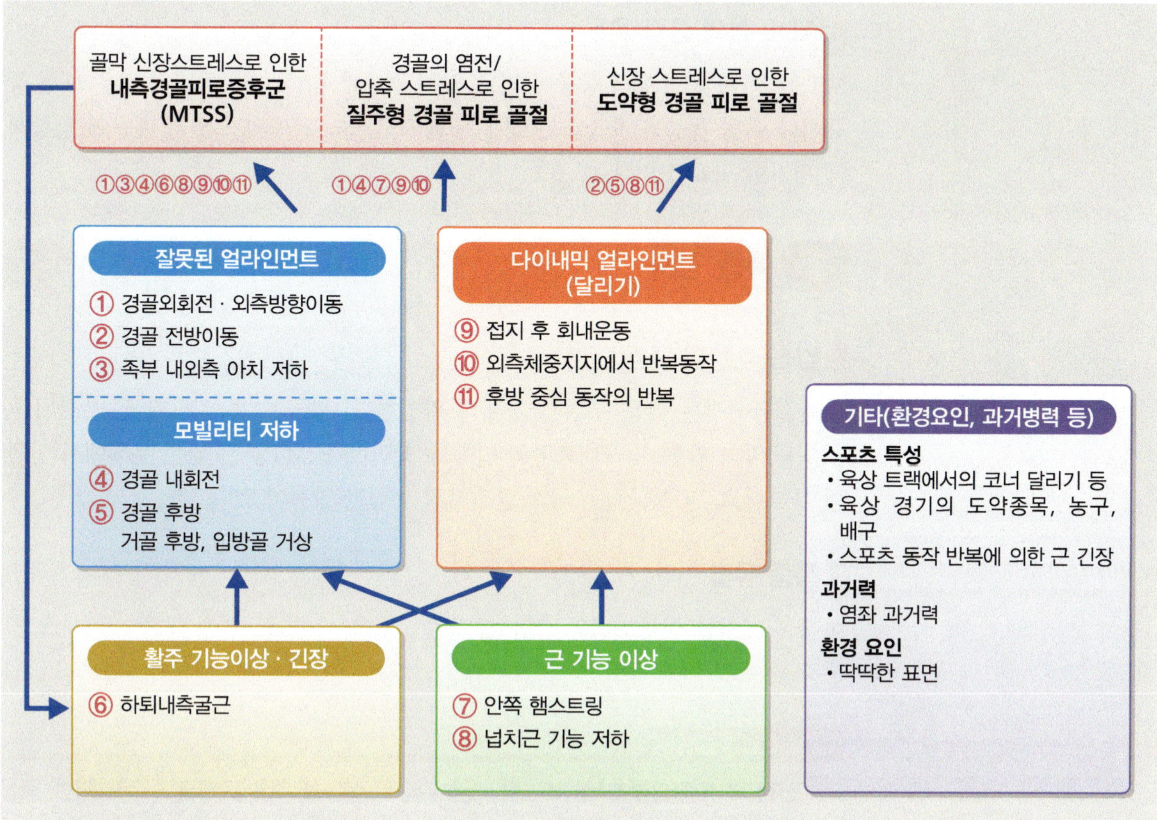

그림 1 MTSS · 내측경골피로증후군 발생 메커니즘

2 주요 증상

통증 발생 상황

급/만성 발병 및 통증이 발생하는 상황을 확인한다. 급성 발병이면 피로골절의 악화를 의심한다. 경골 주위 통증은 달리기, 점프, 방향 전환과 관련이 있다. 동작 시 통증은 통증이 발생하는 단계(착지/이동)를 확인하고, 각각의 동작이 부상 부위에 주는 스트레스를 파악한다. 구체적으로 시상면/관상면/수평면/수직방향 부하를 고려하여, 뼈 · 연부조직을 포함한 환부의 신장/비틀림/압축 스트레스를 확인한다.

통증의 종류

부상 후 어떤 증상이 나타나는지 확인 후 부상 부위 상태를 판단한다. 피로골절의 경우 울리는 듯한 통증을 호소하는 경우도 있지만, 그것만으로 피로 골절이라고 판단하기는 어렵다.

ADL 상의 통증 유무

MTSS 경우, ADL에서 통증이 별로 없는 경우가 많다. 피로골절의 경우 보행 통증이나 아침 통증을 호소하는 경우가 많지만, 둘 다 예외가 있기 때문에 신중하게 평가할 필요가 있다.

3 통증 검사

압통(그림 2)

하퇴질환에서는 압통 부위를 자세히 확인한다. 경골 안쪽의 장지굴근, 넙치근, 심부 근막의 압통, 경골내측면의 압통을 확인한다. MTSS는 넓은 부위에서 압통이 나타나고, 피로 골절은 국소 골절부위의 심한 압통이 있다.

통증 유발

아래에 제시한 연부조직의 신장 시 통증 · 수축 시 통증, 뼈에 대한 스트레스 시 통증 및 동작 시 통증을 평가한다.

CHECK POINT

- □ **신장 시 통증(연부조직)**: 족관절 배굴(무릎 굴곡자세), 족관절 배굴 + 족부 외반, 족관절 배굴 + 발가락 신전
- □ **수축 시 통증**: 저항하면서 족관절 저굴/발가락 굴곡/족관절 내반
- □ **뼈에 스트레스 시 통증**: 골절부위에 비틀림(그림 3A)/신장(그림 3B)/강한 압축 스트레스(그림 3C), 두드림 통증(그림 4)
- □ **동작 시 통증**: 하퇴 전방경사, knee swing test, 카프레이즈(무릎관절 굴곡 혹은 신전), 뛰기

연부조직 신장 시 통증 확인은 넙치근(soleus)은 무릎관절 굴곡자세에서 족관

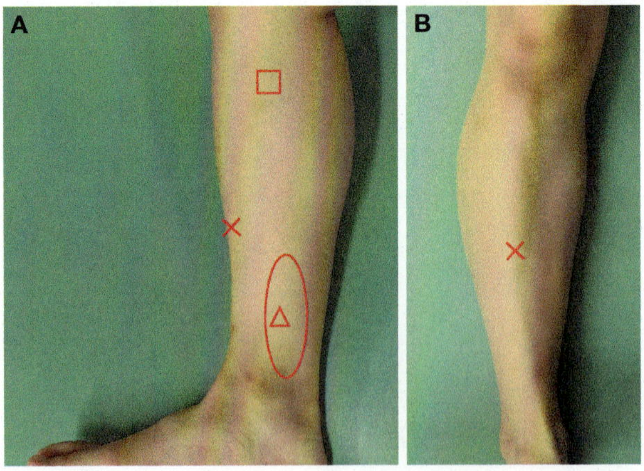

그림 2 하퇴 질환의 압통 부위(A: 하퇴 내측, B: 하퇴 전면)
○: MTSS의 압통 부위. 뼈 표면, 근막 부착부, 근육 조직의 광범위한 부분에 압통이 나타나는 경우가 많다.
□: 질주형 경골 근위부 1/3 피로골절의 압통 부위.
△: 질주형 경골 원위부 1/3 피로골절의 압통 부위.
×: 도약형 경골 피로 골절의 압통 부위.

- 내측경골피로증후군: medial tibial stress syndrome (MTSS)
- 일상생활동작: activities of daily living (ADL)

절 배굴, 후경골근(tibialis posterior)은 족관절 배굴+족부 외반, 장지굴근(flexor digitorum longus)은 족관절 배굴+발가락 신전으로 하고, 심부 근막 신장 시 통증을 확인한다. 수축 시 통증은 넙치근은 족관절 저굴, 장지굴근은 발가락 굴곡, 후경골근(tibialis posterior)은 족관절 내반을 통해 심부 근막 수축 시 통증을 확인한다.

피로골절에 대한 평가는 뼈에 대한 스트레스 시 통증을 확인한다. 골절 부분에서 비틀림(**그림 3A**)/신장(**그림 3B**)/압축(**그림 3C**) 스트레스가 가해지도록 도수 조작과 동시에 경골에 대한 두들김 통증을 확인한다. 한편, MTSS라도 골막을 통해 경골에 대한 두드림 통증을 호소하는 경우가 있으므로 발바닥에서 두들김(**그림 4**)을 포함하여 평가한다.

동작 시 통증은 어느 움직임으로 증상이 유발되는지를 평가한다. 카프레이즈에서 통증 발생은 족관절 저굴근, 발가락 저굴근, 심부 근막과 같은 연부 조직의 영향을 의심한다. 뛰기에서 통증 출현은 경골 피로 골절과 MTSS 둘 다 의심하지만, 뛰기에서 통증이 나타나지 않으면 피로골절을 제외할 수 있다.

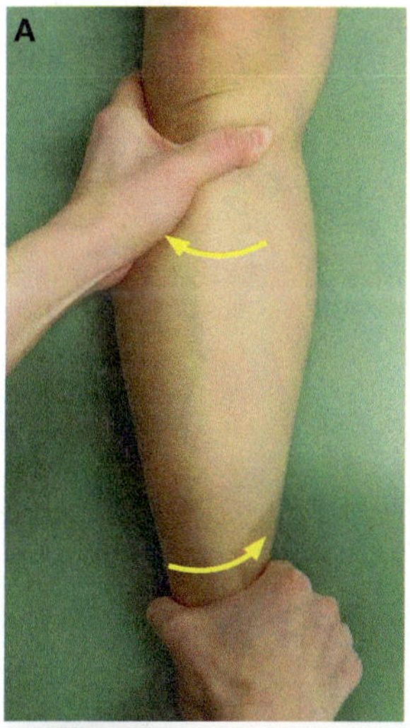

그림 3 경골 스트레스로 인한 통증 유발

A: 경골 근위부를 잡고 외회전 방향으로, 경골 원위부를 쥐고 내회전 방향으로 스트레스를 가해서, 경골에 비틀림 스트레스를 준다.

B: 경골 중앙 후면을 검사자의 대퇴부에 대고 경골 근위부와 원위부 전면에서 후방으로 스트레스를 가해서 경골 전면에 신장 스트레스를 준다.

C: 경골 중앙 내측면에 베개 등의 도구를 대고 경골 근위부와 원위부 전면에서 안쪽 방향으로 스트레스를 가해서 경골 내측에 압축 스트레스를 준다.

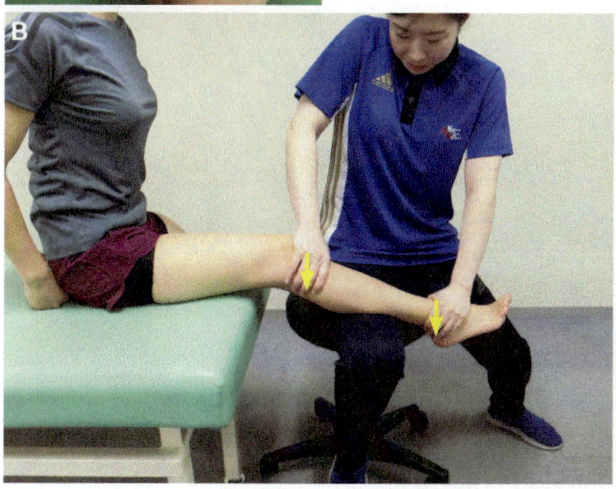

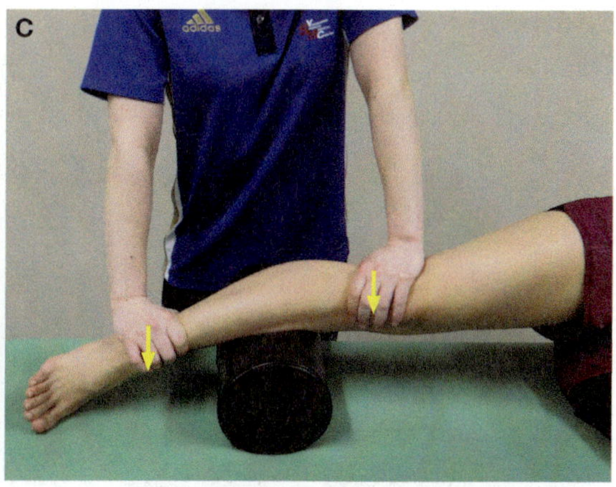

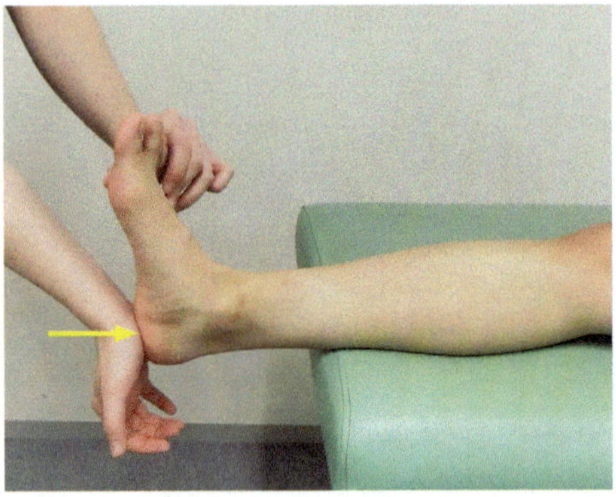

그림 4 발바닥에서 두들김 통증 확인
경골에 압축이 가해지도록 발바닥을 두드려 환측의 통증을 확인한다. 피로골절의 경우 심한 통증을 호소할 수 있다.

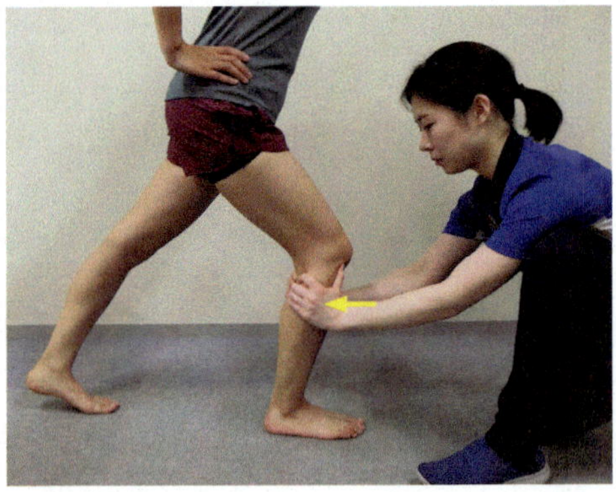

그림 6 경골 후방 유도에 의한 통증 감소의 평가 (도약형 경골 피로 골절)
경골 근위부를 잡고 경골을 후방으로 밀어 넣어 통증 감소 여부를 확인한다.

통증 증가 · 감소검사

통증 유발이 되는 동작*1에 대하여 도수적으로 얼라인먼트 조작을 하여, 통증 감소 여부를 확인한다. 통증 감소 정도를 바탕으로 재활 프로그램의 우선순위에 참고한다.

*1 하퇴전방경사, knee swing test, 카프레이즈, 뛰기

CHECK POINT

□ **얼라인먼트 조작**: • 하퇴 내회전(그림 5A~D, p.127)
• 경골 후방 밀어 넣기(그림 6)
• 족부 내/외측 아치 유지

MTSS의 경우, 하퇴가 외회전 되어 신장된 골막 · 근막을 내회전으로 유도하여 통증 감소 여부를 본다(그림 5D). 질주형 피로골절의 경우에는 경골 내회전을 유도하고, 경골의 잡는 위치도 바꾸면서 조작한다(그림 5A~C). 또 피로골절에 의해 뛰는 동작에서 통증 호소하는 경우, 테이핑으로 조정하는 것도 효과적이다.

경골 피로골절의 경우, 하퇴 전방경사 자세에서 경골 근위부를 후방으로 밀어 넣어 통증 감소 여부를 확인한다(그림 6). 또한, 족부 내/외측 아치를 유지하고, MTSS 및 질주형 경골 피로골절 통증 변화를 확인한다.*2

*2 '5.2 후경골근건염'(p.162) 참조.

피로골절의 경우 통증 감소 테스트가 어려운 경우가 있으므로, 뼈에 응집되는 스트레스를 경감시키는 얼라인먼트를 목표로 설정한다.

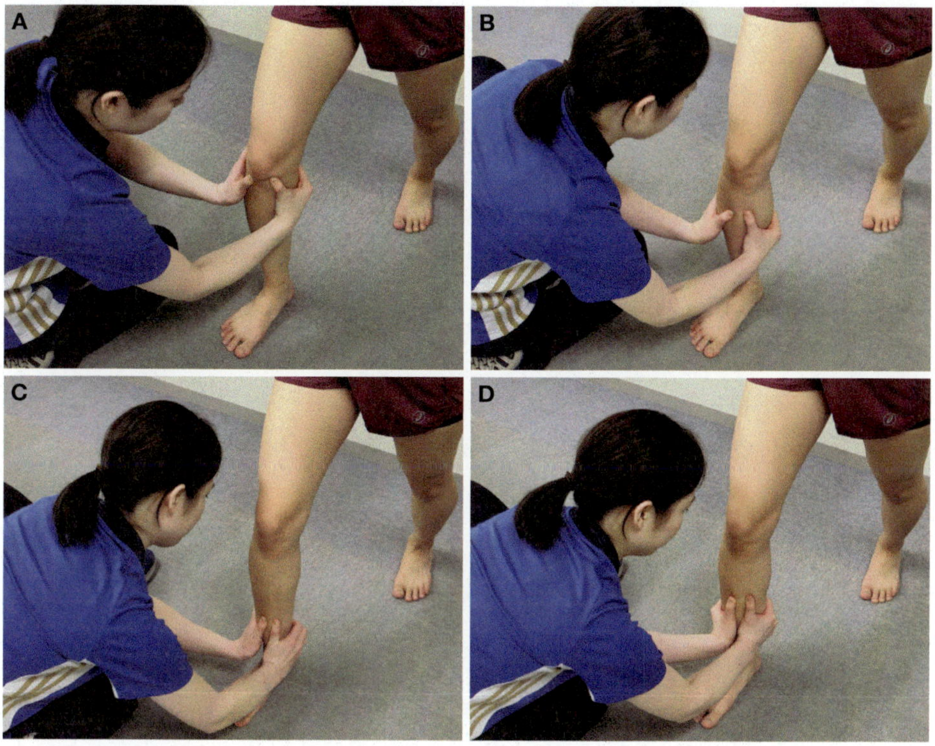

그림 5 디딜 때 경골/하퇴 내회전 유도에 의한 통증감소 평가

A: 경골 근위부를 양 엄지손가락으로 잡고, 내회전하여 통증 감소 여부를 확인한다.
B: 경골 중앙부를 양 엄지손가락으로 잡고, 내회전하여 통증 감소 여부를 확인한다.
C: 경골 원위부를 양 엄지손가락으로 잡고, 내회전하여 통증 감소 여부를 확인한다.
D: MTSS 호발부 연부조직을 손바닥으로 잡고 하퇴를 내회전하여 통증 감소 여부를 확인한다. 경골은 근위~원위부에 다양한 연부조직이 있어 각 부위를 조작하여 통증 감소 여부를 확인해야 한다.

4 기능 평가

얼라인먼트(문제가 되는 얼라인먼트 파악)[3)]

평가 항목

- ☐ **하퇴(경골)**[*3]: 외회전, 외측 · 전방이동
- ☐ **족부**[*2]: 내측 · 외측 아치 저하[4)]

◉ 문헌

3) 코야마 타카유키 편저: 애슬레틱 케어. NAP, 2016: 149-162.
4) 가타요리 마사키 감수: 족부 · 족관절 물리치료 매니지먼트. 메디컬 뷰, 2018: 110-152스포츠 질환 치료의 과학적 기초: 근, 건, 뼈, 골막, NAP, 2015: 108-109.

*3 '3.1 무릎전방십자인대 손상(재건술 전)'(p.60) 참조.

관절 운동 패턴(비정상 패턴 파악)

평가 항목
□ 무릎관절 굴곡 · 신전에 따른 하퇴 외회전*4
□ 족관절 배굴 시 족부 외전*5
□ 족관절 저굴 시 내반*5

*4 '3.1 무릎전방십자인대 손상(재건술 전)'(p.60) 참조.
*5 '5.1 족관절 염좌'(p.146) 참조.

가동범위 · 가동성(제한인자 확인)

평가 항목
□ 하퇴 안쪽방향 · 내회전(하퇴근막 · 골막 포함)(그림 7)*4
□ 경골 후방 이동*4
□ 거골 후방 이동*5
□ 입방골 거상*5
□ 발가락 신전

MTSS에서 가장 중요하게 평가할 점은 통증부위의 골막과 근막을 포함한 하퇴 전체적 가동성을 평가하는 것이다. 비골이나 경골의 가동성뿐만 아니라 전/후방 컴파트먼트(구획)의 활주성을 전체적으로 평가한다(그림 7D). 질주형 경골 피로 골절의 경우 회전부하도 고려하여야 하며, 보다 상세하게 경골 근위 · 중앙 · 원위부로 나누어 평가할 필요가 있다(그림 7A~C). 또, MTSS, 질주형 경골 피로

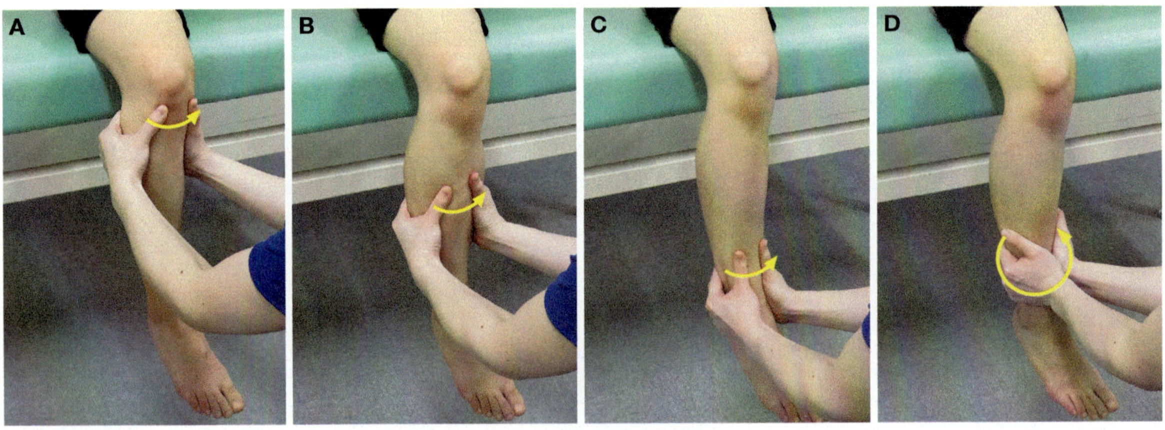

그림 7 경골 내회전 방향에 대한 가동성 평가
A: 경골 근위부를 양 엄지손가락으로 잡고, 내회전 가동성을 평가한다.
B: 경골 중앙부를 양 엄지손가락으로 잡고, 내회전 가동성을 평가한다.
C: 경골 원위부를 양 엄지손가락으로 잡고, 내회전 가동성을 평가한다.
D: MTSS 호발부 연부 조직을 손바닥으로 잡고, 내회전하여 가동성을 평가한다.
경골 근위~원위에 다양한 연부 조직이 있기 때문에 각각의 부위에서 가동성을 평가할 필요가 있다.

● 내측경골피로증후군: medial tibial stress syndrome (MTSS)

골절은 족부 외전에 의한 내측 종 아치 저하 여부를 평가한다. 도약형 경골 피로골절의 경우 경골 근위부 후방, 거골 후방, 종골 배굴 가동성을 평가한다.

근력 · 근 기능 검사

평가 항목
□ 무릎 내회전 + 굴곡(내측 햄스트링)[*4]
□ 카프레이즈(무릎 신전자세) + 중족부/후족부 부하(비복근, 후경골근, 넙치근)
□ 카프레이즈(무릎 굴곡자세) + 중족부/후족부 저항 부하(넙치근, 후경골근, 발가락굴근)

MTSS, 경골피로골절 모두 경골을 근위와 원위부에서 안정시킬 필요가 있기 때문에 무릎관절과 족관절의 기능이 중요하다.

족부 · 족관절의 고정성은 외력에 대항하여 족관절 고정이 가능한지 평가한다(그림 8). 구체적으로 카프레이즈에서 후족부에 하방(그림 8B)으로, 중족부 회내방향(그림 8C)으로 저항을 가해 고정성을 평가한다. 후족부 하방 고정성은 주로 비복근, 중족부 회내 방향 고정성은 후경골근 및 발가락굴근 기능이 관련되어 있다. 또한 카프레이즈는 무릎 굴곡자세에서 고정력을 평가하고, 넙치근의 고정 기능도 평가한다(그림 9). 무릎 신전자세에서 카프레이즈는 take off에서의 기능을 반영하고 있고, 무릎 굴곡 자세에서의 카프레이즈는 foot strike를 반영하여 각각의 통증 단계에 맞추어 평가할 필요가 있다.

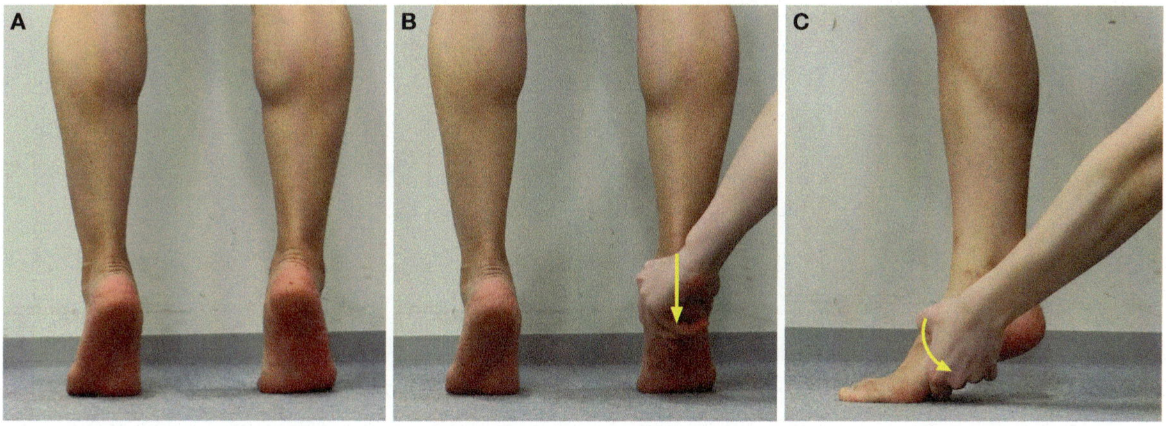

그림 8 카프레이즈(무릎 신전 자세)
A: 카프레이즈 자세. B: 후족부에 하방 저항을 가해서 족부의 고정성을 평가한다. C: 중족부 회내방향 저항을 가해서 족부의 고정성을 평가한다.

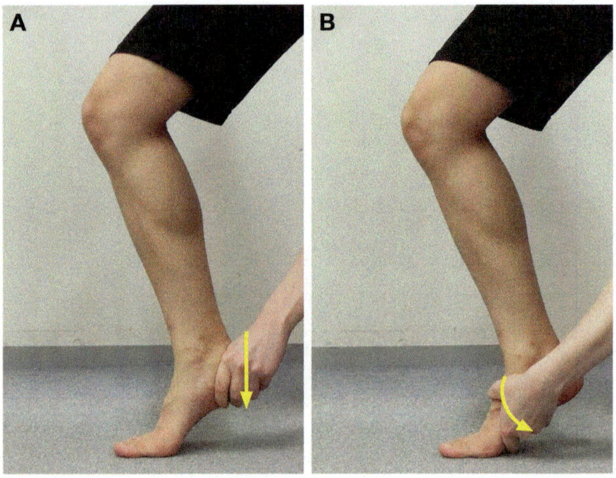

그림 9 카프레이즈(무릎 굴곡 자세)
A: 후족부에 하방 저항을 가해서 족부 고정성을 평가한다. B: 중족부에 회내 방향 저항을 가해서 족부 고정성을 평가한다.

동작 분석

평가 항목
□ 한 다리 서기/한 다리 스쿼트
□ 뛰기
□ 보행

동작 분석에서는 MTSS, 질주형 경골 피로골절에서 수평면, 관상면 관찰을, 도약형 경골 피로골절에서 시상면상의 관찰을 주의 깊게 한다.

한 다리 서기 자세에서 관상면 · 수평면상 내/외측 아치의 저하, 경골회전, 무릎 내반에 영향을 주는 골반 외측 이동이나 외측체중지지를 평가한다. 시상면에서는 골반 후방경사, 후방중심을 평가한다.

한 다리 스쿼트 시 knee-in toe-out에 의한 하퇴 내측 족관절 굴근의 과신장(**그림 10**)/경골 회전 부하 증가, 골반 후방경사 · 고관절 굴곡 부족으로 인한 후방 중심, 하퇴 전방경사 증가에 주목하여 관찰한다(**그림 11**).

보행 시 위에 현상이 관찰되지 않는지 입각기를 중심으로 관찰하고, 뛰기에서는 제자리에서 한 다리 뛰기를 반복하여 착지에서 점프 사이에 뒤꿈치가 강하게 하강하는지 확인한다. 하퇴삼두근(triceps surae: 종아리 근육)에 의한 뒤꿈치 안정성이 감소하면, 착지할 때 뒤꿈치가 강하게 하강하여 하퇴삼두근의 원심성 부하가 증가한다. 또한 과도한 족부 내반을 평가하여 하퇴 내측굴근의 과사용이 발생하는지 관찰한다.

● 내측경골피로증후군: medial tibial stress syndrome (MTSS)

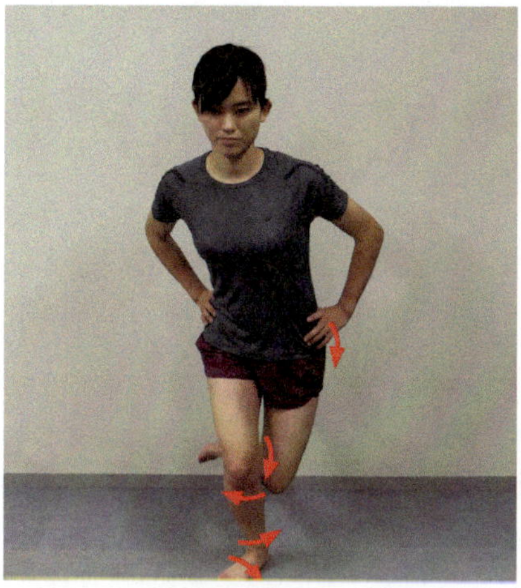

그림 10 knee-in toe-out 자세, 외측 체중지지로 한 다리 스쿼트 시 경골 스트레스

knee-in toe-out에 의해 경골에 대한 비틀림 스트레스 및 외측 체중지지에 의한 경골 내부 압박 스트레스를 증가시킨다.

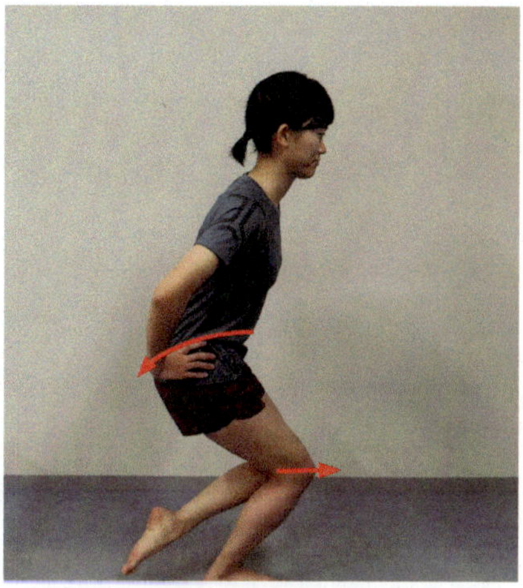

그림 11 후방 중심에서 한 다리 스쿼트 동작

후방 중심에서 스쿼트 동작은 무릎 굴곡 모멘트, 경골이 앞으로 나가면서 종아리의 신장 스트레스가 증가하기 때문에 주의해야 한다.

5 재활 및 예방

목표설정(스포츠 동작 시작까지)(그림 12)

MTSS는 염증정도에 따라 치료 기간이 결정된다. 환부 주위의 ① 종창이 없는 경우, ② 굳은 종창이 있는 경우, ③ 발생한 지 얼마 안 된 종창이 있는 경우로 분류하고 ①은 환부 통증 조절 및 앞에서 언급한 기능이 확보되면 조기 복귀를 목표로 한다. ②는 환부를 적극적으로 치료하여, 1주 정도 종창 · 통증 조절 후 기능을 획득하여 복귀하는 것을 목표로 한다. ③은 발생한 지 얼마 안 된 종창이기 때문에 냉찜질을 통해 환부 염증조절을 하며 굳은 종창보다 긴 기간(2~3주 정도) 안정 기간이 소요될 수 있다.

경골 피로 골절은 골절타입에 따라 복귀 기간이 달라진다. 질주형 경골 피로 골절의 경우, 복귀까지 약 3개월의 기간이 소요된다. 도약형 경골 피로골절은 보존적 치료의 경우 복귀까지 약 6~12개월이 소요되며, 수술 시 약 2~4개월의 기간이 필요하다.

재활은 ① 부상 부위 치료[*6]와 동시에 앞에서 언급한 잘못된 얼라인먼트 · 가동성 · 관절운동의 정상화를 획득하고 ② 각종 근 기능의 개선 ③ 한 다리 서기 자세에서 전방 뛰기까지 다이내믹 얼라인먼트 개선을 목표로 한다.

*6 MTSS는 종창과 통증 관리, 피로골절은 골절의 치료.

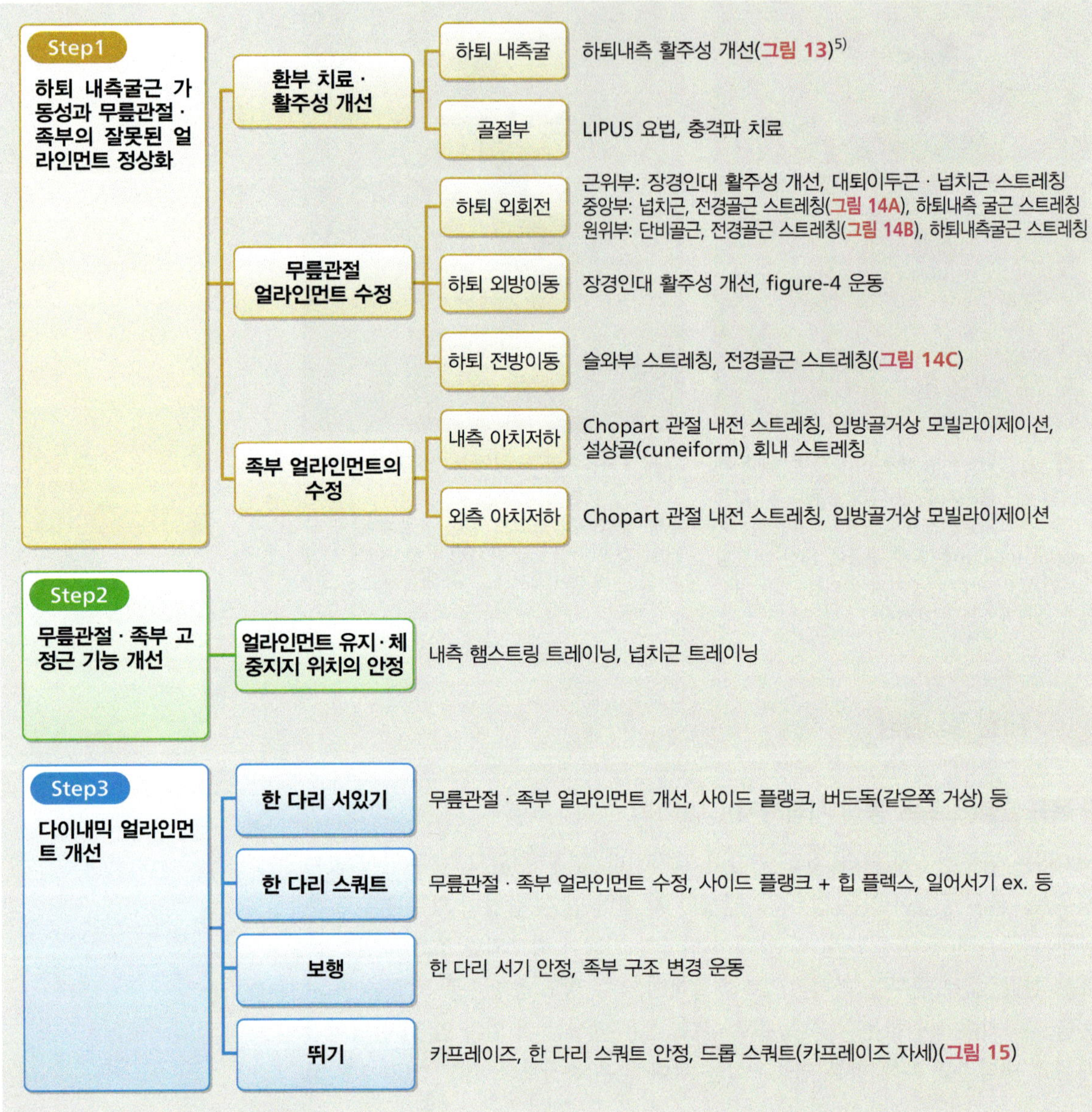

그림 12 MTSS, 경골 피로골절의 트리 다이어그램

◉ **문헌**

5) 카마타 카즈요시: 도수적 조직간 릴리즈®의 치료효과. 정형외과 최소침습수술 저널(별책 88), 전일본병원출판회, 2018: 30-40.

- 저출력 펄스 초음파: low intensity pulsed ultrasound (LIPUS)
- 내측경골피로증후군: medial tibial stress syndrome (MTSS)

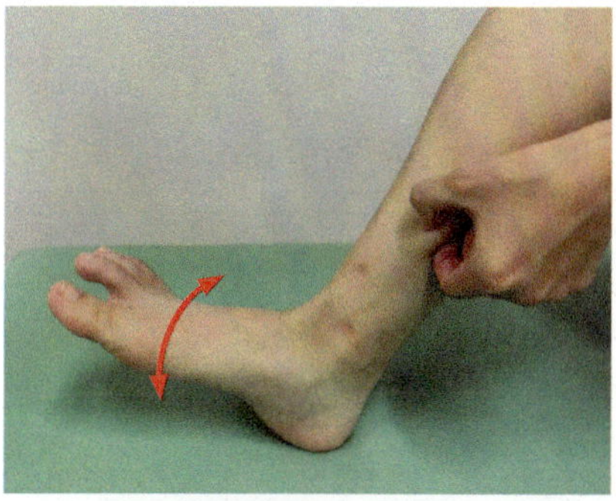

그림 13 하퇴 내측 활주성 개선

하퇴 내측 피하조직을 잡고, 족관절을 저/배굴하여 활주성을 획득한다. 특히 MTSS가 종창 존재 시 활주성이 감소되어 있기 때문에 효과적이다.

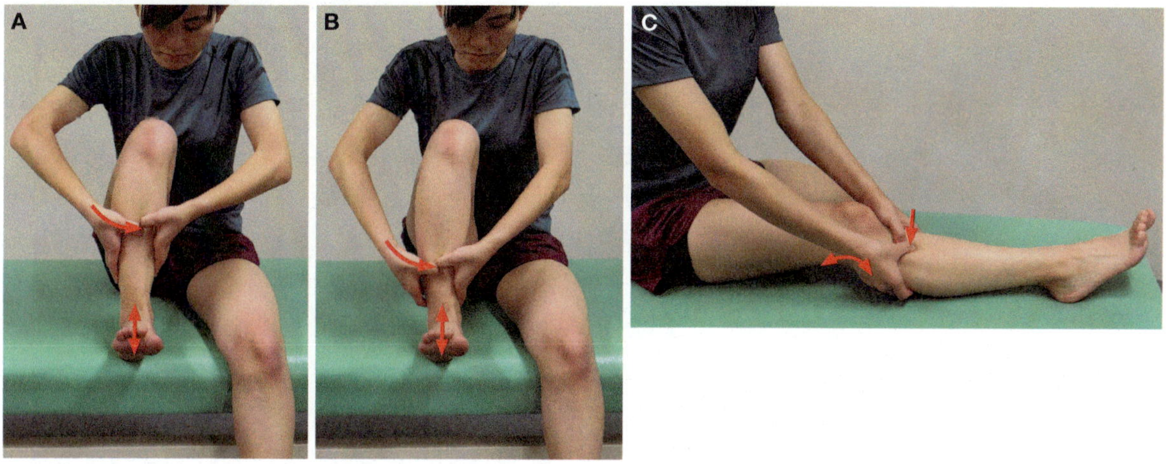

그림 14 전경골근 스트레칭

A: 하퇴 중앙부에서 전경골근 스트레칭. 전경골근과 경골 사이를 손가락으로 누르고, 경골 내회전 방향으로 압력을 가하면서 족관절을 저 · 배굴시킨다.

B: 하퇴 원위부에서 전경골근 스트레칭. A와 마찬가지로 전경골근과 경골 사이에 손가락으로 누르고 경골 내회전 방향으로 압력을 가하면서 족관절을 저 · 배굴시킨다.

C: 하퇴 근위부에서 전경골근 스트레칭. 전경골근 근위부를 압박하면서 경골을 후방으로 밀어 넣고 무릎을 살짝 굴곡과 신전을 한다.

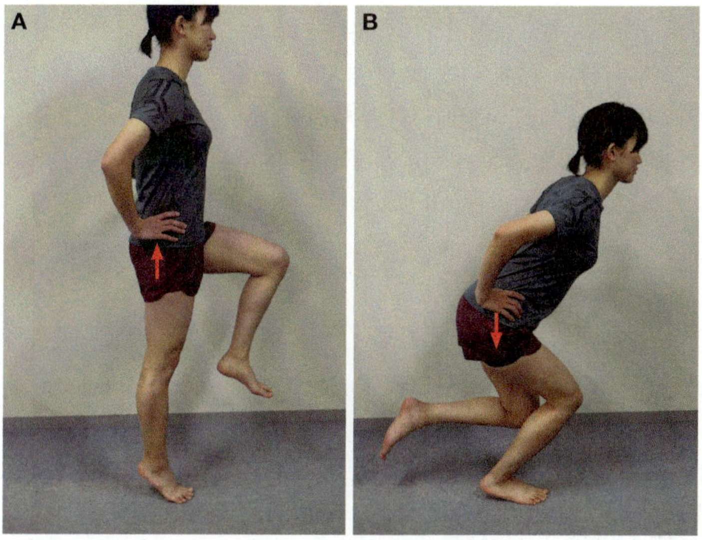

그림 15 드롭 스쿼트(카프레이즈 정도)

카프레이즈 상태에서 빠르게 가라앉듯이 고관절을 굴곡한다. 이때 무릎이 과하게 앞으로 나가지 않도록 주의하고, 발은 카프레이즈 상태를 유지한다. 고관절 충격을 흡수하면서 족부 안정을 한다면, 하퇴부 스트레스를 줄일 수 있다.

4.2 아킬레스건염 · 활액낭염

1 발생 메커니즘(그림 1)

스포츠에서 발생하는 하퇴 후면 질환으로 아킬레스건염, 아킬레스건 파열(rupture)과 종아리근육 좌상(strain)을 들 수 있다. 본 장에서는 아킬레스건염에 대해서 구체적으로 다룬다.

아킬레스건 주위에 만성으로 생기는 통증은 뒤꿈치뼈 부착부 장애와 건 부위 장애로 나눌 수 있다. 뒤꿈치뼈 부착부 장애는 다시 아킬레스건 부착부와 활액낭에서 일어나는 것으로 나뉜다. 건 부위의 장애는 건내부에 장애가 미치는 아킬레스건병증과 건방조직(paratendon)에 염증을 일으키는 아킬레스건 주위염증으로 나뉜다. 일반적으로 아킬레스건염이라고 알려져 있는 것은 이들 병태의 총칭으로, 각각의 병태나 발생 메커니즘은 실제로는 다르기 때문에 그 차이를 이해하고, 관련된 기능을 개선하는 것이 중요해진다. 또한, 두 가지 병태가 혼재하는 경우도 있으므로 주의가 필요하다.

모든 병태에 있어 배굴 가동성 저하(**그림 1①**)나 아킬레스건 주위조직 활주 이상(**그림 1②**)이 관련된 경우가 대부분이다. 아킬레스건 주위의 활주 이상이 생기는 원인은 구두나 양말 등에 의한 압박, 잘못된 사용, 종창 등 다양하며, 상기 모든 질환에서 문제가 된다. 이에 더해 족부 아치(**그림 1④⑤**) 다이내믹 얼라인먼트(**그림 1⑥⑦**)의 차이에 따라 아킬레스건 주위 여러 부위에 통증이 생긴다.

활액낭염은 뒤꿈치뼈 뒤쪽 융기와 아킬레스건 심부층이 충돌(임핀지먼트)하여 생긴다. 신발에서 압박 등 환경요인이 관계되는 경우(**그림 1③**)와 뒤꿈치의 정적/동적 잘못된 얼라인먼트로 아킬레스건 · 뒤꿈치뼈 간 압축 스트레스가 높아지는 경우가 있다(**그림 1⑤~⑦**).

반면에 아킬레스건 부착부 증상은 부착부에 가해지는 견인 스트레스 때문에 발병한다. 상당수는 시상면상의 얼라인먼트가 관계된다. 고관절 신전 운동의 부족과 족관절 저굴운동에 의한 보상으로 종아리근육 과활동이 일어나는 경우가 흔한 메커니즘이다(**그림 1⑥**). 족관절 고정 기능이 저하된 예(**그림 1⑧**)에서 박차고 나가기를 할 때 순간적으로 배굴 운동이 일어나면서 견인에 대한 스트레스가

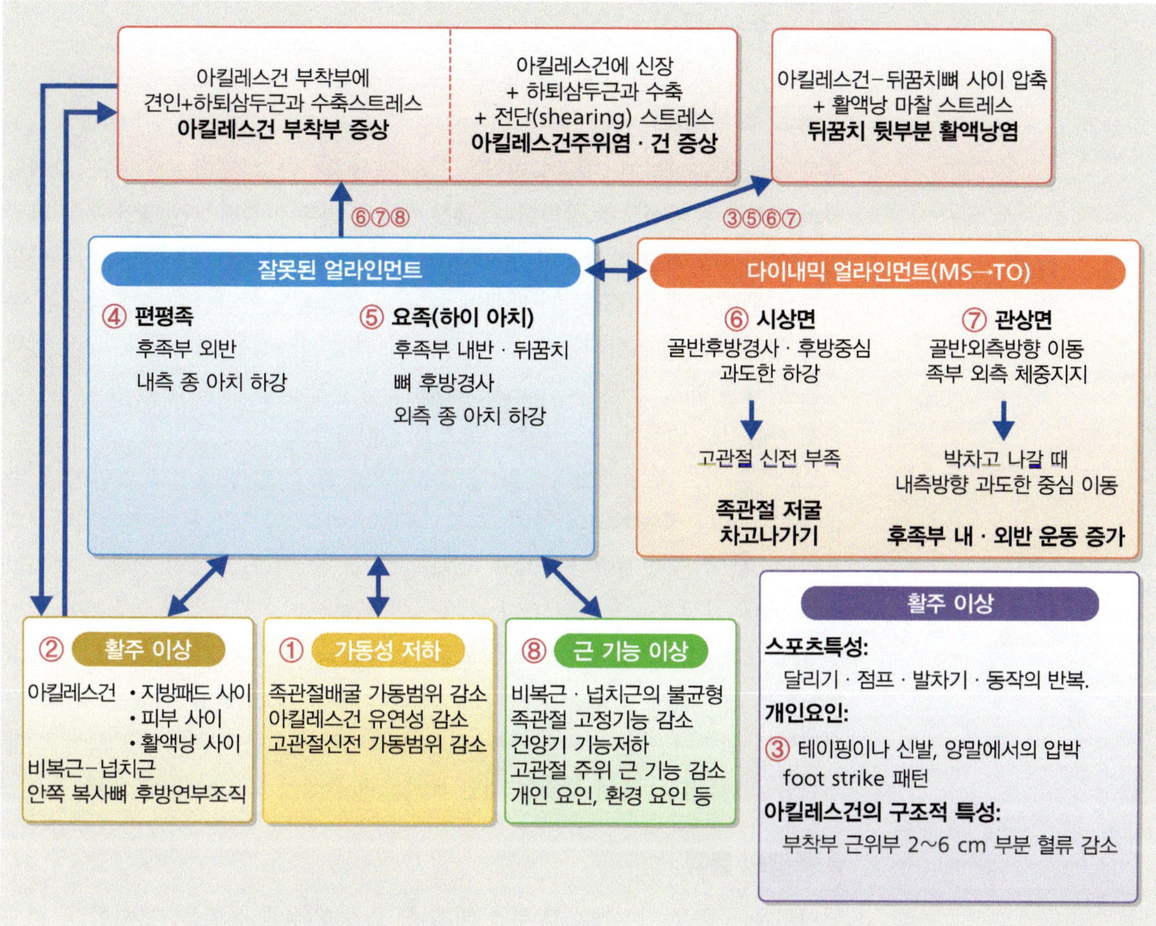

그림 1 아킬레스건염 · 활액낭염의 발병 메커니즘

강화될 수 있다.

건 실질부위는 부착부 증상과 마찬가지로 시상면상의 문제점이 나타난다. 이에 더해 뒤꿈치뼈가 내반 자세에서 급속히 회내되어 건 실질부에 전단 스트레스로 발병한다(**그림 1**⑦).[1] 아킬레스건 중에서도 혈류가 적은 뒤꿈치뼈 부착부에서 2~6 cm 사이에 많이 생긴다. 급성 발병은 건방조직(paratendon)에 염증이 발생하고, 아킬레스건 실질부 내에는 문제가 없으며, 아킬레스건 주위염으로 분류된다(좁은 의미의 아킬레스건염). 장기화되면 건 실질부 내에 변성이 발생되는데 이 경우를 아킬레스건병증으로 분류한다.

◉ 문헌
1) 가마타 가즈요시, 후쿠바야시 철 감수: SPTS 시리즈 제9권, 하지 스포츠질환 치료의 과학적 기초.NAP, 2015: 41-43.

● mid-support (MS)
● take-off (TO)

2 주요 증상

통증 발생 상황

우선 상태를 파악하기 위해 움직이는 상황을 관찰한다. 아킬레스건병증 · 활액낭염의 대부분은 만성으로 발병한다. 급성 발병의 경우 아킬레스건 파열/부분 파열 및 종아리근육 좌상과 감별이 필요하다. 급성 외상 과거력에 의해 하퇴삼두근의 유연성 문제가 생기기도 하기 때문에, 이전의 통증들도 확인한다. 아킬레스건 통증이 점점 악화/장기화되는 경우 건 부위의 변성 가능성을 의심한다. 급성 발병 시는 변성은 없고, 건방조직(paratendon) 염증만 발생할 수도 있다. 양쪽 질환의 혼재 가능성도 염두에 두고 문진 · 평가를 진행한다.

그 다음 스트레스 메커니즘을 관찰하기 위해 통증 발생 원인도 확인한다. 주로 연습량이나 주행거리의 증가, 연습 내용의 변화, 딱딱한 표면 언덕길에서의 훈련, 피로, 추운 환경이나 신발의 교체 등을 들 수 있다. 오르막 연습은 평지보다 큰 배굴 가동성을 필요로 한다. 가동성이 부족하면 아킬레스건 부착부에 대한 신장 스트레스나 족부 외전의 보상으로 아킬레스건 실질부에 대한 전단력(shear stress)을 증가시키는 요인이 된다. 그리고 달리기, 점프, 몸을 뒤집는 것 등 각 상황마다 얼마나 아픈지 확인한다. 질환의 상태와 원인을 대조하여 스트레스 메커니즘을 파악하고 경기 복귀를 위한 프로그램 작성에 도움을 줄 수 있다.

통증의 종류

날카로운 통증은 아킬레스건 부분 파열 등 급성 외상과 감별을 해야 한다. 현재 통증 발생 부위는 변성이나 염증 중 어느 쪽인지 파악하기 위해 관찰한다. 욱신거림과 따끔거림은 일반적으로 염증을 의심하게 한다. 움직일 때 따끔거리고 욱신거리는 통증이나 묵직한 느낌은 변성의 증후일 수도 있어서 다른 평가와 더불어 통증의 원인을 파악한다.

ADL 상의 통증 유무

안정 시 통증이 있는 경우 아킬레스건 주위염이나 활액낭염 등 염증 상태를 의심한다. 변성인 경우, 아침에 일어나서 움직일 때 한동안 통증이 있거나 움직이기 힘든 것을 흔히 볼 수 있다. 보행이나 장시간 서있을 때 저녁에 증상이 심해지는 경우도 있으나, 이것만으로는 염증의 유무나 정도를 파악할 수 없다. 그러나 스포츠 활동을 중지했음에도 불구하고 저녁에 증상이 심해지는 경우는 보행이나 선 자세 등에 문제점이 남아 있을 가능성이 높기 때문에 확인이 필요하다.

또, 활액낭염 경우 신발의 종류에 따라 통증의 강도가 다를 수 있으므로, 슬리퍼나 맨발에서는 통증이 줄어들고, 신발을 신으면 통증이 심해지는 것이 특징이다.

● 일상생활동작: activities of daily living (ADL)

신발은 굽이 2~5 cm 높은 것이 오히려 편하다. 맞지 않는 신발에 의해 장시간 연부조직이 압박되어 활주 이상을 일으키기도 해서, 이로 인한 상태도 확인하는 것이 좋다.

3 통증 검사

압통(그림 2)

뒤꿈치뼈 뒤쪽 융기에서 2 cm 이상 윗부분인지 부착부 증상인지 먼저 구별한다. 부착부 증상인 경우 활액낭염과 아킬레스건 부착부 건염을 구별해야 한다. 활액낭염은 아킬레스건 부착부 전방을 양쪽에서 집도록 한다(two-fingers squeeze test). 부착부 증상인 경우 뒤꿈치뼈 후면에 생기며 내외측 · 근위부/원위부 중 어느 부위에 압통이 있는지 자세히 촉진하다. 뒤꿈치뼈에서 2 cm 이상 윗부분인 경우 painful arc sign(그림 3)을 확인한다.

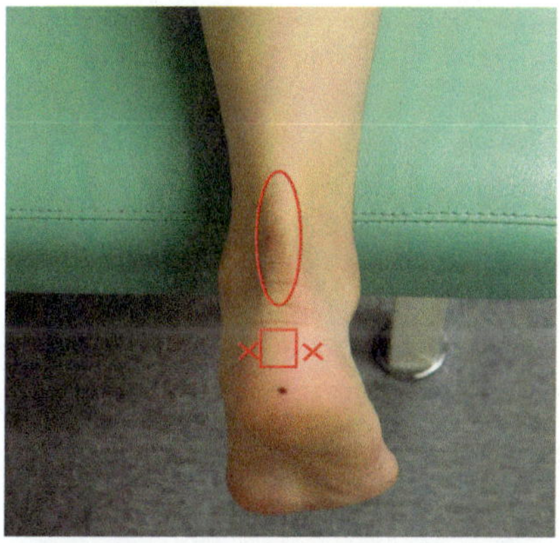

그림 2 아킬레스건염의 압통 부위

○: 아킬레스건 주위염 · 건병증의 압통 부위. 뒤꿈치 융기에서 2 cm 이상 근위부인 경우 아킬레스건 주위염 · 건병증이 의심되어 painful arc를 평가한다.

□: 아킬레스건 부착부 또는 활액낭염의 압통 부위.

×: 활액낭염의 압통 부위. 뒤꿈치 뼈를 양쪽에서 집도록 한다(two-fingers squeeze test).

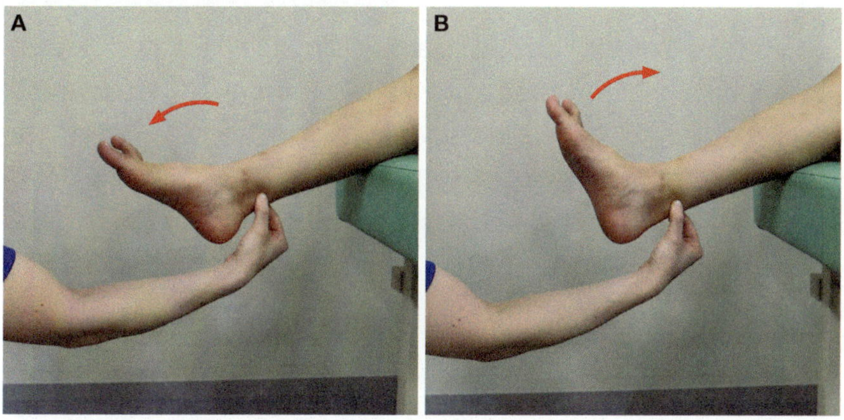

그림 3 painful arc sign

압통 부위의 상단 또는 하단을 잡고, 저굴자세(A)와 배굴자세(B)의 압통을 비교한다. 아킬레스건 실질부인 경우 저 · 배굴에 따라 통증 부위가 변화하는데 건방조직(paratendon) 증상의 경우 압통 부위에 변화가 없다.

압통 부위 상단 또는 하단을 잡고 저굴과 배굴 자세에서 압통을 비교한다. 아킬레스건 실질부인 경우 저 · 배굴에 따라 통증 부위가 변화하는데 건방조직(paratendon) 증상의 경우 압통 부위에 변화는 없다.

통증 유발

모든 질환의 상태에 대해서 다음 항목의 통증 확인한다.

CHECK POINT

- □ 족관절 수동 배굴(무릎신전/굴곡)
- □ 저항하면서 족관절 저굴
- □ 카프레이즈(무릎신전/굴곡)
- □ 스쿼트
- □ 보행

아래는 염증의 상태나 주요 증상에 맞추어 평가한다.

CHECK POINT

- □ 한 다리 카프레이즈(무릎신전/굴곡)
- □ 한 다리 스쿼트
- □ 점프(양 다리/한 다리)
- □ 뛰기(전방/후방/측방)
- □ knee swing test[*1]

*1 '5.1 족관절 염좌'(p.146) 참조.

족관절 수동 배굴로 아킬레스건 신장 시 통증이 생기는지를 먼저 비체중 지지에서 확인한다. 무릎신전/굴곡 자세를 비교하여 비복근과 넙치근 중 어느 쪽의 영향이 강한지 비교한다. 또한, 족관절 저굴을 저항하면서 근 수축 시 통증의 유무도 본다.

동작 시 통증은 카프레이즈, 스쿼트, 보행을 먼저 확인한다. 통증 발생 동작과 단계의 공통점을 찾으면 메커니즘을 정리하기 쉽다. 주목해야 할 점으로 ① 족관절 배굴각도 ② 뒤꿈치뼈 내 · 외반각도, ③ 근 · 건의 수축 양식, ④ 근 수축 속도, ⑤ 중심이 이동하는 방향 등을 들 수 있다. 활액낭염은 족관절 배굴 시 통증이 발생하고, 뒤꿈치뼈 내 · 외반 각도와 근 수축은 관계가 없는 경우가 많다. 아킬레스건 부착부 증상이나 아킬레스건병증은 하퇴삼두근이 원심성으로 수축할 때나 빠른 수축 속도에서 더 통증이 심해질 수 있다. 아킬레스건병증 · 아킬레스건 주위염에서는 이에 더해 knee swing test나 보행, 뛰기와 같은 급속 회내 운동 상황에서 통증이 생긴다. 염증이나 변성이 심한 경우 발생의 원인이 된 동작이 아닌 움직임도 통증이 발생할 수 있다.

통증 증가 · 감소검사

통증이 생긴 체중지지 동작에서 도수조작으로 통증 완화 여부를 확인한다.

CHECK POINT

- □ **하퇴삼두근(종아리근육) 압박**
- □ **내측 종 아치 유지**
- □ **외측 종 아치 유지**
- □ **뒤꿈치뼈 외반**
- □ **뒤꿈치뼈 내반**
- □ **뒤꿈치뼈 · 거골 후방 활주**
- □ **하퇴 내회전 유도**
- □ **골반 조작(전방경사/후방경사, 회전, 내방이동)**
- □ **뒤꿈치 깔창 높이**

종아리근육의 압박은 근 활동을 보조할 수 있으므로 근 기능/고정 기능 감소가 있을 경우 증상의 감소가 나타난다. 또, 아치 유지나 뒤꿈치 · 거골 · 하지 얼라인먼트 조작 후 통증이 감소하는 것은 개선해야 할 불량 얼라인먼트로 간주된다. 얼라인먼트 조작에 대한 자세한 내용은 족관절 염좌를 참고하기 바란다. 얼라인먼트 조작으로 인해 비복근 · 넙치근의 근육 활동이 변화될 수 있기 때문에 건을 촉진해서 평가하면 좋다. 뒤꿈치 깔창 및 테이핑은 도수 조작이 어려운 보행이나 점프 등의 평가에 유용하다. 뒤꿈치 깔창 높이 조절로 개선되는 경우는 배굴 제한이나 뒤꿈치뼈 후방경사 얼라인먼트가 메커니즘과 관련될 가능성이 있다. 테이핑으로 개선할 경우 근력 감소와 고정력 감소 우려가 있다.

4 기능 평가

얼라인먼트(문제가 되는 얼라인먼트 파악)

평가 항목

- □ **하퇴(경골)**[*1]: 외회전, 외측경사
- □ **족부**: 편평족: 후족부 외반/저굴, 내측 종 아치 저하
  요족(하이 아치): 후족부 내반/배굴, 외측 종 아치 저하

얼라인먼트에 대해서는 종아리근육-아킬레스건 주행에 영향을 주는 하퇴와 후족부(뒤꿈치뼈)의 얼라인먼트를 평가한다. 이어서 앞에서 말한 얼라인먼트에 관련된 족부 형태의 평가(편평족/하이아치)를 한다.

체중지지 자세에서 하퇴 외측경사 얼라인먼트는 아킬레스건 내측부 신장 스트레스가 증가하고, 하퇴 외회전 얼라인먼트는 직접적으로 배굴 가동성과 저굴 근육 기능에 관계되기 때문에 문제가 된다. 하퇴의 얼라인먼트 평가는 **'3.1 무릎 전방십자인대 손상(재건술 전)'**(p.60)을 참조하기 바란다.

족부 얼라인먼트는 후족부 부터 평가한다. 비체중지지/체중지지 자세로 내반/외반 얼라인먼트[*2], 저굴/배굴 얼라인먼트를 평가한다. 비체중지지/체중지지에서 내 · 외반방향의 차이가 크면 접지 시 아킬레스건 실질부는 관상면에서 스트레스가 증가하고, 저 · 배굴 방향으로 차이가 크면 시상면에서 스트레스가 증가한다. 또한, 체중지지 시 뒤꿈치가 후방경사 얼라인먼트가 되면 뒤꿈치 뒤쪽 윗부분과 아킬레스건 부착부, 활액낭에서 충돌(임핀지먼트)이나 뒤꿈치뼈 부착부에서 견인 스트레스가 발생하기 쉬워질 것으로 생각할 수 있다.

*2 leg heel angle(그림 5), 및 '5.2 후경골근건염'(p.162) 참조.

후족부 외반/저굴 얼라인먼트에 영향을 주는 요인으로 편평족을, 후족부 내반/배굴 얼라인먼트에 영향을 주는 요인으로 요족을 들 수 있다. 후족부만 가지고 얼라인먼트 조절은 어렵기 때문에 선수의 족부 얼라인먼트 타입을 파악하는 것이 중요하다.

관절 운동 패턴(비정상 패턴 파악)

평가 항목
□ 족관절 배굴 시 족부외전(비체중지지)[*3]
□ 족관절 저굴 시 내반 증가(비체중지지)[*3]
□ knee swing시 주상골/입방골 하강[*3]

*3 '5.1 족관절 염좌'(p.146) 참조.

비체중지지 족관절 배굴/저굴 관절운동 패턴을 먼저 확인한다[*3]. 족관절 배굴 시 족부외전 패턴은 발차기 동작이나 착지 동작 등 족관절의 배굴 동작에서 잘못된 얼라인먼트나 근 기능 이상에 영향을 미친다. 족관절 저굴 시 과도한 내반 패턴은 전족부 체중지지에서 잘못된 동작으로 이어진다.

내측방향 knee swing에서 주상골(내측 종 아치)의 하강 정도를 확인한다.[*3] 외측방향 knee swing에서는 입방골의 하강 정도를 확인한다.[*3] 요족 및 편평족에서 입방골 하강은 heel contact 시 과도한 외측 체중지지에서 heel off까지 빠르게 안쪽으로 하중위치가 이동하기 때문에, 두 가지 타입 모두 과도한 입방골 하강 문제가 있다.

가동범위 · 가동성(제한인자 확인)

평가 항목
□ 족관절 배굴(무릎 신전/굴곡 자세), 거골 후방 이동
□ 하퇴 내회전[*4]
□ 후족부 내/외반
□ 내측 설상골(cuneiform) 회내/내전, 입방골 거상
□ 발가락 굴곡/신전[*5]
□ 족관절 배굴자세 + 엄지발가락(무지)신전

*4 '3.1 무릎전방십자인대 손상(재건술 전)'(p.60) 참조.

*5 '5.3 족저근막염'(p.172) 참조.

족관절 배굴 제한에 대해서는 무릎 굴곡자세와 신전자세를 비교하여 넙치근과 비복근 중 어느 쪽 제한인지 확인한다. 또한 거골을 앞에서 엄지와 검지로 잡고, 배굴에 따른 거골의 후방 이동에 대해서도 함께 평가한다(**그림 4**). 종아리근육의 유연성에 문제가 없더라도 내측 복사뼈 후방 연부 조직 활주 이상으로 배굴 제한이 있을 수 있다.

후족부 내 · 외반 가동성은 뒤꿈치뼈를 잡고 도수적으로 내 · 외반함으로써 그 가동성을 확인한다(**그림 5**). 5도까지 외반할 수 없는 경우는 정적/동적 얼라인먼트에 영향을 주어, 그 제한 원인으로 후경골근이나 발가락굴근건의 활주 이상, 굴근지대(retinaculum)의 구축 등을 들 수 있다. 족관절 저 · 배굴 제한과 후족부 얼라인먼트 개선을 위해서 무릎관절의 하퇴 내회전 가동성이 필요하다.[*4] 내측 설상골(cuneiform) 회내/내전, 입방골 거상 평가는 족관절 염좌의 평가[*3]를 참고하기 바란다.

발가락에 대해서는 족저근막염 평가[*5]도 함께 참조하기 바란다. 먼저 MP관절을 도수조작으로 신장시켜 족저근막 긴장이 높아지는지 확인한다. 30° 배굴에서 긴장이 높아지지 않으면 windless mechanism(건양기)의 이상으로 보행에서 toe-off나 달리기에서 take off 시 차고 나가는 동작에서 족관절 저굴근이 과하게

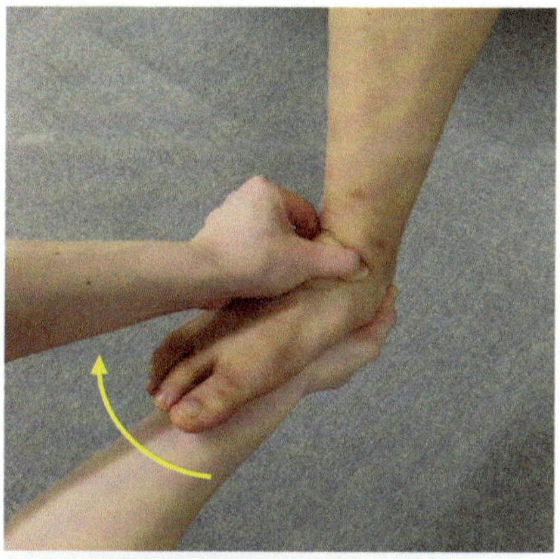

그림 4 배굴 제한 요인의 확인
수동 배굴 가동범위를 확인하고 비복근 · 넙치근의 유연성을 평가하는 동시에 배굴에 따른 거골의 후방 이동을 촉진하여 안쪽 복사뼈 후방의 연부조직 활주성도 평가한다.

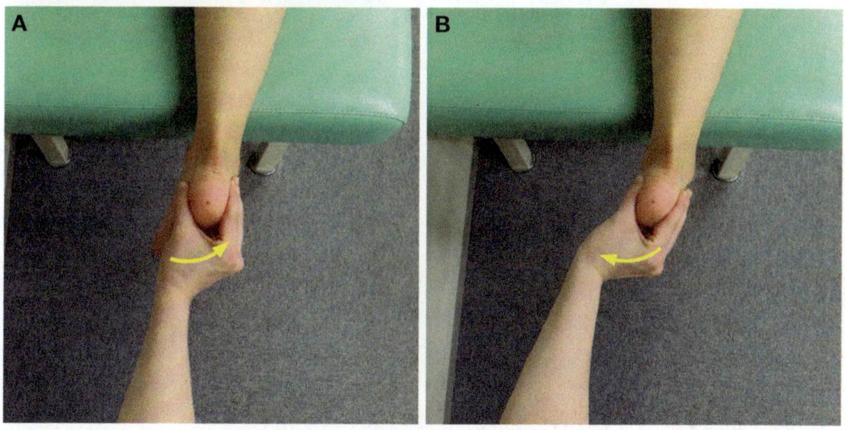

그림 5 후족부 내/외반 가동성의 평가
바로 누운 자세로 뒤꿈치 뼈를 잡고, 최대 내반(B)과 최대 외반(A) 자세에서 leg heel angle을 평가한다. 가동성의 증가는 다이내믹 얼라인먼트에 문제가 없으면 괜찮지만, 5° 이상의 외반 가동성은 필요하다.

● 중족지절관절(발허리발가락관절): metatarsophalangeal (MP) joints

사용될 가능성이 있다. 또한, 신전 제한이 있는 경우 족저근막의 유연성 감소로 요족이 될 수도 있다. 발가락 굴곡 제한은 내재근 근 기능 이상으로 이어지기 때문에 문제가 된다(**그림 6**).

근력 · 근 기능 검사

평가 항목

- □ **족관절 저굴(무릎 신전자세) (비복근, 발가락 굴근, 후경골근, 장 · 단비골근)**
- □ **족관절 저굴(무릎 굴곡자세)(넙치근, 발가락 굴근, 후경골근, 장 · 단비골근)**
- □ **내반(원심성, 후경골근), 발가락 굴곡(족부 내재근)**
- □ **족관절 고정 기능(양다리/한 다리 카프레이즈)**

족관절 저굴(무릎 신전/굴곡 자세)에서 얼라인먼트 확인과 함께 몇 번 정도 좋은 얼라인먼트를 계속 유지할 수 있는지, 그리고 어느 정도 족부에 흔들림이 나타나는지도 확인한다. 통증 및 후족부 회내/외의 보상 없이 30회 정도 최대 저굴을 할 수 있는 근 기능은 어느 경우에도 필요하다. 부착부 병변은 스프린트(sprint)의 take off나 점프 등에서 아킬레스건이 신장되어 생기는 경우가 많기 때문에 추가적인 고정력이 필요하다(**그림 6**). 고정기능이 불충분할 경우에는 운동 중 순간적 족관절 배굴을 일으켜, 아킬레스건에 대한 신장 스트레스 증가와 종아리근육 유연성을 감소시키는 원인이 된다. 한 다리의 동작은 양 다리에 대한 평가에서 큰 문제가 없고 통증도 재현되지 않은 경우에 평가한다.

아킬레스건병증에서는 동작 중 회내운동을 제동하기 위해 후경골근(원심성)이나 족부 내재근의 근 기능(**그림 7**)이 중요하다. 또한 과도한 외측 접지(후족부 내반)나 하지신전 메커니즘에서 근 기능 이상도 아킬레스건병증에 문제가 되므로, 무릎과 고관절, 체간의 기능도 함께 평가할 필요가 있다.

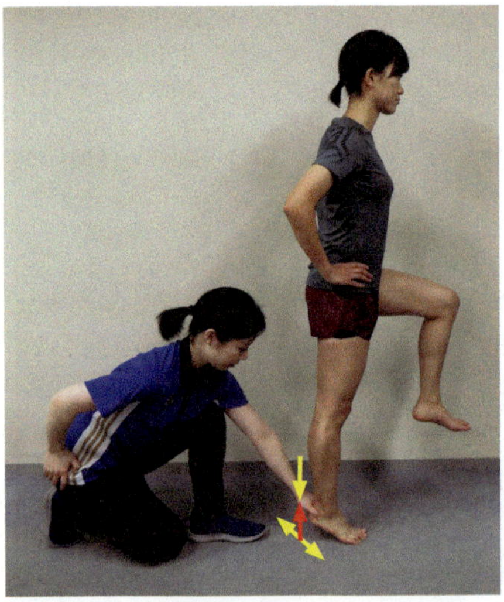

그림 6 족관절 고정 기능
한 다리 카프레이즈에서 뒤꿈치뼈를 배굴 및 내 · 외반 방향으로 흔든다. 무릎관절 신전 및 골반 전방경사 상태에서 족관절 최대 저굴을 유지할 수 있다면, 차고 나가기에서 족관절 고정 기능이 충분하다고 판단한다. 트레이닝 시 두 다리 카프레이즈에서 중심을 한쪽으로 이동하거나, 벽을 잡고 안정된 상태로 동작을 반복한다.

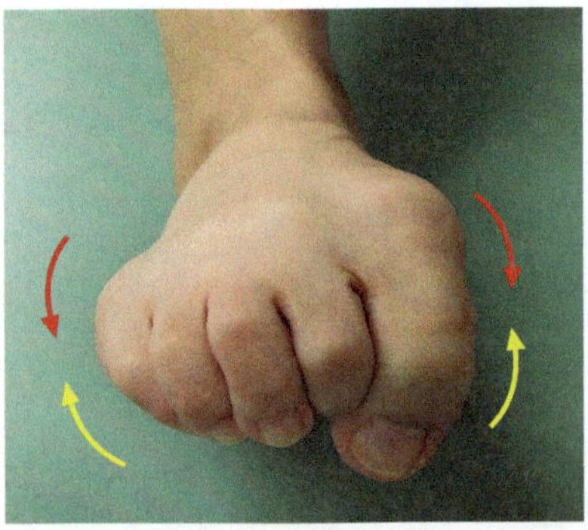

그림 7 발가락 굴곡 가동성과 족부 내재근 기능 평가
발가락을 수동 굴곡하였을 때 횡단면을 평가한다. 근 기능 평가에서 발가락을 신전방향으로 저항하여 굴곡자세를 유지할 수 있는지 평가한다.

동작 분석

평가 항목
□ 보행
□ 한 다리 서있기
□ 양다리, 한 다리 스쿼트
□ 양다리, 한 다리 카프레이즈 스쿼트
□ 뛰기(전방, 측방)

보행은 뒤꿈치뼈 부착부 질환으로 시상면 문제가 관련되는 경우가 많다. toe-off에서의 과도한 저굴 운동이나 고관절 신장 부족, 족관절 고정 감소(순간적인 꺽임)는 놓치지 않도록 한다. 아킬레스건 실질부 질환인 경우, 앞에서 말한 문제 외에, 관상면의 문제가 관련되어 있을 가능성이 높다. heel contact에서 후족부 · 무릎관절 내 · 외반각도와 mid stance에서의 후족부 · 무릎관절 내 · 외반각, 고관절 내전각도, 골반 측면 이동 및 회전 등을 특히 주목한다.

스쿼트에서 ① 족부 · 족관절의 잘못된 얼라인먼트가 발생하거나 ② 시상면에서 체간 · 고관절 · 무릎관절이 협조하여 움직이는지 ③ 관상면에서 잘못된 얼라인먼트 발생이 없는지를 주로 확인한다.

착지에서 통증이 발생한 사례는 족관절 약간 저굴 자세를 유지하면서 스쿼트(**그림 8** 카프레이즈 스쿼트)를 평가한다.

뛰기는 점프 할 때 다이내믹 얼라인먼트와 착지할 때 충격 흡수 모두 쉽게 평가할 수 있다. 족관절 고정기능이 메커니즘과 관련되어 있다고 생각되는 경우, 특히 착지 순간에 전족부 체중지지로 순간적으로 멈추도록 지시하면 순간적으로 고정하는 기능을 가지고 있는지 평가할 수 있다.

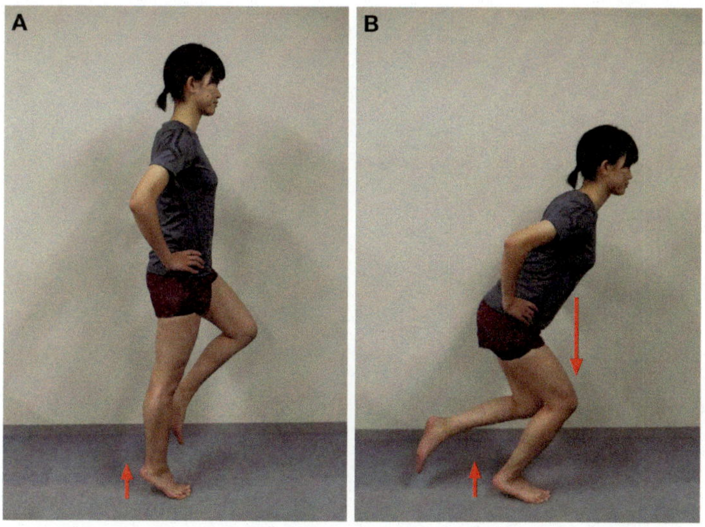

그림 8 카프레이즈 스쿼트
A: 족관절을 약간 저굴 자세로 한 다리 스쿼트를 실시하여 뒤꿈치 높이로 유지할 수 있는 경우 고정 기능이 충분하다고 판단한다.
B: 트레이닝으로 실시할 때는 동작의 속도를 변화시키거나 비체중지지 다리의 굴곡/신전 · 내외전 방향으로 움직여 밀치는 저항을 가하기도 한다.

5 재활 및 예방

목표설정(스포츠 동작 시작까지)(그림 9)

운동치료에서 모든 질환 상태의 메커니즘과 관련된 ① 하퇴 · 족관절 · 족부의 잘못된 얼라인먼트와 무릎관절 · 족관절 운동의 정상화, ② 족관절 · 족부근 기능 개선, ③ 통증 발생에 대한 다이내믹 얼라인먼트의 개선 이 세 가지가 주요 목표이다.

종창이 생긴 부위나 구두 · 양말로 장시간 압박을 받은 조직은 활주 이상과 신장 · 유연성이 저하된다. 염증기에는 물리치료를 실시하고, 만성기에는 물리치료

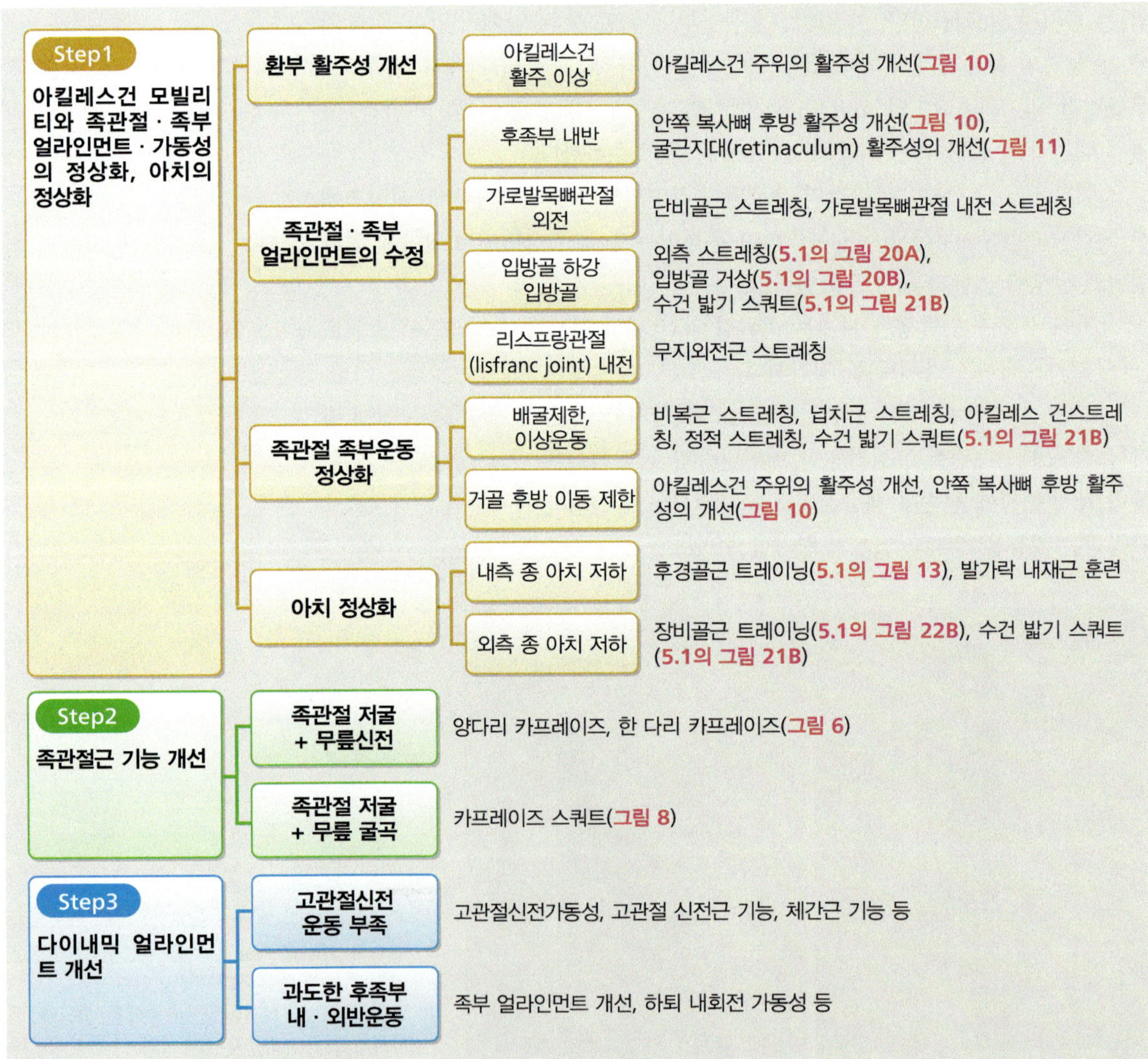

그림 9 아킬레스건염 활액낭염 트리 다이어그램

와 함께 도수치료로 증상을 호전시킬 필요가 있다.

족관절 배굴 제한에 대해서 아킬레스건 · 경골 내측면의 피하조직이나 굴근지대(retinaculum)의 활주성을 개선한다(**그림 10**). 후족부 내반의 개선을 위해서는 굴근지대의 건에 도수적 이완(릴리즈)을 실시한다(**그림 11**). 횡족근관절의 내전 구축에 대해서, 엄지발가락 외전근 주위 연부 조직 활주성 개선이 필요하다. 입방골 하강에 대해서는 수건 밟기 스쿼트와 장비골근 훈련을 실시한다.

족부 얼라인먼트 개선을 위한 프로그램은 **'5.1 족관절 염좌'**(p.146)와 **'5.2 후경골근건염'**(p.162)의 재활을 참조하기 바란다. 또한 족부 얼라인먼트가 메커니즘에 관계되는 경우에는 깔창이나 테이핑 사용도 필요하다.

활액낭 급성 염증은 1~2주의 안정을 하면 염증 증상은 소실된다. 염증 관리와 병행하면서 위의 언급한 목표를 개선해 나가는 동시에, 신발의 변경이나 뒤꿈치 깔창 높이 등과 같은 외적 요인에 대한 접근이 도움이 된다.

많은 연구에서 아킬레스건 실질부 치료는 원심성 수축 훈련이 유용하다고 보고되었다. 원심성 수축 훈련 후 콜라겐 섬유 배열의 정상화와 신생 혈관의 소실이 확인되었다고 보고되었다 Alfredson 등[2]의 프로토콜에 의하면, 무릎 신전과 굴곡 각각 3세트(15회 × 3세트), 2회/일, 7일/주, 12주간, 통증이 없는 범위에서 실시한다. 발생 메커니즘에 원심성 수축이 관련되어 있는 경우에는 충분한 원심성 수축기능을 되찾고, 족관절의 고정 기능과 다이내믹 얼라인먼트 등 원심성 수축 이외의 문제점을 포함한 발생 메커니즘을 확인하여 최단 시일 내에 경기 복귀가 가능할 것으로 생각된다.

◉ **문헌**

2) Alfredson H, Cook J: A treatment algorithm for managing Achilles tendinopathy: new treatment options. Br J Sports Med 2007; 41 (4): 211-216.

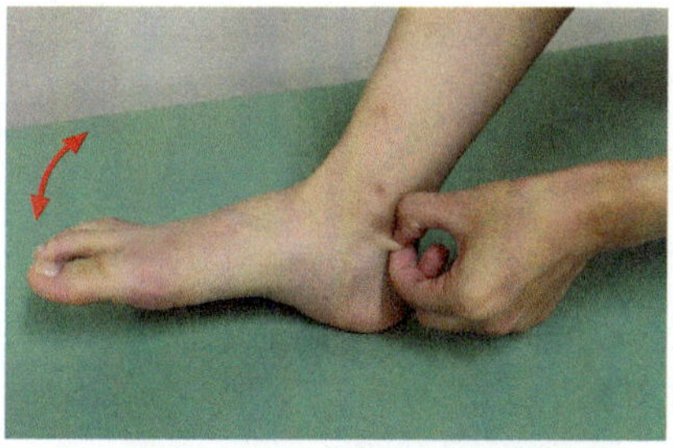

그림 10 아킬레스건 주위 활주성의 개선
활주 이상이 생기기 쉬운 아킬레스건 + 피부, Kager's fat pad, 후경골근, 장무지굴근 사이에 손가락을 두고 족관절의 저 · 배굴 또는 발가락의 굴곡과 신전을 반복한다.

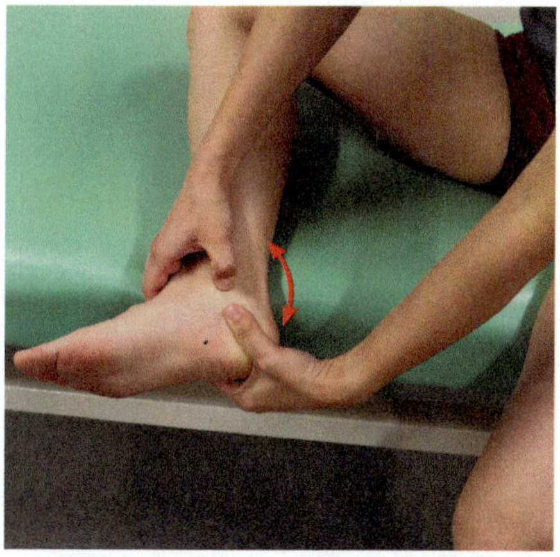

그림 11 후족부 내반 가동성 개선을 위한 운동
굴근지대(retinaculum)와 주위 연부조직(특히 후경골근이나 장모지 굴근) 사이의 활주 이상이 발생하기 쉬우므로 그 사이에 손가락을 얹고 족저/배굴을 반복한다.

제5장 족관절 · 족부

5.1 족관절 염좌

1 발생 메커니즘(그림 1)

족관절 염좌는 스포츠 활동에서 자주 발생하는 외상으로 크게 내반 염좌(inversion spain)와 외반 염좌(eversion sprain)로 분류되지만 내반 염좌가 대부분이다. 내반 염좌는 방향전환이나 정지 등으로 족관절이 과도한 내반 · 내회전 운동 시 발생한다. 외측 인대조직(전거비인대: anteriotalofiular ligament나 종비인대: calcaneofibular ligament 등)이 손상되는 경우가 많아, 연골 손상, 비골근건, 전하경비인대 손상이 동반될 수 있어, 손상 정도를 충분히 평가할 필요가 있다. 족관절 염좌는 스포츠 외상 중 비교적 가벼운 것으로 인식되기 때문에, 충분한 치료나 재활을 실시하지 못하고 경기에 복귀해서 가동범위 제한이나 체중지지(하퇴전방경사) 시 통증이 남아있는 등 재발이 반복되는 사례가 적지 않다.[1)]

족관절 내반염좌 후 기능 이상이나, 만성적 족관절 염좌 재발 및 족관절 불안정이 주 증상인 만성 족관절 불안정증(CAI)[2)]으로 진행하는 메커니즘을 플로우차트에 나타낸다(그림 1). 족관절 내반염좌 후 거골 내반 · 내회전 · 전방 불안정성(이른바 구조적 불안정성)이 발생한다(그림 1①). 또한 부상 후 가동범위 제한(그림 1②) 및 족관절 주위근(특히 넙치근이나 비골근군)의 기능 이상(그림 1③) 등의 결과로 스포츠 동작 시 과도한 외측 체중지지(그림 1④)가 발생하며 족관절 불안정성을 증가(기능적 불안정성)시켜 CAI가 발생하는 것으로 생각된다.

● 문헌

1) 다케토미 슈지, 후쿠바야시 토오루 편집: 애슬래틱 리해빌리테이션 가이드. 분코도, 2018: 260-265.
2) Gribble PA, et al: Selection criteria for patients with chronic ankle instability in controlled research: a position statement of the International Ankle Consortium. J Orthop Sports Phys Ther 2013; 43 (8): 585-591.

2 주요 증상

통증 발생 장면

부상 시 상황을 상세하게 확인하고, 손상 조직이나 증상의 심한 정도를 판단한다. 접촉형 부상은 점프 혹은 착지 등에서 상대 발을 밟거나, 태클 등에 의해 발목이 강제로 내반 시 발생한다. 비 접촉형 부상은 보통 감속 및 방향전환 시 발생한다. 어느 경우든 부상 상황을 자세히 확인하는 것이 중요하다.

● 족관절 염좌: sprain of ankle joint
● 만성 발목불안정: chronic ankle instability (CAI)

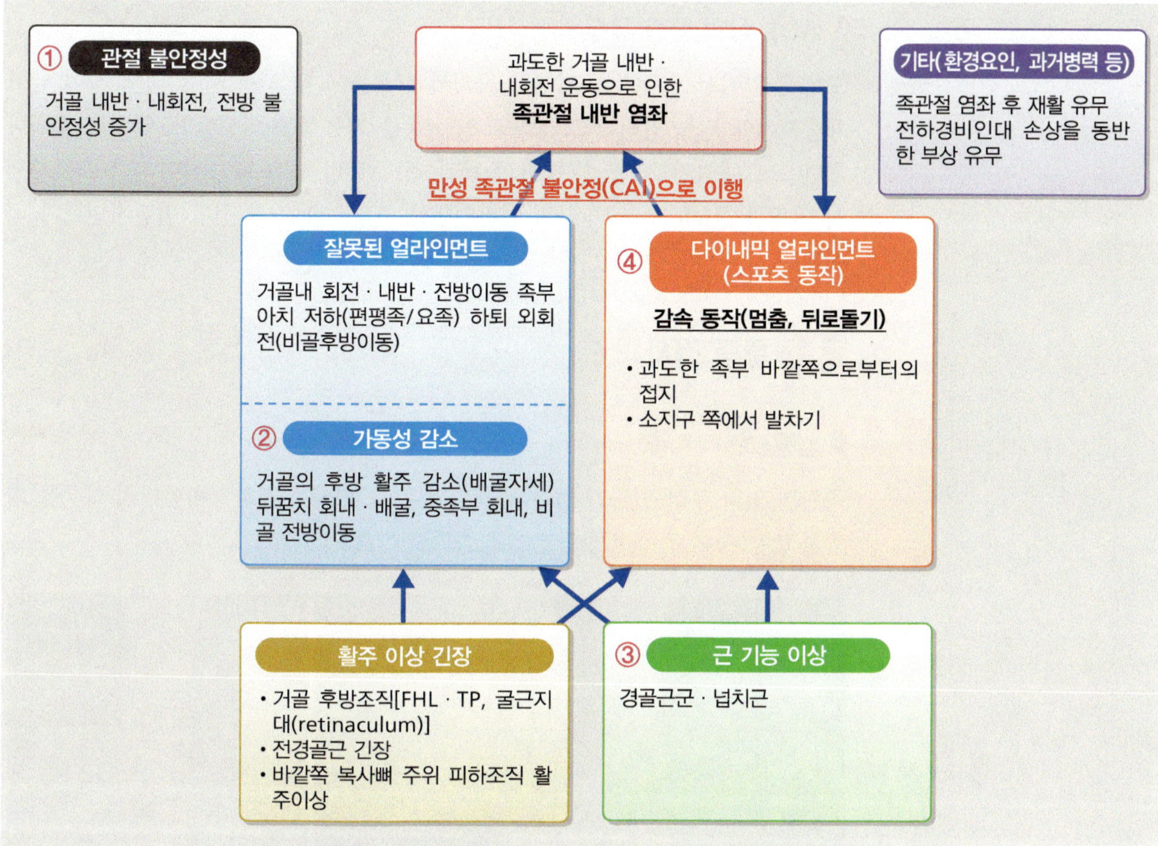

그림 1 족관절 염좌 후부터 CAI로 이행하는 메커니즘

또, 부상 후 경기 참가 유무나 체중지지 · 보행이 가능한지 확인하여 손상조직과 그 중증도를 파악한다.

만성 족관절 염좌의 부상횟수와 중증도, 고정기간이나[*1] 체중부하 시작시점 확인한다. 족관절 염좌가 반복되는 경우, 구조적 불안정성과 더불어 기능 감소가 있는 경우가 많아, 부상 이전에 가동범위 제한, 근력감소, 불안정의 자각 등이 있었는지 확인하면 좋다.

*1 진찰을 받지 않은 경우 종창 정도나 체중지지 가능 여부, 운동 재개까지 기간 등으로 추측한다.

통증의 종류

부상 후 증상의 종류를 확인하고 환부 상태를 판단한다. 부상 직후(급성기) 날카로운 통증은 손상 인대(특히 전거비인대)의 통증인데, 만성기는 바깥쪽 복사뼈 주위의 활주 이상으로 인대 이외의 연부 조직이 신장 스트레스를 받아 통증을 일으키기도 한다. 동작 시 둔한 통증이나 체중지지 시 압박감은 관절 내 만성 염증을 생각할 수 있으며, 하퇴 전방경사 시 나타나는 통증은 거퇴관절(talocrural joint) 얼라인먼트 불량이나 전하경비인대(anterior inferior tibiofibular ligament) 손상을 의심한다.

- 장무지굴근: flexor hallucis longus muscle (FHL)
- 후경골근: tibialis posterior muscle (TP)

ADL 상의 통증 유무

보행에 있어서 입각기 초기에서 중기까지 통증이 있으면, 관절 내 종창이 남아 체중지지에 의한 압박 스트레스로 인한 통증 가능성을 의심한다. 입각기 후기나 계단 오르내리기 시 통증(특히 족관절 전방에 많음)이 주증상이라면 배굴자세 시 거퇴관절(talocrural joint) 얼라인먼트 불량으로 인한 전방 임핀지먼트가 의심된다.

3 통증 검사

압통(그림 2A, B)

족관절 염좌 부상 빈도가 높은 전거비인대, 종비인대, 전하경비인대의 압통을 확인하고, 복사뼈 뒤쪽 비골근건 손상을 확인한다.

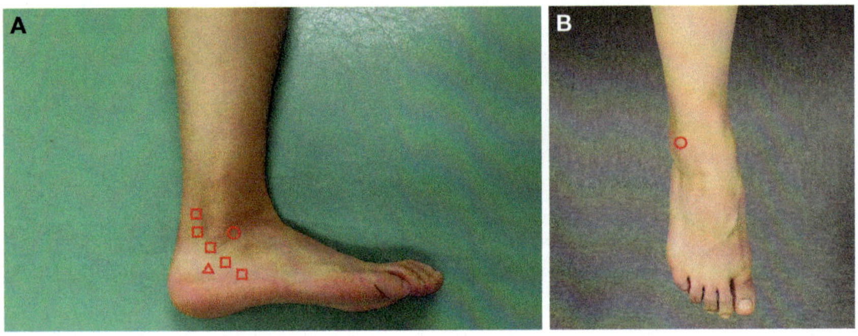

그림 2 족관절 주위의 압통 부위
A: 족관절 외측. ○: 전거비인대 압통, △: 종비인대 압통, □: 비골근건 압통.
B: 족관절 정면. ○: 전하경비인대 압통.

통증 유발

아래의 관절 운동 시 통증 및 근 수축 시 통증을 평가한다.

CHECK POINT

- □ **족관절 수동운동**: 저굴/배굴/배굴+외회전
- □ **족관절 바깥쪽 회전 저항(배굴/저굴)**
- □ **knee swing test (외측방향)**
- □ **뛰기 동작(전후 · 좌우)**

수동운동으로 족관절 저굴, 배굴 및 최대 배굴 위치에서 외회전 시 통증발생 여부를 확인하되, 손상된 조직에 많은 부하를 주지 않도록 주의한다. 수동 저굴 시 통증(그림 3A)은 전거비인대 손상을 시사하는 소견인데, 만성인 경우 발가락 신

● 일상생활동작: activities of daily living (ADL)

전근 활주이상과 천비골신경(superficial peroneal nerve)의 압박으로 인한 순환 장애도 의심해 볼 수 있다.

수동 배굴 시 통증(그림 3B)은 관절 내 종창이 있거나 거퇴관절(talocrural joint) 얼라인먼트 불량에 따른 전방 임핀지먼트를 생각할 수 있으며, 최대 배굴에서 외회전을 시켜 통증이(그림 3C), 증가한다면 전하경비인대 손상일 가능성이 높다. 저항운동을 외반과 저/배굴 자세에서 실시하고, 장/단비골근 수축 시 통증을 확인하여 족관절 염좌와 동반한 비골근 손상을 의심한다.

knee swing test(그림 4A)에서는 비골인대나 비골근건에 신장 스트레스가 가해지기 때문에 손상이 있는 경우에는 통증이 나타난다. 통증뿐만 아니라 족부 아치구조나 무릎 내 · 외측 이동 좌우차이 등도 확인하면 동작 시 족부 · 족관절 운동을 파악하는 데 도움이 된다.

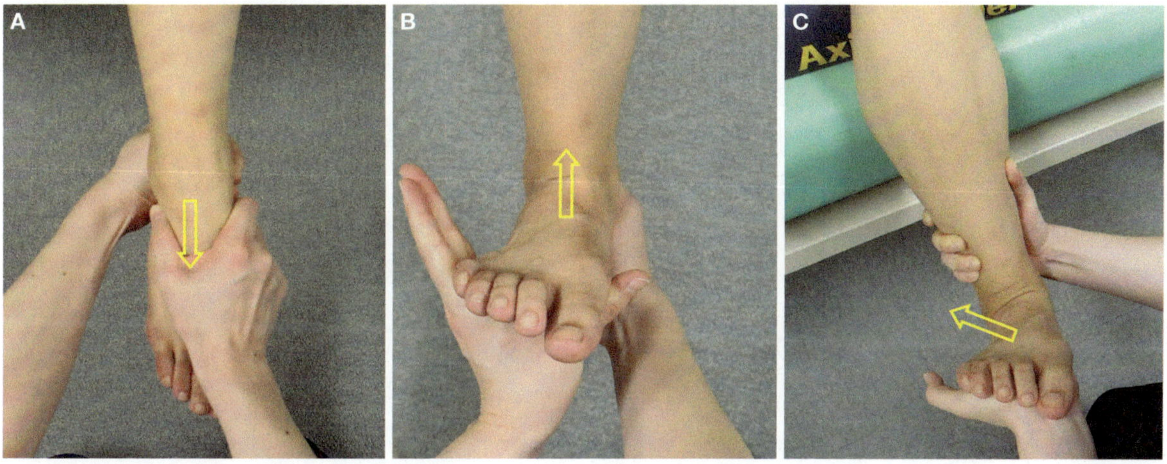

그림 3 족관절 수동운동 시 통증 유발

A: 족관절 저굴. 거골을 전방 유도하면서 수동 저굴한다. B: 족관절 배굴. 족부 외회전이 생기지 않도록 최대 배굴 자세로 거골을 똑바로 밀어 올린다. C: 족관절 배굴 + 외회전. 족관절 최대 배굴 자세로 강하게 외회전시키고, 원위부 경비관절이 벌어지도록 스트레스를 가한다.

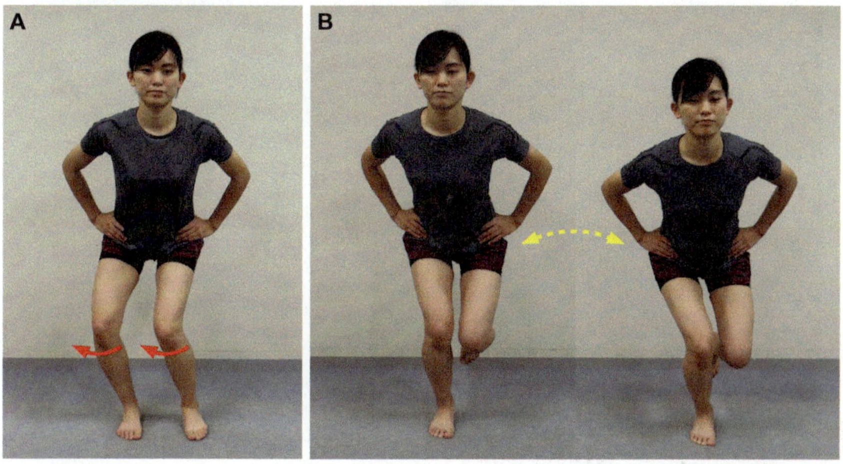

그림 4 체중지지 동작에 의한 통증 유발

A: knee swing test(외쪽)(오른쪽을 환측으로 함). 양 발끝이 정면을 향하고 무릎을 가볍게 구부린 채로, 무릎만 좌우로 천천히 크게 흔든다. 오른쪽 무릎이 바깥쪽을 향하게 했을 때, 오른발 관절에 통증 유무를 평가한다.

B: 뛰기 동작(좌우). 한 다리 좌우로 뛰기를 했을 때 통증 유무를 확인한다. 동시에 얼라인먼트도 관찰한다.

점프 동작은 전후좌우 방향(그림 4B)으로 하며, 급격한 수축 및 시상/관상면으로 스트레스에 대한 통증을 확인한다. 특히 좌우 방향으로 뛰기 동작은 부상기전과 유사한 운동이므로 통증 유무뿐 아니라 얼라인먼트도 주의 깊게 관찰한다.

통증 증가 · 감소 테스트

부상 직후 종창 · 열감이 강한 경우를 제외하고 도수조작으로 동작 시 통증 감소 여부를 확인한다.

CHECK POINT

- □ 족관절 수동 저굴 + 거골 외회전 유도(그림 5A)
- □ 족관절 수동 배굴 + 거골 후방 활주 유도(그림 5B)
- □ 족관절 외반저항 + 비골 전방유도(그림 5C)
- □ knee swing test(외부 방향)에서의 중족부 회내 유도(그림 5D)

수동 저굴 시 거골을 외회전 방향으로 유도해서 통증 완화 여부를 확인한다. 이 조작에 의해 통증이 감소된 경우에는 저굴 운동으로 인해 거골이 과도하게 내회전되어 손상 조직에 신장 스트레스가 가해진다고 판단한다. 수동 배굴 시 통증이 나타나는 경우는 최대 배굴 위치에서 거골의 후방 활주를 유도하고, 통증 감소 여부를 확인한다. 관절 내 종창에 의한 통증이라면 통증의 변화는 거의 없으나, 배굴자세 얼라인먼트 불량이 원인인 전방 임핀지먼트나 전하경비인대 신장 통증인 경우 얼라인먼트 조작에 의해 통증이 감소된다. 족관절 외반 저항 시 통증

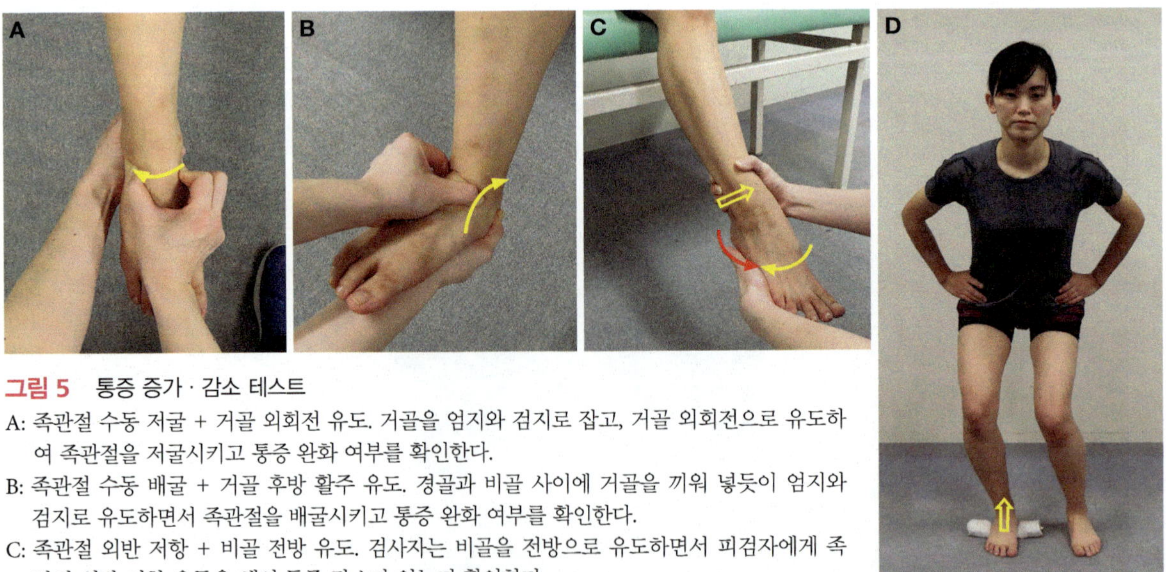

그림 5 통증 증가 · 감소 테스트

A: 족관절 수동 저굴 + 거골 외회전 유도. 거골을 엄지와 검지로 잡고, 거골 외회전으로 유도하여 족관절을 저굴시키고 통증 완화 여부를 확인한다.

B: 족관절 수동 배굴 + 거골 후방 활주 유도. 경골과 비골 사이에 거골을 끼워 넣듯이 엄지와 검지로 유도하면서 족관절을 배굴시키고 통증 완화 여부를 확인한다.

C: 족관절 외반 저항 + 비골 전방 유도. 검사자는 비골을 전방으로 유도하면서 피검자에게 족관절 외반 저항 운동을 해서 통증 감소가 있는지 확인한다.

D: knee swing test + 중족부 회내 유도. 입방골 아래에 수건을 둥글게 말아 놓고, 중족부 회내를 유도하여, 통증의 감소나 무릎 흔들림의 변화를 확인한다.

이 생긴 경우는 경골을 전방 유도하여 통증이 변화하는지 확인한다. 통증이 감소하는 경우에는 경골의 부적합한 얼라인먼트가 통증 원인일 수 있다. knee swing test(바깥쪽)에서 통증이 있는 경우 외측 종 아치 하강을 막아(입방골거상) 통증이 감소하는지 확인한다. 통증이 감소하면 족부의 비정상 아치로 통증이 발생한다고 판단한다.

4 기능 평가

얼라인먼트(문제가 되는 얼라인먼트 파악)

평가 항목

- □ **하퇴**: 외회전(비골 후방 이동)
- □ **거골**: 전방이동/내반/내회전
- □ **뒤꿈치뼈**: 회내/회외
- □ **중족부**: 회외(입방골 하강, 설주(cuneonavicular) 관절 회외 · 외방 이동 · 저굴/배굴)

경골 비골을 기준으로 거골의 얼라인먼트를 평가하기 때문에 원위부 경비관절의 방향(비골 얼라인먼트)을 평가한 후(**그림 6A**), 거골 얼라인먼트를 평가한다(**그림 6B**). 거골두 내외측을 엄지와 검지로 촉진하고, 거골 경사나 내 · 외회전을 좌우차로 비교한다. 뒤꿈치뼈 얼라인먼트는 엎드린 자세에서 족관절 배굴 자세로 경골과 비골 사이 거골을 정렬한 후 하퇴에 대한 뒤꿈치 경사의 좌우차이를 비교

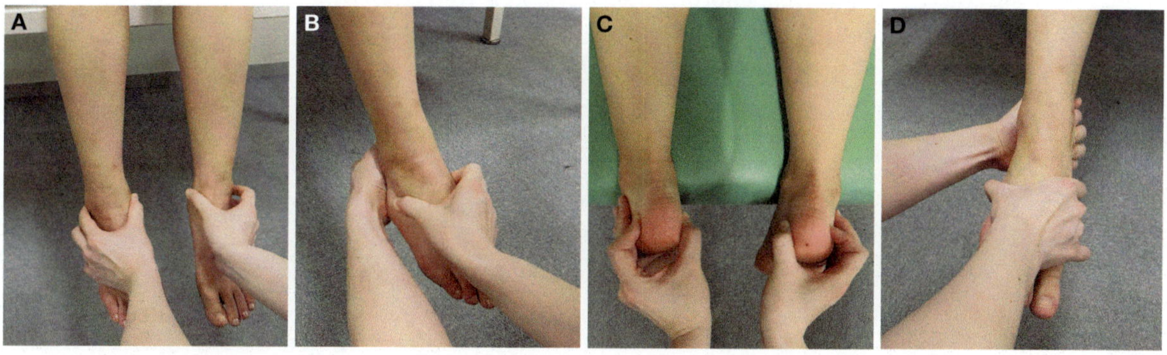

그림 6 얼라인먼트 평가

A: 하퇴 외회전(비골 후방이동) 얼라인먼트. 안쪽과 바깥쪽 복사뼈 좌우 위치의 차이를 확인한다. 건측에 비골후방/외방 이동이 생기기 쉽다.

B: 거골 얼라인먼트. 거골두를 엄지와 검지로 촉진하고, 안쪽 · 바깥쪽 복사뼈를 기준으로 거골의 전방이동 · 내반 · 내회전 좌우차이를 비교한다.

C: 뒤꿈치 얼라인먼트. 엎드린 자세에서 족관절 배굴자세로 하퇴에 대한 뒤꿈치 좌우 경사 차이를 확인한다.

D: 중족부 얼라인먼트. 검사자의 한쪽 손으로 뒤꿈치뼈를 약간 회내로 유도한 상태에서 주상골과 입방골의 좌우 위치를 비교하여 평가한다.

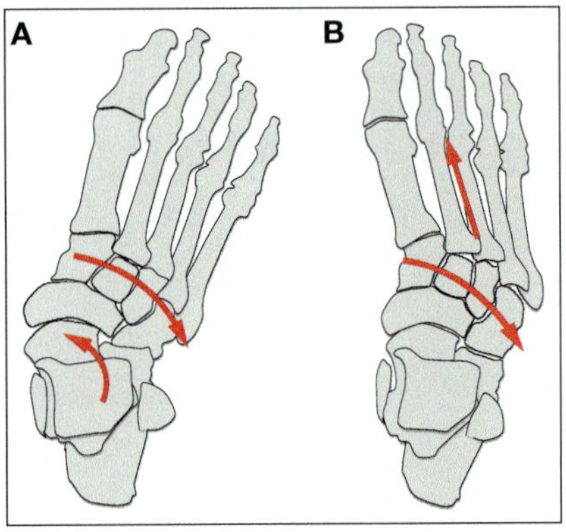

그림 7 족부 아치 구조 잘못된 전형적인 예
A: 편평족. 경골과 비골 사이에서 거골 내회전이 증가하고, 주상골은 내하방으로, 설상골(cuneiform)은 회외 · 외측방향으로 이동한다.
B: 요족. 거골 내반과 뒤꿈치뼈 회외 · 저굴에 의해 입방골은 하방 이동되고, 중족골(Lisfranc 관절)은 내전한다.

한다(**그림 6C**). 중족부 얼라인먼트는 체중지지 시 정렬을 판단하기 위해, 도수로 뒤꿈치 회내를 유도한 후 평가한다. 족부 바깥쪽 입방골과 족부 내측 설주관절 얼라인먼트를 확인한다(**그림 6D**).

잘못된 얼라인먼트 조합은 족부의 아치 구조 문제를 일으킨다. 전형적으로 편평족과 요족으로 분류한다. 편평족은 거골이 전방이동 또는 내회전하여 주상골 내측 아래로 이동되며 결과적으로 내측 종 아치가 하강한 상태가 된다. 그 때문에 편평족에서 주상골 하강, 뒤꿈치 회내(주상골 기준), 내측 설상골(cuneiform) 회외 · 외방 이동이 생기기 쉽다(**그림 7A**). 종 아치는 거골 내반과 뒤꿈치뼈 회외 · 저굴에 의해 입방골이 아래로 이동되어 외측 세로아치가 하강한 상태가 된다. 또, 뒤꿈치 회내 제한으로 족부 외측 체중지지가 되기 쉽고, 경골은 외회전(비골 후방 이동), 거골은 내회전 자세로 있는 경우가 많다. 종 아치서 생기기 쉬운 얼라인먼트 이상은 뒤꿈치뼈 회외 · 저굴, 입방골 하강(주상골 기준) 내측 설상골(cuneiform) 저굴이 발생하게 된다(**그림 7B**).

관절 운동 패턴(비정상 패턴 파악)

평가 항목
□ 족관절 배굴 시 족부 외전
□ 족관절 저굴 시 내반 증가
□ knee swing시 내측/외측 종 아치 하강

족관절 최대 배굴 시 족부가 외전하다면(**그림 8**), 거골 내측 후방 활주운동 제한과 전하경비관절 인대손상(비골 외후방 이동)을 의심할 수 있으며, 족관절 저굴 시 족부가 내반된다면(**그림 9**), 전거비인대의 손상으로 거골 내회전 시 불안정성 혹은 전경골근과 발가락신근의 활주 감소로 거골 전내측 가동성 감소를 의심할 수 있다.

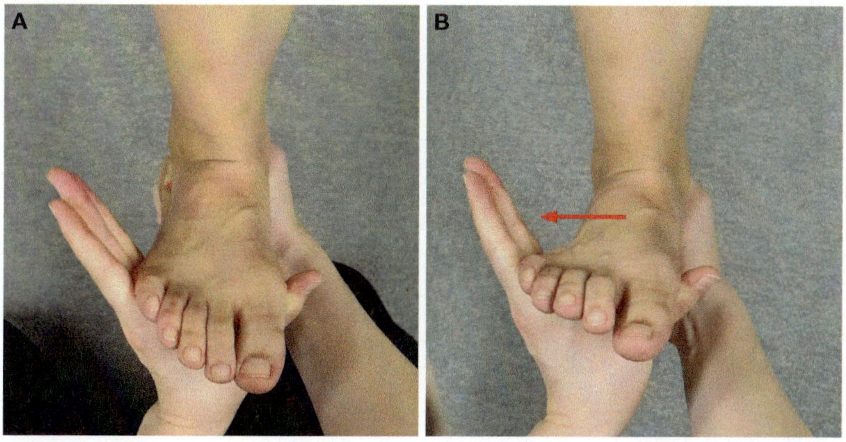

그림 8 족관절 배굴 시 이상 운동 패턴
A: 정상적인 족관절 배굴 자세.
B: 거골 내측 후방 활주운동 감소로 최대 굴곡 시 족부가 바깥쪽으로 회전한다.

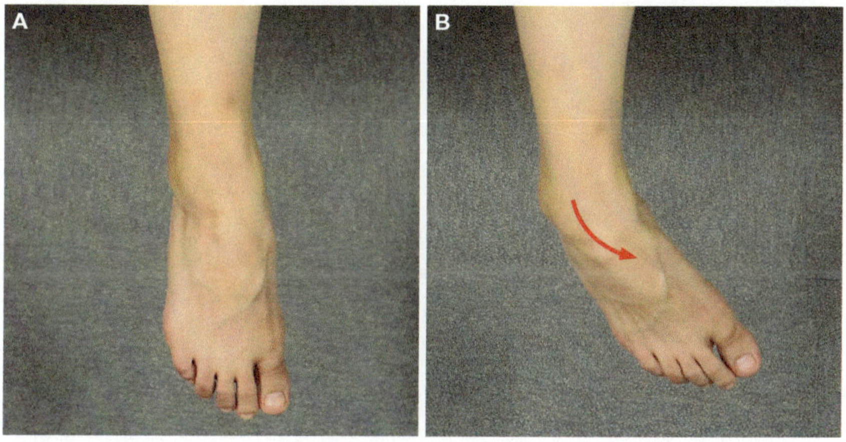

그림 9 족관절 저굴 시 이상 운동 패턴
A: 정상적인 족관절 저굴 자세.
B: 거골 외측의 과도한 전방이동과 전내측 활주성이 감소되어, 저굴에 따라 족부가 내반한다.

knee swing test 시의 내/외측 아치의 하강(**그림 10**)은 건측과 비교하여, 족부 얼라인먼트 및 아치 구조의 문제도 함께 분석한다.[3] knee swing test(내측방향)에서 내측 종 아치가 하강하는 경우, 거골의 후방 활주 제한으로 1. 주상골이 내측 하방으로 내려가 거골 아래 위치하거나, 2. 주상골 기준 내측 설상골이 외측으로 이동했거나, 3. 내측 종 아치를 유지하는 근군(후경골근등)의 기능 이상을 의심할 수 있다. knee swing test(외측방향)에서 외측 종 아치가 하강할 경우 과도한 하퇴 외회전(비골 후방이동)이나 뒤꿈치뼈의 회외 · 저굴 얼라인먼트 가능성, 혹은 외측 종 아치를 유지하는 근군(비골근군 등)의 기능 이상을 의심한다.

◉ **문헌**
3) 칸노 테츠야 감수: 정형외과 리허설 힐리테이션. 양토사, 2012: 361-379.

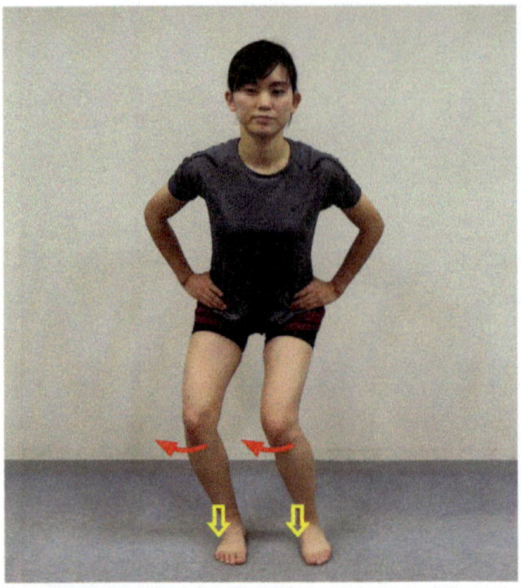

그림 10 nee swing 시 족부 이상운동 패턴

오른발: knee-out 시에 입방골의 하강(바깥 종 아치 하강)이 보인다.

왼발: knee-in 때 주상골 하강(내측 종 아치 하강)이 보인다.

가동범위 · 가동성(제한인자 확인)

평가 항목
□ 족관절 배굴 자세에서 거골 내측 후방 활주
□ 족관절 저굴 자세에서 외반
□ 뒤꿈치뼈 배굴 · 회내
□ 내측 설상골(cuneiform) 회내/내전
□ 입방골 상승

족관절 배굴 자세에서 거골 내측 후방 활주는 거골 안쪽을 후방으로 밀어 넣어 평가한다(**그림 11A**). 거골의 후방 활주가 정상이라면, 배굴에 따라 주상골이 내측 복사뼈에 가까워지고[4] 족관절 배굴 시 거골 내측 후방[*2] 활주 이상이나 뒤꿈치의 저굴 또는 회내에 의해 제한되었을 가능성이 높다. 족관절 저굴 시 외반은 수동 족관절 저굴 최종범위에서 거골 내측을 전방견인 및 외반하여 평가한다(**그림 11B**). 평가 시 외반 가동성이 감소된 경우는 거골 전내측[전경골근이나 신근지대(retinaculum) 주위 등]이나 복사뼈 내측 하방 활주 이상을 의심한다. 뒤꿈치의 배굴 · 회내 가동성은 회내 방향으로 유도하면서 아래쪽으로 견인하여 평가한다(**그림 12A**). 뒤꿈치뼈 배굴 가동성 감소는 종아리근육의 긴장이나 아킬레스건 주위의 활주 이상을 의심하고, 회내 가동성 감소를 동반하는 경우는 굴근 지대 윗부분에서 아킬레스건 안쪽에 걸친 활주 이상이 많다. 내측 설상골의 회내 · 내전 가동성은 주상골과 내측 설상골을 잡고, 주상골에 대하여 내측 설상골을 내측 또는 하방으로 유도하여 평가한다(**그림 12B**). 회내 가동성이 감소된 경우는 전경골근 긴장이나 중간 · 외측 설상골(cuneiform)과 입방골의 잘못된 얼라인먼트가 있을 가능성이 있다. 내전 가동성이 감소된 경우는 상기 불량 얼라인먼트와 더불어 장비골근의 긴장을 의심한다. 입방골 거상 가동성은 비체중지지에서 족

◉ **문헌**

4) 가타요로 마사키 감수: 족부 · 족관절 물리치료 매니지먼트. 메지컬주사, 2018: 36-53.

*2 장무지굴근건이나 후경골근, Kager's fat pad 주위 등

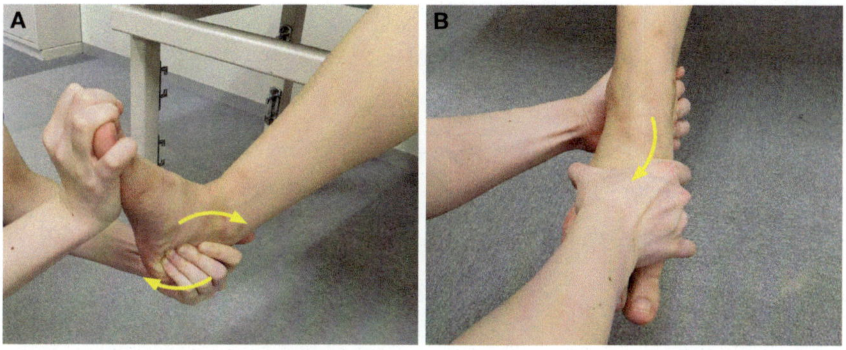

그림 11 족관절(거골) 가동성 평가

A: 족관절 배굴 자세에서 거골 내측 후방 활주. 한 손으로 뒤꿈치를 뒤로 밀면서 다른 한 손으로 거골 내부를 뒤로 밀어 넣도록 조작한다.

B: 족관절 저굴 자세에서 바깥쪽으로 젖힘. 한손으로 뒤꿈치뼈를 위로 유도하면서, 다른 손으로 거골 내측을 전방 견인한다. 전내측 가동성 감소 시 거골 내회전이 증가된다.

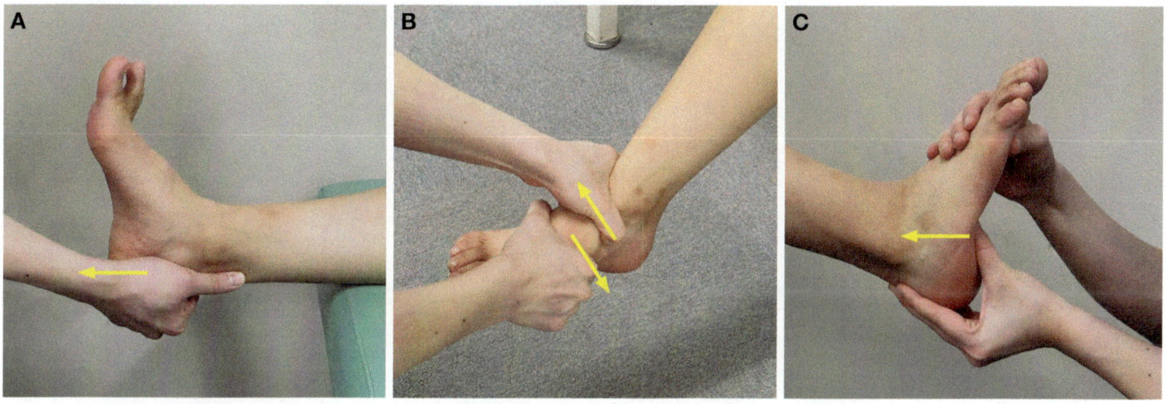

그림 12 족부 가동성의 평가

A: 뒤꿈치뼈 배굴 · 회내 가동성. 한 손으로 뒤꿈치뼈를 감싸듯이 잡고, 약간 회내 방향으로 유도하면서 아래쪽으로 견인한다.

B: 내측 설상골 회내 · 내전 가동성. 검사자는 한쪽 손으로 주상골을 잡고, 다른 한 손으로는 설상골을 회내, 내전 방향으로 유도하여 가동성을 확인한다.

C: 입방골 상승 가동성. 입방골을 아래쪽에서 밀어 올려 상방 가동성을 확인한다.

저부에서 발등 방향으로 입방골을 밀어 넣는 것으로 평가한다(**그림 12C**). 거상 가동성이 감소된 경우는, 새끼발가락 외전근이나 단지신근 긴장이 의심된다.

근력 · 근 기능 검사

평가 항목

- □ **족관절 외측 저항(비골근군)**
- □ **족관절 내측 저항(후경골근)**
- □ **무릎관절 굴곡 자세에서 족관절 저굴 + 회내에 대한 저항**

비골근 근력은 배굴/저굴 자세로 족관절 외측 저항 운동을 통해 평가한다(**그림 13A**). CAI 환자는 비골근 위축이 발생하는 경우가 많아서 근육의 두께도 촉진으로 평가하는 것이 좋으며 평가 시 발가락 신전근에 의한 보상에 주의한다. 다음으로 족관절 내측면 저항운동으로 후경골근을 평가한다(**그림 13B**). 전경골근의 보상이 생기지 않도록 주의한다. 체중지지에서 족부 · 족관절의 안정성을 평가하는 것도 중요하며, 무릎관절 굴곡 자세에서 족관절을 저굴(카프레이즈)하여 뒤

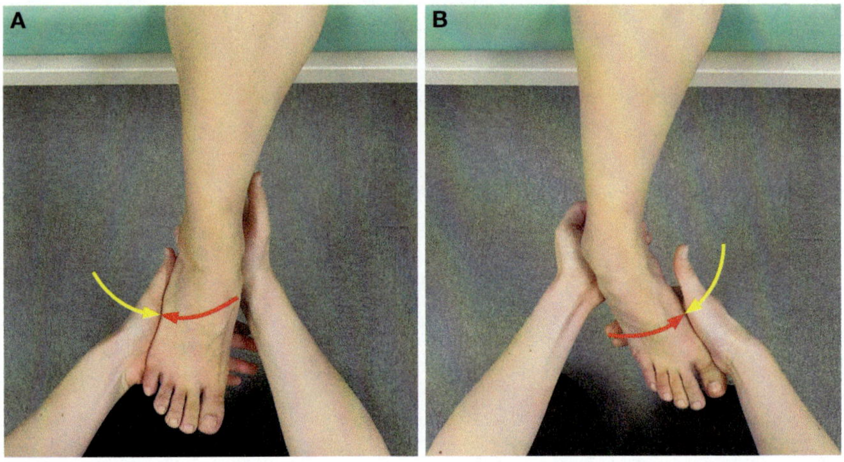

그림 13 족관절 주위 근 기능 평가

A: 족관절 외반 저항(비골근군). 배굴과 저굴 자세로 실시하고, 장 · 단비골근을 나누어 평가한다. 발가락 신전근에 의한 보상에 주의한다.

B: 족관절 내반 저항(후경골근). 전경골근에 의한 보상이 생기지 않도록 저굴 자세로 실시한다.

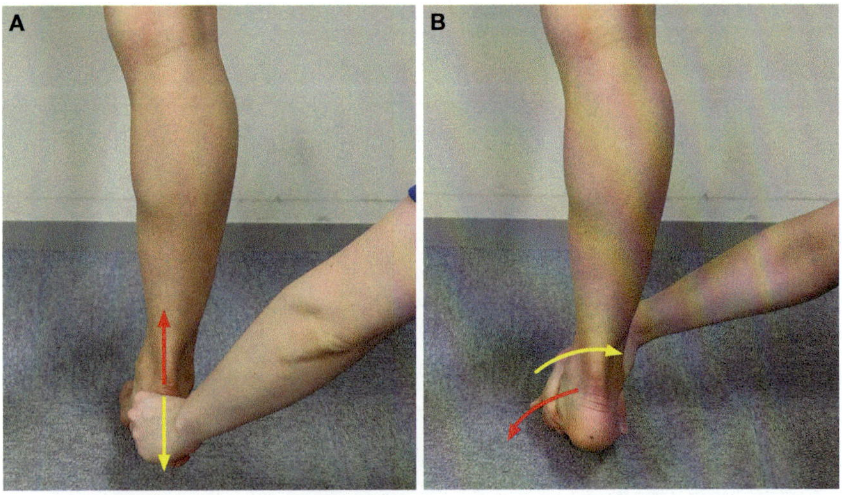

그림 14 체중지지하고 족관절 저굴자세 근 기능 평가

A: 무릎관절 굴곡 자세에서 족관절 저굴저항. 족관절 저굴 자세에서 뒤꿈치뼈에 아래쪽으로 저항을 가해 체중지지에서의 넙치근 기능을 평가한다.

B: 무릎관절 굴곡 자세에서 족관절 저굴 + 회내 저항. 족관절 저굴 자세를 유지한 상태에서 중족부 회외 방향으로의 저항을 가해 체중지지에서 비골근 기능을 평가한다.

● 만성 족관절 불안정 증상: chronic ankle instability (CAI)

꿈치뼈를 아래쪽으로 견인하거나 중족부에 회외 방향 저항을 가해 넙치근 및 비골근 기능을 평가한다(그림 14A, B).

동작 분석

평가 항목
□ 보행
□ 한 다리 서기
□ 한 다리 카프레이즈

보행에서는 입각기 초기 과도한 족부 외측접지에 주목한다. 전거비인대 손상에 의한 거골 내반 불안정성이나 외측 종 아치의 하강, 비골근 기능 이상에 의해 족부 외측접지가 생기기 쉽고, 접지 직후 족관절 내반 염좌의 재부상 위험으로 이어질 우려가 있다(그림 15A). 한 다리 서기에서 과도한 외측 체중지지를 관찰한다. 외측 아치 저하로 인해 과도한 외측 체중지지를 나타내고 있는 경우, 재부상 위험이 높아질 뿐만 아니라 골반 외측 이동이나 체간 측굴 등의 보상 동작으로 이어져 고관절 · 체간근 기능 이상을 발생시킨다(그림 15B). 한 다리 카프레이즈에서 발뒤꿈치를 들기 시작했을 때 새끼발가락 부착부(소지구)의 체중지지를 평가한다. 족관절 저굴 자세에서 내반이나 중족부(설상골) 회내 가동성 감소, 비골근의 기능 이상에 의해 무지구(thenar eminence)에 체중지지를 유지하지 못해서 외측 체중지지가 된다. 이 경우 달리기에서 밀어차고 나가기나 뒤로 돌아 뛰는 동작의 불안정으로 이어지기 때문에 개선이 필요하다(그림 15C).

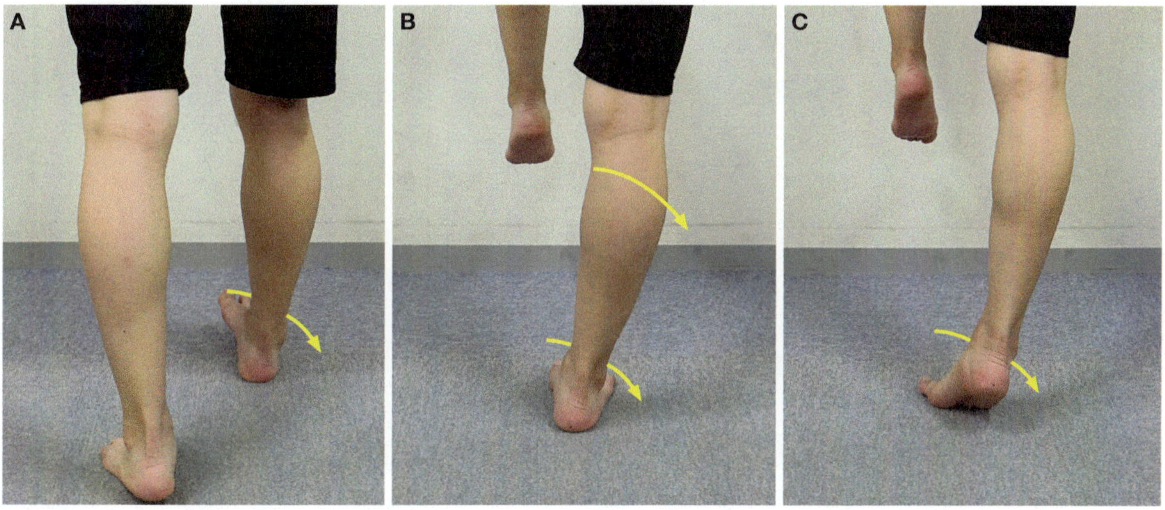

그림 15 족관절 염좌에 특징적인 불량 동작

A: 보행에 있어서 과도한 족부 외측 접지. 접지 직후 족관절 내반염좌의 재부상 위험으로 이어진다.
B: 한 다리 서있기에서 과도한 외측 체중지지. 골반 외방 이동이나 체간 측굴 등의 보상 동작으로 연결되어, 고관절 · 체간근 기능 이상을 일으킨다.
C: 한 다리 카프레이즈의 소지구 체중지지. 달리기의 밀어차고 나가기와 뒤로 돌아 뛰는 동작의 불안정성으로 이어진다.

5 재활 및 예방

목표설정(스포츠 동작 시작까지)(그림 16)

인대 손상 증상의 심한 정도나 과거력에 따라 족관절 염좌 후 복귀 시기가 달라진다. 복귀까지 대략 I도 손상은 1~2주, II도 손상은 3~4주, III도 손상은 5~6주[*3]를 필요로 한다. 전하경비인대 손상 시, 3주 정도는 과도한 족관절 배굴로 인한 원위부 경골과 비골 사이의 벌어짐을 주의해야 한다. 또, 첫 번째 염좌인 경우 인대 치유를 우선하기 위해 2주 정도 중립적인 자세로 고정시킨다.

*3 2~3주간의 고정이 필요.

재활 포인트는 급성 염증이 사라진 후 ① 정상적인 족관절 운동을 획득하고, ② 족관절 주위근 기능의 개선으로 얼라인먼트를 유지시키고 ③ 한 다리 서기 · 한 다리 카프레이즈 등 기본동작에서 안정성을 획득하는 것이다.

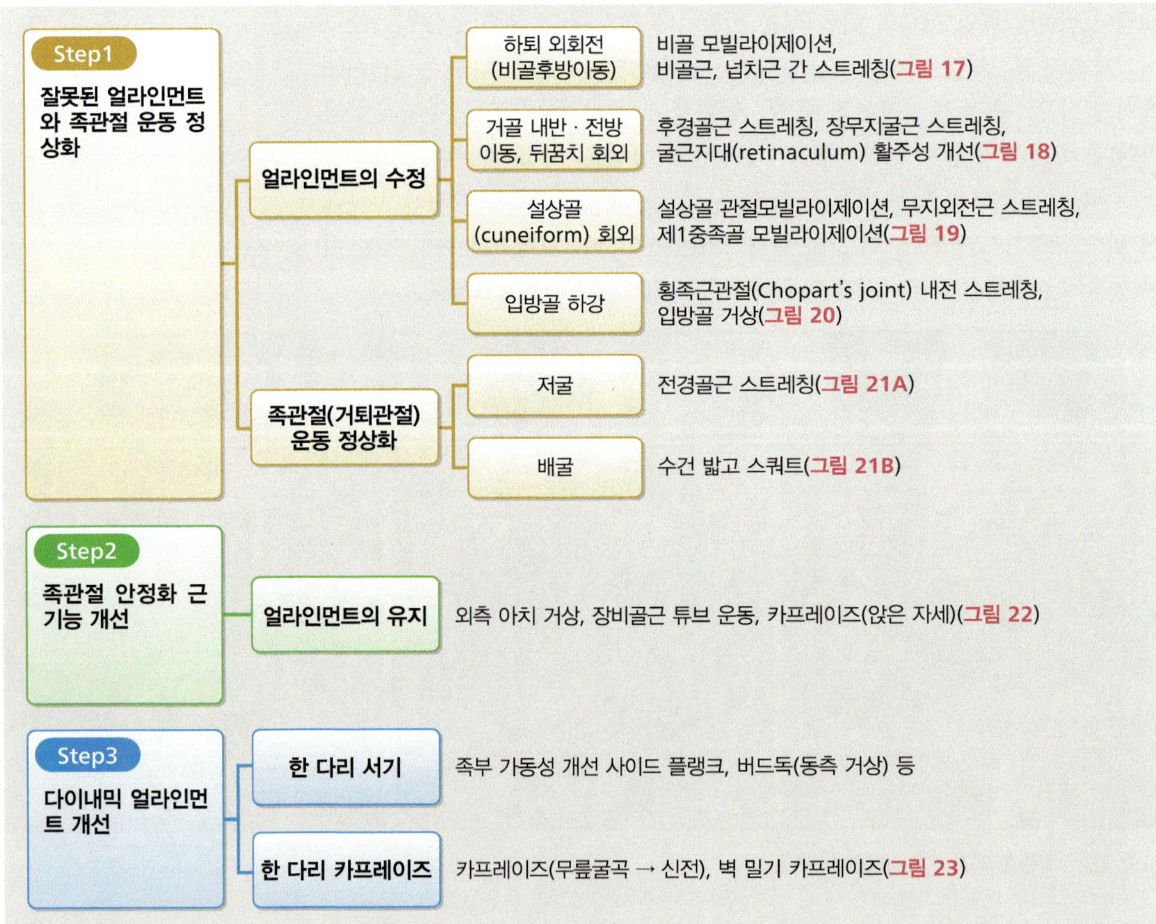

그림 16 족관절 염좌 재활 트리 다이어그램

● 횡족근관절: Chopart's joint(가로발목뼈관절: transverse tarsal joint)

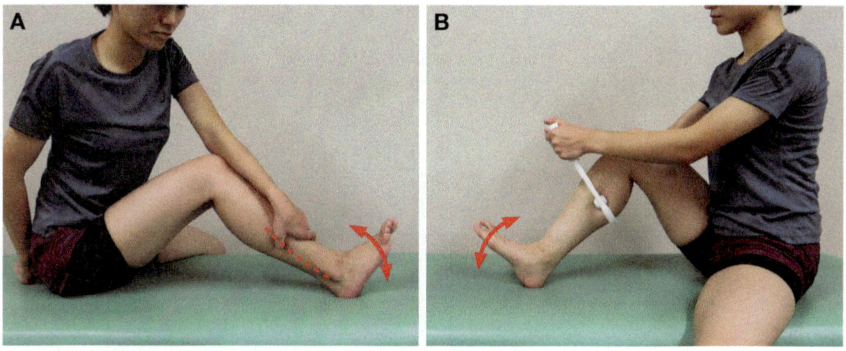

그림 17 하퇴 외회전(비골 후방 이동) 얼라인먼트 교정

A: 경골 모빌라이제이션. 손가락으로 비골 후방에서 전방을 향해 유도하면서 족관절 저굴, 배굴을 반복하여, 경골의 전방 가동성을 개선시킨다.

B: 비복근, 넙치근 사이 스트레칭. 비복근과 넙치근 사이에 마사지기를 대고 족관절 저 · 배굴을 반복해서 비복근과 넙치근의 활주성을 개선시킨다.

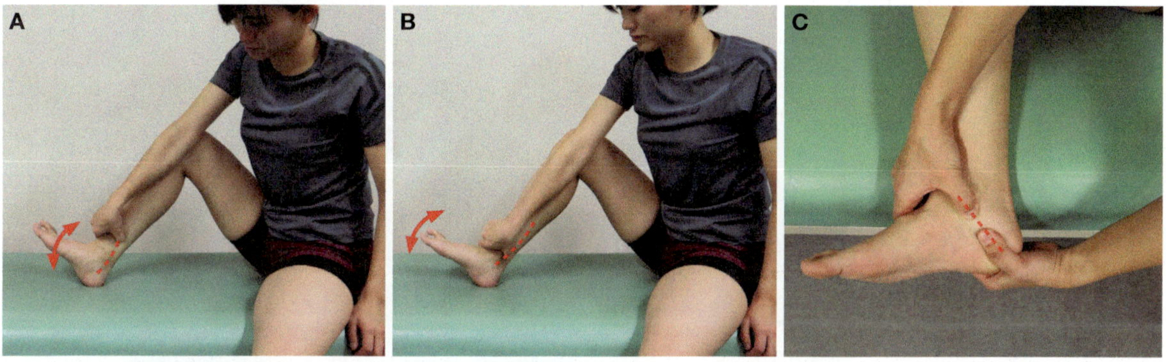

그림 18 거골 내반 · 전방이동, 뒤꿈치 회외 얼라인먼트의 교정

A: 후경골근 스트레칭. 경골 내측면에서 후경골근을 손가락으로 미끄러지듯 압박하고, 족관절 저 · 배굴을 반복한다.

B: 장무지 굴근 스트레칭. 거골 후방에 위치한 장무지굴근을 손가락이 미끄러지듯 압박하고 족관절 저 · 배굴을 반복한다.

C: 굴근지대(retinaculum) 활주성 개선. 안쪽 복사뼈와 뒤꿈치를 잡고 굴근지대를 아래쪽으로 압박을 하면서 뒤꿈치 배굴 · 회내 방향으로 유도한다.

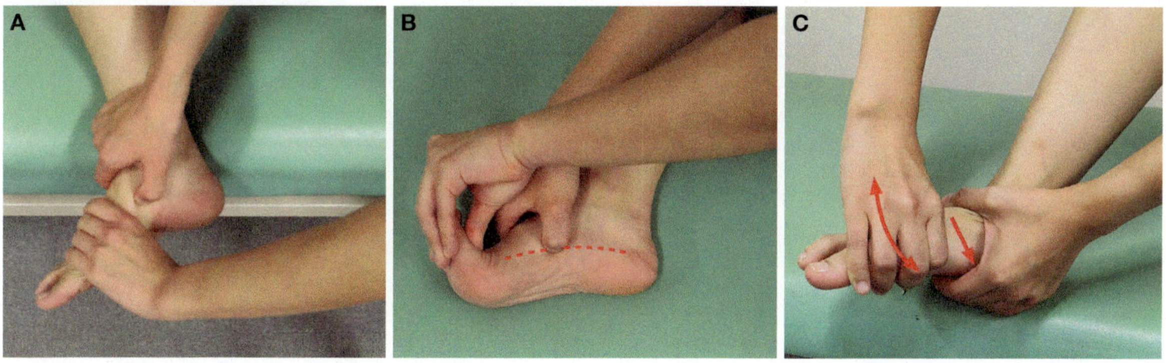

그림 19 설상골(cuneiform) 회외 얼라인먼트의 수정

A: 설주관절 모빌라이제이션. 한손으로 주상골을 잡고, 다른 한손으로 설상골을 회내 · 내전방향으로 모빌라이제이션한다.

B: 무지외전근(abductor hallucis) 스트레칭. 설상골 아래쪽에서 무지외전근을 따라 손가락을 미끄러지듯 압박하고 엄지발가락의 저 · 배굴을 되풀이한다.

C: 제1중족골 모빌라이제이션. 한 손으로 설상골을 잡고, 다른 손으로 제1중족골을 저굴, 배굴 방향으로 모빌라이제이션을 한다.

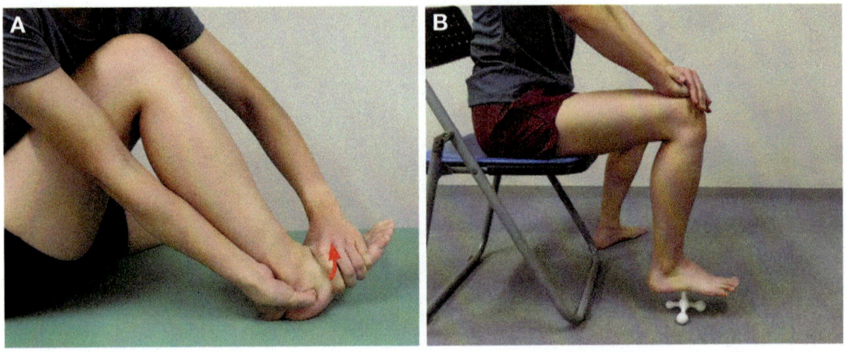

그림 20 입방골 하강 얼라인먼트의 교정

A: 횡족근관절 내전 스트레칭. 한 손으로 뒤꿈치뼈를 잡고, 다른 한 손으로 중족부를 안쪽 회전 방향으로 스트레칭한다.

B: 입방골 상승 모빌라이제이션. 입방골의 아래쪽에 마사지기를 두고, 밟으면서 입방골 상방 가동성을 개선시킨다.

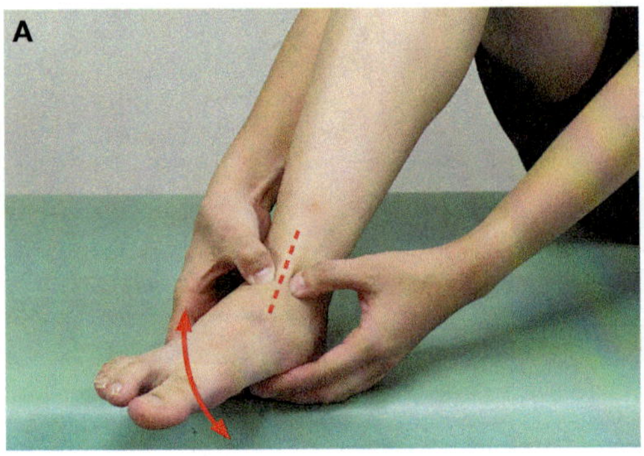

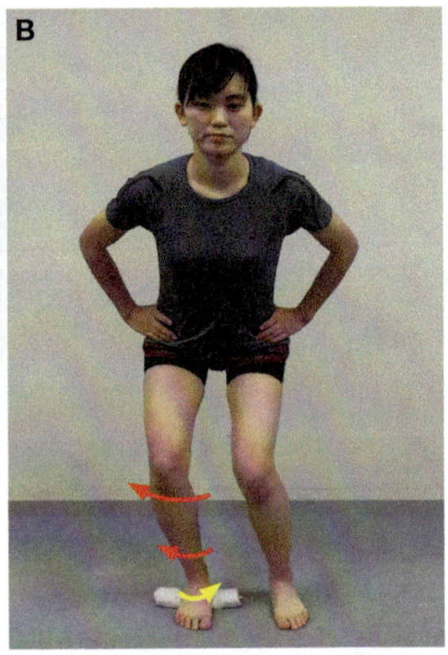

그림 21 입방골 하강 얼라인먼트의 교정

A: 족관절 저굴 운동 정상화 목적 전경골근 스트레칭. 전경골근이 사이에 오도록 손가락을 대고 족관절 저 · 배굴을 반복한다.

B: 족관절 배굴 운동 정상화 목적 수건 밟기 스쿼트. 입방골 아래 둥글게 수건을 말아 놓고, 외측 아치를 유지한 상태에서 무릎을 밖으로 향하게 하여 입방골 거상 및 거골 안쪽의 후방 활주를 유도한다.

● 횡족근관절: Chopart's joint(가로발목뼈관절: transverse tarsal joint)

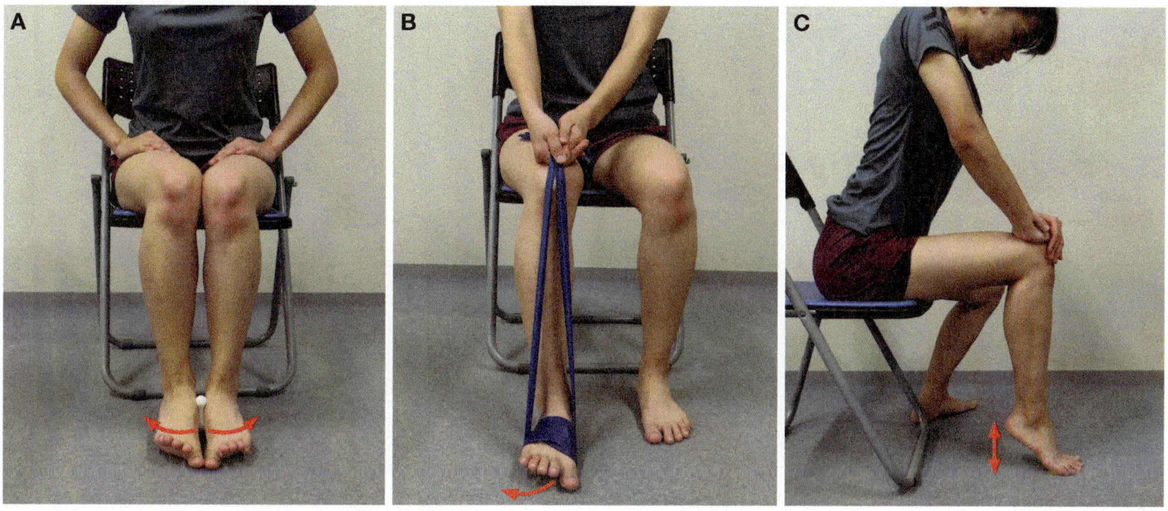

그림 22 족관절 안정화 근 기능 개선을 위한 운동

A: 외측 아치 거상 운동. 족부 안쪽에 마사지기를 끼우고, 엄지발가락이 뜨지 않게 하면서 외측 아치를 거상시켜 단비골근 기능을 개선시킨다.

B: 장비골근 밴드 운동. 족부에 감은 밴드를 무지구로 밀어 넣듯이 장비골근 기능을 개선시킨다. 지나치게 족부 외회전하지 않도록 주의한다.

C: 앉은 자세에서 카프레이즈(넙치근 기능개선). 의자에 앉은 상태에서 카프레이즈를 한다. 넙치근의 수축이 충분히 이루어지고 있는지 촉진이나 시진으로 확인한다.

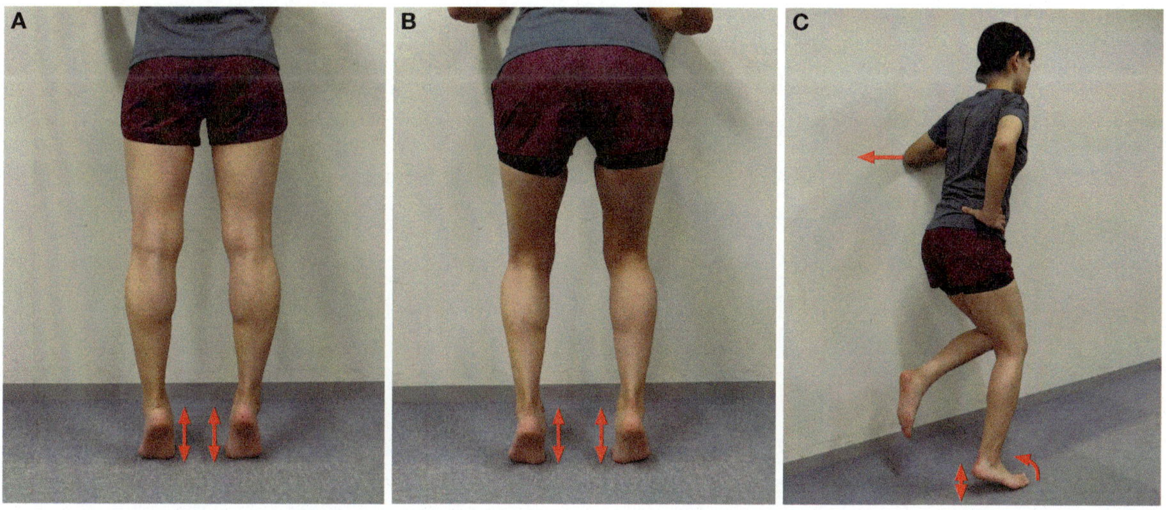

그림 23 족관절 안정화 근 기능 개선을 위한 운동

A: 카프레이즈(무릎 신전). 무릎 신전 자세를 유지하기 위해 대퇴사두근에 충분히 힘을 주어 뒤꿈치 높이의 좌우차가 없게 한다.

B: 카프레이즈(무릎 굴곡). 넙치근 기능이 감소된 경우, 무릎을 앞으로 내밀면서 뒤꿈치를 드는 보상 동작이 나타나기 쉬우므로 주의한다. 넙치근의 수축이 충분히 이루어지고 있는지 촉진이나 시진으로 확인한다.

C: 벽밀기 카프레이즈. 무릎 굴곡 자세에서 넙치근의 수축을 의식하면서 비골근의 수축을 유도하기 위해 반대쪽 상지로 벽을 밀면서 카프레이즈를 실시한다.

5.2 후경골근건염

1 발생 메커니즘(그림 1)

후경골근건염은 편평족 · toe-out 상태에서 동작의 반복이나(그림 1①), 외측 아치 저하 영향으로 접지 후 급격한 족부 회내 운동(그림 1②)이 반복되는 과정에서 후경골근건이 스트레스를 받아 생긴다. 또, 편평족(그림 1③)인 환자는 주상골이 하강되어 있는 경우가 많아[1], 후경골근에 스트레스가 증가하기 쉽다. 편평족은(그림 1④) 뒤꿈치뼈 배굴, 거골 후내측 이동, 설상골(cuneiform) 회내, 입방골 상승, 횡족근관절 내전 가동성 감소가 영향을 미치는 경우가 많다. 또한 경골 외측경사 시 후경골근건의 주행 변화로 통증이 발생하기 쉽다. 또한 넙치근 기능 감소나 후경골근의 활주 이상/기능 감소(그림 1⑤⑥) 뒤꿈치뼈, 족부의 안정성이 감소되어 만성화로 진행하기 쉬우므로 정적 · 동적 얼라인먼트와 족부의 고정 기능이 중요하다.

물리치료를 위한 평가 시 통증 유발 동작을 확인하고 통증 완화 검사를 하면서 조직의 스트레스 인자를 추측한다. 족부는 얼라인먼트 조작이 어려워 통증 감소 검사 시 테이핑, 펜 등을 사용하여 스트레스를 평가하기도 한다. 조직에 대한 스트레스를 증가시킬 수 있는 다이내믹 얼라인먼트와 기능을 평가한다.

◉ 문헌

1) 후쿠바야시 토오루 감수: 족부 스포츠 장애 치료의 과학적 기초. NAPF, 2012: 145.

2 주요 증상

통증 발생 상황

급/만성 발병 및 통증이 나타나는 상황을 확인한다. 구체적으로는, 방향 전환 동작이나 점프, 착지 시 다친 족관절 염좌에 따른 급성 발병인지, 달리기 시 등의 만성 발병인지 살펴보고 급성 발병이라면 건 손상을 의심한다. 또한 달리기의 foot-strike~mid-support에서 아픈지 take off에서 아픈지를 확인한다. foot-strike~mid-support의 통증이면 족관절 배굴 기능에, take off의 통증이면 족관절 저굴 기능에 주목하여 기능 평가를 실시한다.

● 후경골근건염: tendinitis of tibialis posterior tendon
● 횡족근관절: Chopart's joint(가로발목뼈관절: transverse tarsal joint)

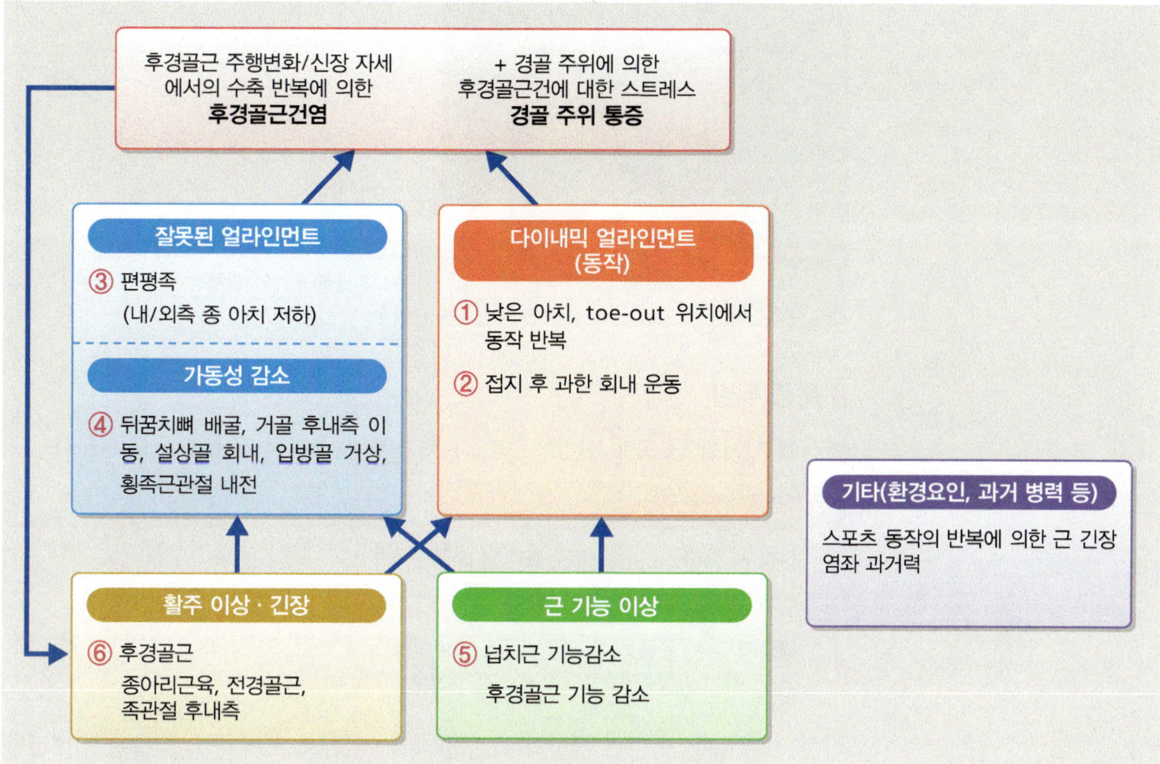

그림 1 후경골근건염, 경골 주위 통증발생 메커니즘

통증의 종류

부상 후에 나타나는 증상들의 종류를 조사하여 부상 부위의 상태를 판단한다. 날카로운 통증은 건 손상을 의심할 수 있으며, 둔한 통증은 만성통증일 수 있다.

ADL 상의 통증 유무

보행 시 통증이 있는 경우는 상태가 심한 경우가 많다. 또, 통증 발생상황에 언급한 바와 같이 입각기 중기와 입각기 후기의 통증인 경우, 재활방법이 다르기 때문에 통증 상황에 따른 확인이 중요하다.

3 통증 검사

압통(그림 2)

후경골근(tibialis posterior muscle)건을 따라 압통을 확인하고 부주상골(os tibiale externum) 주변의 압통도 확인한다.

● 일상생활동작: activities of daily living (ADL)

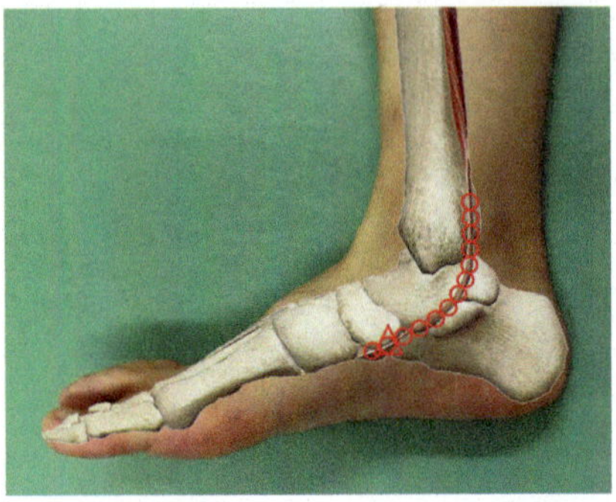

그림 2 후경골근건의 압통
○: 후경골근건의 압통, △: 부주상골 주위의 압통.

통증 유발

아래에 제시한 근 조직 신장 · 수축 시 통증 및 체중지지 시 통증을 평가한다.

CHECK POINT

- □ **신장 시 통증**: 족관절 배굴, 족관절 배굴 + 외반
- □ **수축 시 통증**: 족관절 내반 저항
- □ **체중지지 시 통증**: 하퇴 전방경사, knee swing test, 카프레이즈, 한 다리 카프레이즈, 뛰기, 뛰기(전후)(그림 3), 뛰기(좌우)(그림 4)

신장 시 통증은 족관절 배굴과 족관절 배굴+외반으로 평가한다. 족관절 배굴만으로 통증이 있는 경우는 비교적 중증 사례가 많다. 수축 시 통증은 족관절 내반에 대한 저항 시 통증으로 확인한다. 체중지지 시 통증은 하퇴 전방경사 시 신장 통증 및, knee swing test 시 신장 + 관상면상 스트레스에 대한 통증을 확인한다.[*1] 양쪽과 한 다리 카프레이즈에서는 하중 시의 수축시 통증을 확인하고, 뛰기로 급격한 수축시의 통증을 확인한다. 뛰기를 전후, 좌우방향으로 실시하여 급격한 수축 + 시상면 · 관상면상의 스트레스에 대한 통증을 확인한다. 운동을 시작할 때는 시상면에서의 통증뿐만 아니라 최소한 좌우 방향에서 통증이 없어져야 한다.

*1 '5.1 족관절 염좌'(p.146) 참조.

통증증가 · 감소검사

체중지지 시 통증에 대하여 도수나 도구를 사용하여 얼라인먼트 조작을 실시하고, 감소 여부를 확인한다. 통증 감소 정도를 바탕으로 재활 프로그램의 우선순위를 정한다.

CHECK POINT

- □ **얼라인먼트 조작.**
  - 주상골 거상(그림 5A, B)
  - 내측 설상골(cuneiform) 하강(그림 5C)
  - 입방골 거상(그림 5D)

하퇴 전방경사 혹은 카프레이즈 시 통증에 대하여 위의 얼라인먼트 조작을 하여

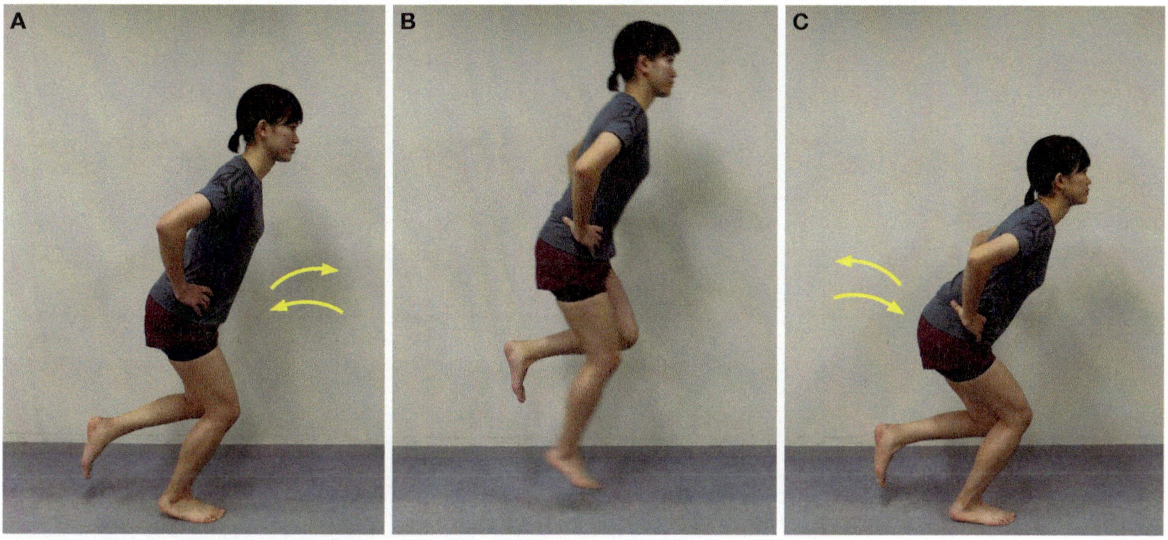

그림 3 뛰기에 의한 통증 유발(전후)

A: 전방 점프 + 후방 착지 동작, B: 호프 시의 공중 자세, C: 전방 착지 + 후방 점프 동작.
A는 가속 동작, C는 감속 동작과 유사하여, 직선 주행 시 감속이 시작되는 상황의 통증을 파악하기 쉽다.

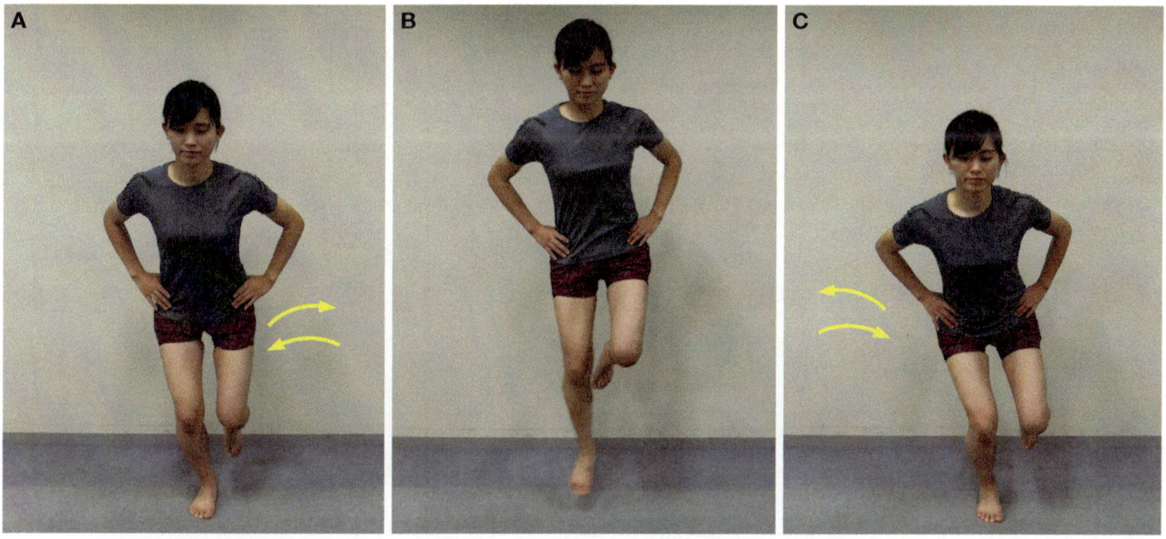

그림 4 뛰기에 의한 통증 유발(좌우)

A: 내측점프(사진상 좌측 방향) + 외측 착지 동작, B: 뛰기 시 공중 자세, C: 외측점프(사진상 우측 방향) + 내측 착지 동작
C와 같이 착지 시 후경골근건에 원심성 부하가 증가하여 통증이 유발되기 쉽다.

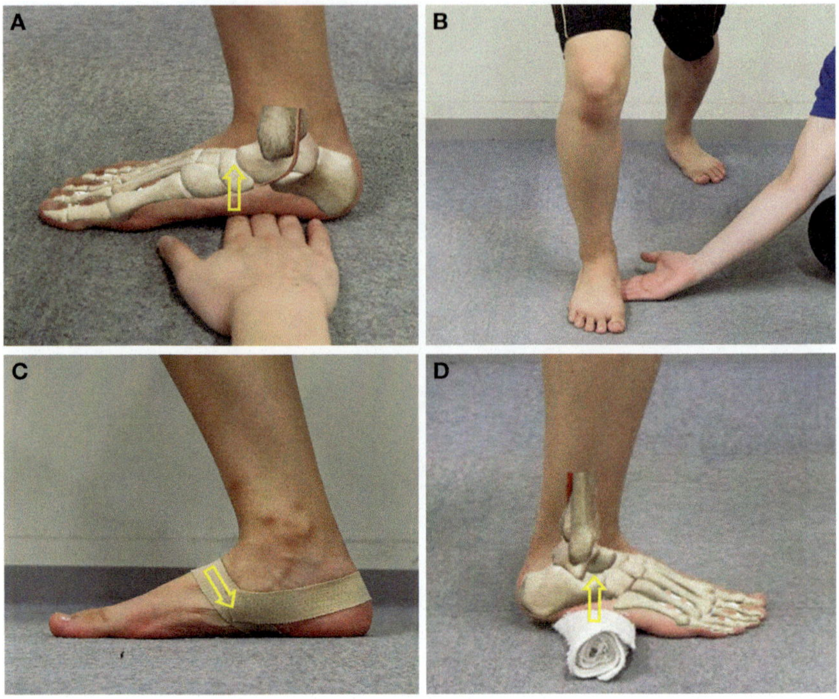

그림 5 하퇴 전방경사통증에 대한 도수 조작

A, B: 주상골 아래에 손가락을 넣어, 상승시키고 통증의 변화를 확인한다.
C: 설상골(cuneiform)의 하강. 테이핑으로 주상골을 지지하여 통증의 변화를 확인한다.
D: 입방골의 상승, 입방골의 아래쪽에 둥글게 만 수건이나 펜을 넣어 통증의 변화를 확인한다.

감소 정도를 확인한다. 주상골의 상승은 주상골 아래에 손을 넣어 유도한다(**그림 5A, B**). 내측 설상골은 하강방향으로 유도하되 맨손으로 어려울 경우 테이핑으로 실시한다(**그림 5C**). 입방골 거상은 펜이나 나무젓가락, 손가락을 입방골 아래쪽에 넣어 유도한다(**그림 5D**).

4 기능 평가

얼라인먼트(문제가 되는 얼라인먼트 파악)[2)]

평가 항목

- □ **내측 아치 저하**
- □ **외측 아치 저하**

족부 얼라인먼트는 주상골 하강 테스트나 단순 X선 사진에 의한 평가 등을 하는 경우가 많은데, 임상적으로 각 관절의 가동성과 밀접하게 관련되어 있으므로 가동성을 병행해서 평가할 필요가 있다. 간편한 내측 아치 평가로 too many toes

◉ **문헌**

2) 가타요리 마사키 감수: 족부 · 족관절 물리치료 매니지먼트. 메지컬주, 2018: 110-152.

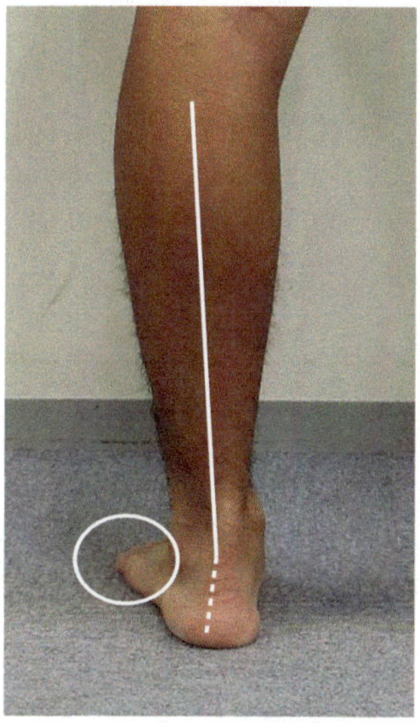

그림 6 too many toes sign 과 leg heel alignment

족부를 후방에서 관찰하였을 때 바깥쪽 발가락을 관찰할 수 있는 현상을 too many toes sign이라고 한다(○). 편평족에 의한 중족부 외전의 영향 으로 하퇴의 장축(실선)과 뒤꿈치뼈의 장축(점선)이 이루는 각도를 leg heel alignment라고 하며, 후족부 내 · 외반 얼라인먼트 평가에 이용한다.

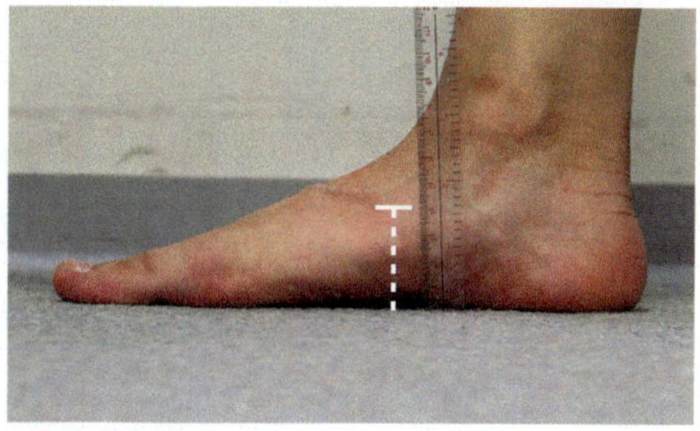

그림 7 주상골 높이의 계측

바닥면에서 주상골의 높이를 측정한다. 발 사이즈의 영향을 고려하는 경우는 주상골 높이를 발의 길이로 나눈 값을 사용한다. 또, 앉은 자세와 서있는 자세에서 주상골 높이의 차이(navicular drop test)를 측정해서 체중지지에서 아치가 내려앉는 정도를 평가할 수 있다.

sign과 leg heel alignment(**그림 6**), 주상골 높이를 사용한다(**그림 7**). 후경골근건염이 발병하는 선수의 내측 종 아치 저하 패턴은 크게 보면 두 종류가 있으며, 서 있을 때 뒤꿈치뼈가 회내하는 내측 아치 저하 패턴(패턴 1)과 서 있을 때의 뒤꿈치뼈는 정상적 위치면서 중족부-전족부의 회외에 의해 전족부 체중지지 시 내측 아치가 저하되는 패턴(패턴 2)이다. 뒤꿈치뼈에서 회내하는 패턴1은 중족부-전족부의 외전 얼라인먼트가 특징적이며, 패턴 2는 비체중지지에서 중족부-전족부 회외가 특징적이다.

관절 운동 패턴(비정상 패턴 파악)

평가 항목
□ 족관절 배굴 시 족부 외전
□ 족관절 저굴 시 내반 증가

평가 방법에 대해서는 족관절 염좌의 평가[*2]를 참조하기 바란다.

*2 '5.1 족관절 염좌'(p.146) 참조.

가동범위 · 가동성(제한인자 확인)

평가 항목
□ 뒤꿈치뼈 배굴
□ 족관절 배굴 자세에서 거골 내측 후방 활주
□ 내측 설상골 회내/내전
□ 입방골 거상

뒤꿈치뼈 가동성 평가 방법을 **그림 8**에 나타내었다. 그 외의 평가 방법은 족관절 염좌의 평가[*2]를 참조하기 바란다. 후경골근건염에서는 족관절 염좌 후 평가 항

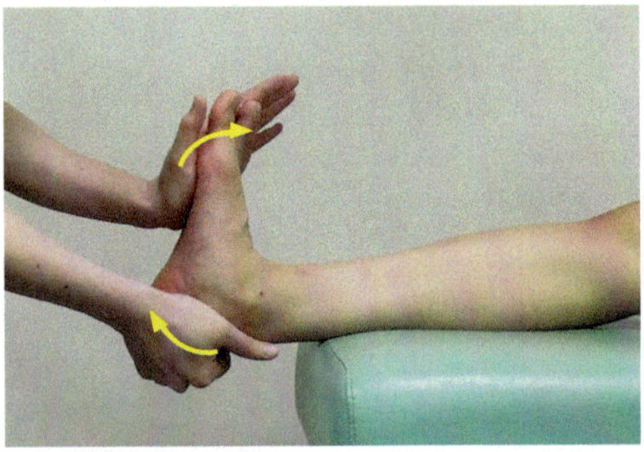

그림 8 족관절 배굴에 따른 뒤꿈치뼈의 배굴 가동성 평가
뒤꿈치뼈를 후방에서 잡고 아래쪽으로 당기면서 족관절 배굴 방향으로 유도한다. 족관절의 배굴 운동 시 뒤꿈치 관절의 배굴 운동이 어느 정도 영향을 미치고 있는지 평가할 수 있다.

목이 유사하나 후경골근건이 신장 자세가 되지 않도록 하고 각 뼈의 가동성을 확인한다. 후경골근건이 신장 되는 상황은 뒤꿈치뼈 저굴, 거골 전방이동, 설상골 회외/외전(주상골에 대하여)이므로 그 반대 방향으로 가동성을 평가한다.

근력 · 근 기능 검사

평가 항목
□ 족관절 내반 저항(후경골근)
□ 무릎관절 굴곡에서 족관절 저굴 + 회내방향 저항

아치 유지의 역할을 하는 후경골근 및 전족부 체중지지 시 뒤꿈치뼈/중족부 안정성 기능 평가를 실시한다. 후경골근에 대한 평가는, 통증에 주의하면서 평가한다. 족관절 염좌의 평가*3를 참조한다.

*3 '5.1 족관절 염좌'(p.146) 참조.

동작 분석

평가 항목
□ 한 다리 서있기/한 다리 스쿼트
□ 보행
□ 뛰기

한 다리 서기, 한 다리 스쿼트, 보행을 관찰하고, 족부의 다이내믹 얼라인먼트의 불량을 확인한다. 한 다리 서기에서는 과도한 족부 내측/외측 체중지지 유무를 관찰한다. 한 다리 서기 시 과도한 족부 외측 체중지지는 전족부로 체중 이동 시 족부 내측으로 하중이동 가속도가 증가할 수 있으므로 주의할 필요가 있다. 한쪽 발 스쿼트에서 내측 종 아치 저하에 영향을 미치는 knee-in, toe-out 유무를 관찰한다(그림 9).[3] 보행에서는 위에 언급한 내측 종 아치 저하와 더불어 초기 접지 후 급격한 족부 외반을 주목하여 관찰한다(그림 10). 또한 입각기 후기 피벗(회전축) 같은 족부 외전운동(그림 10C)도 후경골근에 대한 스트레스를 증가시

◉ 문헌
3) 코야마 타카유키 편저: 애슬레틱 케어, NAP, 2016: 154.

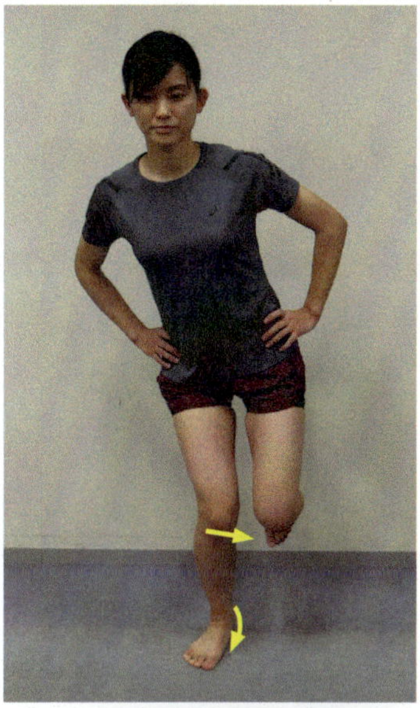

그림 9 한 다리 스쿼트 시 knee-in, toe-out에 따른 내측 종 아치 저하

knee-in에 따라 아치가 내려가는지, 아치가 내려가서 knee-in 하는지를 주의 깊게 관찰한다.

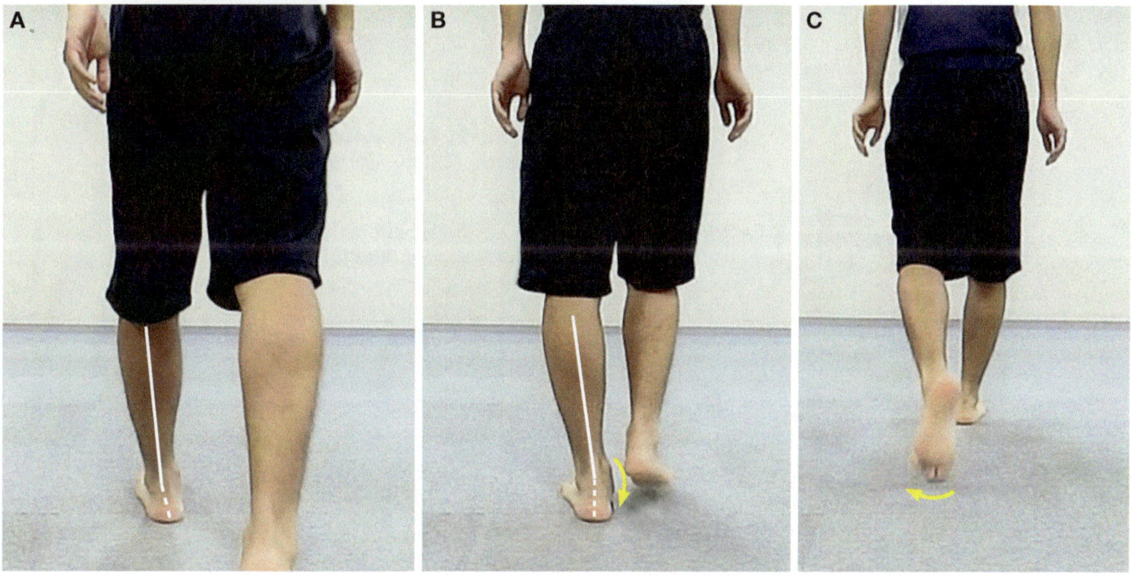

그림 10 보행 중 초기 접지–입각기 중간 족부외반 운동과 입각기 마지막 족부외전 운동

A: 초기 접지 시에는 뒤꿈치뼈 내반자세로 발 뒤쪽부위 외측으로부터 접지를 하고 있다.
B: 지면반발력 시점–입각기 중간 발 뒤쪽부위 외반 운동이 발생한다.
C: 입각기 후기 족부 외전하는 피벗(회전축) 운동이 생기고 있다.

키기 때문에 주의가 필요하다.

뛰기 동작의 평가에 대해서는 족관절 염좌의 평가*3를 참조한다.

5 재활 및 예방

목표설정(스포츠 동작 시작까지)(그림 11)

후경골근건 손상이 나타난 경우 3~6주간 안정을 하고, 건 주위 염증의 경우는 2~3주간 안정기간이 필요하다. 염증 소견이 없고, 통증 감소 테스트로 통증이 소실된 경우 통증이 없어지는 즉시 운동 시작을 목표로 한다. 재활은 ① 족부 · 족관절 운동 정상화를 획득하고, ② 족부 고정근 기능을 개선시킨 후 ③ 한 다리 서기에서 한 다리 스쿼트까지 다이내믹 얼라인먼트를 개선시킨다.

◉ 문헌

4) 카마타 카즈요시: 도수적 조직간 릴리스®의 치료효과. 정형외과 최소침습수술 저널(별권 88), 전일본병원출판회, 2018.

- **Step1 족부 가동성과 잘못된 얼라인먼트의 정상화**
  - **부상 부위의 활주성 개선**
    - 후경골근 활주성: 후경골근건 스트레칭(5.1의 그림 18A), 후경골근건 주위 활주성 개선(그림 12)[4]
  - **가동성 개선(얼라인먼트 수정)**
    - 뒤꿈치 배굴: 비복근 스트레칭(5.1의 그림 17B), 아킬레스건 스트레칭
    - 거골 후내측: 족관절 후내측 스트레칭(5.1의 그림 18A~C), 경골 모빌라이제이션(5.1의 그림 17A)
    - 설상골 회내: 전경골근 부착부 스트레칭, 무지외전근 스트레칭(5.1의 그림 19B), 입방골 거상 모빌라이제이션(5.1의 그림 20B)
    - 입방골 거상: 횡족근관절 내전 스트레칭(5.1 그림의 20A), 단지신근 스트레칭, 비골근 아래쪽 지대(retinaculum) 활주성 개선
    - 횡족근관절 내전: 단비골근 스트레칭, 횡족근관절 내전 스트레칭(5.1의 그림 20A)
- **Step2 족부 고정근 기능 개선**
  - **얼라인먼트 유지, 체중지지 위치의 안정**: 카프레이즈(5.1의 그림 22C), 후경골근 트레이닝(그림 13)
- **Step3 다이내믹 얼라인먼트의 개선**
  - **한 다리 서기**: 족부 가동성 개선, 사이드 플랭크, 버드독(동측 거상) 등
  - **한 다리 스쿼트**: 족부 가동성 개선, 무릎 얼라인먼트 수정, 사이드 플랭크 + 고관절 굴곡, 일어서기 운동 등
  - **보행**: 족부 가동성 개선, 한 다리 서기 안정, 족부 스텝 운동(그림 14)

그림 11 후경골근건염 재활 트리 다이어그램

● 횡족근관절: Chopart's joint(가로발목뼈관절: transverse tarsal joint)

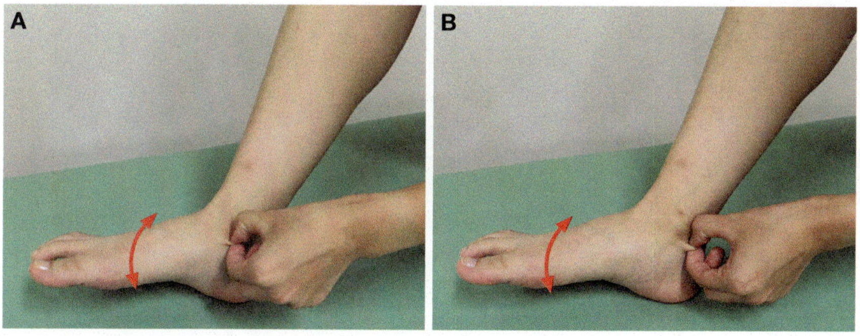

그림 12 후경골근건 활주성 개선

A: 후경골근건 부착부 주위 활주성 개선. 활주 이상이 의심되는 부위에 살을 꼬집듯이 쥐고 족관절을 움직인다.

B: A와 마찬가지로 보다 근위부에서 활주성을 개선한다.

후경골근건 주위에 종창이 남아 있는 경우에는 주의하여 실시한다. 급성기 종창이 굳어지면 가급적 조기에 후경골근건 주위 활주성을 획득하는 것을 목표로 한다. 활주성이 떨어지면 염증이 사라져도 통증이 남게 된다.

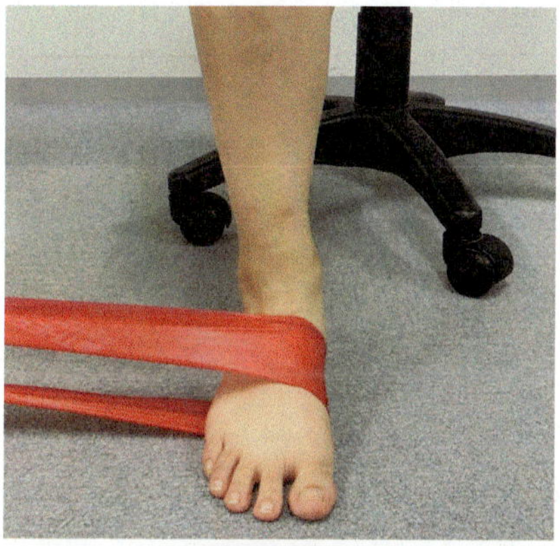

그림 13 족관절 내반 운동 + 카프레이즈

밴드에 저항하여 족관절 내반 방향으로 힘을 주면서 카프레이즈를 한다. 후경골근과 넙치근의 수축을 동시에 얻기 쉬우나, 체중지지 부하가 높아지면 그다지 의미가 없으므로 재활 초기 후경골근의 수축 확인에 이용한다.

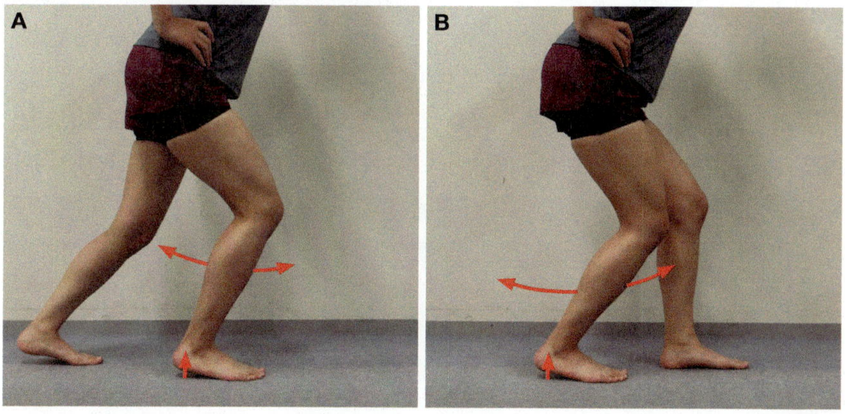

그림 14 카프레이즈 + 하지 바꿔 밟기 운동

A: 스플릿 스쿼트 상태에서 앞쪽 다리에 체중지지를 하고 뒤꿈치를 몇 센티미터 띄운 상태로 고정한다.

B: 반대쪽 발을 앞으로 움직이는 동안 족부의 고정을 유지한다.

A와 B를 반복하여 체중지지 측 다리의 족부 고정성을 향상시킨다.

제 5 장 족관절 · 족부

5.3 족저근막염

1 발생 메커니즘(그림 1)

족저근막염은 뒤꿈치뼈에 족저근막 부착부 통증과 무지외전근 부착부의 통증, 뒤꿈치 근막 지대(retinaculum)의 통증, 뒤꿈치 지방패드의 통증으로 분류할 수 있다. 족저근막 부착부 통증은 편평족(내측, 외측, 횡 아치 저하)에서 발병하는 패턴(그림 1①)과 요족(외측 아치 저하)에서 발병하는 패턴이 있다(그림 1②). 편평족 패턴은 족저근막에 지속적인 신장 스트레스가 가해지고[1], 요족 패턴에서는 외측 족저근막의 기능 감소로 내측 족저근막에 대한 부하가 증가한다(그림 1④). 무지외전근 부착부 통증은 외측 아치 저하로 접지 시 족부가 과도하게 회내하여(그림 1⑤) 무지외전근에 신장 스트레스가 발생하기 때문이다. 뒤꿈치 근막지대(retinaculum)통증은 족저근막 부착부보다 근위부에서 통증을 호소하며 햄스트링, 종아리근육, 족저근막과 연결하는 근막의 긴장(그림 1③)에 의해 통증이 생긴다. 또한 족저근막 부착부 통증이나 뒤꿈치근막 통증이 발생하고 같은 부위에 염증이 발생하면 뒤꿈치 주변의 많은 지방조직까지 염증이 확산되어 지방 자체가 쑤시고 아프다고 호소한다. 또한 뒤꿈치 체중지지 시 정지 동작(그림 1⑥) 등을 반복하여 뒤꿈치 지방패드의 직접적인 외력으로 통증을 유발하는 경우도 있다.

물리치료를 위한 평가 시 통증 부위(조직)를 확인하고 그 조직에 대한 스트레스를 관찰하면서, 신체 기능을 평가한다. 위에서 언급한 바와 같이 뒤꿈치 주위 통증을 일으키는 경우가 다양하기 때문에 통증 조직을 확인하는 것이 매우 중요하다. 또한, 통증 조직에 대한 스트레스를 증가시킬 수 있는 다이내믹 얼라인먼트와 기능을 평가한다.

◉ 문헌

1) 후쿠바야시 토오루 감수: 족부 스포츠 장애 치료의 과학적 기초. NAP, 2012.

2 주요 증상

통증 발생 상황

급/만성 발병 및 통증이 나타나는 상황을 확인한다. 구체적으로 달리기의 foot-strike 시 뒤꿈치의 직접적인 물리적 부하나 mid-support에서 take off 시 족저

● 족저근막염: plantar fasciitis

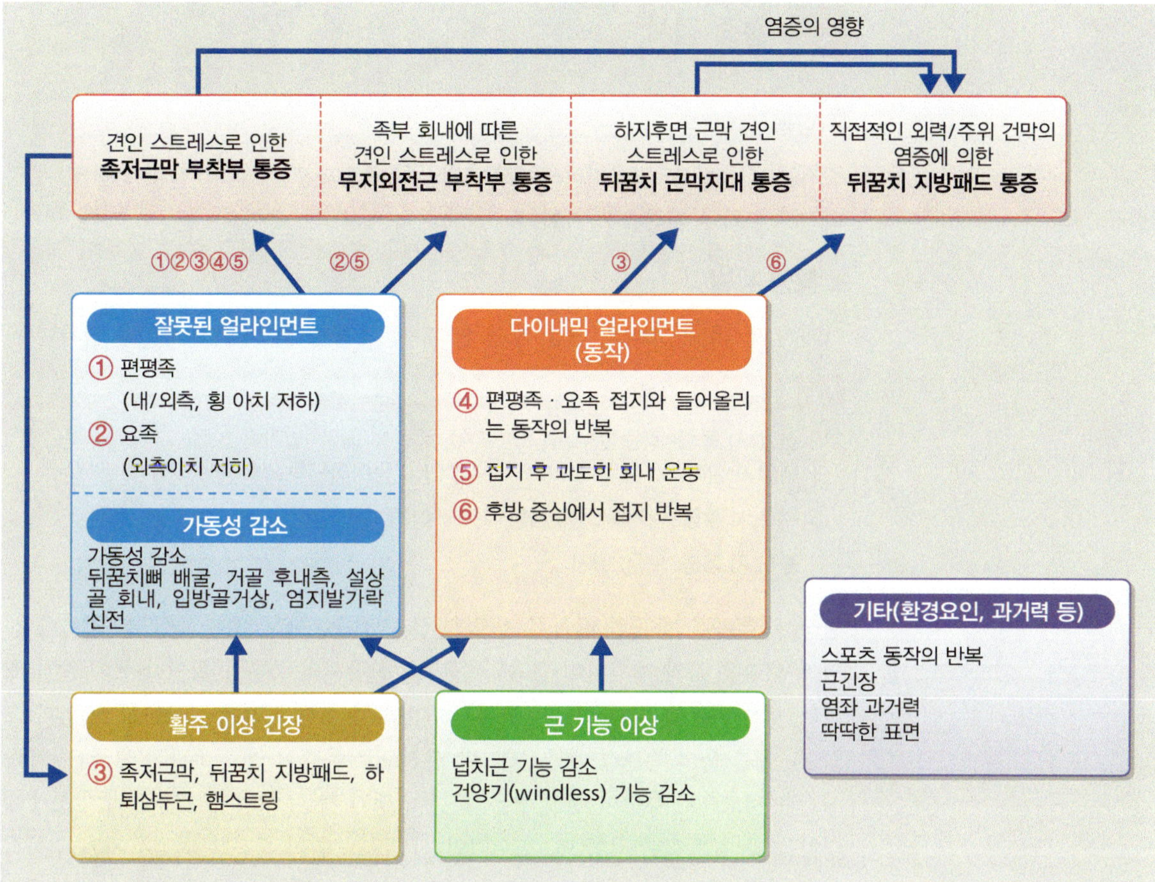

그림 1 족저근막염 발생 메커니즘

근막의 신장 부하, 횡방향으로 움직일 때 통증 등을 확인한다. 드물게 급성 족저근막 파열도 발생하기 때문에 주의가 필요하다.

통증의 종류

부상 후 어떤 증상이 나타나는지 알아본 후에 부상 부위 상태를 판단한다. 족저근막염은 접지 시 통증이 주가 되는 경우가 많으나 접지 시 통증인지, 발바닥 신전 시 찢어질 것 같은 통증인지 조사한다.

ADL 상의 통증 유무

보행 시 통증이 있는 경우 안정 후 통증(아침의 첫걸음 등)인지, 장시간 보행 시 통증인지 확인한다. 안정 후 통증은 조직의 긴장 · 부상 부위의 염증에 의한 영향으로 생각되며, 장시간 보행 후 통증은 불량 동작이나 근 기능 이상으로 생긴 통증으로 생각할 수 있다. 환부에 염증이 심하면 운동 후 안정될 때 욱신거리는 통증이 생기는 경우가 많다.

● 일상생활동작: activities of daily living (ADL)

3 통증 검사

압통(그림 2)

족저근막 실질부, 뒤꿈치뼈 부착부, 뒤꿈치 지방패드, 뒤꿈치뼈 융기 하방, 무지외전근 부착부 압통을 평가한다.

통증 유발

아래에 제시한 근조직의 신장 시 통증 · 수축 시 통증 및 동작 시 통증을 평가한다.

CHECK POINT

- □ **신장 시 통증**: 족관절 배굴(그림 3A), 족관절 배굴+발가락 신전(그림 3B), 족관절 배굴 + 발가락신전 + SLR(그림 3C), CKC 종아리근육 스트레칭(그림 4)
- □ **수축 시 통증**: 발가락 굴곡 저항, 카프레이즈
- □ **동작 시 통증**: 보행, 뛰기

신장 시 통증은 족관절 배굴, 족관절 배굴+발가락 신전, 족관절 배굴+발가락 신전 + SLR을 각각 평가하여 근육과 근막을 신장시켜 통증을 확인한다. 족관절 배굴과 발가락 신장, SLR을 동시에 실시하여 하지 후면 근막을 신장시킬 수 있다(그림 3). 예를 들어 족관절 배굴+발가락 신전으로 통증이 없고 족관절 배굴+발가락 신전 + SLR으로 통증이 생긴 경우, 통증이 생긴 경우, 허벅지 후면 근막이 통증에 영향을 준다고 판단된다. 또, 도수적인 신장으로 힘이 불충분할 경우에는 수동적인 족관절 배굴뿐만 아니라 체중지지 시 족관절 배굴 스트레칭(그림 4)으로 통증을 확인한다. 수축 시 통증은 발가락의 굴곡저항과 카프레이즈를 이용하여 통증을 평가한다. 동작 시 통증은 보행과 뛰기로 확인하고, 보행 시 통증은 통증의 단계와 통증의 종류[*1]를 반드시 확인하여 부상 부위에 대한 스트레스를 확인한다.

*1 부딪히는 통증, 당겨지는 통증 등.

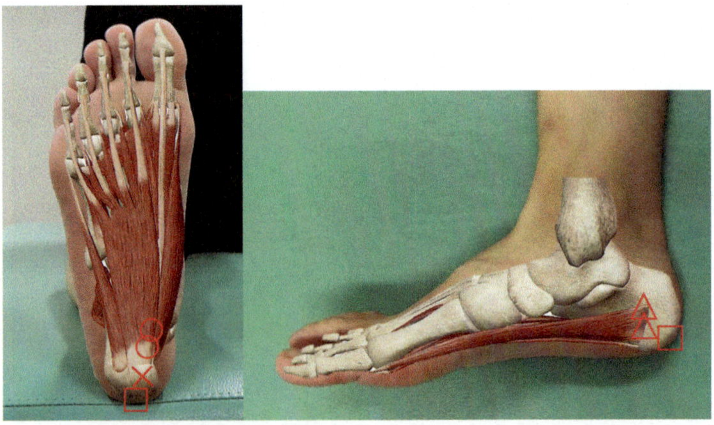

그림 2 족저근막염의 압통

○: 족저근막 부착부의 압통, △: 무지외전근 부착부의 압통, ×: 뒤꿈치 지방패드 부위 압통, □: 뒤꿈치 근막지대(retinaculum) 압통.

- 하지직거상: straight leg raising (SLR)
- 닫힌 사슬 운동: closed kinetic chain (CKC)

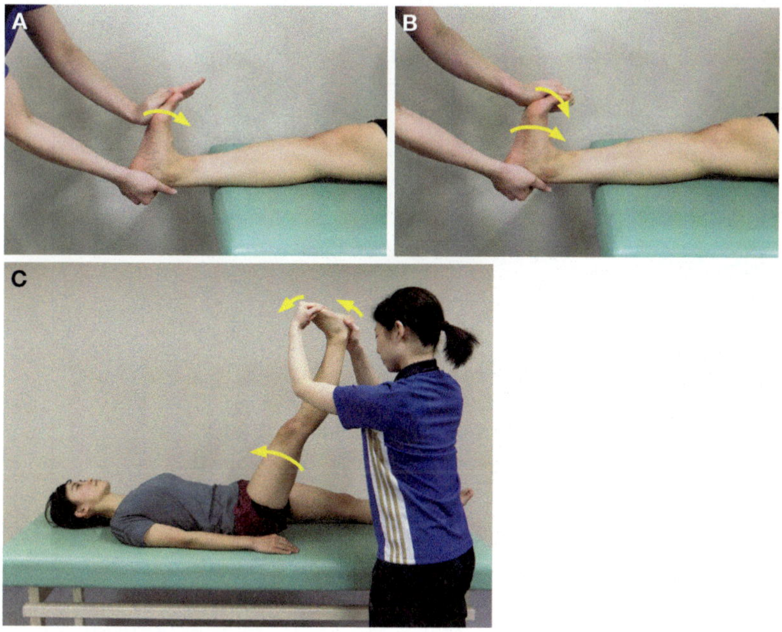

그림 3 신장 시 통증평가
A: 족관절 배굴 시 통증 평가. B: 족관절 배굴 + 발가락 신전 시 통증 평가.
C: 족관절 배굴 + 발가락 신전 + SLR 시 통증 평가.

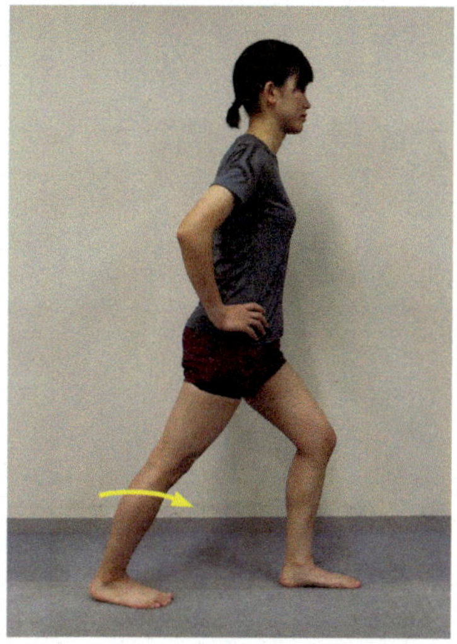

그림 4 체중지지에서 신장 시 통증평가
뒤꿈치 부분을 접지시킨 상태에서 족관절 배굴을 한다. 도수적으로 통증을 재현할 수 없다면 체중지지로 통증을 확인한다. 흔히 카프레이즈 같은 근육 수축 상태에서 통증이 유발된다.

통증증가 · 감소검사

통증 유발로 양성인 신장 · 수축 시 도수조작으로 얼라인먼트 및 활주 이상을 정상화 시켜 통증이 완화되는지 확인한다. 족저근막염에서는 CKC에서의 족관절 배굴 스트레칭과 카프레이즈에서 통증 증가 · 감소 테스트를 하는 경우가 많다. 통증 감소 정도를 바탕으로 재활 프로그램에 우선순위를 만든다.

CHECK POINT

□ 얼라인먼트 조작*2	• 주상골 거상
	• 입방골 거상
□ 활주성 개선	• 대퇴후면 근막
	• 하퇴후면 근막
	• 족저근막

*2 '5.2 후경골근건염'(p.162) 참조.

도수적으로 주상골 · 입방골을 거상하여 통증 감소 · 증가 여부를 본다.*2 또한 족저근막염 대부분은 근막조직의 신장 스트레스로 발병하기 때문에 치료사의 도수조작으로 활주 이상의 영향을 일시적으로 제거한 상태에서 운동 시 통증을 검증한다. 구체적으로, 대퇴후면근막, 하퇴후면근막, 족저근막의 활주 이상을 각각 개선한 후 통증의 감소를 확인하면 통증의 원인이 되는 조직을 알아내기 쉽다.

또한, 통증 유발 시 발가락을 굴곡/신전시키는 방법으로 통증 변화를 확인한다. 발가락 굴곡 시 통증이 줄어드는 경우 발가락근육의 기능이 감소했을 수 있고, 악화되는 경우 발가락근육 과사용(다른 근 기능 감소에 대한 보상)으로 판단한다. 발가락신전 시 통증이 감소하는 경우 건양기 기능 감소 영향이며, 통증이 심해지는 경우 족저근막의 긴장 영향이 있다고 볼 수 있다.

4 기능 평가

얼라인먼트(문제가 되는 얼라인먼트 파악)

평가 항목
□ 편평족(내측 · 외측 · 횡 아치 저하)
□ 편평족(외측 아치 저하)

내측 · 외측 아치 저하는 후경골근건염의 얼라인먼트, 가동범위 · 가동성의 평가[*3]를 참조하기 바란다. 횡 아치의 저하는 단순 X선 사진의 관상면에서 무너진 횡 아치를 평가한다. 또, 입방골 하강의 영향을 받는 경우가 많으므로 입방골의 가동성을 확인하는 것도 중요하다.[*4]

*3 '5.2 후경골근건염'(p.162) 참조.
*4 '5.1 족관절 염좌'(p.146) 참조.

관절 운동 패턴(비정상 패턴 파악)

평가 항목
□ 족관절 배굴 시 족부 외전
□ 족관절 저굴 시 내반 증가

평가 방법에 대해서는 족관절 염좌의 평가[*4]를 참조하기 바란다.

가동범위 · 가동성(제한인자 확인)

평가 항목
□ 뒤꿈치뼈 배굴
□ 족관절 배굴 자세에서 거골 내측 후방 활주
□ 내측 설상골(cuneiform) 회내/내전
□ 입방골 거상
□ 엄지발가락 신전

거골 내측의 후방 활주, 내측 설상골 회내/내전, 입방골 거상은 후경골근건염의 평가[*3]를 참조하기 바란다. 뒤꿈치뼈의 배굴 가동성은 후경골근건염 평가에서 기재한 방법뿐만 아니라 엎드린 자세로 뒤꿈치를 잡고 자세하게 좌우 차이를 확인해야 한다(**그림 5**).

엄지발가락의 신전은 족관절 중간에서 평가한다. 이때 보상운동인 제1중족골 저굴에 주의한다(그림 6A, B).

근력 · 근 기능 검사[2, 3]

평가 항목
□ 무릎관절 굴곡 자세에서 족관절 저굴 + 회내 방향에 대한 저항
□ 건양기(윈들리스)[3]

전족부 체중지지 시 뒤꿈치 안정성과 아치 유지에 기여하는 건양기의 기능을 평가한다. 뒤꿈치 안정성 평가에 대해서는 족관절 염좌의 평가*4를 참조하기 바란다.

건양기의 기능 평가는 엄지발가락 신전 가동 범위를 평가할 때와 마찬가지로 족관절 중간위치에서 엄지발가락을 신전시켜 족저 근막의 긴장을 촉진한다. 보상운동이 있는 경우 제1중족골 저굴이 발생하고, 족저근막의 긴장은 촉진할 수 없는 경우가 많다(그림 6B, C). 또, 제2~5 발가락도 마찬가지로 신장시켜 족저 근막의 긴장을 촉진한다. 내 · 외측 족저근막이 균형 있게 기능하는 것이 바람직하다.

◉ 문헌
2) 가타요리 마사키 감수: 족부 · 족관절 물리치료 매니지먼트. 메디컬주, 2018: 59-123.
3) 코야마 타카유키 편저: 애슬레틱 케어.NAP, 2016: 159-160.

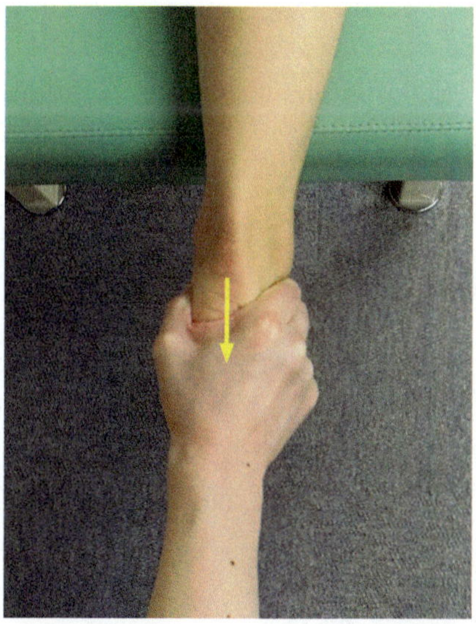

그림 5 엎드린 자세에서 뒤꿈치뼈 배굴 가동성 평가
뒤꿈치를 쥐고 아래쪽(뒤꿈치 배굴방향)으로 견인한다. 이때의 끝 느낌과 제한요인으로 되어 있는 하퇴 후면근 부위를 확인한다.

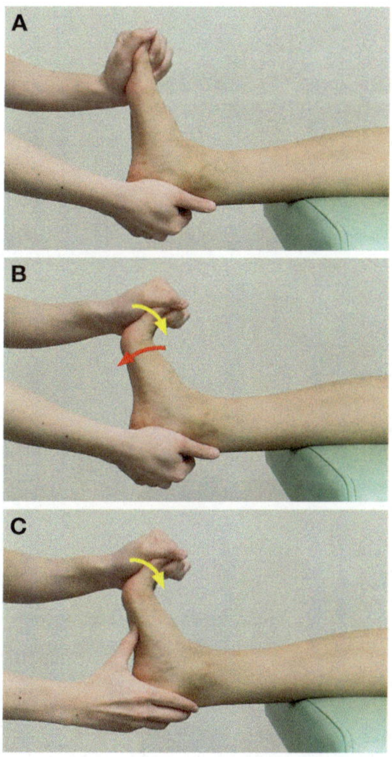

그림 6 엄지발가락 신전 가동성의 평가
A: 족관절을 중립으로 유지한다.
B: A의 위치에서 엄지발가락을 신전하여 가동성을 평가한다. 사진에서 제1중족골 저굴의 보상운동을 보여 준다.
C: 엄지발가락 신전 시 족저근막의 긴장을 촉진한다. 엄지발가락 신전 시 제1중족골 저굴의 보상운동이 있는 경우 건막의 긴장이 충분하지 않은 경우가 많다.

동작 분석

평가 항목
□ 한 다리 서기/한 다리 스쿼트
□ 보행
□ 뛰기

족관절 염좌와 후경골근건염의 평가*5를 참조하기 바란다.

*5 '5.1 족관절 염좌'(p.146)와 '5.2 후경골근건염'(p.162) 참조.

◉ 문헌

4) 가마타 가즈요시: 도수적 조직간 릴리스®의 치료효과, 정형외과 최소침습수술 저널(별권 88). 전일본병원출판회, 2018.

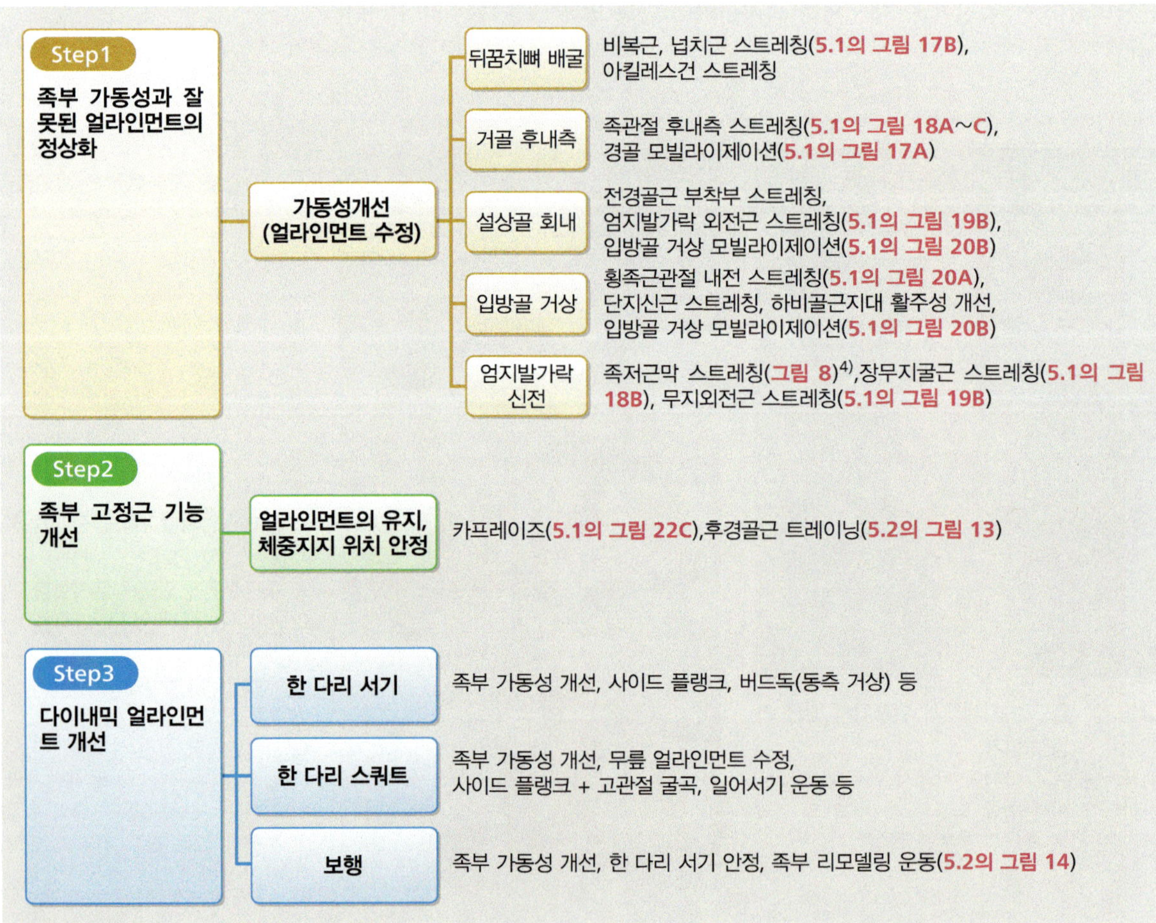

그림 7 족저근막염 재활 트리 다이어그램

5 재활 및 예방

목표설정(스포츠 동작 시작까지)(그림 7)

족저근막염이 나타난 경우는 2주 정도의 안정 기간이 필요하다. 염증 소견이 없고, 통증이 완화되면 운동을 최대한 빨리 다시 시작하는 것이 목표가 된다.

재활은 ① 근막 긴장 개선, 족부 · 족관절 운동의 정상을 획득하고, ② 족부 고정근 기능을 개선시킨 후 ③ 한 다리 서기에서 한 다리 스쿼트까지 다이내믹 얼라인먼트를 개선시킨다.

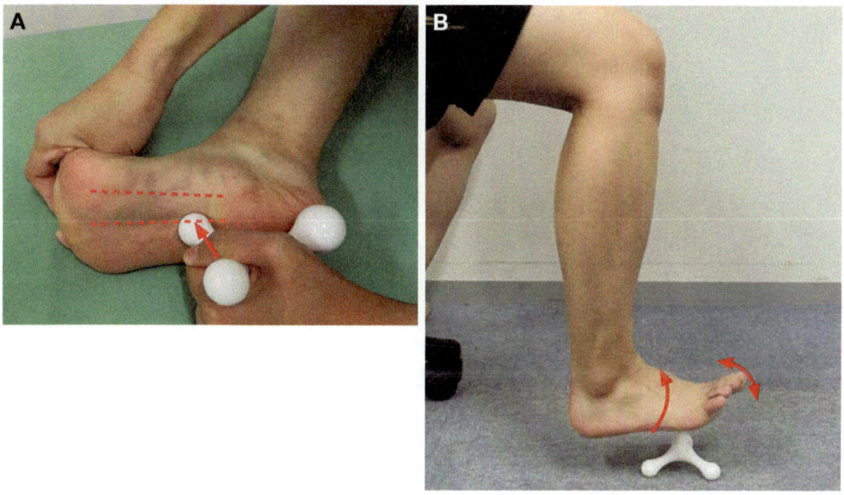

그림 8 족저근막 스트레칭

A: 족저근막 내외측을 압박하여 엄지발가락 신전/굴곡을 반복한다.

B: 의자에 앉은 자세에서 마사지기를 이용하면, 압박하기 쉽다. 족관절 배굴 자세에서 실시하면 보다 효과적이다.

10회 엄지발가락을 움직인 후 압박하는 위치를 바꿔서 한다.

5.4 Jones 골절

1 발생 메커니즘(그림 1)

Jones(존스) 골절은 제5중족골에 심한 체중지지 스트레스가 반복되면서 발생한다. 하중 스트레스가 뼈에 집중되는 원인은 요족 얼라인먼트(그림 1①)나 뒤꿈치뼈 외반 · 입방골 거상 · 제5중족골 배굴의 각 가동성 감소(그림 1②)에 의해 접지 후 충격 완화가 안 되고, 또한 발바닥 외측 체중지지 동작(그림 1③)을 반복하여 제5중족골에 응력이 집중되는 것 등을 들 수 있다.[1] 족부 가동성 감소는 비골근, 중지외전근, 단지신근, 수술부 활주 이상, 긴장이 영향을 주며 발바닥 외측 체중지지는 족부 고정력이나 체간 고정력(그림 1⑤)에 영향을 미치기 때문에 재활할 때 고려할 필요가 있다.

물리치료를 위한 평가 시 통증 부위(골절선 위치)를 확인하고, 그 부위에 스트레스를 관찰하면서 신체 기능을 평가한다. 특히 제5중족골 근위부 관절을 중심으로 세세하게 평가하여, 동작을 관찰할 때는 족부 외에도 외측 체중지지가 되는 요인을 평가한다.

◉ 문헌

1) 스즈카와 진토: 제5중족골 피로골절 예방을 위한 트레이닝법. 임상 스포츠 의학 2008; 25: 303-310.

2 주요 증상

통증 발생 상황

급성(뚝 소리 유무)/만성 발병과 통증이 나타나는 상황을 확인한다. 구체적으로 커팅 동작이나 점프 시, 발차기 하려고 내딛는 상황 등으로 인한 급성 발병인지, 반복으로 인한 만성 발병인지를 확인하고, 때로는 만성통증이 있다가 급성 골절을 경험하는 경우도 있다. 만성통증은 통증 발생 동작을 자세히 확인하여 부상부위에 생기는 스트레스를 파악해야 한다.

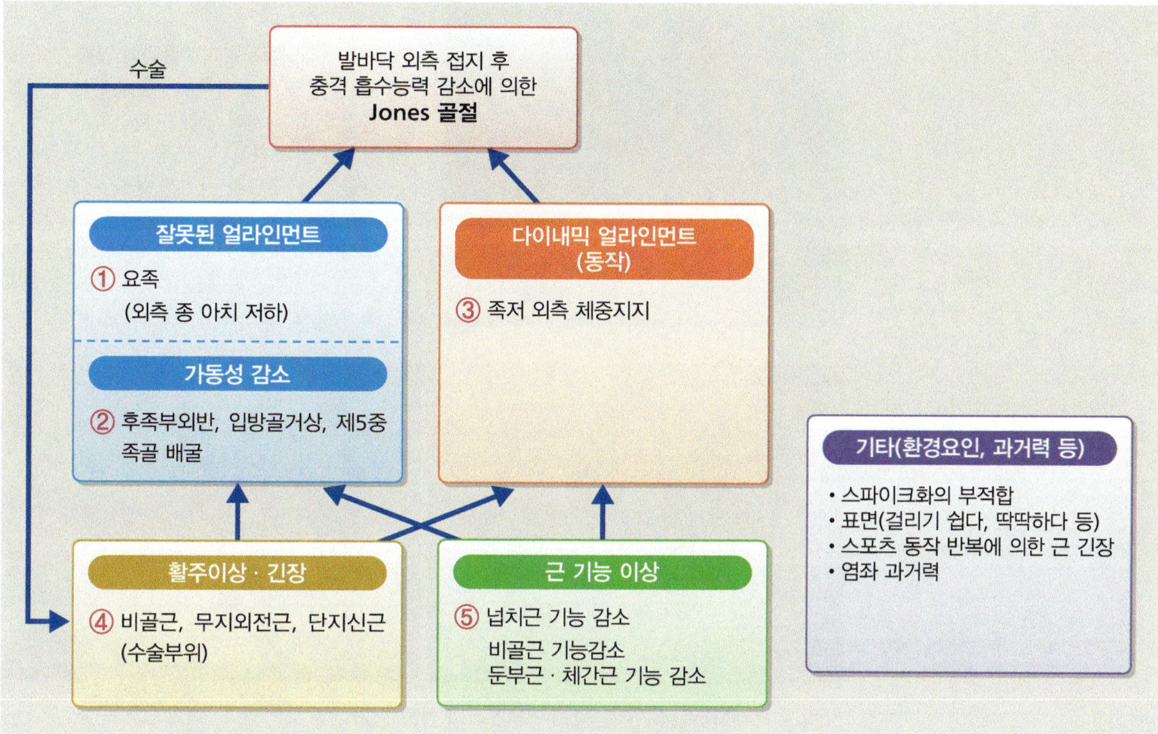

그림 1 Jones 골절의 발생 메커니즘

통증의 종류

제5중족골의 밑면에 소지외전근이나 소지대립근(opponens digiti minimi), 단소지굴근 등이 위치하고, 제5중족골 근위부에 단비골근건이 있으므로 근육인지, 뼈인지를 구별해야 한다. 양쪽 동시에 통증이 생기는 경우도 있지만 근육 피로와 같은 통증인지, 뼈가 욱신욱신 쑤시는 것 같은 통증인지를 확인한다.

3 통증 검사

압통(그림 2)

제5중족골 어느 부위의 통증인지, 또는 제5중족골 부근 근육과 건의 통증인지 압통 부위로 평가한다. 제5중족골의 경우는 근위부에서 경상돌기, 근위부 관절, 원위부 관절 전체적으로 압통을 체크한다. 근위부 주위 외측 족저면이기 때문에 이 부위의 압통 검사는 자세히 실시한다. 또한 주위 통증을 호소하기 쉬운 근건 조직은 단비골근건 · 무지외전근 · 무지대립근 · 단무지굴근 등이 있으므로 뼈와 감별할 필요가 있다.

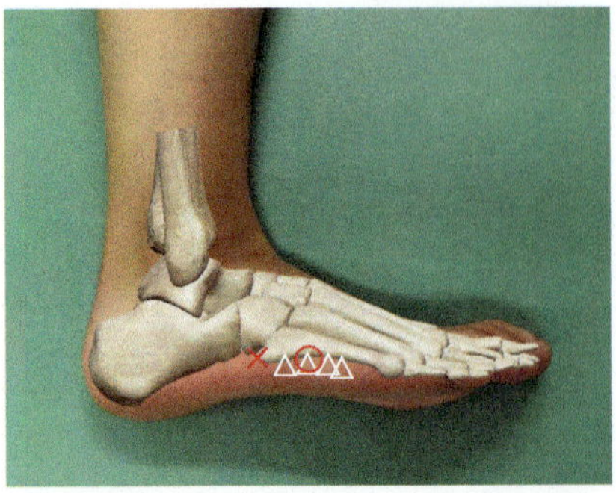

그림 2 제5중족골 피로골절의 압통

○: Jones 골절의 호발부위. 제5중족골 근위부 관절 외측 족저면 압통을 확인한다.

×: 단비골근 부착부인 제5중족골 경상돌기의 압통. 골근건염과 골절로 통증을 호소하는 경우가 많다.

△: 소지외전근, 소지대립근, 단소지굴근과 같은 통증부위. 제5중족골에 부착되어 감별이 어렵다. 자세한 촉진은 **그림 3B** 참조.

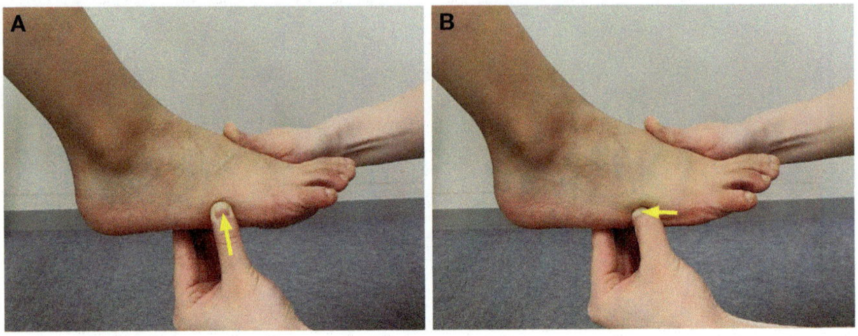

그림 3 제5중족골 근위관절과 연부조직의 압통 평가

A: 제5중족골 근위관절을 외측 족저면에서 밀어 올려 압통을 확인한다.

B: 제5중족골과 연부조직을 나누듯 족저 방향으로 연부조직을 눌러 압통을 확인한다.

그러나 Jones 골절은 무증상인 경우도 있어, 압통만으로 감별하기 어렵기 때문에 영상검사와 병용하여 판단한다. 영상검사로 뼈에 문제가 없는데도 불구하고 심한 통증이 있는 경우, 압통 검사로 연부조직도 꼼꼼하게 평가한다(**그림 3A**, **B**).

통증 유발

아래에 열거한 뼈에 대한 스트레스 통증, 체중지지 시 통증 및 연부 조직 수축 시 통증에 대해 평가한다.

CHECK POINT

- □ **뼈에 응력을 가했을 때의 통증**: 제5중족골에 대한 굽힘 응력(bending stress)
- □ **체중지지 시 통증**: 서있는 자세 시, 족부 외측 체중지지 시, 카프레이즈 시, 카프레이즈 + 외측 체중지지 시 통증
- □ **연부조직 수축 시 통증**: 족관절 외전 저항, 소지굴곡 저항, 소지외전 저항 시 통증

먼저 뼈에 응력을 가해 통증을 확인한다. 제5중족골 근위부 경상돌기와 골두부를 잡고, 부상 부위를 벌어지게 하는 구부림 응력과 비트는 듯한 염전 응력을 가

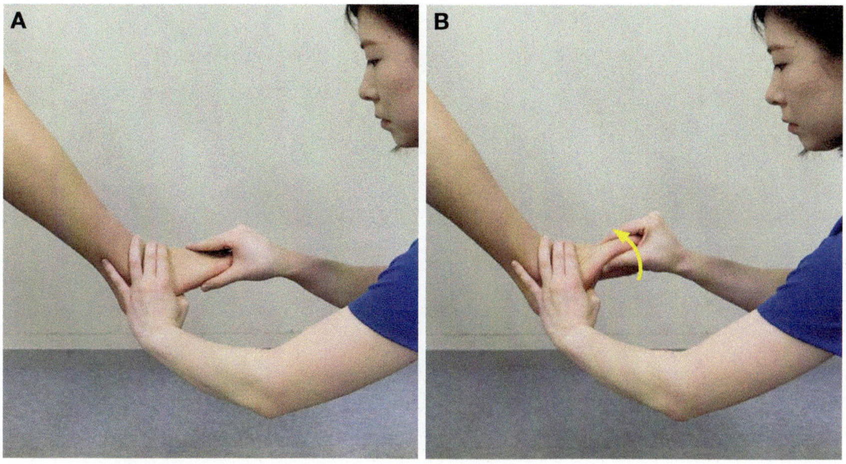

그림 4 제5중족골의 배굴 방향 굽힘 응력에 의한 통증 평가
A: 제5중족골의 근위부와 원위부를 파악한다.
B: 근위부를 고정한 상태에서 원위부를 배굴 방향으로 밀어넣는다. 이 과정에서 부상 부위의 통증 유무를 확인한다.

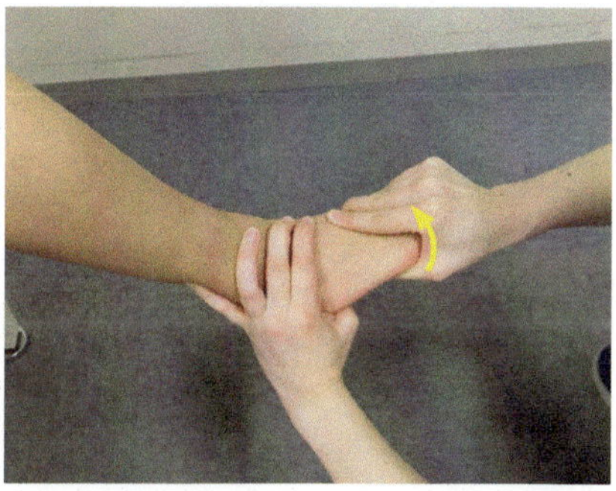

그림 5 제5중족골 내전방향으로 굴곡 응력에 의한 통증 평가
근위부를 고정한 상태에서 원위부를 내전방향으로 밀어넣고, 이 과정에서 부상 부위의 통증 유무를 확인한다.

하여 통증을 확인한다(그림 4, 5). 통증이 유발되는 경우 뼈 손상이 의심되며, 부상 발생 원인에 대한 스트레스를 확인하는 경우에도 유용하다. 그 다음으로 체중지지 시 통증을 확인한다. 체중지지 시 통증은 서있는 자세에서 통증(그림 6A)과 족부 외측 체중지지를 했을 때의 통증(그림 6B), 카프레이즈할 때 전족부 체중지지 통증(그림 7A), 카프레이즈 + 외측 체중지지로 전족부 외측 체중지지를 했을 때 통증(그림 7B)을 확인한다.

뼈뿐만 아니라 주위 근육의 수축 통증도 확인한다. 제5중족골 경상돌기에 부착되는 단비골근 수축 시 통증은 족부 외전 저항으로 평가하고, 단소지굴근은 새끼발가락 굴곡 저항, 소지외전근은 새끼발가락 외전 저항으로 통증을 확인한다(그림 8, 9).

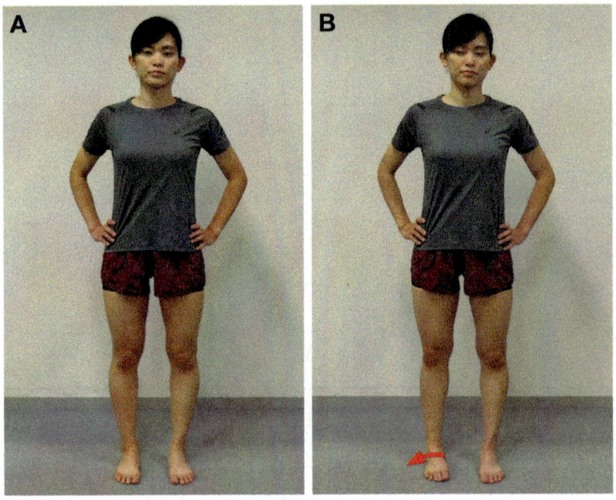

그림 6 체중지지에서 통증 평가

A: 서있기, B: 외측 체중지지 자세.
두 자세의 체중지지 위치의 차이와 통증의 변화를 확인한다.

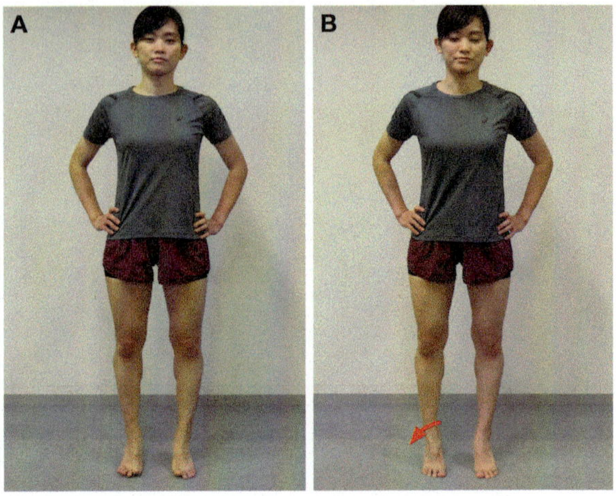

그림 7 카프레이즈에서 통증 평가

A: 엄지발가락 부착부(무지구) 체중지지 자세. B: 외측 체중지지 자세.
두 자세의 체중지지 위치의 차이와 통증의 변화를 확인한다.

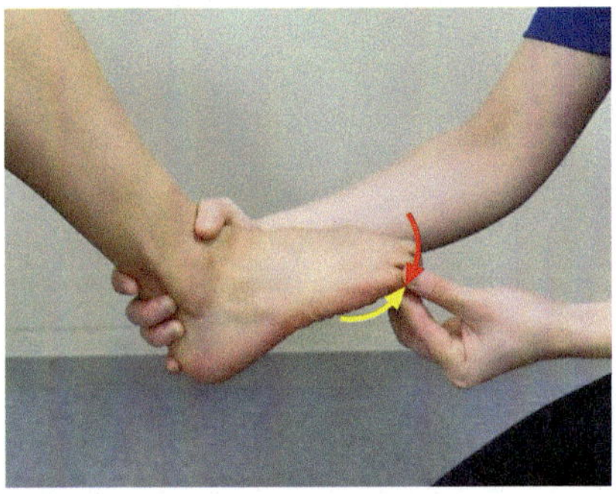

그림 8 새끼발가락(소지) 굴곡 저항 시 통증의 평가

새끼발가락 신전 방향 저항에 대한 굴곡 유지 시 통증을 확인하다.

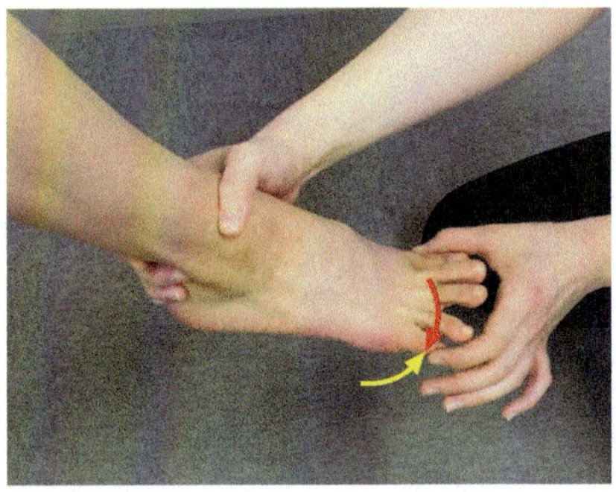

그림 9 소지외전저항 시 통증의 평가

새끼발가락 내전 방향 저항에 대한 외전 유지 시 통증을 확인한다.

통증 증가 · 감소검사

통증 유발에서 언급했듯이 서있을 때와 발바닥 외측 체중지지, 발바닥 내측 체중지지 시 통증을 비교한다. 외측 체중지지 시 통증이 증가하고, 내측 체중지지 시 통증이 감소하는 경우 제5중족골 체중지지 부하가 통증의 원인일 가능성이 높다. 또한 입방골 거상 자세에서 체중지지 시 통증 감소 여부를 확인한다.[*1]

*1 '5.2 후경골근건염'(p.162) 참조.

4 기능 평가

얼라인먼트(문제가 되는 얼라인먼트 파악)

평가 항목
□ **요족**: 외측 아치 저하

족부의 외측 아치를 평가한다. 체중지지시 입방골 높이를 평가하는데, 입방골 위치 평가는 어렵기 때문에 가동성으로 평가하는 경우가 많다.*2 뒤꿈치뼈 얼라인먼트에 대해서는 leg heel alignment를 이용하여 하퇴 장축에 대한 뒤꿈치뼈 장축의 각도를 측정하여 평가한다.[2)]

*2 '5.1 족관절 염좌'(p.146) 참조.

◉ 문헌

2) Matsuda, S: Characteristics of the foot static alignment and the plantar pressure as sociated with fifth metatarsal stress fracture history in male soccer players: a casecontrol study. Sports Medicine-open 2017; 3 (1): 27.

관절 운동 패턴(비정상 패턴 파악)

평가 항목
□ **족관절 배굴 시 족부외전**
□ **족관절 저굴 시 내반 증가**

평가 방법에 대해서는 족관절 염좌의 평가*2를 참조하기 바란다.

가동범위 · 가동성(제한요인 확인)

평가 항목
□ **제5중족골**: 배굴
□ **입방골**: 거상
□ **후족부**: 외반

가동성에서는 제5중족골의 배굴 가동성을 평가한다. 제5중족 골두부를 잡고, 배굴 방향으로 밀어 넣고 가동성을 확인한다(**그림 10**). 입방골은 족저부에서 배굴 방향으로 밀어 넣었을 때 가동성을 평가한다.*2 후족부는 뒤꿈치를 발바닥쪽에서 잡아 외반 방향으로 움직였을 때 가동성을 평가한다(**그림 11**).

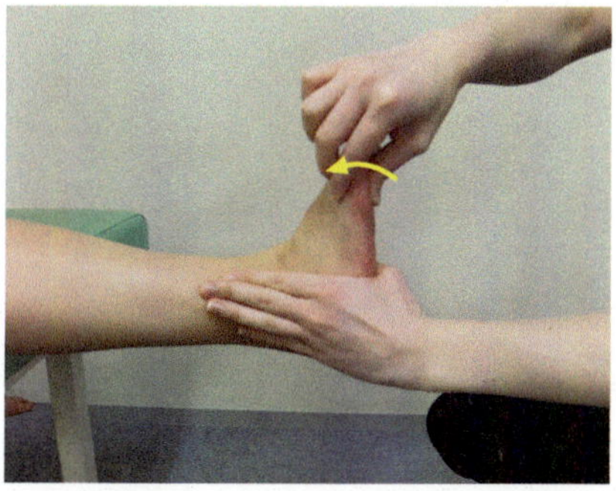

그림 10 제5중족골의 배굴 가동성 평가
근위부를 고정시킨 상태에서 원위부를 배굴 방향으로 움직여 가동성을 평가한다.

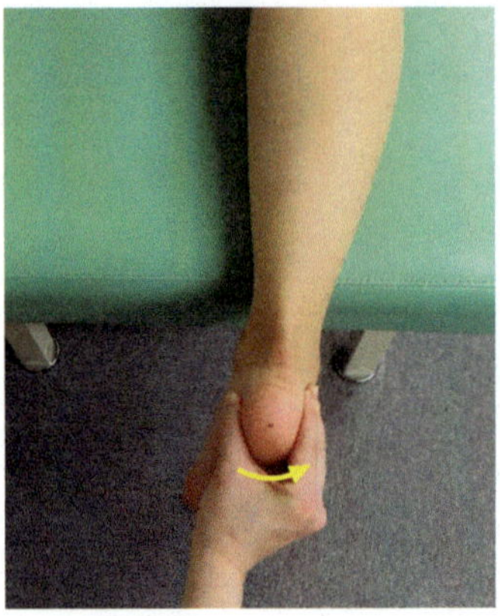

그림 11 후족부 외반 가동성
뒤꿈치뼈를 잡고 힘을 뺀 위치에서 외반 가동성을 평가한다.

근력 · 근 기능 검사

평가 항목
□ 무릎관절 굴곡 자세에서 족관절 저굴 + 뒤꿈치뼈 아래방향으로 저항
□ 족관절 회내(비골근)
□ 체간/둔근

전족부 체중지지 시 뒤꿈치 안정성(넙치근)과 족부 외반에 기여하는 비골근의 평가는 족관절 염좌 평가[*3]를 참조하기 바란다. 또한 외측 체중지지에 관련된 체간, 둔근 기능에 대하여 별도 평가가 필요하다.

*3 '5.1 족관절 염좌'(p.146) 참조.

동작 분석

평가 항목
□ 한 다리 서기
□ 보행
□ 뛰기

한 다리 서기, 보행을 관찰하고 족부의 체중지지 위치를 확인한다. 한 다리 서기에서 족부 외측 체중지지의 유무와 그에 따른 체간, 골반대, 무릎관절의 운동을 평가한다. 보행 시 초기 접지부터 한 다리로 서는 중기까지의 후족부 회내 유무를 관찰하고, 족부 회내에 따른 체중지지 중심의 내측 이동이 정상적으로 일어나는지 확인한다. 족부 이외의 문제로 족부 외측 보행이 발생하는 경우도 있기 때문에 주의 깊게 관찰할 필요가 있다.

뛰기는 앞쪽과 옆쪽으로 뛸 때 점프와 착지를 평가한다. 점프와 착지 모두 외측 체중지지 여부를 확인하고, 외측 체중지지 시 원인(체간, 고관절, 무릎관절, 족부)을 평가하여 개선시킬 필요가 있다. 착지 평가에서는 뒤꿈치를 접지하지 않

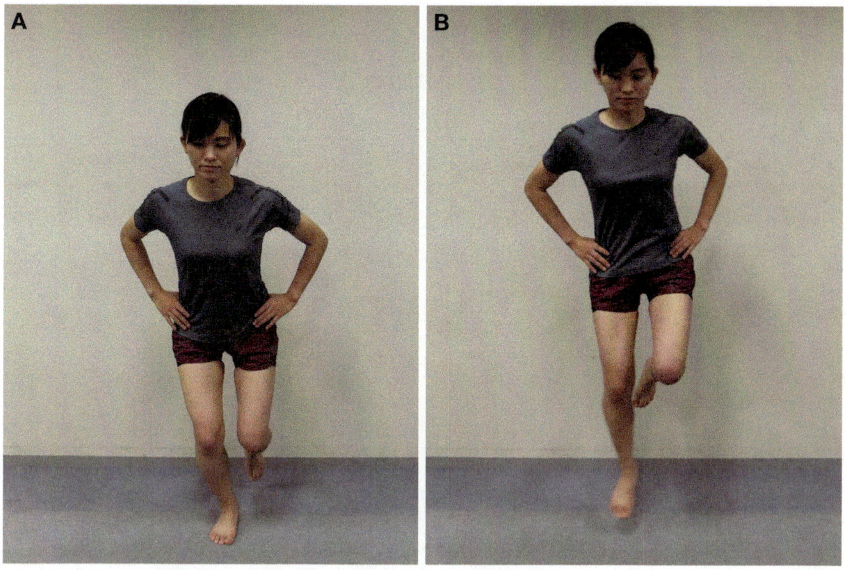

그림 12　외측방향 뛰기의 안정성 평가
A: 외측 방향(환자의 우측 방향)으로의 뛰기 착지. B: 착지 전의 공중 자세.
A 착지 시 엄지발가락 부착부(무지구) 체중지지에서 외측으로 흔들리지 않는지 확인한다. 3초간 안정되어 있으면 문제가 없다고 판단된다.

고 실시하여 착지 후 흔들림을 확인한다. 기본적으로는 무지구로 체중을 지지하면서 흔들림 없이 3초간 안정되면 문제가 없다고 판단한다(그림 12).

5 재활 및 예방

목표설정(스포츠 동작 시작까지)(그림 13)

단순 X선 사진에서 완전 골절 · 생목 골절(greenstick fracture) 진단이 내려진 경우 의사의 지시에 따라 수술이나 보존요법을 선택한다. 생목골절로 보존요법을 선택한 경우는 ① 앞에서 설명한 족부의 가동성 획득, ② 정적 · 동적 족부 체중지지 위치의 정상화, ③ 한 다리 서기에서 한 다리 스쿼트까지 다이내믹 얼라인먼트 개선을 목표로 재활을 실시하고, 저출력 초음파 펄스(LIPUS) 요법(그림 14), 깔창(그림 15) 등을 사용할 수 있다.[3] 경기를 계속할 경우 정기적인 X선 촬영 검사나 압통 검사를 할 필요가 있으나, 보존 치료 중 완전 골절이 발생하거나, 회복까지 6개월이 경과되는 사례도 보고되어 '어느 소견이 양성으로 나오면 경기를 중단해야 하는가' 같은 판단은 어렵다.

수술 후 재활도 기본적으로는 생목 골절 시와 같으나, 중족골 근위부 수술부위의 활주 이상으로 인해 제5중족골과 입방골 가동성이 감소되기 때문에 가능한 한 빠른 시기에 수술부위를 치료해야 한다. 보통 수술 3~4개월 후 복귀가 예상된다.

◉ 문헌
3) 하츠시카 다이스케: 축구부원에 대한 Jones 골절검진 시도. 정형외과 2018; 69(7): 752-755.

● 저출력초음파: low intensity pulsed ultrasound (LIPUS)

- **Step1 족부 가동성과 잘못된 얼라인먼트의 정상화**
  - **가동성 개선 (얼라인먼트 수정)**
    - 뒤꿈치 외반 (외측 종 아치 저하): 비복근 내측두 스트레칭, 굴근지대(retinaculum) 활주 개선(5.1의 그림 18C), 하퇴근막 활주 개선, 경골 모빌라이제이션(5.1의 그림 17A)
    - 입방골거상 (외측 종 아치 저하): 쇼파르관절(chopart)내전 스트레칭(5.1의 그림 20A), 단지신근 스트레칭, 하비골근 지대 활주성 개선, 입방골 거상 모빌라이제이션(5.1의 그림 20B)
    - 제5중족골 배굴 (제5중족골배굴제한): 외측 족저근막 활주성 개선, 골간근 스트레칭, 무지외전근 스트레칭(그림 16)[4], 단비골근 스트레칭(5.1의 그림 17A)
- **Step2 족부 고정근 기능 개선**
  - **얼라인먼트 유지 · 체중지지 위치 안정**: 비골근 훈련(5.1의 그림 22A, B), 카프레이즈(5.1의 그림 23)
- **Step3 다이내믹 얼라인먼트의 개선**
  - **한 다리 서기**: 사이드 플랭크, 버드독(동측 거상) 등
  - **보행**: 족부 가동성 개선, 한 다리 서기 안정
  - **뛰기**: Step1~2, 한 다리 서기, 보행의 안정, 콤비네이션 카프레이즈(그림 17), 착지 반복 연습

그림 13 Jones 골절의 재활 트리 다이어그램

◉ **문헌**

4) 가마타 카즈요시: 도수적 조직간 릴리스®의 치료효과. 정형외과 최소침습수술 저널(별권 88), 2018.

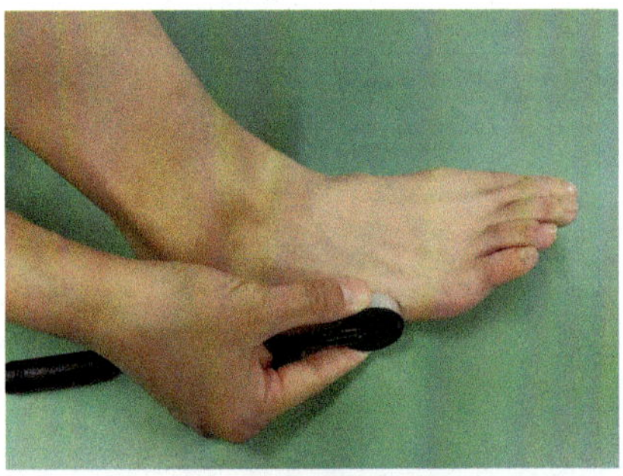

그림 14 LIPUS 요법

골절선을 확인하고 골절 부위에 프로브가 제대로 닿도록 확인한다.

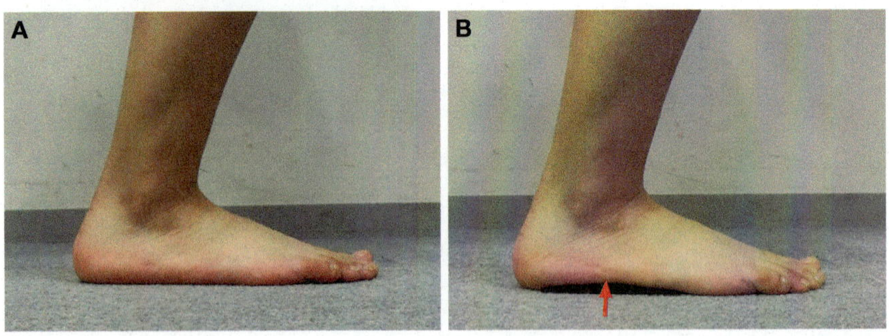

그림 15 깔창

A: 깔창 없는 체중지지. B: 입방골을 거상하고, 외측아치를 올려 제5중족골의 압력을 분산하고, 외측아치에 의한 충격완화를 한다.

● 저출력초음파: low intensity pulsed ultrasound (LIPUS)

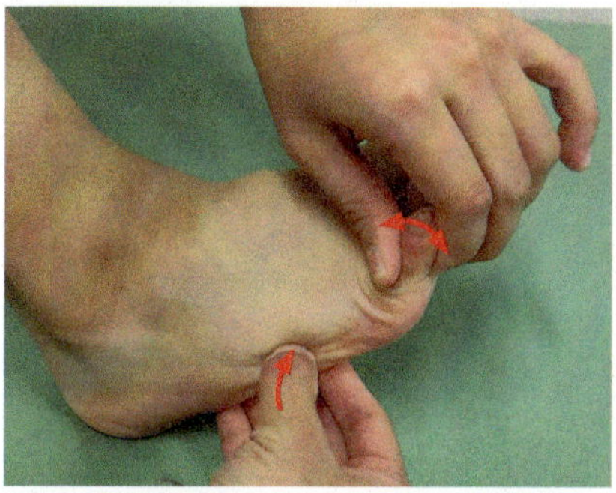

그림 16 소지외전근 스트레칭
제5중족골과 소지외전근 사이에 손가락을 넣고, 발가락을 굴곡/신전시켜 활주성을 개선시킨다. 제5중족골의 배굴 가동성 획득 및 제5중족골 주위 연부조직의 통증에 효과적인 경우가 많다.

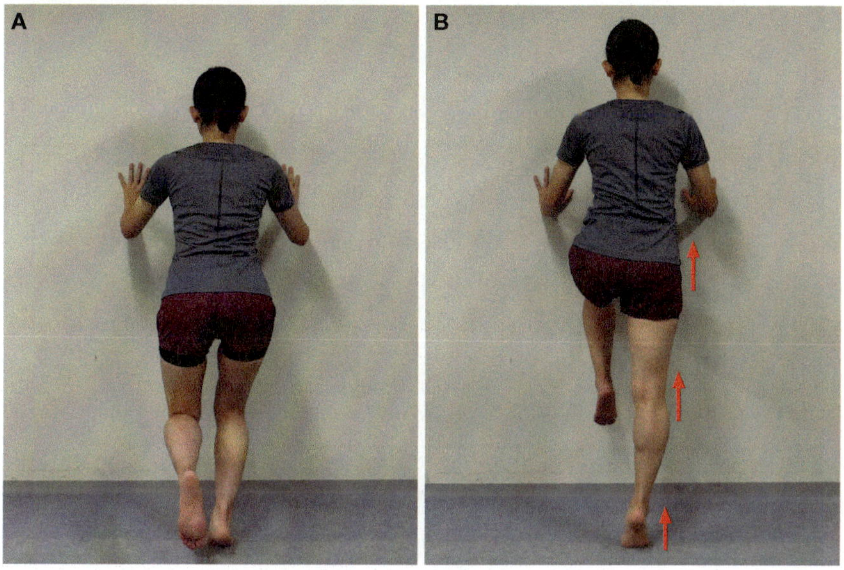

그림 17 콤비네이션 카프레이즈
한 다리 스쿼트 상태(A)에서 족관절 저굴 · 무릎관절 신전 · 고관절 신전을 동시에 하며, 무지구 체중지지를 유지한다(B). 골반이 후방경사 되지 않도록 주의하고, 달리기의 take off를 이미지화하여 실시한다.

제6장 허리 · 등

근육 및 근막성 요통, 요추 추간판탈출증, 요추분리증

1 발생 메커니즘

허리 질환의 발생 메커니즘은 허리 주변을 집에 비유해 보면 쉽게 이해할 수 있다. **그림 1**과 같이, 집의 지붕은 흉곽, 기초를 골반, 지면을 하지로 비유하면 허리 질환은 기둥의 문제에 비유할 수 있다. 집에서 기둥의 문제가 기둥에서만 일어나는 것이 아닌 것처럼, 허리 질환 역시 허리문제만으로 일어나는 경우도 매우 드물다. 오히려 얼라인먼트나 기능 이상을 보이는 흉곽 · 골반 · 하지 사이에 위치하여 요추의 생리적인 전만(lodosis)이나 좌우 대칭성을 유지하지 못하고 과도한 압박이나 전단, 신장 스트레스에 노출되어 허리 질환에 이르는 경우가 대부분이다. 따라서 요추 질환 재활에서 허리와 허리 주위 관절의 문제와 연관성을 고려하고, 발생 메커니즘을 생각하는 관점이 필요하다.

임상적으로 자주 발생하는 근육, 근막성 요통, 요추 추간판탈출증, 요추분리증의 전형적인 발생 메커니즘을 설명하였다. 골반(관골) · 천골 · 흉부의 운동 방향에 대해서는 **그림 2~4**를 참조하기 바란다.

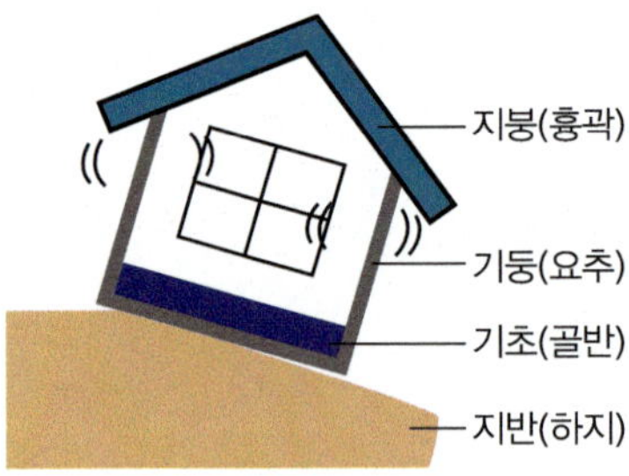

그림 1 허리 질환 발생 메커니즘 이미지

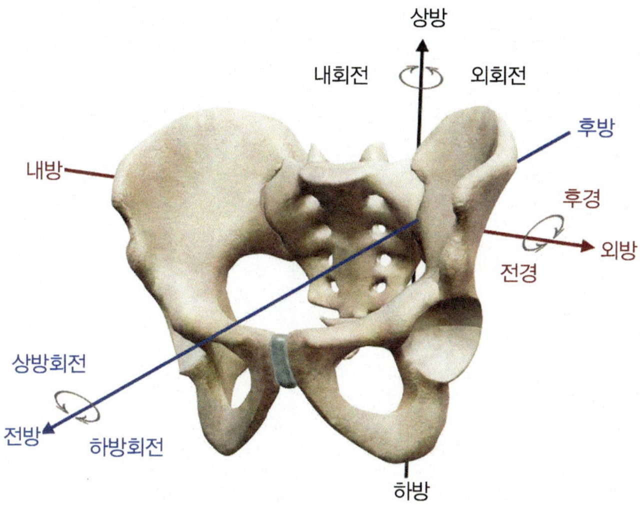

그림 2 관골(hip bone)의 운동 방향

이 그림은 천골에 대한 왼쪽 관골의 움직임을 보여 준다. 이 책에서는 내측 및 외측 방향 축의 움직임을 전방경사 ⇔ 후방경사, 상부 및 하부 축의 움직임을 내회전 ⇔ 외회전, 앞뒤 축의 움직임을 상방 회전 ⇔ 하방 회전으로 정의한다.

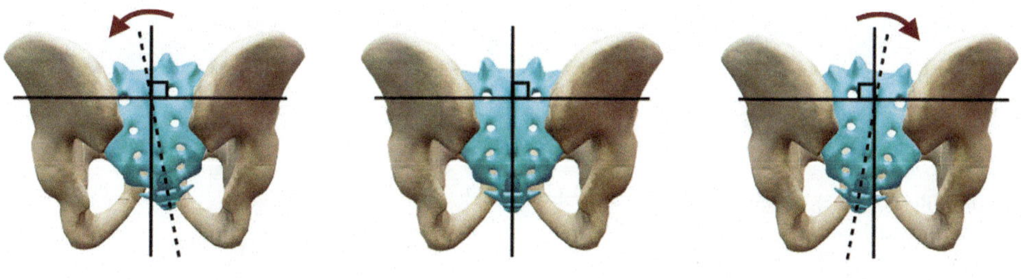

그림 3 천골의 관상면 전면 얼라인먼트

이 책에서는 후상장골극(PSIS: posterior superior iliac spine)을 연결하는 선의 수직 이등분선과 천골주축이 일치하는 경우를 정상으로 정의한다. 한편, 양 PSIS를 연결하는 선의 수직 이등분선에 대해서 천골의 장축이 오른쪽으로 기울어져 있으면 우경사, 왼쪽으로 기울어져 있으면 좌경사로 한다. 공간 안에서가 아니라 관골의 관절면에 대해 어떻게 이동되어 있는지 평가하는 점에 주의해야 한다.

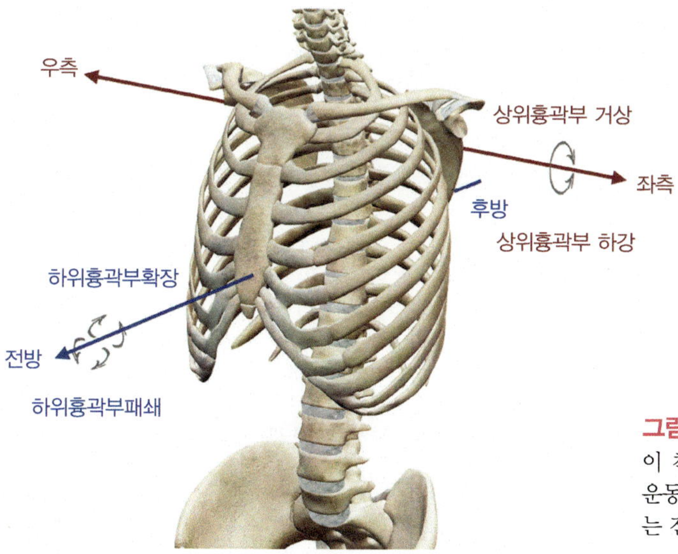

그림 4 흉부의 운동 방향

이 책에서는 상위흉곽에 대해서는 좌우 축 주위의 운동을 거상(위) ⇔ 하강(아래), 하위 흉곽에 대해서는 전후 축 주위의 운동을 확장 ⇔ 폐쇄로 정의한다.

● **후상장골극**: posterior superior iliac spine (PSIS)

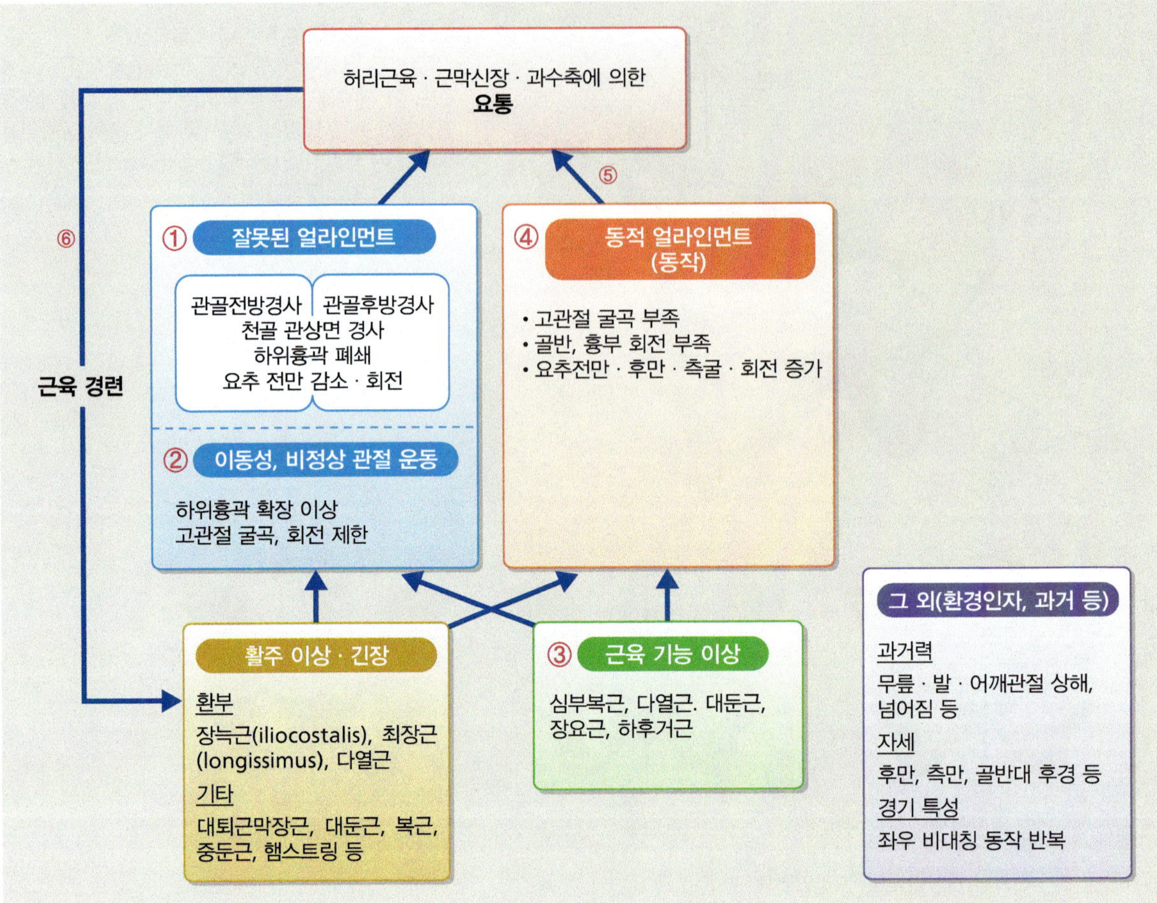

그림 5 근육과 근막성 요통

근육 · 근막성 요통(그림 5)

근막성 요통의 원인은 주로 다음 세 가지가 있다.

① **잘못된 얼라인먼트**(좌우 관골 비대칭, 천골 관상면 경사, 하위 흉곽 폐쇄, 요추 전만 감소 · 회전(그림 5①)

② **관절 가동범위 · 가동성 감소**(고관절 굴곡/신전 · 회전 제한, 흉곽 확장 이상)(그림 5②)

③ **근 기능 이상**(체간 안정성 감소)(그림 5③)

이 상태 그대로 스포츠를 진행하게 되면, 동작 중 고관절 굴곡/신전 부족이나 골반대 · 흉추회전 부족과 그에 따른 요추 전만/후만/측굴/회전 증가가 발생하게 된다(그림 5④). 그 결과 허리근육 · 근막의 신장 또는 과수축이 일어나고(그림 5⑤), 근 · 근막성 요통이 발생한다. 또한 근막성 요통이 발생하면 통증성 근육 경련(spasm)에 의해 허리와 등 부근의 과긴장이 심해지고(그림 5⑥), 얼라인먼트나 관절가동범위 · 가동성은 점점 더 안 좋아진다. 이러한 악순환의 형성은

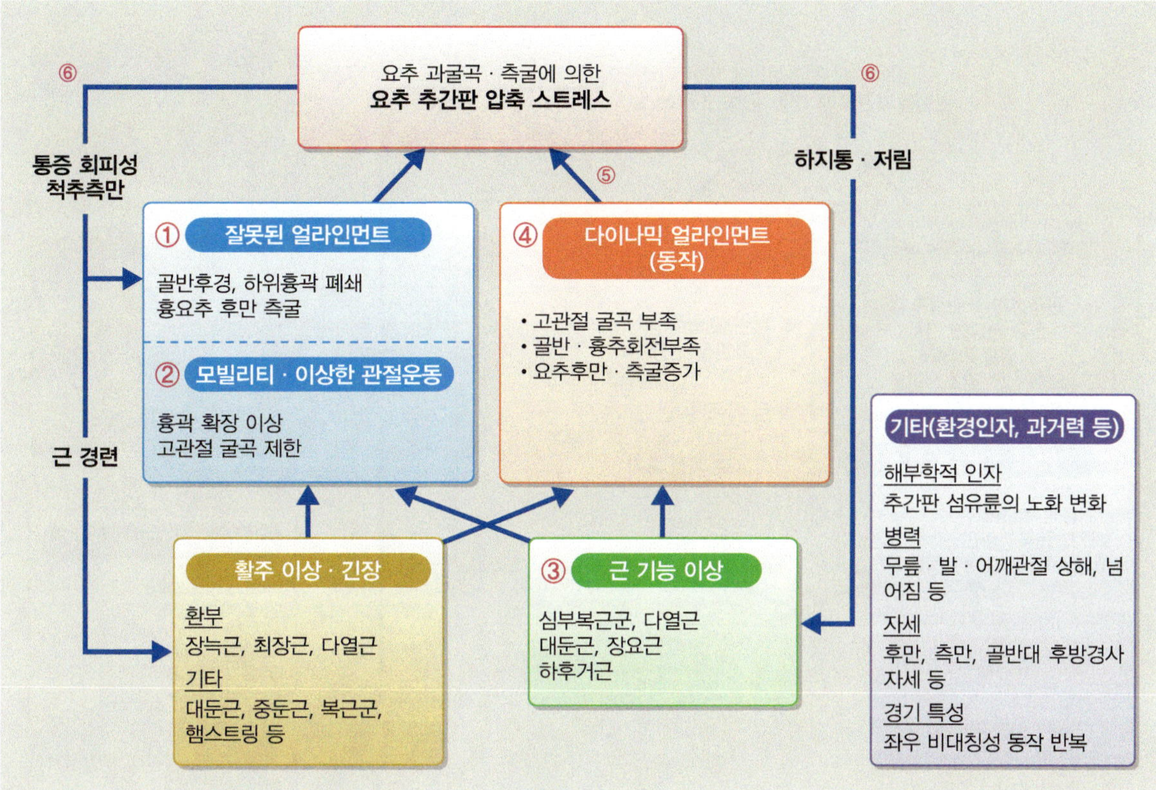

그림 6 요추 추간판탈출증의 발생 메커니즘

만성적인 허리 질환으로 발전하기 쉽다.

요추 추간판탈출증(그림 6)

기본적인 흐름은 위에서 설명한 근육과 근막성 요통과 같다. 다만 요추 추간판탈출증의 경우 골반 후방경사나 하부 흉곽 폐쇄, 흉요추 후만과 같이 구부러진 새우등 자세를 나타내고 있는 것이 특징이다(**그림 6①**). 이러한 신체적 특징이 있으면 스포츠 중에 체간 전방 굴곡 또는 측면 굴곡운동에 의해 요추 추간판에 압박 스트레스가 가해지기 쉽고(**그림 6⑤**), 그 반복의 결과로 요추 추간판탈출증이 발생한다. 또한 디스크에 의한 통증성 근육 경련(spasm)이나 하지의 통증과 저림, 통증 회피성 척추 측만이 장기화되면 허리, 등 부위의 과긴장이나 잘못된 얼라인먼트, 엉덩이 근육군의 기능 감소가 더욱 악화된다(**그림 6⑥**).

요추분리증(그림 7)

기본 흐름은 앞서 언급한 근육과 근막성 통증과 같다. 요추분리증 발생의 핵심은 스포츠 중 요추 신전과 회전 부하의 반복이다. 잘못된 얼라인먼트(좌우 관골 비

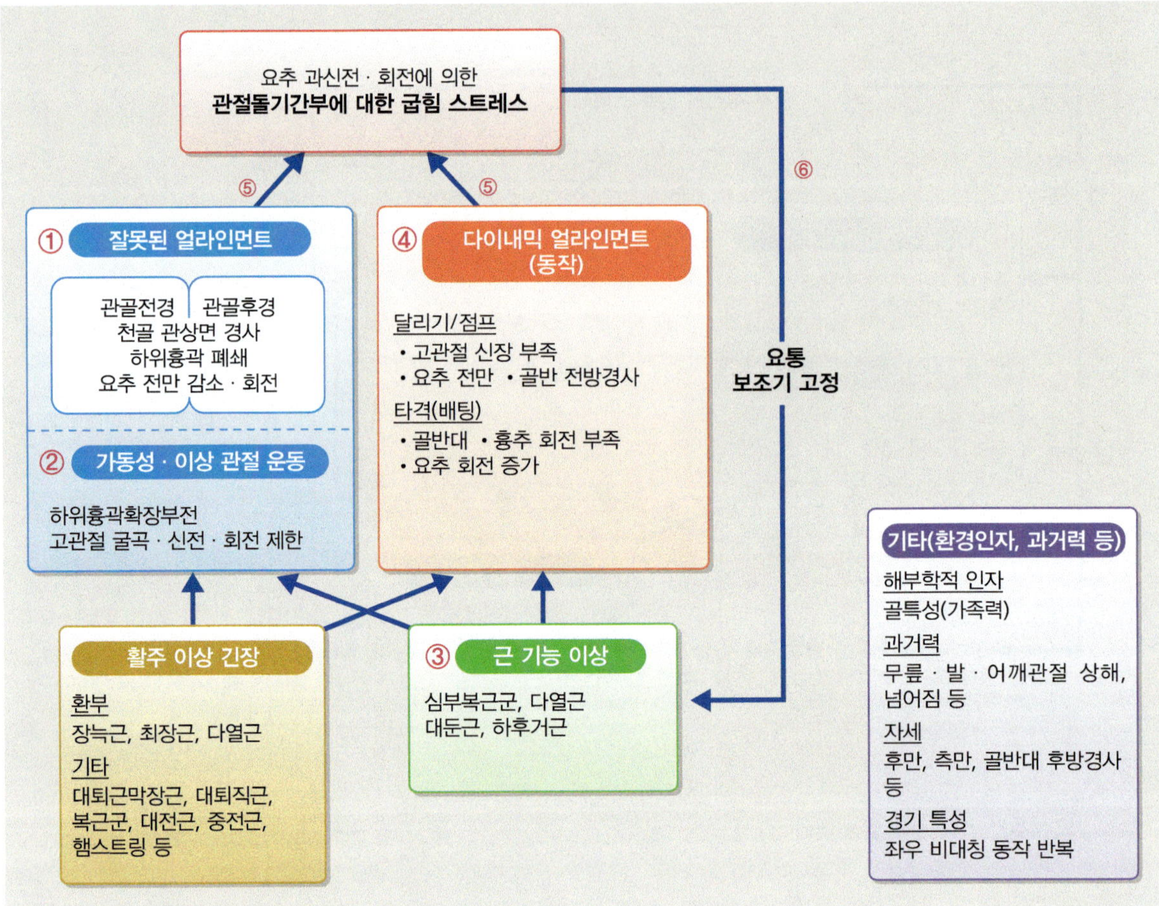

그림 7 요추 분리증 발생 기전

대칭, 천골의 전방 경사, 하위흉곽 폐쇄, 요추 전만 감소 및 회전)(**그림 7①**), 이나 고관절 신전 및 회전 제한, 하위흉곽확장 이상(**그림 7②**), 근 기능 이상(**그림 7③**)을 나타낸 체간부에서는 달리기나 점프, 배팅(타격) 등에 의한 보상 동작으로 요추 과신전 및 회전이 일어난다(**그림 7④**). 그 결과 요추의 관절돌기 사이에 생리학적 범주를 넘는 스트레스가 가해지고(**그림 7⑤**), 요추분리증이 발생한다. 또한 요추분리증은 장기간 코르셋(보조기) 착용을 처방받을 수 있다. 이로 인해 많은 체간근, 특히 요추 안정성에 기여하는 허리의 다열근이 종종 위축된다(**그림 7⑥**).

2 주요 증상

통증 발생 상황

환자가 하는 경기마다 허리 통증이 나타나는 모습이 다양하며 일일이 열거하는

표 1 요부질환의 ADL에서 통증 · 증상

질환	ADL 상의 통증 · 증상	원인 요인
근막성 요통 요추분리증	장시간 앉아있을 때 통증 장시간 서있을 때 통증	자세, 잘못된 얼라인먼트, 고관절 유연성 부족, 허리 주위 연부조직 활주 이상
	취침 시 통증	잘못된 얼라인먼트, 고관절 유연성 부족, 허리 주위 연부조직 활주 이상
	아침에 허리 뻣뻣함	허리 주위 연부조직 활주 이상
요추 추간판탈출증	기침 · 재채기	근육성 통증
	감각 둔화 슬리퍼가 벗겨지기 쉽다. 조그만 턱에 걸리기 쉽다.	신경학적 결손(neurologic deficit) 증상
	직장과 방광질환	마미신경(cauda equina)압박
	취침 시 통증	잘못된 얼라인먼트, 고관절 유연성 부족, 허리 주위 연부조직 활주 이상
	아침에 허리 뻣뻣함	허리 주위 연조직 활주 이상

것보다는 다음의 다섯 가지 운동 중 하나로 분류한다.

① **체간 전방 굴곡**
② **체간 후방 굴곡**
③ **체간 회전**
④ **체간 측방 굴곡**
⑤ **체간 회전 + 후방 굴곡**

급성 발병의 경우 순간적으로 과도한 운동의 시행, 만성 발병의 경우 반복적인 운동의 시행이 통증 발생에 밀접한 관련이 있다고 보인다.

통증의 종류

일반적으로 통증의 유형을 통해 환부가 어디인지를 추측할 수 있다. 통증이 예리하면 급성, 둔하면 만성 통증으로 판단된다. 근육이 손상되면 가동성이 떨어지고 운동을 하면 통증이 심해진다. 체간 운동을 할 때 허리가 굳어있는 느낌을 호소하는 경우는, 허리 주위 연부조직의 활주 이상, 공포감을 호소하는 경우는 요추의 불안정성을 의심할 수 있다. 요추 추간판탈출증은 심한 허리통증이나 둔부 및 다리의 통증과 저림이 특징이다. 요추 분리증 환자의 통증은 둔한 경우가 많으며, 이는 피로 골절이나 활막(synovial membrane) 염증에 의한 것이다.

ADL 상의 통증 유무

ADL 통증과 증상 및 유력한 원인을 **표 1**에서 질환별로 정리했다.

● 일상 생활 동작: activities of daily living (ADL)

3 통증 검사

압통(그림 8)

뼈와 관절의 경우 요추의 극돌기, 횡돌기, 추간관절(intervertebral), 천장관절(sacroiliac) 등에서 압통을 검사한다. 다음으로 상둔신경(superior gluteal nerve)과 좌골신경과 같은 큰 신경을 눌러 통증이 있는지 확인한다. 연부조직에서 흉최장근, 요장늑근, 요다열근, 광배근, 요방형근, 이상근, 기타 둔근에서 압통을 확인한다. 많은 스포츠 선수들은 흔히 피로 누적으로 허리와 등 근육이 긴장된 경우가 많기 때문에 압통 검사에서 좌우 차이를 확인하는 것이 중요하다.

통증 유발

CHECK POINT

☐ **능동 운동 시의 통증**: 체간 전방굴곡, 후방굴곡, 회전, 측방굴곡, 회전 + 후방굴곡

체간 전방굴곡, 후방굴곡, 회전, 측방굴곡, 회전+후방굴곡 중에서 주요 증상에 가장 가까운 움직임을 선택하여 선수에게 수행하도록 한다. 운동 중 통증이 느껴지면 압통 검사에서 나타난 특정 부위와 깊이가 일치하는지 묻는다. 만약 다르다면 운동 중 통증 검사를 별도로 확인한다. 통증을 유발하는 운동과 그 부위가 명확해지면 통증을 유발하는 스트레스의 종류를 추측할 수 있다.

통증 증가, 감소 검사[1]

통증을 유발하는 스트레스가 어느 정도 추정되면 다음 단계로 의도적으로 통증을 유발하는 스트레스를 변화시켰을 때 통증이 증가하는지 감소하는지 확인한다.

◉ 문헌

1) 히라누마 켄지, 이와사키 유준 감수, 가마타 카즈요시 편집: 코어 테라피의 이론과 실천. 고단사, 2011: 83-87.

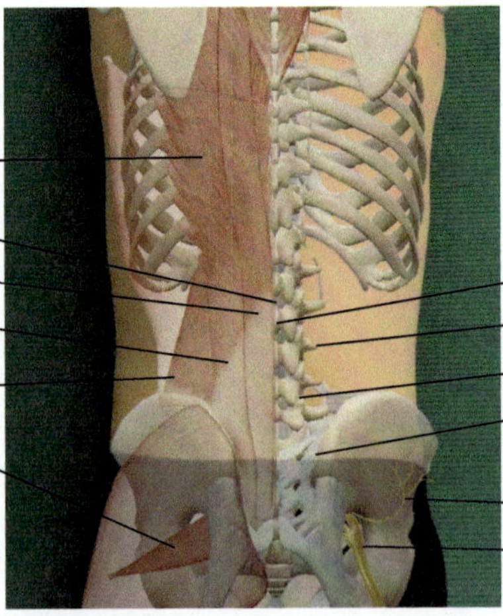

그림 8 허리의 주요 압통 부위

이 과정은 허리 통증의 발병 기전을 명확히 할 뿐만 아니라, 치료 방침을 결정하는 데 많은 정보를 제공한다. 이 검사를 할 때 "통증이 줄었습니까?"라고 묻는 대신 "통증의 변화가 있습니까?"라고 개방형 질문으로 환자에게 묻는 것이 바람직하다. 또한 환자가 "통증이 줄었다."라고 대답한 경우에는 "평소 통증이 10이라면 이 검사로 통증이 어느 정도까지 줄었습니까?"라고 질문하여 검사에 의해 변화된 요인의 영향 정도를 추정할 수 있다. 예를 들어 관골 얼라인먼트 검사를 통해 "10의 통증이 4까지 줄었다."고 대답한다면 관골 얼라인먼트가 허리 통증의 60% 정도를 차지한다고 추측할 수 있다.

허리 통증 증가 및 감소 검사는 치료사의 수동 조작과 환자의 움직임 변화라는 두 종류로 나뉜다.

◎ 치료사의 도수 치료

치료사는 환자의 관절과 연부조직을 도수로 조작하여 통증을 증가시키거나 감소시킨다. 다음은 몇 가지 구체적인 예이다.

CHECK POINT

- □ **골반 운동 조작**
- □ **관골 얼라인먼트 조작(그림 9A~C)**
- □ **천골 얼라인먼트 조작(그림 10)**
- □ **흉곽 얼라인먼트 조작(그림 11)**
- □ **요추 얼라인먼트 조작(그림 12A, B)**
- □ **허리 주위의 연부조직 조작(그림 13)**

① **골반 운동 조작**: 체간의 앞쪽 굽힘으로 인한 골반의 전방경사 또는 체간의 뒤쪽 굽힘으로 인한 골반 후방경사가 부족한 경우에 이를 보완하기 위한 도수 조작을 시행한다. 이것으로 통증이 감소하면 골반 전·후방경사의 움직임 부족이 요통의 원인이라 생각된다.

② **관골(hipbone) 얼라인먼트 조작**: 관골에 대해 다음과 같은 작업을 시행한다.

❶ 관골 전·후방경사의 수정(**그림 9A**): 관골 전방 또는 후방 경사를 도수 조작 하여 운동 시 통증의 변화를 검사한다. 이 방법으로 통증이 감소하면 관골 전방경사 및 후방경사가 허리 통증의 원인일 수 있다.

❷ 관골 내·외회전의 수정(**그림 9B**): 관골의 내회전(internal rotation) 또는 외회전을 도수조작 하여 운동 시 통증의 변화를 검증한다. 이 방법으로 통증이 감소하면 관골 내회전이나 외회전 얼라인먼트가 허리 통증의 원인일 수 있다.

❸ 관골 하방 회전의 수정(**그림 9C**): 관골 상부를 좌우에서 압박하여 내려간다. 하방 회전을 도수조작 하여 운동 시 통증 변화를 검사한다. 이 방법으로 통증이 감소하면 관골 하방회전 얼라인먼트가 허리 통증의 원인

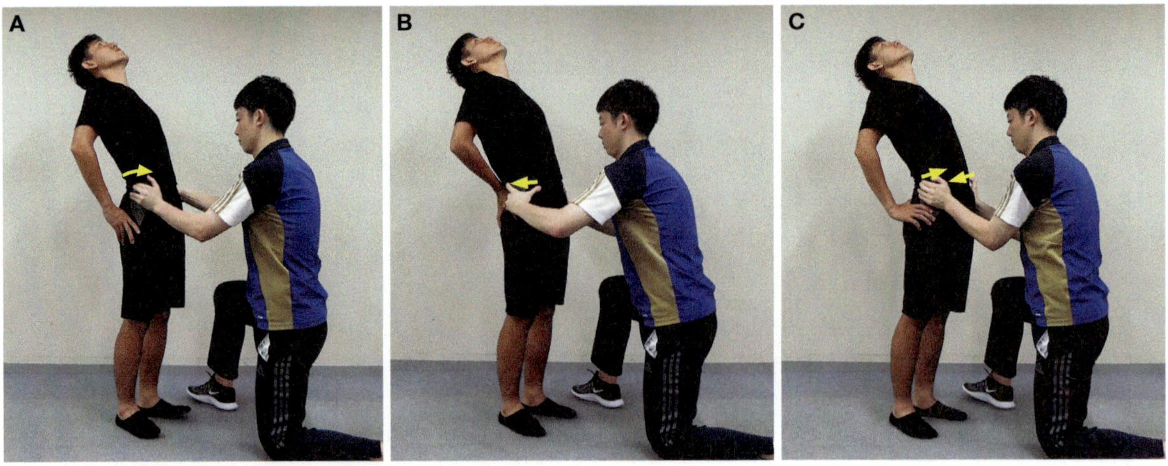

그림 9 관골 얼라인먼트 조작에 의한 통증의 증가 및 감소 테스트
A: 관골 전 · 후경 수정(그림은 오른쪽 관골을 앞쪽으로 기울인다.)
B: 관골 내 · 외회전의 수정(그림은 오른쪽 관골 전면을 바깥으로 외회전시키고 있다.)
C: 관골 하방 회전의 수정(그림은 양 관골을 외측에서 압박하여 상방 회전을 하고 있다.)

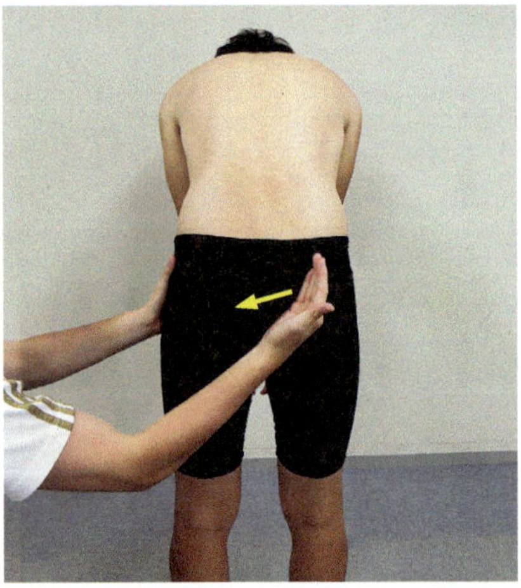

그림 10 천골 얼라인먼트 조작에 의한 통증 증가 및 감소 테스트
천골의 외측면을 새끼손가락 중수골 옆면으로 당기면서 관상면 경사를 수정한다.

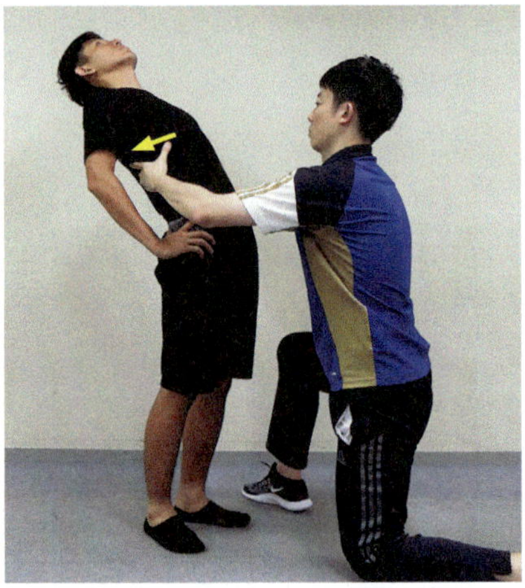

그림 11 흉곽 얼라인먼트 조작에 의한 통증 증가 및 감소 테스트
손을 흉곽 아래 늑골(floating ribs) 전면에 대고 좌우 대칭적인 횡경 확장을 촉진시킨다.

일 수 있다.

③ **천골(sacrum) 얼라인먼트 조작**(그림 10): 천골의 관상면 경사를 도수로 수정하여 운동 시 통증의 변화를 검사한다. 이러한 방법으로 통증이 감소하면 천골 관상면 얼라인먼트가 허리 통증의 원인이라고 생각된다.

④ **흉곽 얼라인먼트 조작**(그림 11): 체간 후굴에 따른 하부 흉곽 확장 부족이 관찰된다면 도수조작이 필요하다. 이 동작으로 통증이 감소한다면 하위 흉곽 확장 운동이 부족하거나 좌우 비대칭이 요통의 원인일 수 있다.

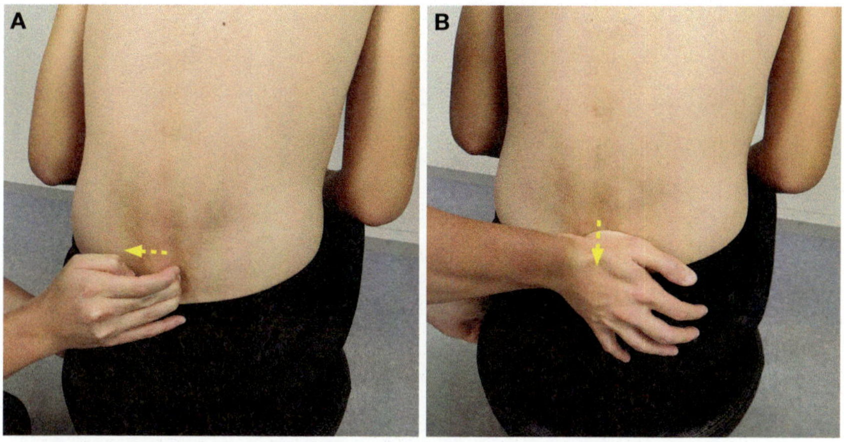

그림 12 요추 얼라인먼트 조작에 의한 통증 증가 및 감소 테스트
A: 손가락을 요추 극돌기에 걸고 측면방향으로 견인하여 요추 좌우 이동 얼라인먼트를 수정한다.
B: 엄지구를 요추 극돌기에 걸고 천골방향으로 내려서 요추 상하 이동 얼라인먼트를 수정한다.

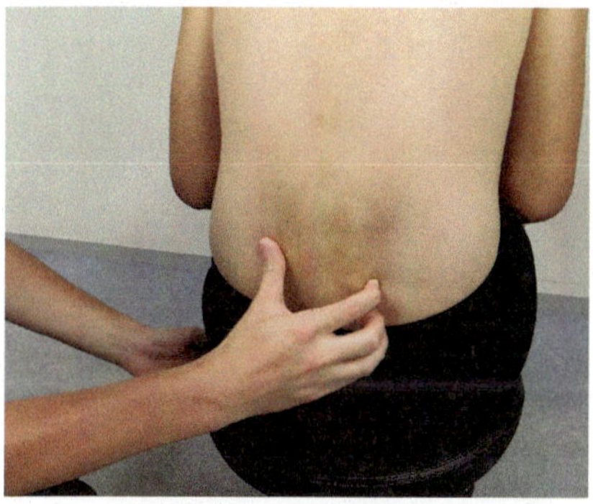

그림 13 허리 주위의 연부조직 조작에 의한 통증 증가 및 감소 테스트
최장근과 장늑근 사이를 손가락으로 잡고 전방굴곡을 한다.

⑤ **요추 얼라인먼트 조작**: 요추 극돌기에 다음과 같은 조작을 실시한다.

❶ 좌우 이동의 수정(**그림 12A**): 정중선에서 왼쪽이나 오른쪽으로 이동한 경우, 그 높이의 요추 극돌기를 도수로 조정 시 통증의 변화를 검사한다. 이 방법으로 통증이 감소하면 요추의 좌우 배열이 비정상적이며 이것이 요통의 원인이라고 생각할 수 있다.

❷ 상하 이동의 수정(**그림 12B**): 요추 극돌기의 간격을 촉지하여 특이하게 간격이 좁다고 확인되면, 그 아래 요추 극돌기를 아래쪽으로 눌러 통증의 변화를 검사한다. 이 방법으로 통증이 감소하면 요추 극돌기의 상하 방향 배열 이상이 요통의 원인이다.

⑥ **허리 주위의 연부조직 조작**(**그림 13**): 만성화된 요통 환자는 허리와 등 부위의 활주 이상이나 근육 경련이 심하기 때문에, 앞에서 설명한 얼라인먼트 수정으로 통증 증가 및 감소 테스트에 반응이 적을 수 있다. 그런 경우 조직 사이를 손가락으로 눌러 활주 이상의 영향을 일시적으로 제거한 상태에서 운동 시 통증을 검사한다. 아래에 구체적인 예를 들어보았다.

❶ 최장근 · 장늑근–늑골 사이
❷ 최장근 · 요장늑근–복횡근막 사이
❸ 최장근–요장늑근 사이
❹ 최장근–요다열근 사이
❺ 요추극돌기–요다열근 사이
❻ 요추극돌기–피하근막

이런 종류의 검사로 인해 통증이 감소된다면 조직 간의 활주 이상이 요통의 원인일 수 있다.

◎ 환자의 자세 조작

치료사의 도수조작은 기술이나 힘, 환자의 체형 등에 의해 실행하기 어려울 수도 있다. 이때 환자의 팔 다리 위치를 조정하여 통증의 증가 및 감소 검사를 시도한다. 이 방법은 치료 대상이 되는 연부조직을 어느 정도 파악할 수 있다는 장점도 있다.

CHECK POINT

- □ **앉은 자세와 선 자세 운동 시 골반운동 조작으로 통증 비교**
- □ **고관절 굴곡(그림 14A)**
- □ **고관절 외전(그림 14B)**
- □ **고관절 외회전(그림 14C)**
- □ **무릎관절 굴곡(그림 14D)**
- □ **최대 흡입 자세**
- □ **견갑골 세팅(그림 15)**
- □ **턱 당기기(chin-in)**

① **앉은 자세와 선 자세의 운동 시 통증 비교**: 앉은 자세와 서있는 자세에서 체간 굴곡 및 신전 동작을 하고, 이때 통증을 비교하여 요통의 원인을 전체적으로 평가할 수 있다. 예를 들어 서있는 자세보다 앉은 자세에서 허리에 통증이 심하면 하지 문제의 전이일 가능성이 적고, 요통의 주원인이 골반 상부의 기능 이상이다. 반면에, 앉은 자세보다 서있는 자세에서 통증이 심한 경우 체중지지 시 하지로부터 비정상적인 장력 전달과 얼라인먼트 패턴, 서혜부 활주 이상의 영향을 크게 받는다고 볼 수 있다.

② **고관절 굴곡(그림 14A)**: 체간 후방굴곡 상태에서 한쪽 고관절을 굴곡하여 통증 검사를 실시하고, 일반적인 자세와 비교한다. 이 검사에서 양성 시 서혜부 연부조직이나 고관절 굴곡근의 활주 이상으로 인한 관골 후방경사 부족이 허리 통증의 원인이라고 할 수 있다.

③ **고관절 외전(그림 14B)**: 양쪽 고관절을 외전한 상태로 운동하여 통증 검사를 실시하고, 일반적인 자세와 비교한다. 이 동작으로 인해 통증이 감소하면 허리 통증의 원인은 대퇴근막장근이나 중둔근, 소둔근, 장경인대, 대둔

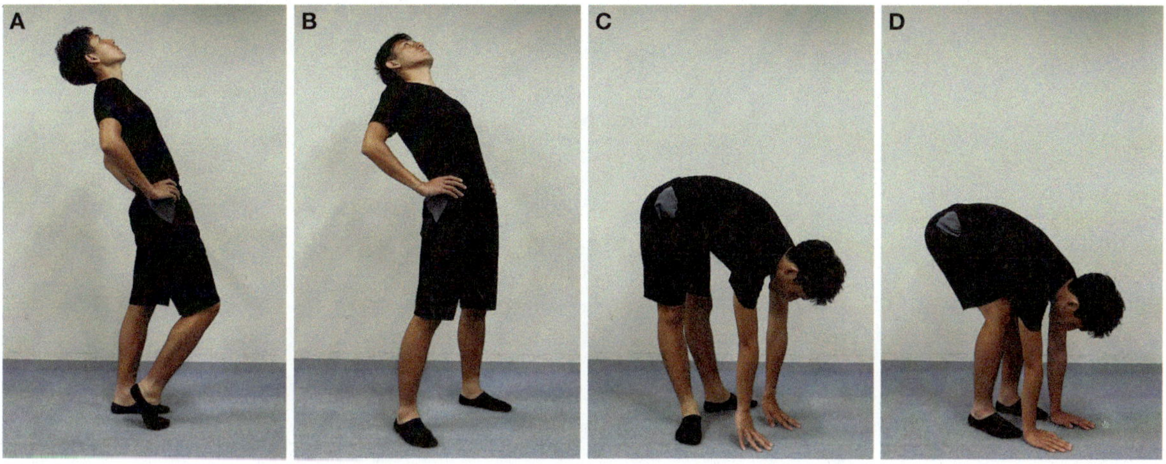

그림 14 하지 관절 위치 설정에 의한 통증 증가/감소 검사
A: 고관절 굴곡, B: 고관절 외전, C: 고관절 외회전, D: 무릎관절 굴곡.

근, 기타 대전자 주위 연조직의 활주 이상이나 천장관절 불안정성으로 인한 관골 하방 회전(천장관절 벌어짐)이 요통의 원인이라고 생각된다.

④ **고관절 외회전**(**그림 14C**): 양쪽 고관절이 외회전된 상태에서 체간 전굴 운동 시 통증을 확인하고, 일반적인 자세와 비교한다. 이 동작으로 통증이 줄어들면 대둔근 활주 이상으로 관골 전방 경사 부족이 있음을 나타내며, 체간을 뒤로 젖히는 동안 통증이 줄어들면 봉공근의 활주 이상으로 인한 관골 후방경사 및 외회전 운동 부족이 요통의 원인이라고 볼 수 있다.

⑤ **무릎관절 굴곡**(**그림 14D**): 체간을 전방 굴곡하고 한쪽 무릎을 구부린 상태에서 통증 검사를 하고 일반적인 자세와 비교한다. 이 동작으로 통증이 줄어들면 햄스트링 활주 이상으로 인한 관골 전방굴곡 운동 부족이 요통의 원인이라고 볼 수 있다.

⑥ **최대 흡기 자세**: 최대 흡기 자세로 운동 시 통증 검사를 실시하고, 일반적인 흡기 자세에서 운동과 비교한다. 이 동작으로 통증이 감소하면 흉곽 거상/확장 부족이 요통의 원인이라고 생각된다. 하지만, 흉곽 주위 연부조직의 활주 이상이 심한 증상일 경우 최대 흡입 자세어도 흉곽이 거상/확장 되지 않을 수 있기 때문에 결과 해석에는 주의가 필요하다.

⑦ **견갑골 세팅**(**그림 15**): 주로 체간 후굴한 상태에서 견갑골 내전을 실시하여, 운동 시 통증을 검사하고 일반적인 자세와 비교한다. 이 동작으로 통증이 줄어든다면, 허리통증의 원인은 견갑골의 잘못된 얼라인먼트와 그에 따른 흉곽 거상/확장 부족으로 생각된다.

⑧ **턱 당기기**(chin-in) **자세**: 주로 체간을 후굴한 상태에서 턱을 당겨 운동 시 통증을 검사하고, 일반적인 자세와 비교한다. 이 동작으로 통증이 감소하면 머리와 경추부위 잘못된 얼라인먼트와 그에 따른 흉추, 흉곽의 얼라인먼트가 요통의 원인일 수 있다.

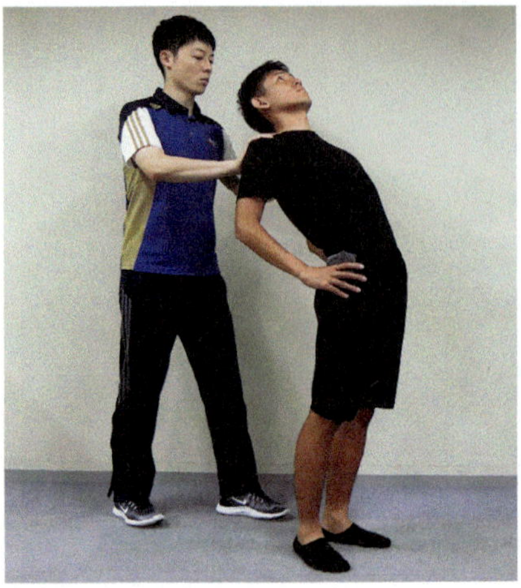

그림 15 견갑골 얼라인먼트 조작에 의한 통증 증가/감소 검사
양 견갑골을 수동적으로 내전시킨 상태에서 체간 후굴한다.

4 기능 평가

얼라인먼트[1)]

평가항목
□ **관골(hipbone)**: 전/후경사, 내/외회전, 하방회전(downward rotation)
□ **천골(sacrum)**: 관상면 경사, 전/후 경사
□ **골반(pelvis)(공간 내)**: 전/후 경사
□ **흉곽**: 하위 흉곽 폐쇄, 상위 흉곽 하강
□ **요추**
□ **흉추**
□ **척추**: 시상면 얼라인먼트, 측굴, 측방이동
□ **견갑골**: 외전(abduction), 전방 경사, 하방회전
□ **머리**: 전방돌출
□ **하지**: 무릎관절 외회전/신전제한, 족부 회외

다음에 각 부위의 얼라인먼트 평가법을 해설한다. 또한 **표 2**에 허리 질환 원인이 되는 잘못된 얼라인먼트를 정리했다.

① **관골(관골)**: 아래 3개의 얼라인먼트를 평가한다. 또한, 이들은 어디까지나 좌우의 상대적인 위치 관계이기 때문에 통증부위나 통증 증가 · 감소의 결과에 따라 판단한다.

❶ 전/후경사(**그림 16A**), ❷ 내/외회전(**그림 16B**), ❸ 하방회전(**그림 16CD**)

② **천골**: 아래 2가지 얼라인먼트를 평가한다.

❶ 관상면 경사(**그림 17A**) ❷ 전/후경사(**그림 17B**)

③ **골반(공간 내)**(**그림 18**)

표 2 허리질환의 원인이 되는 관절의 잘못된 얼라인먼트

잘못된 얼라인먼트		원인요소		
		활주 이상	근육 기능 장애	다른 부위의 잘못된 얼라인먼트
관골	전방경사	대퇴근막장근, 대퇴직근, 장요근, 척추기립근	대둔근	천골, 하지
	후방경사	중둔근, 대둔근, 햄스트링	장요근	
	하방회전	중둔근, 소둔근, 장경인대	횡복근	
	내전	서혜인대, 봉공근		
	외전	대퇴근막장근, 중둔근		
천골	관상면경사	대둔근, 이상근,	대둔근	관골, 요추
	전방경사	척추기립근		
	후방경사	대둔근, 이상근, 꼬리뼈 주위 근육	요추다열근	
골반(공간 내)	전방경사	대퇴근막장근, 대퇴직근, 장요근, 척추기립근	대둔근	천골
	후방경사	대퇴근막장근, 대퇴직근, 장요근, 척추기립근	장요근, 요추다열근	
흉곽	상부흉곽하강	대흉근		두경부, 견갑부
	하부흉곽폐쇄	복직근, 외복사근, 전거근, 광배근	하후거근, 전거근 하부섬유	골반
요추	전만(lordosis)증가	허리 등 부위 근육군		천골, 관골, 흉부
	전만(lordosis)감소	복직근, 외복사근, 허리 등 근육군	장요근	
흉추	후만(kyphosis)증가		요다열근	천골, 관골, 흉부, 견갑골, 두경부
척추	측굴	복근 · 등 근육근	복근 · 등 근육근	천골, 관골, 흉부
	측방이동	복근 · 등 근육근	복근 · 등 근육근	

④ **흉곽**: 아래 두 개의 얼라인먼트를 평가한다.

❶ 하위 흉곽 폐쇄(**그림 19A**), ❷ 상위 흉곽 하강(**그림 19B**)

⑤ **허리**: 극돌기의 배열을 촉진하고, 극돌기가 상하 또는 좌우로 이동되어 있는지 평가한다.

⑥ **흉추**(**그림 20**)[2)]

⑦ **척추**

❶ 시상면 얼라인먼트: 척추 전체의 시상면 얼라인먼트와 그에 따른 요추 전만(lordosis) 부족을 평가한다(**그림 21**).

❷ 측굴(**그림 22A**)

❸ 측방 이동(shift)(**그림 22B**)

⑧ **견갑골**: 투구장애 어깨의 평가[*1]를 참조한다. 허리질환은 견갑골 외전/전방경사/내회전 얼라인먼트가 관련되는 경우가 많다.

⑨ **머리**: 경추 염좌, 버너 증후군의 평가[*2]를 참조한다. 허리 질환에는 상위흉곽의 하강 및 흉추후만(kyphosis)에 따른 머리의 전방이동이 관련된 경우가 많다.

⑩ **하지**: 하지의 잘못된 얼라인먼트는 골반 얼라인먼트에 영향을 미치기 때

◉ **문헌**

2) Sakata J, Nakamura E, et al: Physical risk factors for a medial elbow injury in ju- nior baseball players: A pro- spective cohort study of 353 players. Am J Sports Med 2017; 45(1): 135-143.

*1 '8.2 투구질환'(p.248) 참조.
*2 '7장 경추 염좌, 버너 증후군'(p.218) 참조.

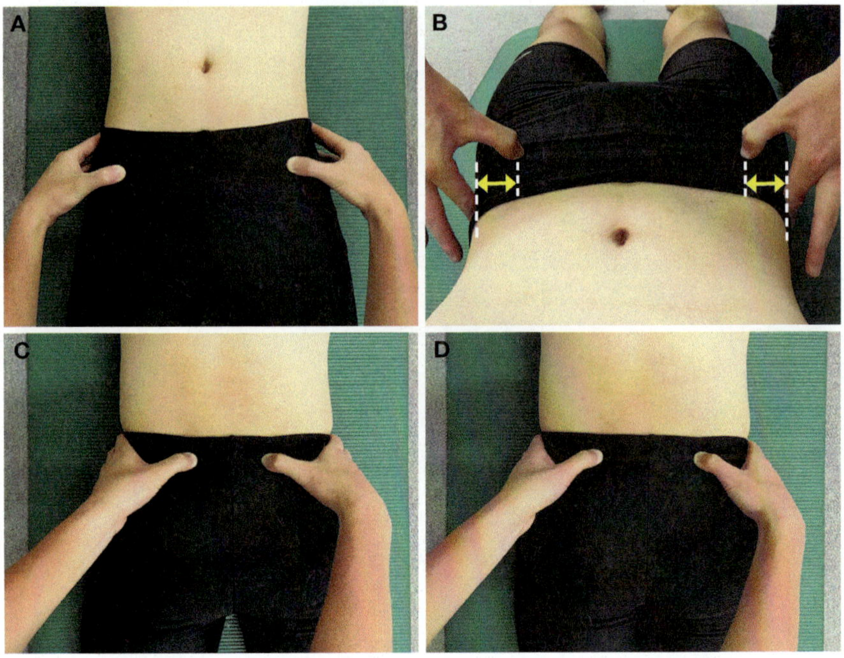

그림 16 관골(엉덩이 뼈) 얼라인먼트의 평가

A: 관골 전/후경사…환자가 바로 누운자세로 좌우 전상장골극(ASIS)을 촉진하여 위/아래 높이를 비교한다. 그림에서는 오른쪽 ASIS가 왼쪽에 비해 아래쪽에 위치하여, 상대적으로 오른쪽 관골 전방경사, 왼쪽 관골 후방경사라고 판단한다.

B: 관골 내/외회전…환자는 바로 누운자세에서 좌우의 전상장골극(ASIS)과 장골능선의 바깥쪽 끝을 촉지하여 관상면상 거리를 비교한다. 그림에서는 왼쪽에 비해 오른쪽이 짧기 때문에 오른쪽 관골의 내회전, 왼쪽 관골 외회전 자세로 판단한다.

C, D: 관골 하방회전… 환자를 엎드린 자세에서 고관절 외전하고 좌우의 후상장골극을 촉진한다(C). 다음 양쪽 고관절은 내전시켜 PSIS 사이의 거리 변화를 확인한다. 고관절 내전에 따라 PSIS 사이의 거리가 벌어지면 관골 하방회전 얼라인먼트로 판단한다.

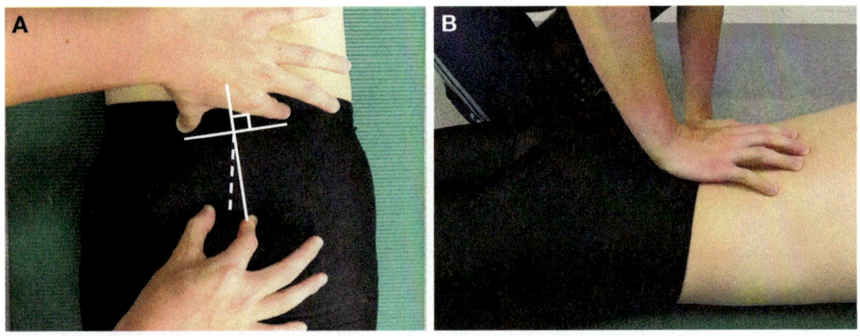

그림 17 천골 얼라인먼트의 평가

A: 관상면 경사… 환자가 엎드린 자세로 양쪽 PSIS과 천골의 외측 끝을 촉지한다. 정상이라면 좌우 PSIS를 연결하는 선의 수직이등분선과 천골의 장축은 일치한다. 그림은 천골이 우측 경사 를 가진 것으로 판단된다.

B: 전/후방 경사… 환자가 엎드린 자세로 천골 근위 1/3 또는 원위 1/3을 아래로 눌러 가동성을 평가한다. 천골 근위 1/3의 가동성이 없으면 후방 경사, 천골 원위 1/3의 가동성이 없으면 전방 경사 자세로 판단할 수 있다.

- 상전장골극: anterior superior iliac spine (ASIS)
- 후상장골극: posterior superior iliac spine (PSIS)

문에 허리질환의 간접적인 원인이 될 수 있다. 예를 들어, 족부 회외(supination)나 무릎관절 외회전 얼라인먼트에서 발생하는 장경인대(iliotibial ligament)의 긴장이 대퇴근막장근이나 중둔근을 통해 관골 얼라인먼트를 악화시키는 경우를 종종 경험한다. 또한 무릎관절 신전제한으로 인한 기능적인 다리 길이 차이도 관골(hip bone) 얼라인먼트에 직접적으로 영향을 미친다. 각 평가 방법에 대한 자세한 내용은 무릎 전방십자인대 손상[*3] 및 발염좌 평가[*4]를 참조하기 바란다.

*3 '3.1 무릎전방십자인대 손상(재건술 전)'(p.60)를 참조.

*4 '5.1 족관절 염좌'(p.146)을 참조.

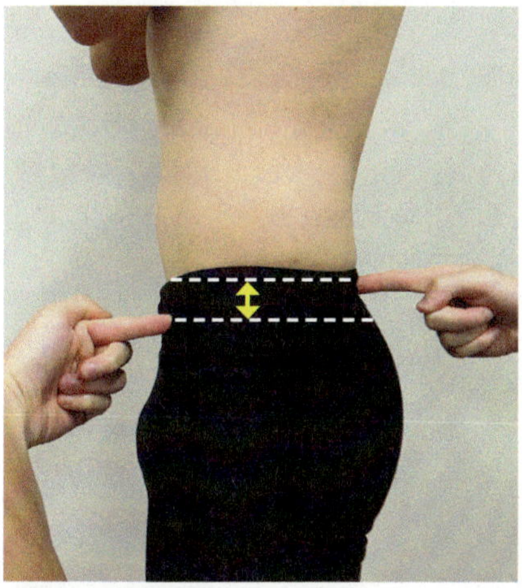

그림 18 골반 얼라인먼트(공간 내)의 평가
바로 선 자세에서 한쪽 ASIS와 PSIS를 촉진하여 두 점 사이의 높낮이 차이를 눈으로 측정한다. 임상적으로 정상 수치는 손가락 두개 정도로, 이보다 크면 전방으로 기울어져있고, 작으면 후방 경사라고 판단한다.

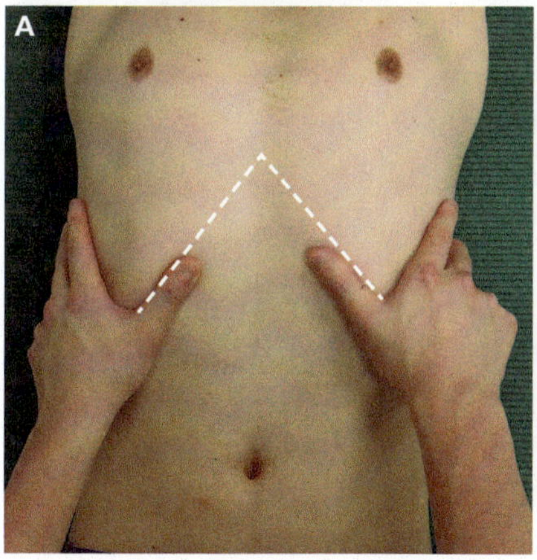

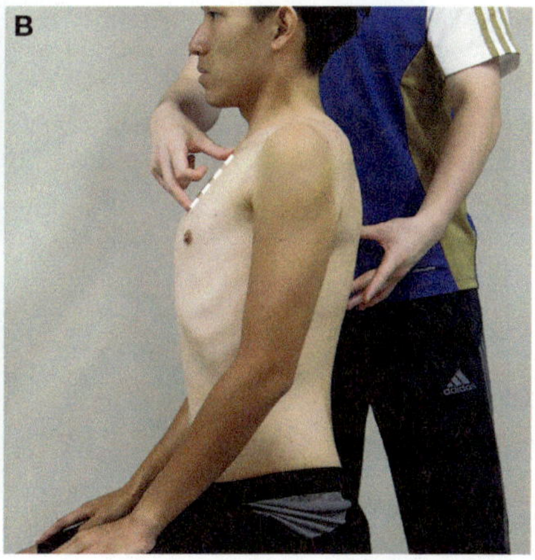

그림 19 흉곽 얼라인먼트의 평가

A: 하부 흉곽 폐쇄…바로 누운 자세로 좌우 늑골궁을 촉진하여 경사를 비교한다. 만약 흉골의 하부 각도가 좌우 차이를 보이는 경우, 좁은 각도 쪽 흉곽 폐쇄이다. 차이가 작아 판단하기 어려울 경우, 심호흡을 하고 10번째 늑골의 내측면의 벌어짐을 관찰하여, 그 각도가 작은 쪽을 하부 흉곽폐쇄라고 평가할 수 있다. 또한 이때, 안정 시와 최대 흡기 시 차이가 25 mm에 못 미칠 경우 흉곽 확장이상이라고 판단한다.

B: 상부 흉곽 하강… 앉은 자세에서 전방 흉골을 촉진한다. 그리고 숨을 들이쉬면서 가슴이 부풀어 올랐을 때 흉골의 거상(상승) 및 후방경사를 평가한다. 이 운동이 거의 관찰되지 않는 경우, 상부 흉곽 하강으로 판단한다.

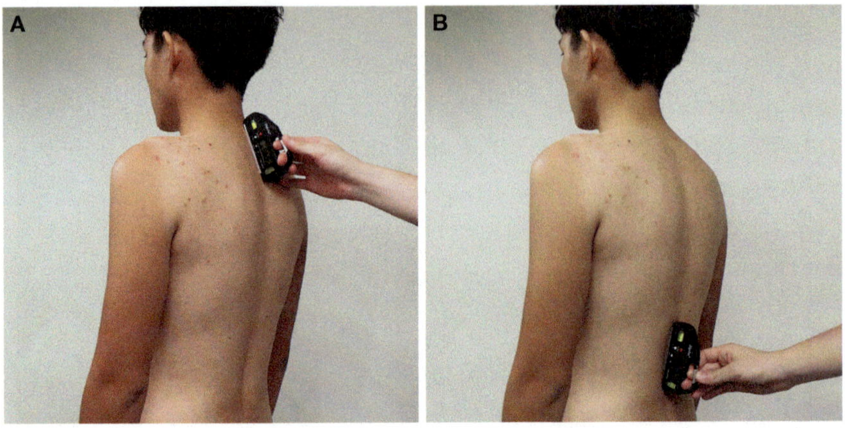

그림 20 흉추 얼라인먼트의 평가

바로 선 자세에서 시상면상 제1, 2흉추 극돌기(A) 사이 경사를 측정하고 제12흉추 극돌기와 제1요추의 극돌기 사이 경사를 측정한다. 이들의 합계가 30°를 넘을 경우 흉추 후만이라고 판단한다.[2)]

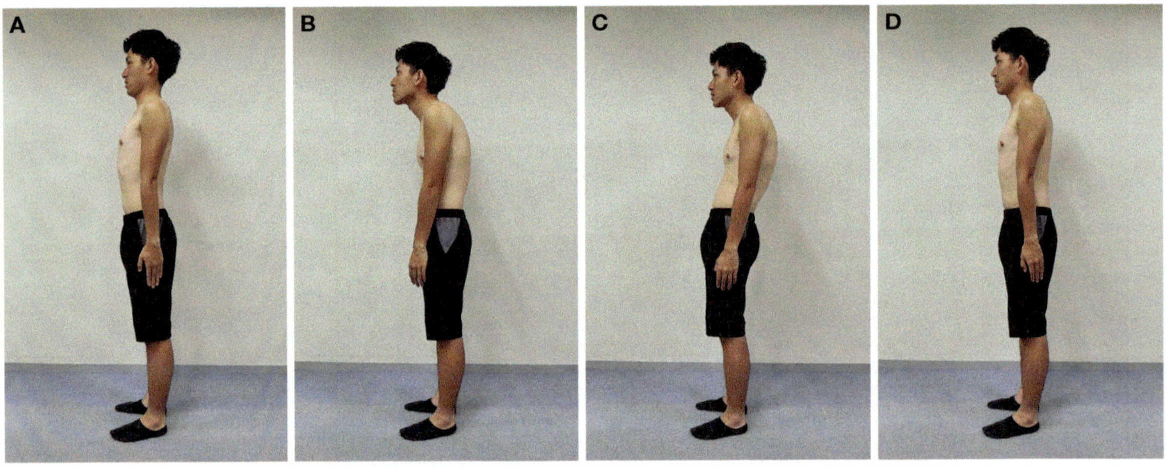

그림 21 척추의 시상면 얼라인먼트의 평가

A: 정상, B: 후만, C: sway back, D: 편평한 등.

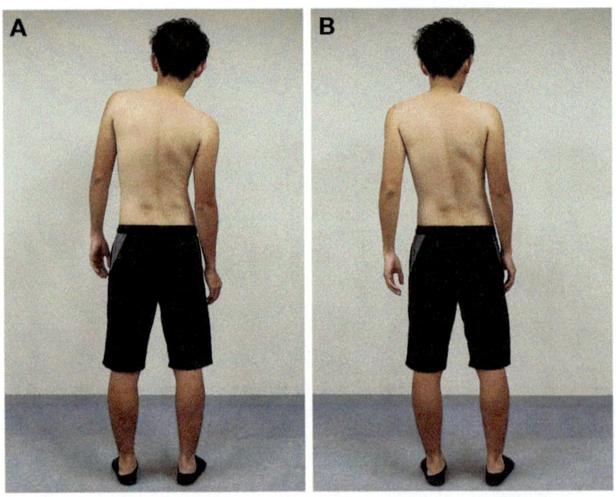

그림 22 척추의 관상면 얼라인먼트의 평가

A: 측굴…경추에서 요추까지 극돌기를 차례로 위에서부터 촉진한다. 극돌기가 좌우 어느 한쪽으로 볼록하게 휘어지면 측면굴곡이라고 판단한다.

B: 측면 이동…경추에서 요추까지 극돌기를 차례로 위에서부터 촉진한다. 모든 극돌기를 이은 선이 좌우로 S자를 나타내고 있을 경우, 측면이동 자세라고 판단한다.

관절 운동 패턴(비정상 패턴 파악)

평가 항목
□ **체간의 전방굴곡**: 고관절 굴곡과 흉요추 굴곡의 불균형
□ **체간의 후방굴곡**: 고관절 신전과 흉요추 신전의 불균형
□ **체간의 회전**: 골반과 흉곽 회전의 부족
□ **체간 전방굴곡에서의 흉곽 얼라인먼트**: 늑골 돌출(rib hump)

① **체간 전방굴곡(그림 23)**: 바로 선 자세에서 체간 전방굴곡하는 모습을 시상면상에서 관찰하고, 신체 후면의 굽은(커브) 형태로 고관절 굴곡 및 흉요추 굴곡균형을 평가한다. 고관절 굴곡 부족은 흉요추 과굴곡의 보상 운동을 야기하여 체간 전방굴곡의 원인이 된다. 고관절 굴곡은 충분한데 후면이 편평하다면, 허리와 등 근육의 활주 이상과 근육 경련(spasm)에 의한 흉요추 굴곡 부족이 의심된다.

② **체간 후방굴곡(그림 24)**: 바로 선 자세에서 시상면상 체간 후방굴곡을 관찰하고, 신체 전면의 커브 형태를 보고 고관절 신전과 흉요추 신전의 균형을 평가한다. 고관절 신전 부족은 요추 과신전 보상적 운동으로 체간 후방굴곡의 원인이 된다. 만약 흉추와 복부가 이루는 선이 편평하다면 흉곽 주위 연부조직의 활주 이상이나 머리와 목의 잘못된 얼라인먼트로 인한 흉추의 신전 부족이 의심된다.

③ **체간 회전**: 바로 선 자세에서 체간 회전을 관상면(frontal plane)과 수평면(horizontal plane)에서 관찰한다. 골반 높이에서 움직임 부족 또는 좌우차가 확인되는 경우, 고관절 회전제한이 의심된다. 앉은 자세에서 체간회전을 관상면과 수평면에서 관찰한다. 만약 얼굴이 뒤를 보는 각도가 부족하거나 좌우차가 있으면 흉추 후만 얼라인먼트나 하위흉곽 확장부족, 머리의

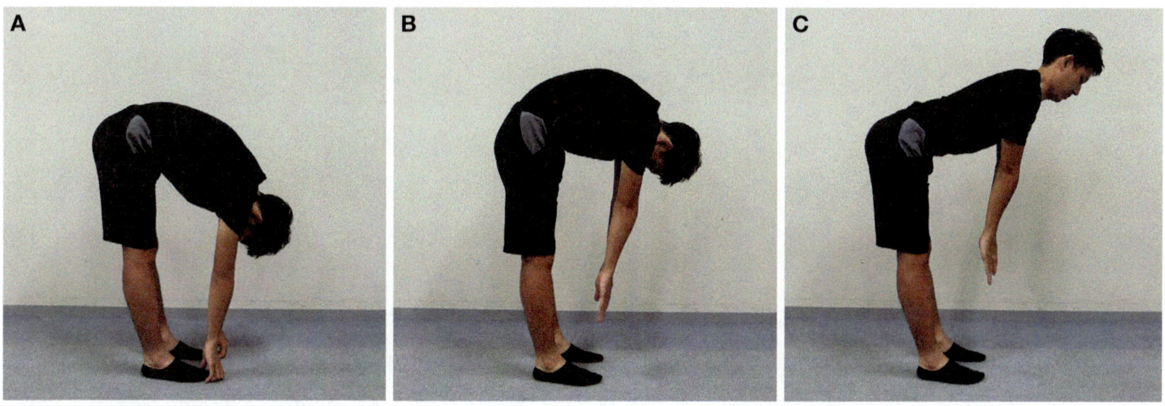

그림 23 체간 전방굴곡 운동 패턴 평가
A: 정상, B: 고관절 굴곡 부족, C: 흉요추 굴곡 부족.

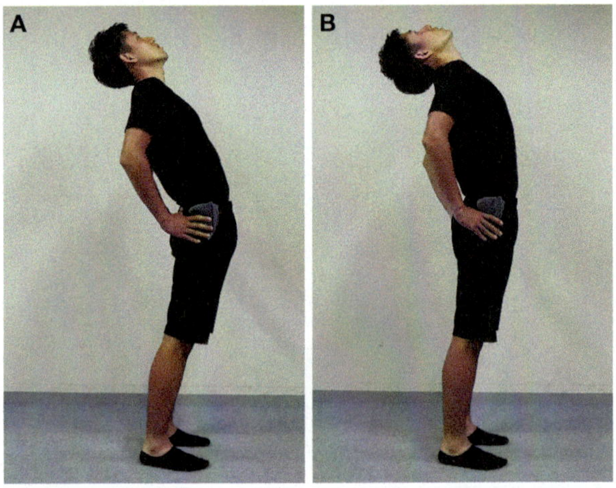

그림 24 체간 후방굴곡 운동 패턴 평가
A: 정상, B: 고관절 흉요추 신전 부족.

전방이동 얼라인먼트가 의심된다.

④ **체간 전방굴곡 시 흉곽 얼라인먼트**: 서 있는 자세에서 체간전방굴곡을 관상면에서 관찰하고, 흉곽융기(rib hump)를 평가한다. 흉곽융기의 좌우 차이가 1.5 cm 이상이면 척추측만이나 한쪽 흉곽폐쇄 얼라인먼트가 의심될 수 있다.

가동범위 · 가동성(제한인자 확인)

평가 항목
□ **고관절(관골의 상태를 대신 표현)**: 굴곡, 신전, 내전, 외전, 내회전, 외회전
□ **천골**: 관상면 경사, 전/후경사
□ **골반(공간내)**: 전/후경사
□ **흉곽**: 하부 흉곽 확장, 상부 흉곽 거상
□ **요추**: 전만(lordosis), 후만(kyphosis)
□ **흉추**: 신전
□ **척추**: 측굴, 측방 이동(shift)
□ **견갑골**: 내전, 후방경사, 상방회전

통증 증가/감소 검사나, 얼라인먼트, 관절운동패턴 평가 결과를 바탕으로, 고관절(관골 가동성을 대체표현)이나 천골, 흉곽, 요추 가동범위 · 가동성을 평가한다. 또한 천골과 흉곽 가동성 평가는 얼라인먼트 평가법과 거의 중복된다. 가동범위 · 가동성은 잘못된 얼라인먼트와 밀접한 관계를 가진다. 예를 들면, 고관절 신전 제한은 관골 전방경사와 관련되고, 고관절 굴곡 제한은 관골 제한과 관련되어있다. 평가할 때 제한 요인도 동시에 판별하면, 치료 프로그램을 만드는 데 유용할 것이다. 제한 요인은 뼈나 관절을 움직일 때 가장 저항하는 조직을 파악하여 결정한다. 제한 요인에 대한 자세한 내용은 **표 2**를 참조한다.

근력 · 근 기능 검사

평가항목

- □ **고관절 주위 근육**: 굴곡근(장요근), 신전근(대둔근)
- □ **흉부근육군**: 횡복근 하부섬유, 내복사근
- □ **등 근육군**: 척추다열근, 하후거근(serratus inf. post.)
- □ **체간 강화(복강내압 IAP: Intra-Abdominal Pressure)**: 발살바(Valsalva) 조작

① **고관절 주위 근육**: 고관절 굴곡과 신전의 도수근력검사(MMT)를 시행한다. 고관절 굴곡은 주로 장요근 기능을 평가하고 있기 때문에 검사 중에 요추의 생리학적 전만(lordosis)이 잘 유지되는지 관찰한다. 고관절 신전은 천장관절 안정화와 천골 얼라인먼트 유지에 중요한 대둔근 근력을 검사한다. 고관절 신전 시 대둔근의 tone과 volume도 병행하여 평가하는 것이 좋다.

② **복횡근 하부 근육**(**그림 25**)[3]: 드로우 인(drow-in)을 실시했을 때 복횡근 하부 근 수축 촉진으로 확인한다. 일반적으로, 복직근과 복사근, 횡복근 상부 근육도 체간 안정화에 작용한다고 파악되는데, 이들 근육은 모두 흉곽에 부착되기 때문에 그에 의존한 안정화 메커니즘은 운동 시 호흡량 증가와 함께 조절이 힘들어지기 때문에 확인이 필요하다.

③ **체간굴곡 + 회전**: 바로 누운자세에서 횡복근, 내/외복사근, 복직근의 수축을 촉진으로 확인하고 활동 수준을 평가한다. 이 때 내복사근과 횡복근이 주로 활동하는 것이 바람직하다.

④ **요다열근**(**그림 26**): 엎드린 자세에서 골반 전방경사를 만들어 요다열근의 수축을 촉진하고 그 활동 수준을 평가한다.

⑤ **하후거근**(**그림 27**): 네발기기 자세에서 팔을 앞으로 들어올리기(front raises)를 실시하여, 하부 흉곽 확장에 작용하는 하후거근의 기능을 파악한다.

⑥ **체간 강화**(**그림 28**): 발살바 조작(숨을 멈추고 힘주는 것)을 함으로써 복강 내압 상승으로체간(코어)을 강화하는 능력을 평가한다. 또한, 일반적으로 허리질환의 재활에서 복강내압을 높이는 것이 중요하지만, 복강 내압을 높이기 위해서는 앞서 언급했듯이 호흡을 멈춰야 하기 때문에 대인접촉 운동 및 중량들기(weight lifting) 등 한정된 스포츠에서 적용할 수 있다. 또한 복강 내압 상승은 체간 가동성의 저하를 초래하기 때문에 넓은 운동 영역에서 항상 복강 내압을 높일 필요는 없다. 기본적으로 척추의 가동성을 저하시키지 않는 근육 활동 패턴의 획득이 중요하다고 인식하고 본 평가를 실시하는 것이 바람직하다.

◉ **문헌**

3) Marshall P, Murphy B: The validity and reliability of surface EMG to assess the neuromuscular response of the abdominal muscles to rapid limb movement. J Electromyogr Kinesiol 2003; 13 (5): 477-489.

● 도수근력검사: manual muscle test (MMT)

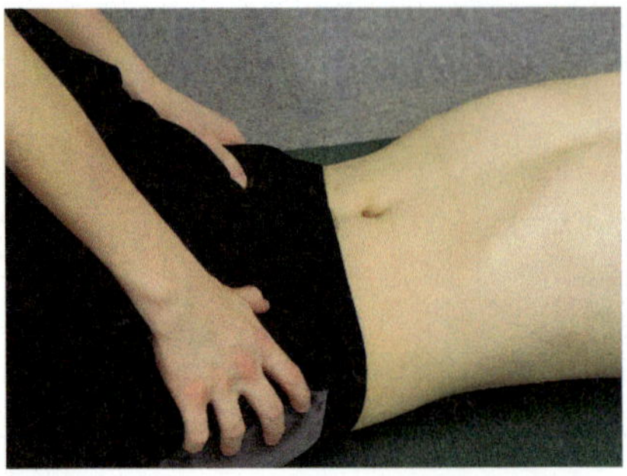

그림 25 횡복근 하부근육 기능 평가
촉진 위치는 상전장골극에서 안쪽 아래 방향으로 각각 약 2 cm 되는 곳으로 이 부위가 외복사근의 영향을 덜 받을 것으로 생각된다.[3] 많은 경우 수축을 확인할 수 있지만 드로우인 동작 중에 요추가 굴곡되거나 호흡할 때 수축을 유지하기 어렵다. 또한 횡복근은 하나의 근육이지만 그 활동에 좌우차가 나타나므로 주의해서 평가한다.

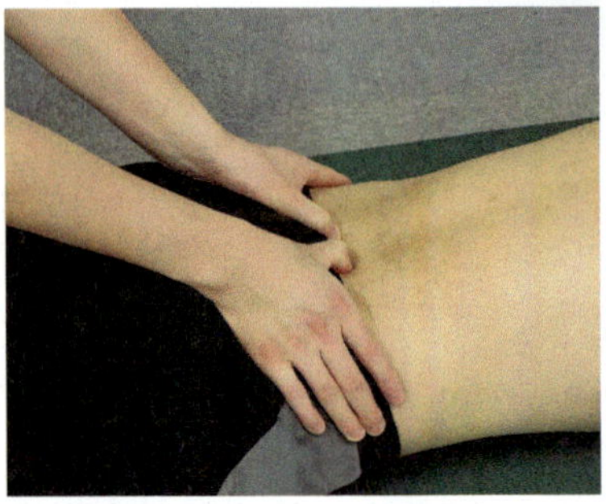

그림 26 요추다열근 기능 평가
요다열근은 가볍게 골반 전방경사를 만들고, 요추 극돌기 바로 옆에 촉진하는 손가락을 대고 천천히 밀고 당기면 쉽게 평가할 수 있다.

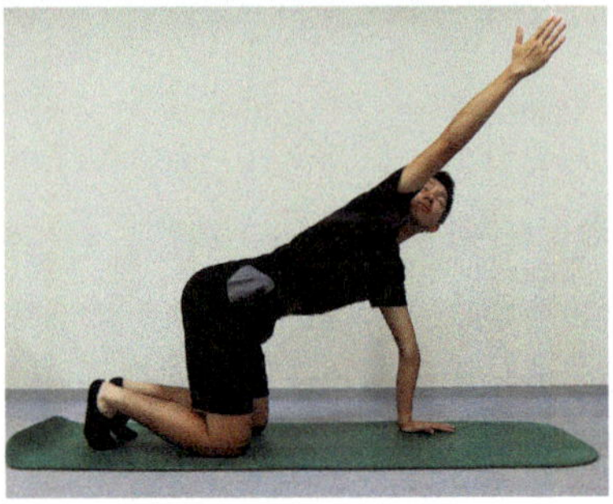

그림 27 하후거근의 기능 평가
하후거근은 매우 얇은 근육으로 촉진이 어렵기 때문에 팔을 앞으로 들 때, 천장을 올려다 볼 수 있는 정도의 흉부 회전이 이루어지는 것을 편의상 정상으로 규정하고 평가한다.

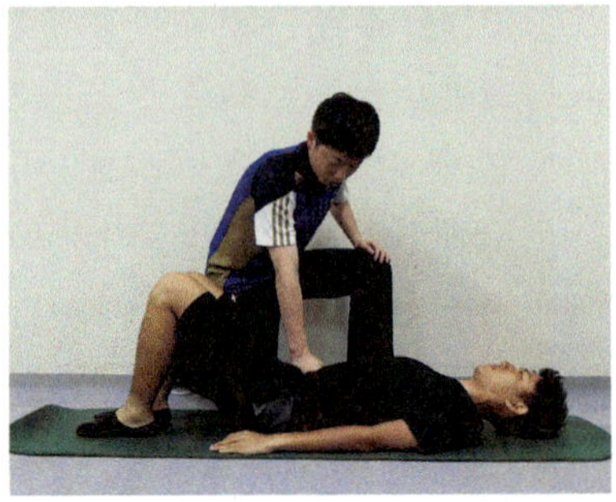

그림 28 체간 강화능력 기능 평가
치료사는 바로 누운자세에서 무릎을 세우고 발살바 조작을 할 때, 손에 천천히 체중을 실어 준다. 어느 정도의 하중을 5초간 가해도 배가 들어가지 않고 버티면 정상으로 평가한다.

동작 분석

평가항복
□ 한 다리 브릿지(one legged bridge)
□ 네발기기 자세–상하지 거상
□ 앉은 자세에서 견갑골 내전 + 체간 회전
□ 스쿼트

① **한 다리 브릿지:** 바로 누운자세로 한 다리 브릿지 동작을 했을 때, 요추 골반을 중앙 위치로 유지하면서 운동이 가능한지 평가한다. 체간 안정화 기전에 부족할 경우 요추 전만이 과도해지거나 지지하지 않는 쪽 골반 후방회전이 관찰되는 경우가 많다.

② **네발기기 자세에서 상하지 거상:** 네발기기 자세에서 한쪽 상지 또는 하지를 들어 올릴 때 요추와 골반이 중앙 위치를 유지하고 운동이 가능한지 평가한다. 횡복근과 다열근에 의해 안정화하지 못하면 골반 후방경사나 요추 과전만 등이 관찰되는 경우가 많다.

③ **앉은 자세에서 견갑골 내전 + 체간회전:** 앉은 자세에서 머리 뒤에 깍지를

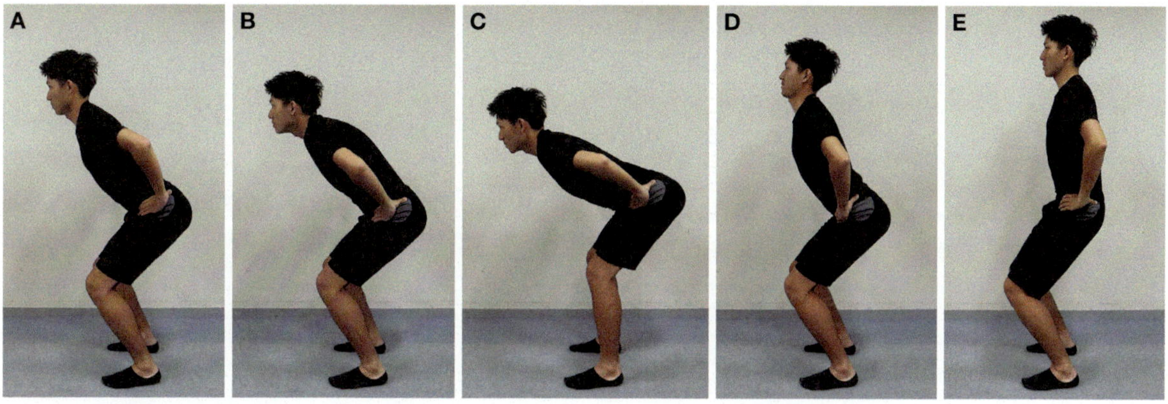

그림 29 스쿼트 평가
A: 정상, B: 둥근 등(round back), C: 대퇴 전방 경사 부족, D: 요추 과다 전만, E: 고관절 굴곡 부족.

끼고 견갑골의 내전을 유지한 상태에서 체간 회전을 실시했을 때, 관상면에서 요추 · 골반을 중앙 위치로 유지하면서 운동이 가능한지 평가한다. 횡복근과 다열근에 의해 체간을 안정화하지 못하면 흉추의 과후만이나 요추 과전만, 체간 측굴, 골반 후방경사가 종종 관찰된다.

④ **스쿼트(그림 29)**: 스쿼트할 때 동적 얼라인먼트와 근수축을 평가한다. 이상적인 스쿼트는 요추의 생리학적 전만이 유지되어, 고관절 굴곡과 하퇴 전방경사가 동기화(synchronization)된 동작을 가리킨다. 이때 체중지지 위치는 무지구(엄지발가락 부착부)가 중앙에 위치하는 것이 바람직하다. 특히 체간의 근육활동에서 횡복근과 다열근의 피드포워드(feed forward)와 흉부/등 근육의 충분한 활동이 중요하다.

5 재활 및 예방

목표 설정(스포츠 동작 개시까지)(그림 30)

근육 · 근막성 요통에서 근육이 손상되면 3주 정도 휴식을 취한다. 급성 요추 추간판 탈출증은 탈출된 수핵의 자연 감소 혹은 소실까지 일반적으로 3개월 동안 안정을 취하는 것이 권장된다. 요추 분리증은 CT 소견에 의한 질병분류와 MRI 소견으로 치료방침이 결정된다(표 3).[4] 통증 감소 테스트가 양성인, 기능적 문제에 의한 부분이 큰 경우, 통증을 없어지면 빠른 시일 내에 경기에 부분적으로 복

표 3 요추 분리 질환의 치료 방침 결정 기준

CT에 의한 병기 분류/MRI 소견	치료 방침
CT 병기 분류 초기	3개월 체간장비 고정
CT 병기 분류 진행기 MRI에서의 추궁판(laminae) 부종(+)	6개월 체간장비 고정
CT 병기 분류 진행기 MRI에서의 추궁판 부종(−)	통증이 사라지는 대로
CT 병기 분류 말기	통증이 사라지는 대로

◉ 문헌
4) Sairyo K, Sakai T, Yasui N: Conservative treatment of lumbar spondylolysis in childhood and adolescence: the radiological signs which predict healing. J Bone Joint Surg Br 2009; 91(2): 206-209.

귀할 수 있다.

재활은 ① **체간 얼라인먼트 수정**, ② **체간 안정화 기능 개선**, ③ **동작개선 순으로 진행된다(그림 30).**

- **Step1 얼라인먼트 수정**
  - **관골**
    - 전경: 대퇴근막장근 · 대퇴직근 · 척주기립근 스트레칭(그림 31), 대둔근 ex.
    - 후경: 중둔근, 대전근, 햄스트링 스트레치(그림 32), 장요근 ex.
    - 하방회전: 중둔근 · 소둔근 스트레칭, 장경인대 활주성 개선(그림 33), 횡복근 ex.
    - 내회전: 서혜 인대 활주성 개선 및 봉공근 스트레치(그림 34)
    - 외회전: 대퇴근막장근, 중둔근 스트레칭
  - **천골**
    - 관상면 경사: 대둔근 · 이상근 스트레칭(그림 35), 반대쪽 대둔근 ex.
    - 전방경사: 기립근군 스트레칭
    - 후방경사: 대둔근 · 이상근 · 꼬리뼈 주위근군 스트레치(그림 36), 요다열근 ex.(그림 36)
  - **흉곽**
    - 상위 하강: 대흉근 스트레칭(그림 37C)
    - 하위 폐쇄: 복직근, 외복사근, 앞톱근, 광배근 스트레치(그림 37A, B, D), 하후거근 ex.
  - **요추**
    - 전만 증대: 요배근군 스트레칭
    - 전만 감소: 복직근 외복사근 요배근군 스트레칭
  - **흉추**: 후만 흉부 다열근 ex.
  - **척추**
    - 측굴: 복 · 배근군 스트레칭, 복 · 배근군 ex.
    - 측방 시프트: 복 · 배근군 스트레칭, 복 · 배근군 ex.
  - **견갑대**: 8장 참조
  - **두경부**: 7장 참조
  - **하지**: 2~5장 참조
- **Step2 체간 안정화 기능 개선**
  - **얼라인먼트 유지**: 복근군(그림 38): 강제 호기, 복횡근 하부 수축 시 호흡, 골반 롤링, 흉곽 롤링, 하늘자전거 운동(air cycling)
배근군(그림 39): 흉곽 확장 유지, 엎드려서 멕켄지(McKenzie) 신전, 프론트/사이드 레이즈, 대각선 리프트, 백 아치(back arches)
체간강화(그림 40): 벨리 프레스(belly press)
- **Step3 동작의 개선**
  - **이동운동(locomotion)(그림 41)**: 복횡근 하부 시 체간회전, 복횡근 하부 수축 시 팔 흔들기
  - **스윙(그림 42)**: 체간고정 · 골반 회전 ex. 골반고정 · 체간회전 ex.
  - **특정 동작(그림 29, 43)**: 스쿼트, 크라임 업(crime up)

그림 30 허리 질환에 대한 재활 트리 다이어그램

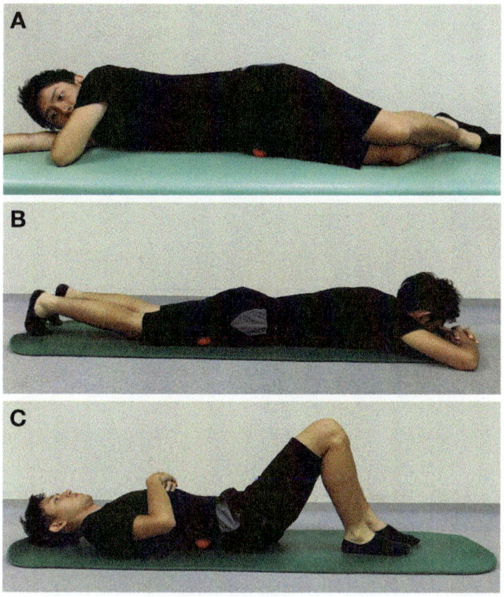

그림 31 관골 전방경사 수정 프로그램

A: 대퇴근막장근 스트레칭, B: 대퇴직근 스트레칭, C: 척주기립근 스트레칭. 마사지 공을 해당 근육과 인접한 근육 사이에 대고 몸을 가볍게 문지른다.

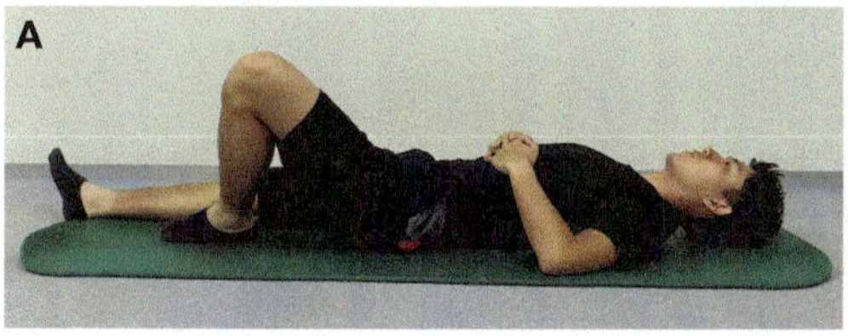

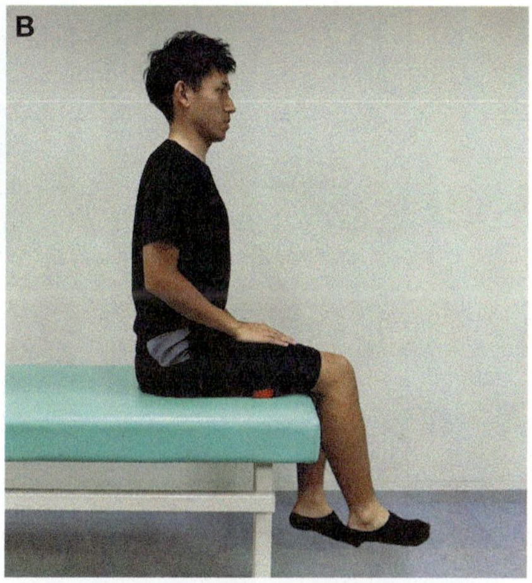

그림 32 관골 후방경사 수정 프로그램

A: 대둔근·중둔근 스트레칭, B: 햄스트링 스트레칭. 공을 해당 부위와 인접한 근육 사이에 대고 몸을 가볍게 문지른다.

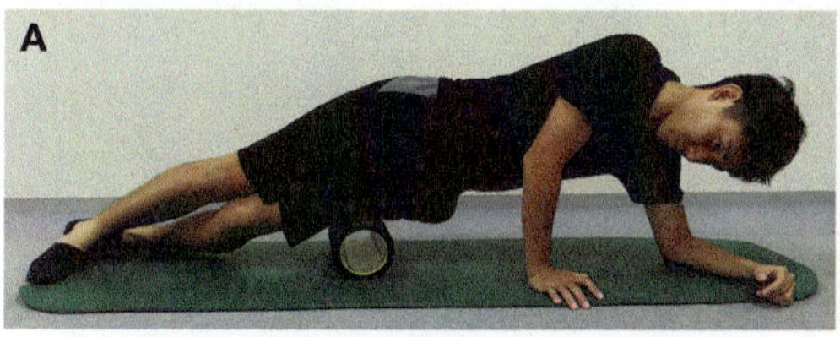

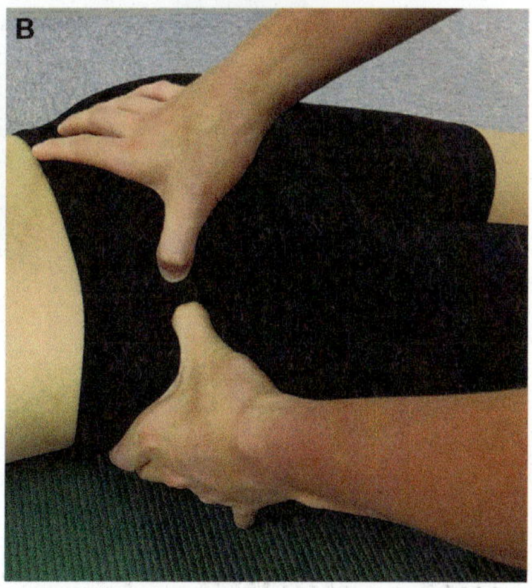

그림 33 관골 하방회전 수정 프로그램

A: 장경인대 활주성 개선, B: 중둔근·대둔근 스트레칭…근 사이를 손가락으로 누르고 두 근육을 나누도록 조작한다.

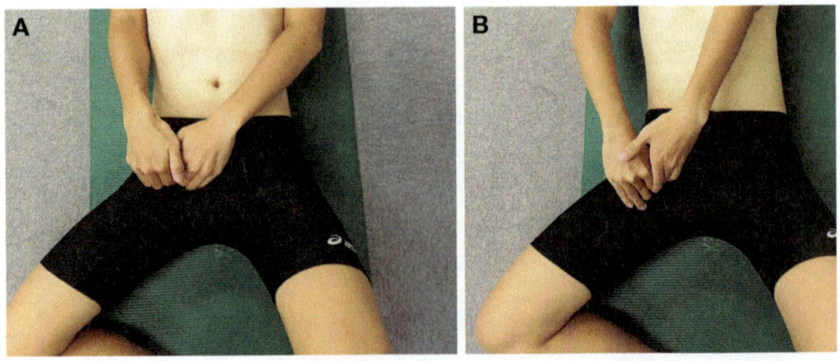

그림 34 관골 내회전 수정 프로그램

A: 서혜인대 활주성 개선… 서혜인대 위의 피부를 집는다.

B: 봉공근 스트레치…봉공근과 장내전근의 교차부를 손가락으로 누르고, 두 근육을 나누듯이 조작한다.

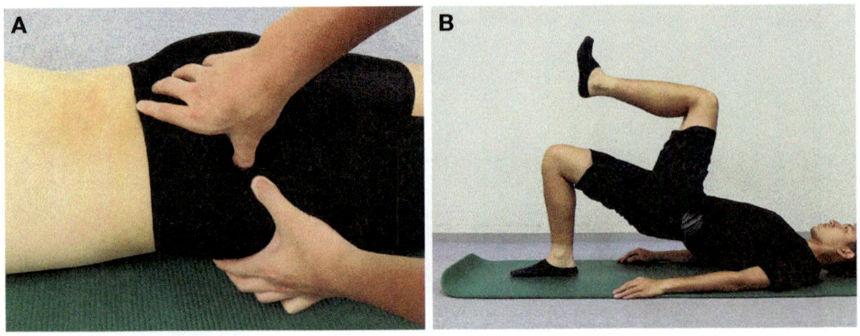

그림 35 천골 관상면 경사 수정 프로그램

A: 이상근 스트레칭…이상근 위를 문지르듯이 손가락을 움직여, 대둔근과의 사이를 가르도록 조작한다.

B: 대둔근 운동.

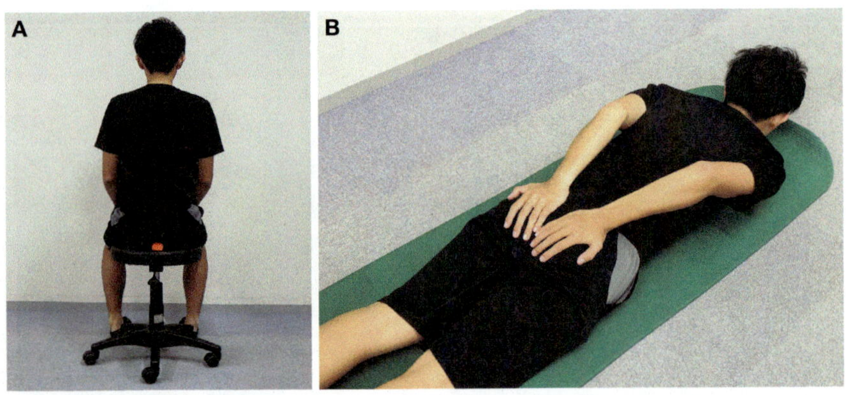

그림 36 천골 후경 수정 프로그램

A: 꼬리뼈 주위 근육 스트레칭…볼이나 부드러운 통으로 미골 주위근을 압박한다.

B: 요다열근 운동…가볍게 골반 전방경사를 한다. 양손으로 천골을 후방경사 방향으로 견인하면, 운동 방향을 알기 쉬워진다.

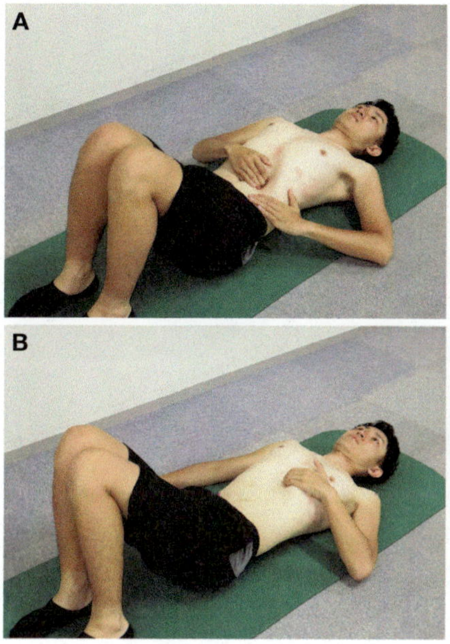

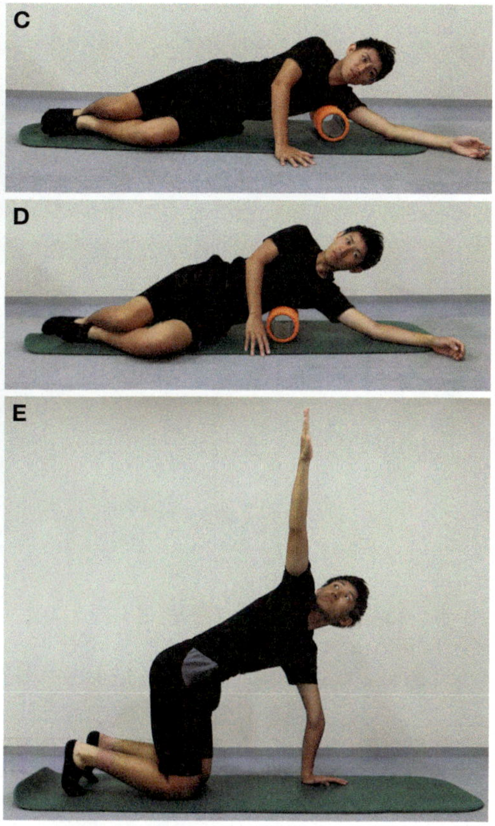

그림 37 흉곽 얼라인먼트 수정 프로그램

A: 복직근 스트레칭…복직근 외측면에 손가락을 걸고, 외복사근 사이를 가르도록 조작한다. B: 외복사근 스트레칭…외복사근의 늑골궁 부착부를 압박한다. C: 대흉근 스트레칭…폼롤러로 대흉근 외측면을 압박한다. D: 전거근, 광배근 스트레칭…폼 롤러로 전거근, 광배근을 압박한다. E: 하후거근 운동…네발기기에서 한쪽 상지의 사이드 레이즈를 실시한다.

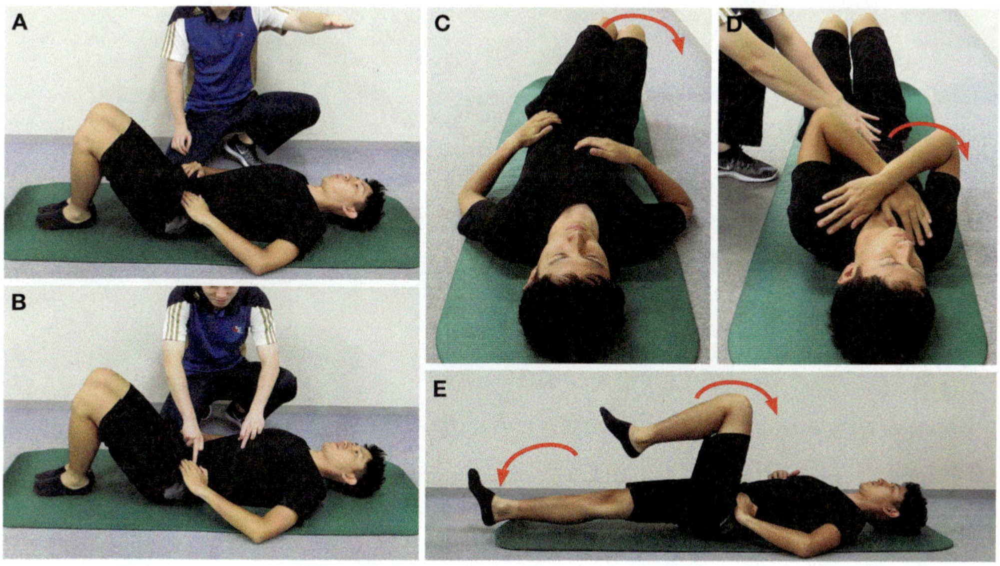

그림 38 복횡근 하부 근육 기능 개선 프로그램

A: 강제호기…입을 오므리고 호기를 행한다. 호기 직전에 복횡근 하부 근육수축을 촉진으로 확인한다. B: 복횡근 하부 수축 시 호흡…복횡근 하부 근육을 지속적으로 수축시킨 상태에서 호흡을 한다. 윗몸일으키기는 최대한 이완시키는 것이 관건이다. C: 골반 롤링…B를 유지하면서 골반을 좌우로 롤링한다. D: 흉곽 롤링…B를 유지하면서 흉곽을 좌우로 롤링한다. E: 하늘 자전거…B를 유지하면서 자전거를 밟듯이 하지를 번갈아 굴곡 신전한다.

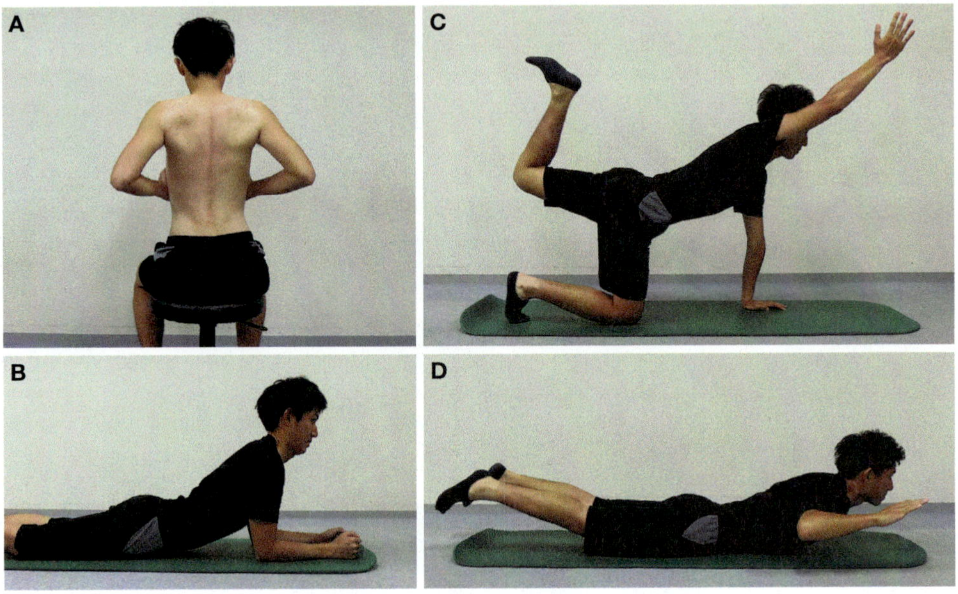

그림 39 벨리 프레스 기능 개선 프로그램

A: 흉곽 확장 유지…숨을 들이마셔 흉곽을 확장시킨 후, 그 자세를 유지한 채 호흡을 계속한다. 압박하는 측면에 대응하면 하후거근이 수축할 수 있다.

B: 엎드려서 멕켄지(McKenzie) 신전(퍼피 익스텐션), 경/흉추 굴곡과 두부 후방 이동 및 흉추 신전을 교대로 한다.

C: 대각선 리프트…네발기기에서 한쪽 상지 거상과 반대쪽 하지 신전을 동시에 실시한다.

D: 백 아치…양팔을 좌우로 벌린 엎드린 자세에서 고관절과 흉추를 신장시켜 1초간 유지한다.

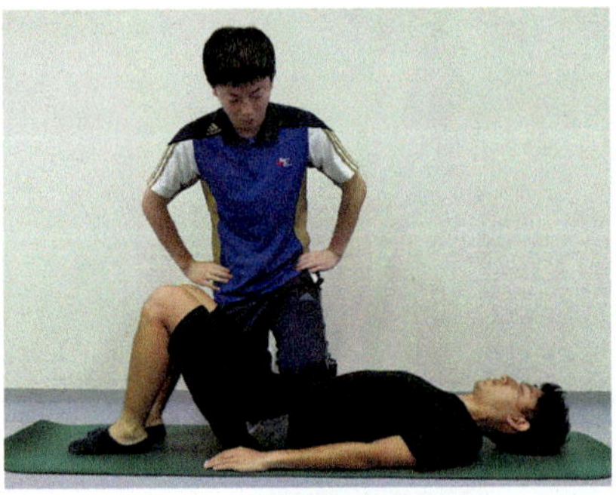

그림 40 벨리 프레스(belly press)

바로 누운자세로 숨을 멈추고 복강 내압을 올린다. 치료사가 5초간 압력을 가해도 복부가 들어가지 않도록 견딘다.

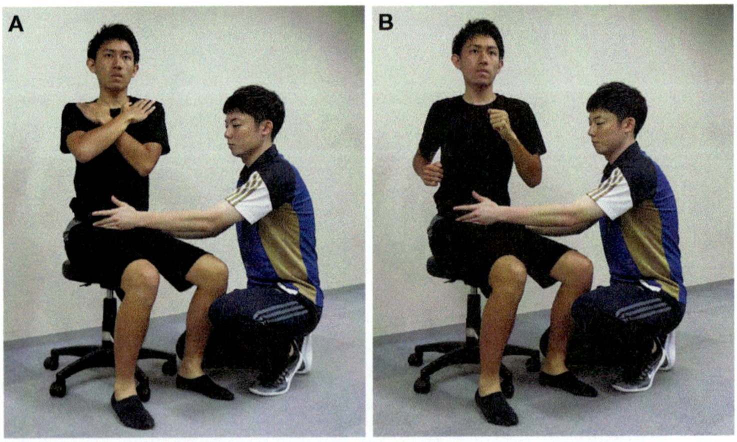

그림 41 이동운동(locomotion) 트레이닝

A: 복횡근 하부 수축 시 체간회전…복횡근 하부 근육을 지속적으로 수축시킨 상태에서 호흡하면서, 체간을 좌우로 개선시킨다.

B: 복횡근 하부 수축 시 팔 흔들기…복횡근 하부 근육을 지속적으로 수축시킨 상태에서 호흡하면서, 팔 동작을 한다.

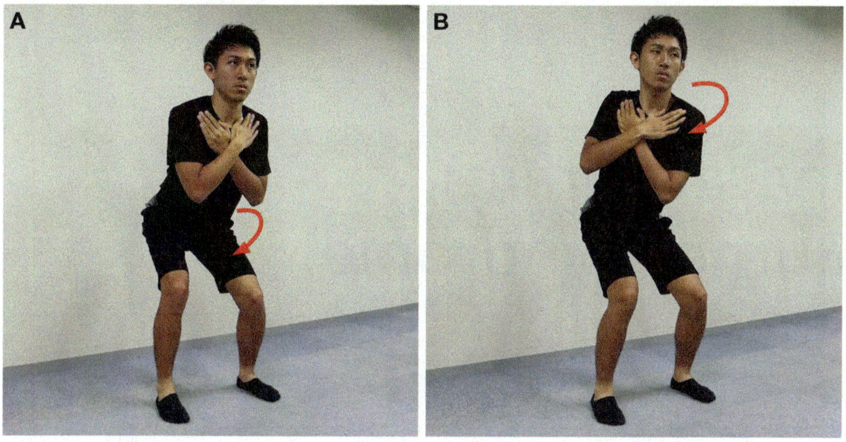

그림 42 스윙 트레이닝

A: 체간 고정 · 골반 회전…체간을 최대한 고정한 채로 골반 회전을 반복한다.

B: 골반 고정 · 체간 회전…골반을 최대한 고정한 채 척추의 회전을 반복한다.

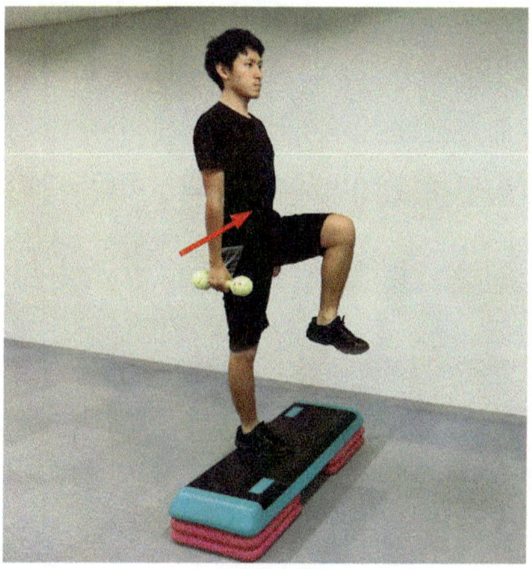

그림 43 크라임 업(climb up)

한쪽 다리를 스텝퍼 위에 딛고 대둔근을 의식 하면서 고관절을 쭉 뻗어 올라간다.

제 7 장 경부

경추 염좌(Cervical Sprain), 버너 증후군(Burner Syndrome)

1 발생 기전(그림 1)

두경부 외상은 럭비, 미식축구, 레슬링과 같은 접촉 스포츠에서 자주 발생한다. 그 대부분은 머리와 경추부위에 대한 접촉이나 태클에서 역 헤드(잘못된 머리방향—태클하는 선수 머리가 상대 진행방향 앞에 놓이는 경우)와 같은 불량 동작으로, 경추에 과도한 축압(axial pressure)이나, 측면 굴곡, 회전 등의 힘이 가해지고, 경추나 상완신경총(brachial plexus)에 스트레스가 발생한다. 뇌 손상과 경추 골절은 생명을 위협할 수 있기 때문에 첫 번째로 예방해야 할 외상이다. 반면 재활을 많이 하게 되는 외상은 경추 염좌나 버너 증후군으로 본 장에서는 이 두 질환에 대해 다룬다.

그림 1은 구체적인 발생 메커니즘(기전)을 나타낸다. 경추 염좌, 버너 증후군 모두 중간 경추 가동성 증가(그림 1①)와 체간, 견갑골 고정성 감소(그림 1②)된 상태에서 태클이 원인이 되는 경우가 많다. 버너 증후군의 경우 상완신경총에 대한 ① 신장 ② 압박 ③ 직접적인 외력, 이 세 가지 스트레스 중 하나에 의해 부상을 입는다. 그 배경에는 두부 전방돌출 얼라인먼트 불량(그림 1③)이나 체간 · 견갑골의 고정성 감소(그림 1②)가 있다. 또한 버너 증후군이나 경추 염좌의 발생은 상지의 근력이나 경부 고정성을 감소시켜(그림 1④) 악순환이 된다. 또, 태클에 대한 두려움(공포심)도 태클 시의 자세를 악화시켜 위험성이 증가한다(그림 1⑤).

2 주요 증상

통증 발생 상황

부상 상황을 파악한다. 자세 등 기능적인 문제점을 개선하면 부상을 막을 수 있는 상황에서 부상이 있었는지, 상대의 움직임에 대한 반응이 중요한 상황에서 부상을 입었는지에 따라서 접근방식이 달라진다. 스스로 태클/블록을 하여 부상을 입은 경우에는 기능 · 반응을 포함해 스킬의 문제를 가지고 있을 가능성도 있다. 상대에게 태클/블록을 당해 부상을 입었을 경우는 기능 · 반응의 문제를 지니고

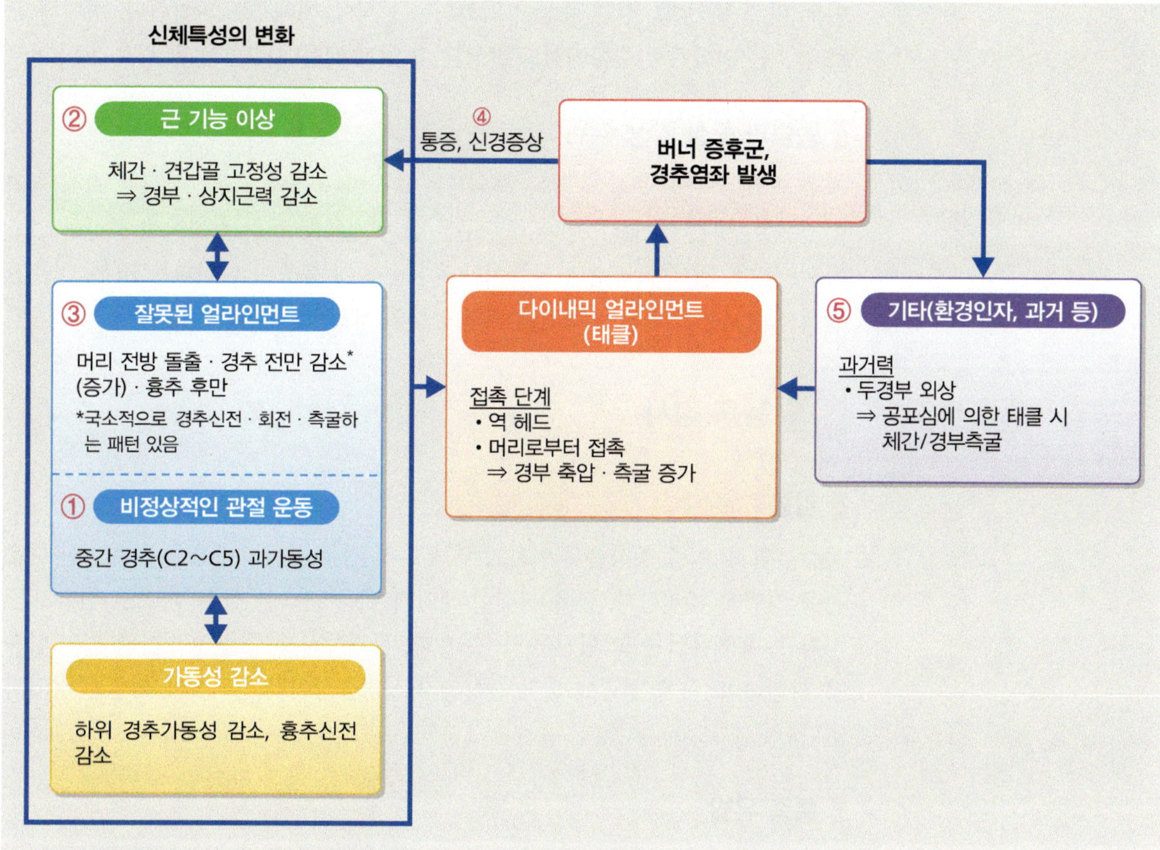

그림 1 버너 증후군, 경추 염좌의 발생 기전

있을 가능성을 생각할 수 있다. 스크럼 동작에서 부상이 발생한 경우에는 기능의 문제가 큰 경우가 많다. 경추부위에 직접적인 외부 힘에 의해 부상한 경우는 기술이나 반응의 문제가 있을 수 있다.

부상을 입었을 때의 방향도 확인이 필요하다. 신전/굴곡/같은쪽 측면굴곡/반대쪽 측면굴곡 어느 방향으로 힘이 가해지느냐에 따라 따라 스트레스의 종류가 달라진다. 또한, 경부 외상이 반복되는 선수도 많고 반복되는지도 확인해야 한다.

통증의 종류

버너 증후군은 부상한 순간에 타는 듯 한 통증, 전기가 통하는 듯 한 통증이 경부에서 어깨 · 상완 · 팔뚝 · 손가락에 걸쳐 광범위하게 유발된다. 반면 경추 염좌는 경부에 국한된 통증이나 저림이 생기고 근육 경련에 의해 주변 근육의 통증을 호소하는 경우가 있다.

ADL 상 증상 유무

부상 시 통증과 현재 증상에 대해 자세히 확인한다. 안정 시 통증이 있다면 환부에 염증 증상이 남아 있는 것으로 파악된다. 상지의 근력 감소, 경부 운동 시 통증

- 근육 경련: muscle spasm
- 일상생활동작: activities of daily living (ADL)

여부 및 통증 방향, 신경 증상이 악화되는 동작에 대해서도 파악한다. 상지의 근력 감소는 어깨관절 질환에서도 발생할 수 있기 때문에 감별을 할 필요가 있다.

통증과 증상 발생 부위

경추 염좌는 신경 증상이 있는 경우에는 휴식이나 경추 운동 시 신경 지배 영역에 통증이 생길 수 있다. 버너 증후군은 상지 전체에 걸쳐 신경학적 증상을 일으킬 수 있다. 경부에 국한된 통증이나 주위근육에 통증이 나타나는 경우, 척추관절에서 방사통이나 근육 경련에 의한 통증일 가능성이 높다.

3 통증 검사

압통

통증부위 및 염증 증상을 확인하기 위해 우선 경추 극돌기에 압통을 확인한 다음 근육 경련을 확인한다. 근육 경련이 생기기 쉬운 근육은 상부 승모근, 견갑거근, 사각근, 흉쇄유돌근, 기립근을 들 수 있다. 문진에서 통증을 호소한 부위의 압통을 확인하여, 근육 경련에 의한 증상인지 신경증상이나 방사통에 의한 증상인지 판단한다.

통증 유발

아래의 경추운동 시 통증을 확인한다.

CHECK POINT

- □ 경추 신전
- □ 경추 회전
- □ 경추 측굴
- □ 경추 신전 + 측굴
- □ 턱 당김(chin-in)

경추 염좌는 주로 신전과 회전에서 통증이 일어난다. 근육에 통증이 있는 경우, 해당 근육을 신장하거나 수축하면 통증을 유발할 수 있다. 버너 증후군의 경우 압박형은 통증이 있는 쪽으로 경추를 측굴할 때, 견인형은 반대쪽으로 경추를 측굴할 때 증상이 유발된다. 안정 시에도 신경증상이 남아있는 시기는 이러한 유발을 피하고 감소 검사부터 시작하는 것이 바람직하다. 경추 신전 + 동측 측굴은 통증 유발에 민감한 방법이지만 경추 염좌-버너증후군(압박형)에서 모두 발생할 수 있으며, 다른 운동 방향이나 증상의 발생 부위와 함께 판단한다. 운동 중에 두경부를 후방으로 하는 턱을 당기는(chin-in) 자세로 태클을 하기 위해, 복귀전에 턱 당기기를 연습하여 이 위치에 통증이 없어지도록 한다.

통증 증가 및 감소 검사

증상이 나타나는 경추 운동방향을 파악한 후, 다음과 같이 도수조작을 하여 증상이 감소하는 동작을 파악한다.

CHECK POINT

- □ **흉추, 흉곽 조작**: 흉추 능동확장, 상부 흉곽확장
- □ **두부, 경추 조작**: 두부 굴곡, 하부 경추 신전, 극돌기 회전
- □ **견갑골 조작**: 견갑골 거상, 내전

흉추, 흉곽의 도수조작은 먼저 흉추 능동신전(**그림 2**)을 실시하여 경추운동(신전, 회전, 측굴, 턱 당기기)의 증상변화를 확인한다. 흉추의 능동신전으로 하부 경추의 신전을 유도한다. 경부통증이 줄어들면 통증의 원인은 흉추 얼라인먼트가 된다. 상부 흉곽확장은 강한 흡입으로 상부 흉곽을 확장시킨다. 흉곽이 확장하면 흉골이 신전되어 머리 앞쪽 돌출이 감소된다. 경부에 통증이 감소하면 상부 흉곽 얼라인먼트로 인한 통증으로 생각된다. 또한 한쪽 상부 흉곽을 수동적으로 확장시키는 조작(**그림 3**)을 하면 확장하는 쪽 사각근 긴장을 이완시킬 수 있고, 하부 흉추를 회전시켜 수평면상 경추 얼라인먼트 불량을 줄일 수 있다. 강한 흡입만으로 통증이 완화된 경우는 시상면상 문제가 있고, 한쪽 흉곽 조작을 한 경우는 수평상 및 관상면상의 문제가 있는 것으로 생각된다.

두경부 조작은 턱 당기기 동작 시 양쪽 후두부 융기를 잡고 두부 굴곡 운동을 돕는다(**그림 4**). 만약 턱을 당기는 동작이 상부 경추의 굴곡 없이 행해진다면, 주로 중간 경추의 신전 운동이 된다. 턱을 당기는 동작의 통증이 두부 굴곡으로 줄어든다면 이는 두부 얼라인먼트를 통증원인으로 생각할 수 있다. 하부 경추 신전에서는 그 부위에 대한 도수조작(**그림 5**)하면서 경추를 신전시킨다. 통증이 줄어들면 하부 경추의 신전 감소가 통증의 원인일 수 있다. 극돌기 회전은 경추 얼라인먼트에 관상면 · 수평면상 좌우 차이가 있는 경우 정중앙으로 돌아오는 방향으로 극돌기를 회전(**그림 6**) 시 통증을 확인한다. 증상부위에 상하 가동성 감소 또는 과가동성을 보이는 경우가 많으므로 유의한다.

견갑골 조작은 경부 운동 중 견갑골을 수동적으로 거상 · 내전시켜 통증의 변화를 관찰한다(**그림 7**). 상부 승모근이나 견갑거근 등 견갑골에 부착된 근육이 짧아진 자세를 만들어 근 경련이 경부 통증에 미치는 영향을 파악한다. 견갑골을 수동적으로 거상 · 내전시켰을 때 통증이 감소하면 견갑골의 얼라인먼트 또는 안정성에 의한 통증으로 볼 수 있다.

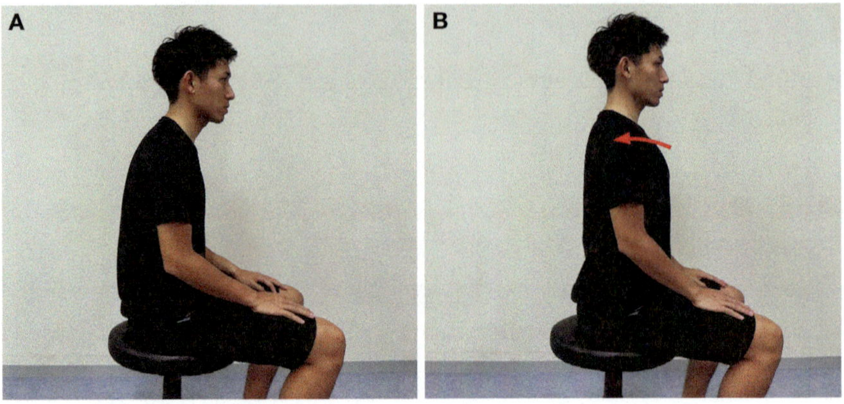

그림 2 흉추 신전 통증 감소 테스트

흉부 척추 후만 자세(A)와 능동으로 흉추 신전한 자세(B)에서 경추 운동 시 통증을 비교한다. 통증이 감소하면 흉추 얼라인먼트와 관련이 있는 것으로 생각된다.

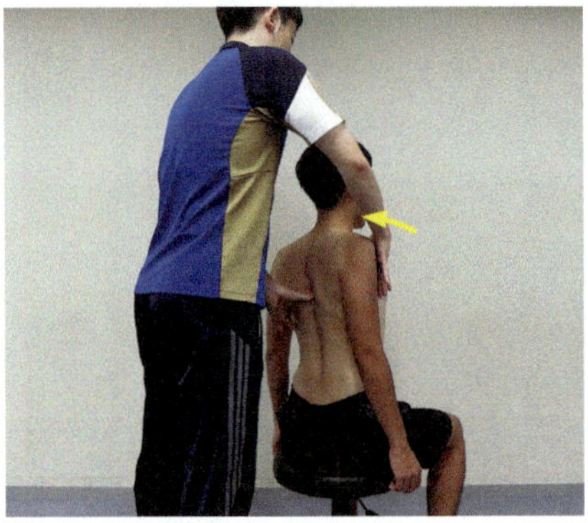

그림 3 흉부 확장 도수조작

상부 흉추를 손으로 받치고 다른 한 손으로 상부 흉곽을 확장시킨다. 흉곽 확장 없이 견갑골 후방경사만 되지 않도록 주의한다.

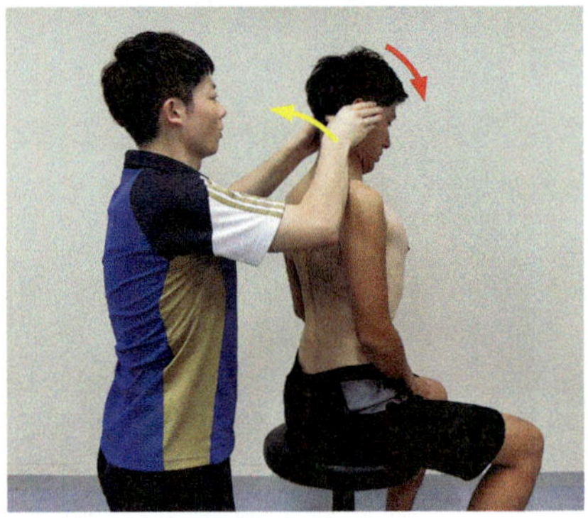

그림 4 두부 굴곡 지원

외후두 돌출부를 잡고 머리 쪽으로 들어올리는 느낌으로 굴곡 운동을 돕는다.

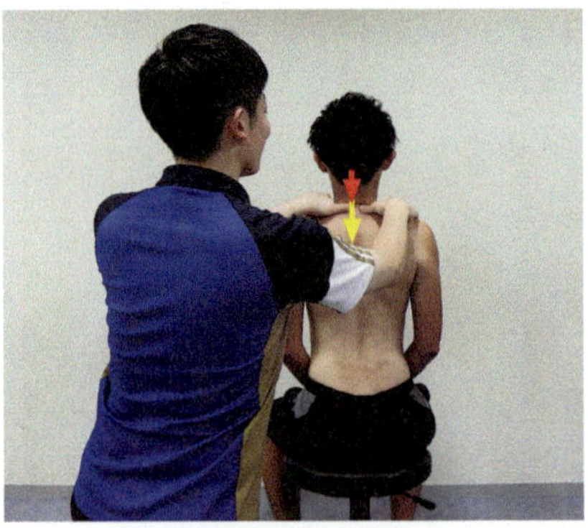

그림 5 하부 경추신전 운동 보조

가동성 적은 경추를 촉진하여 신전 운동을 돕는다.

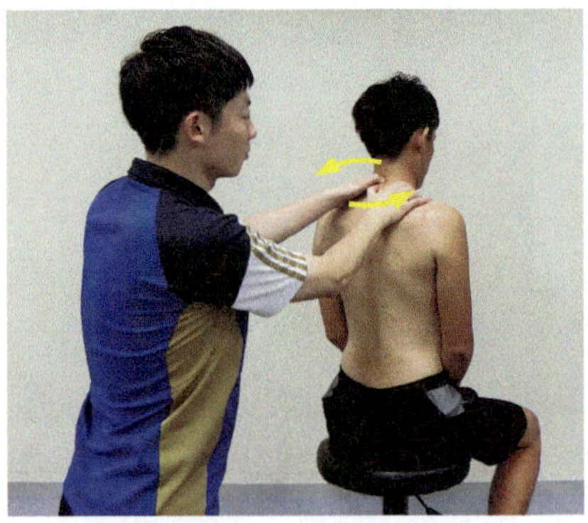

그림 6 극돌기 얼라인먼트 조작

관상면 · 수평면상 좌우 차이가 있는 극돌기를 잡고, 정중앙으로 되돌리는 방향으로 조작한다. 상하 척추의 저/과가동성 유무도 함께 평가한다.

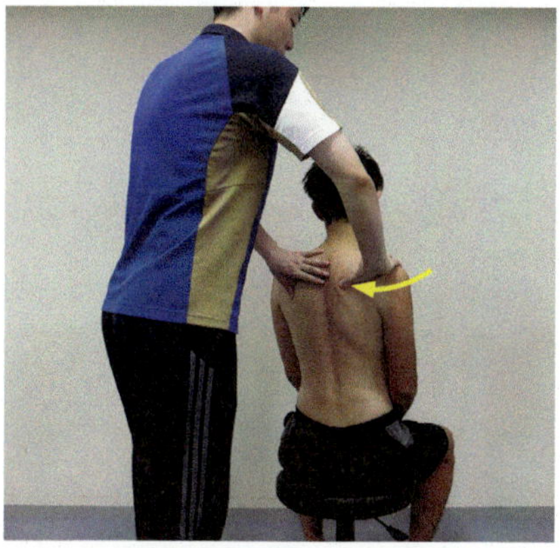

그림 7 견갑골 조작에 의한 통증 감소 테스트

한 손은 흉곽을 지지하고 다른 한 손으로 견갑골을 거상 · 내전시킨다. 견갑골에 부착하는 상부 승모근 · 견갑거근이 짧아진 자세를 만들어 통증이 감소할 경우는 근 경련이 관련되어있다.

4 기능 평가

얼라인먼트(문제가 되는 얼라인먼트 파악)

평가 항목

- □ **두부 · 경추**: 두부 전방 돌출, 측굴 · 회전
- □ **흉추 · 흉곽**: 흉추 후만 · 측굴

처음에 시상면 얼라인먼트 이상을 파악한다. 이상적인 시상면 얼라인먼트는 귓구멍(earhole)-견봉(acromium)-대전자(greater trochanter)를 연결하는 선이 일직선이 된다(**그림 8A**). 머리 전방 돌출을 가장 많이 볼 수 있는 잘못된 얼라인먼트로 견봉-대전자 라인에 대하여 귓구멍이 전방으로 이동된다(**그림 8B**). 이 자세는 두경부 신전근 과활동을 유발한다. 또한 두부 돌출과 경추의 전만 감소는 흉추 후만과 관련된다. 흉추 후만으로 발생한 견갑골의 전방경사 및 외전 얼라인먼트는 체간 견갑골의 고정성 감소로 이어질 수 있다.

다음으로 관상면과 수평면 얼라인먼트 문제를 파악한다. 급성기 증상을 피하기 위해 관상면에서 경추가 측면굴곡하는 경우가 있다. 증상이 지속되면 측면굴곡뿐만 아니라 회전을 하기도 한다. 또한 증상을 피하는 자세가 장기화되면 경추의 측면굴곡뿐만 아니라 흉추의 반대편 측면굴곡 얼라인먼트가 발생할 수도 있다. 평가로는 앉은 자세와 서있는 자세에서 좌우의 귓구멍과 견봉이 수평인지 아닌지 눈으로 확인한다. 후방에서 척추와 견갑골 · 쇄골 · 흉곽을 촉진하여 좌우 차이를 확인한다. 또한 흉부 얼라인먼트는 바로 누운자세에서도 평가한다. 침대에서 양쪽 견봉까지 거리와 늑골궁의 높이와 모양을 확인한다. 좌우 비대칭적인 척추 얼라인먼트는 비대칭 움직임을 만들어내며, 근육 활동에 영향을 미친다. 통증 증가/감소 검사 결과로 확인된 잘못된 얼라인먼트는 남아 있는 증상을 개선하기 위하여 해결해야 할 문제가 된다. 이에 더해 충돌 스포츠 복귀는 경부~견갑대, 골반을 하나의 강한 체간으로 지지할 수 있어야 한다(뒤에 추가로 설명).

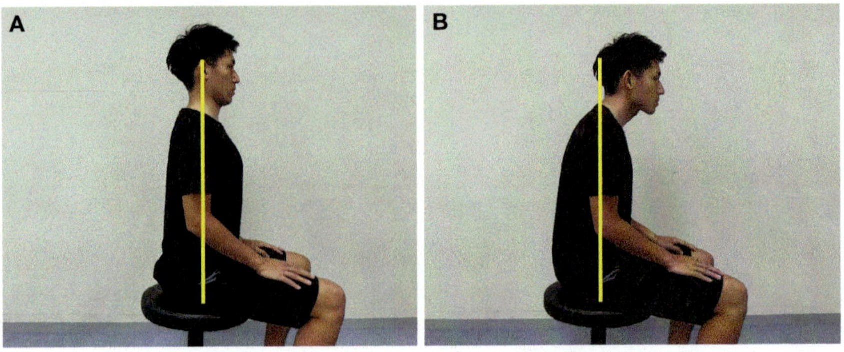

그림 8 시상면에서의 얼라인먼트 평가

A: 이상적인 얼라인먼트는 귓구멍–견봉–대전자를 잇는 선이 일직선이 된다.

B: 머리 전방돌출 얼라인먼트. 머리 전방이동, 하부 경추 전만 소실 또는 후만, 흉추 후만의 증가는 흔히 볼 수 있는 잘못된 얼라인먼트이다. 흉추 후만과 견갑골의 전방경사/외전 얼라인먼트는 체간, 견갑골의 고정성 저하로 이어진다.

관절 운동 패턴

평가 항목
□ 경추 신전/굴곡
□ 경추 회전
□ 경추 측굴

시상면에서 경추 신전과 굴곡 운동을 관찰한다. 문제가 되는 레벨과 그 상하 척추의 가동성을 관찰한다. 하부 경추와 상부 흉추 신전이 감소하는 경우, 신전 운동 시 환부 위치에서 경추의 과가동성이 유발된다. 또한 후두하근군(occipital muscle group)의 긴장이 있으면 경추 굴곡에 동반되는 머리의 굴곡이 감소하고 마찬가지로 부상 부위 레벨에서 경추의 과가동성이 발생한다.

회전 운동도 확인한다. 회전 시 반대쪽 척추 극돌기 가동성 감소나 과가동성을 평가하고, 굴곡/신전과 같이 문제가 되는 높이의 척추와 상하 척추 상태를 파악한다.

측굴 운동 시 과도하게 경추신전을 동반하는 패턴과 통증을 피하기 위해 경추 굴곡을 동반하는 패턴이 있다. 또한 후두하근 긴장에 의해 상부 경추의 저가동성이 발생하고, 어느 높이에서 측면굴곡하고 있는지도 평가한다.

가동범위 · 가동성(제한인자 확인)

평가 항목
□ 경추 굴곡/신전/측굴/회전
□ 흉부 확장
□ 턱 당기기(chin-in)(그림 9)

경추굴곡에 제한이 있다면 경부 신전근 긴장이 있다고 생각되며, 대부분 후두하근군이 문제가 된다. 견갑거근은 근육 경련이 많이 발생하는데, 그 원인은 부상 시 방어성 수축 때문이다. 그러나 머리 전방이동에 의해 과활동이 발생할 수도 있기 때문에, 무조건 이완시키는 것은 주의가 필요하다. 경추 신전 제한이 있는 경우는 경부굴근 긴장을 의심한다. 문제가 되는 것은 대부분 흉쇄유돌근이다. 경추회전 제한요소는 흉쇄유돌근, 전사각근(anterior oblique muscle), 후두하근(suboccipital musle), 척추 기립근 긴장 및 근육 경련을 들 수 있다. 경추 측굴은 흉쇄유돌근, 사각근, 후두하근, 척추기립근의 긴장 및 근육 경련에 의해 제한될 수 있다. 많은 운동 방향에서 문제가 되는 근육은 표층 근육인 경우가 많다.

흉곽 확장 평가는 허리와 등의 얼라인먼트[*1] 평가를 바탕으로 강한 흡기를 실시한다. 중간과 아래흉곽 부위는 체간 측면(7~10번째 늑골 수준)과 늑골궁을 촉진하며 강한 흡기 시 움직임을 확인한다. 정상적으로는 늑골궁이 횡으로 확장되지만 제한이 있는 경우 횡으로 확장이 줄어들고 전 · 상방으로 움직임이 늘어나게 된다. 상부 흉곽은 쇄골 밑에서 촉진하여 강한 흡기 시 전후 직경의 확장을 평

*1 '6장 근육 및 근막성 요통, 요추 추간판탈출증, 요추분리증'(p.190) 참조.

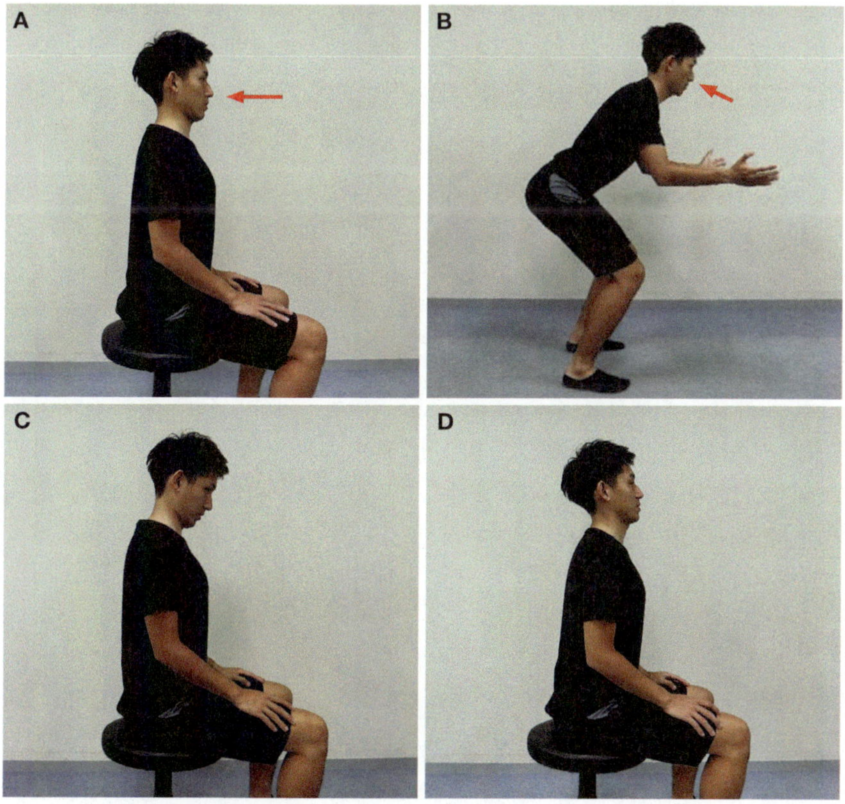

그림 9 이상적인 턱 당기기 동작과 잘못된 얼라인먼트

A, B: 경추의 정상적인 전만을 유지하고 있다. 시선은 30° 정도 위를 보도록 한다.
C: 머리의 과도한 굴곡이 생겨 정상적인 전만이 감소한다.
D: 머리의 과도한 신전으로 턱이 올라간다.

가한다. 경추 질환에서 문제가 되는 경우는 체간 전 · 측면 근육 긴장으로 흉곽확장을이 제한될 때이다. 강한 흡기에 제한이 있다고 판단될 경우, 수동운동도 평가한다. 늑골/척추 사이 관절을 촉진하고 흉추에 대해 늑골을 수동적으로 움직여 그 관절 가동성을 확인한다. 늑골궁은 수동적으로 가로직경 확장 방향 가동성을 평가한다.

턱을 당기는 동작에서 경추 중간에서 시선을 약간 위쪽으로 향하여 머리를 후방으로 당기도록 지시한다. 이때 경추가 정상적인 전만을 유지하고 있는지, 머리에 과도한 굴곡이나 신전이 일어나는지를 평가한다(**그림 9**).

근력 · 근 기능 검사

평가 항목

- □ **경추**: 굴곡, 신전, 측굴, 회전
- □ **복압 유지, 흉부 확장 유지**
- □ **견갑골 내전, 어깨 으쓱하기(Shrug)**

경추 재활 초기에는 통증이 발생하지 않는 능동 가동범위를 확인한 후, 통증이 생기지 않는 범위에서 경추 굴곡 · 신전 · 측면굴곡 · 회전 방향에 도수 저항을 가한다. 처음에는 등척성 수축에 의해 근육 수축할 때 통증을 확인한다. 수축 시 통증이 없으면 관절가동범위 내에서 구심성 · 원심성 수축 평가를 진행한다.

체간 기능으로 복부압력 유지(복횡근 · 내외복사근)와 흉곽팽창 유지(흉다열근, 하후거근)을 평가한다.[*2] 견갑골의 기능은 견갑골 내전[승모근 중 · 하부 근육, 능형근(rhomboids)]과 어깨를 으쓱하는 동작(상부 승모근)을 평가한다.[*3] 신경 증상이 있는 경우에는 위에서 언급한 근육의 기능과 근력을 치료할 때마다 파악하는 것이 좋다.

*2 '6장 근육 및 근막성 요통, 요추 추간판탈출증, 요추분리증'(p.190) 참조.
*3 '8.2 투구 질환'(p.248) 참조.

경기 복귀를 위해서는 경추 굴곡 · 신전 · 측굴 · 회전에 대해 모든 방향으로 충분히 저항할 수 있는 능력이 필요하다. 충돌 스포츠(collision sports)에 복귀를 위해서는 턱을 당기는 동작을 충분히 할 수 있는 능력이 있는지 판단할 필요가 있다. 턱을 당기는 동작을 유지하라고 지시를 한 후 머리부위에 저항을 해서 흔들리는지 확인한다.

동작 분석

평가 항목

- □ **앉은 자세, 브릿지, 스쿼트 포지션 × 경부 고정 유지(체간과의 협조성)**
- □ **네발 기기 자세, 플랭크 포지션, 곰 자세(bear position) × 경부 고정 유지(상지와의 협조성)**
- □ **태클 자세 × 머리, 경부 고정 유지**

위에서 언급한 머리와 목의 근 기능 평가는 처음에 바로 누운자세나 옆으로 누운

자세 등 지지면이 넓은 자세에서 평가한다. 경부만으로 턱을 당기는 자세를 유지할 수 있게 되면 경부 자체를 고정할 수 있는 기능을 갖고 있는 것으로 판단되며 앉은 자세나 브릿지, 스쿼트 자세 등에서 체간과의 협조 하에 지지할 수 있는지 여부를 평가한다. 또한 스포츠 동작에서는 태클 등 상지도 서로 협력하는 상황들이 많기 때문에 네발 기기나 플랭크 자세, 곰 자세 등 상지를 지지하는 자세의 평가를 실시한다. 머리와 목을 고정하고 이와 함께 복부 압력을 증가시키고 견갑대를 고정함으로 머리부터 견갑대, 골반까지를 하나의 단단한 몸으로 지지할 수 있는 것이 목표이다.

실제 스포츠 상황에서 이 상태를 항상 유지할 필요는 없지만 필요할 때마다 재빠르게 유지해야 한다. 실제로 접촉하는 상황의 움직임에 대해서는 **'15장 럭비'** (p.380)를 참조한 후 문제점을 확인하여 문제가 있는 기능 · 기술 · 반응을 개선하기 위한 재활훈련을 실시할 필요가 있다.

5 재활 및 예방

목표 설정(스포츠 동작 시작까지)(그림 10)

경추 염좌, 버너 증후군은 급성기 증세를 개선하는 것이 우선 중요하다. 급성기의 재활을 위해서는 염증 관리를 최우선으로 하고 목의 증상에 직접적인 영향을 미치는 잘못된 얼라인먼트와 흉추 · 흉곽 · 견갑대를 하루 빨리 개선해야 한다.

급성기 증상이 사라진 후(24시간 이상) 정상적인 관절운동과 얼라인먼트를 개선하면서 통증이 없는 범위에서 경부의 등척성 훈련을 시작한다. 얼라인먼트 개선과 같이 유지를 위한 훈련을 적극적으로 실시한다.

1~2주 후에 신경 증상이 사라지는 것을 확인할 수 있고 경추의 가동성이 개선되면 트레이닝의 부하를 증가시킨다. 턱을 당기는 동작을 유지하고 체간 및 상지와 협조하여 지지하는 프로그램을 실시한다. 체간 및 상지와 협조하면서 지지하는 프로그램을 수행한다(**그림 10**).

접촉성 운동 시작의 조건으로 다음과 같은 사항을 개선할 필요가 있다.[1)]

1. 통증의 감소
2. 신경증상(motor, sensory) 개선
3. 경추 가동성의 제한 없음.
4. 경추 안정성 및 상지근력 개선
5. 문제가 되는 얼라인먼트의 개선

경추의 안정성만 개선하더라도 경추염좌와 버너증후군을 예방할 수 있다는 충분한 증거는 없다. 이것은 **'2. 주요 증상'의 통증 발생 상황**에서 언급한 기능과 기술, 반응 등의 요소가 복합적으로 관여하고 있기 때문이라고 생각한다. 따라서 재발을 예방하기 위해서는 1~4 항목 외에 5가지 문제가 되는 얼라인먼트 동작

◉ 문헌

1) Cantu RC: stingers, transient quadriplegia, and cervical spinal stenosis: return to play criteria. Med Sci Sports Exerc 1997; 29 (7 Suppl): S233-235.

● 운동: motor
● 감각: sensory

을 개선하는 것이 바람직하다.

3~5 항목은 이전부터 가지고 있던 문제이기도 하다. 이번 부상으로 인해 발생한 문제과 이전부터 가지고 있던 문제점을 분석하여 재부상 위험을 가장 최소화 하는 상태로 복귀하는 것이 이상적이다.

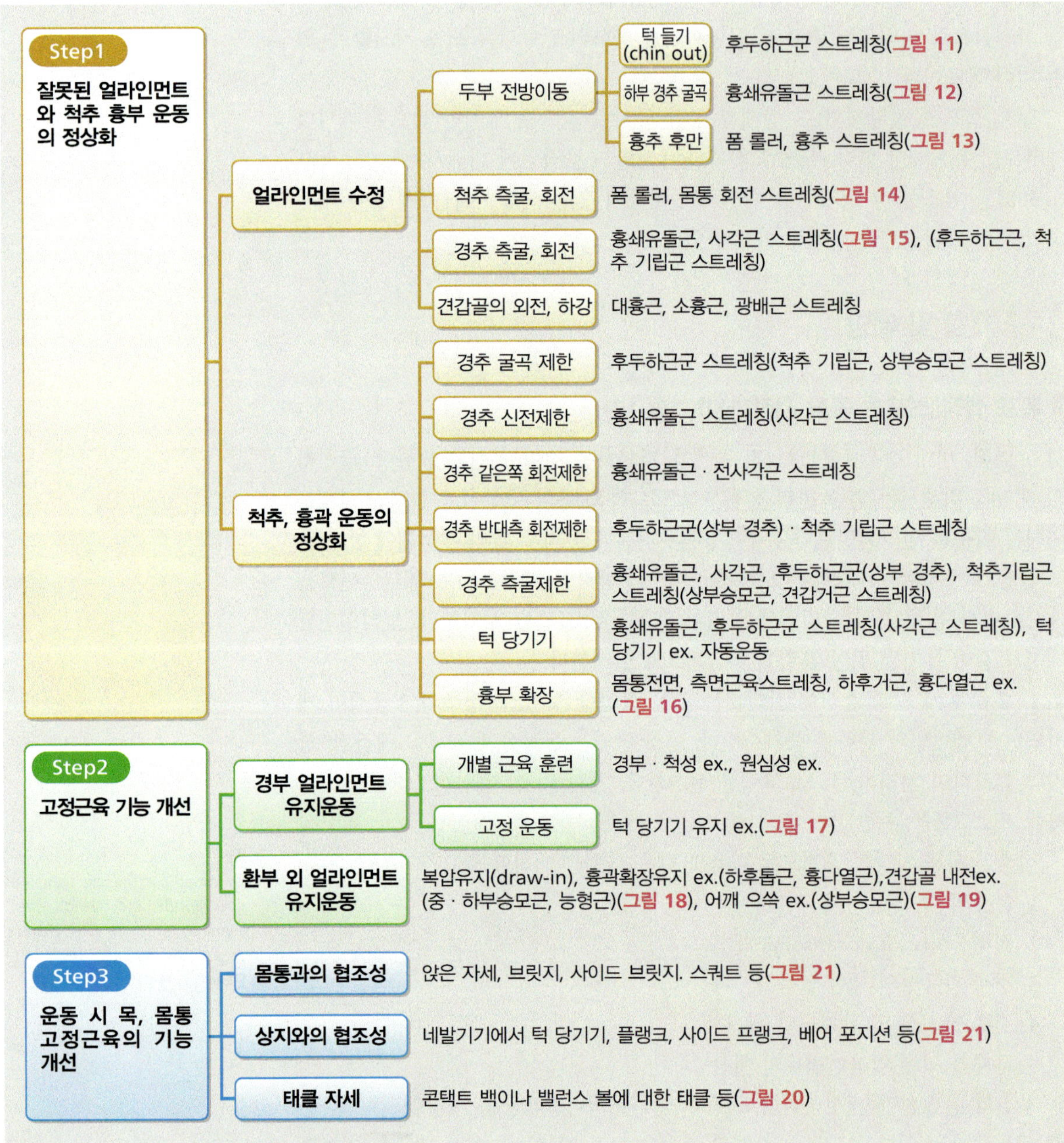

그림 10 경부 질환에 대한 재활 트리 다이어그램

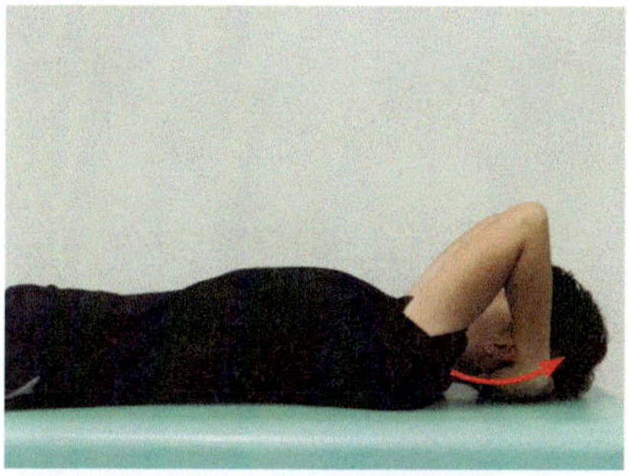

그림 11 후두하근군 스트레칭(셀프)

양손의 엄지손가락을 외후두 융기(occipital ridge)에 댄다. 턱을 당기면서 엄지손가락으로 머리를 들어올리는 동작을 천천히 반복한다. 상부 경추 전방굴곡을 촉진시키면서 후두하근군의 유연성을 개선한다.

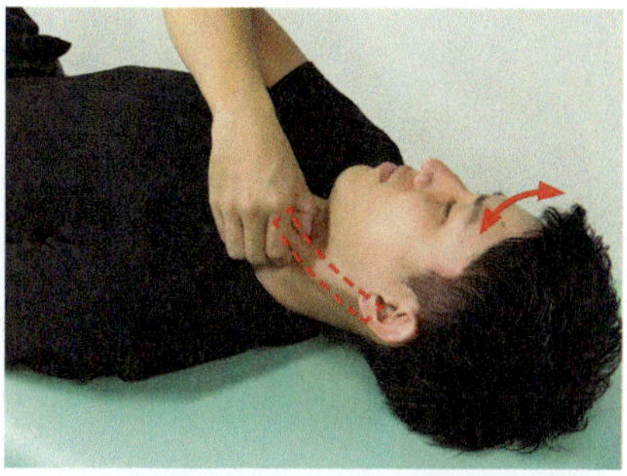

그림 12 흉쇄유돌근 스트레칭(셀프)

손으로 흉쇄유돌근을 잡고 경추에 통증이 없도록 측면굴곡 또는 회전운동을 천천히 반복한다.

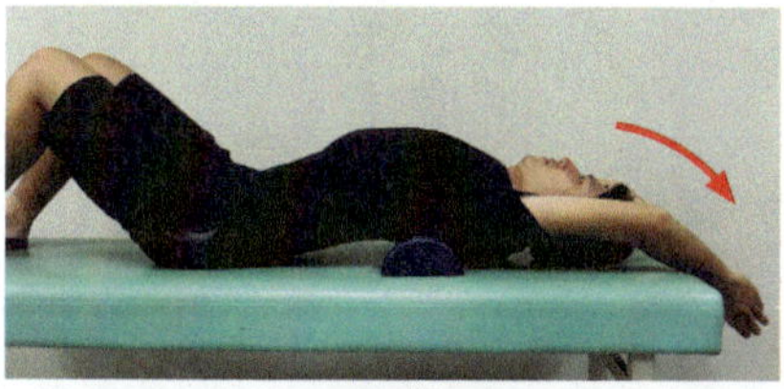

그림 13 흉추 신장 스트레칭

돌돌 말린 수건이나 롤러를 흉추 뒤쪽에 놓은 상태에서 등을 대고 눕는다. 상지를 천천히 들어올리는 동작을 반복하거나 심호흡을 하여 흉추의 신전과 흉곽의 확장을 촉진한다.

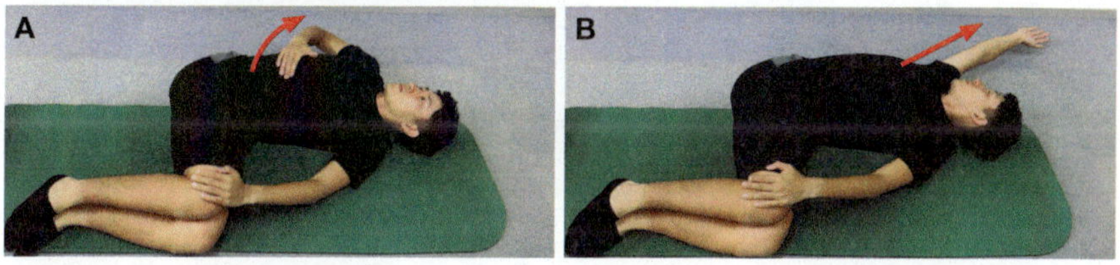

그림 14 몸통 회전 스트레칭

옆으로 누운자세에서 상체를 회전시킨다. 하부 흉곽의 확장을 개선할 경우에는 중 · 하부 흉곽에 손을 대고 호흡에 따라 가볍게 확장 방향으로 잡아당기도록 한다(A). 상부 흉곽의 확장을 촉진할 경우에는 상지를 위로 들어 올린다(B).

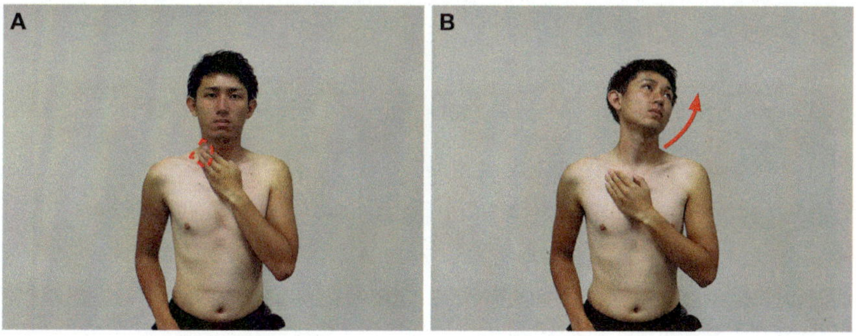

그림 15 사각근 스트레칭(셀프)

사각근의 심부에는 혈관과 신경이 있으므로 강한 압박은 피해야 한다. 손가락 끝으로 어루만지듯이 푼다(A). 전사각근은 쇄골 밑에서 흉곽을 압박하고, 흉곽이 움직이지 않도록 경부를 측면굴곡 신전하면 스트레칭할 수 있다(B).

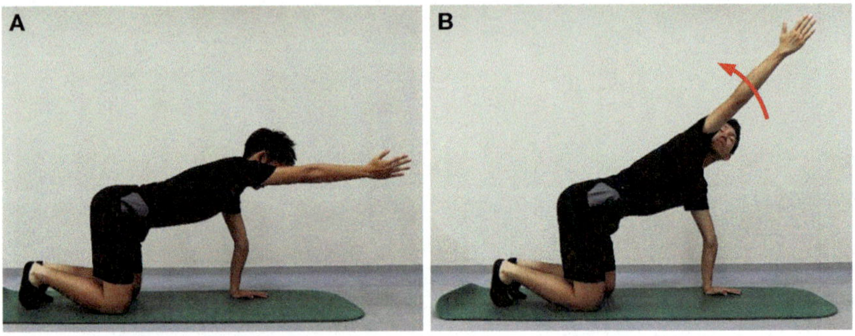

그림 16 하후톱근, 흉다열근 트레이닝

네발기기 자세에서 한쪽 상지를 수평까지 들어 올린 자세로 시작한다(A). 팔을 들어 올린 쪽 흉곽이 확장하는 것을 의식하면서 상지를 가능한 높이 들어올린다(B).

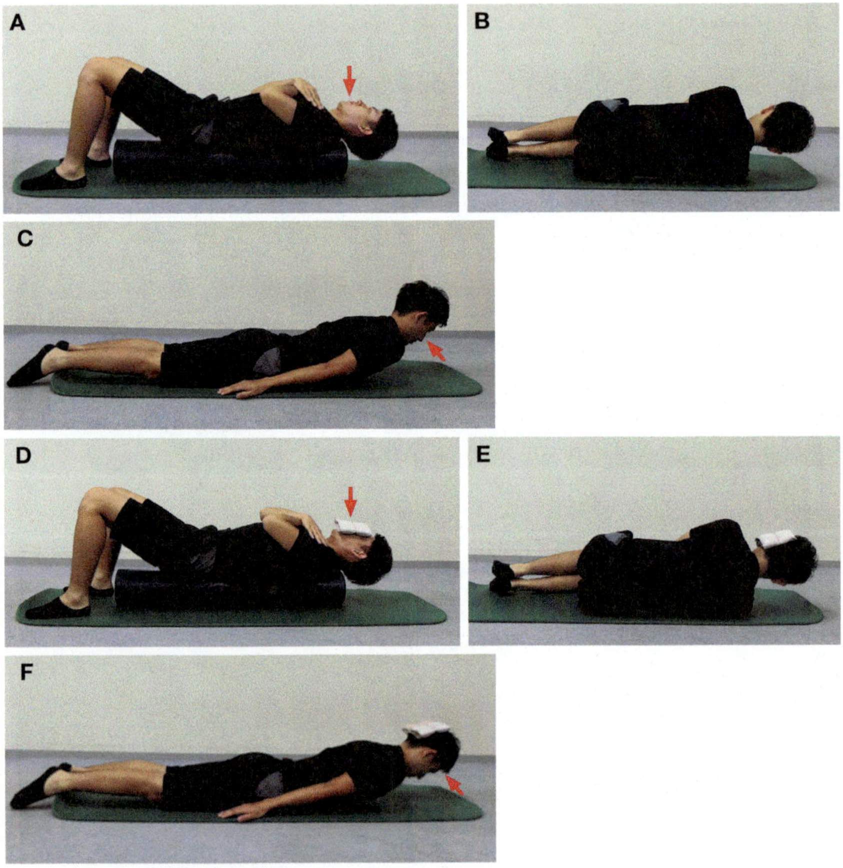

그림 17 턱 당기기 동작 유지 운동

배와위, 엎드린 자세, 측와위 등 다양한 자세로 한다. 일단 익숙해지면 유지하는 시간을 길게 하거나 무게를 올려서 부하를 증가시킨다.

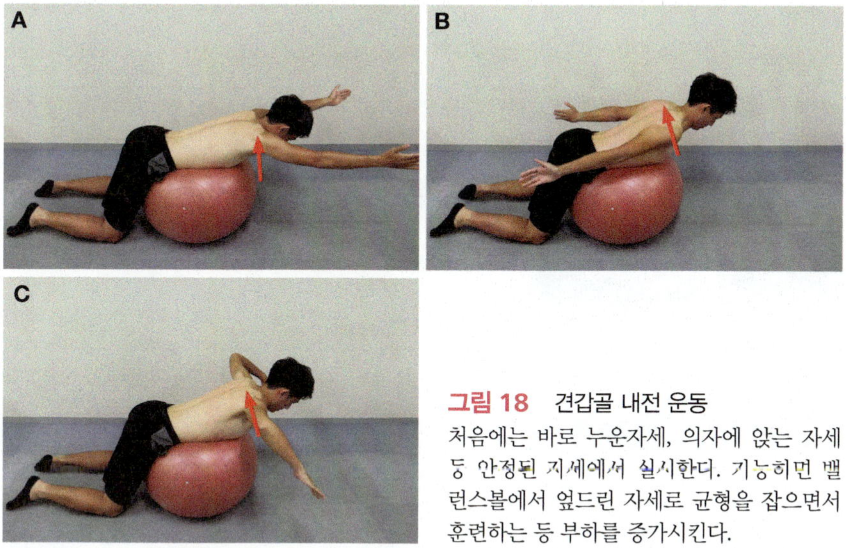

그림 18 견갑골 내전 운동

처음에는 바로 누운자세, 의자에 앉는 자세 등 안정된 자세에서 실시한다. 가능하면 밸런스볼에서 엎드린 자세로 균형을 잡으면서 훈련하는 등 부하를 증가시킨다.

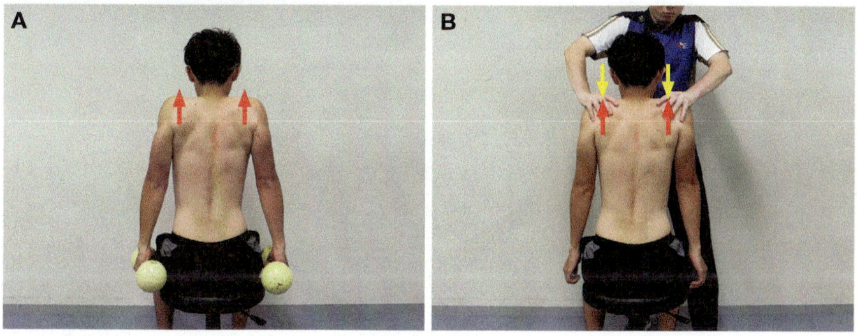

그림 19 어깨 으쓱하기(shrug)

앉은 자세 또는 서있는 자세로 견갑골을 들어올린다. 가능해지면 아령을 들고 파트너로부터 견갑골 하강 방향으로 저항을 주면서 부하를 높여간다.

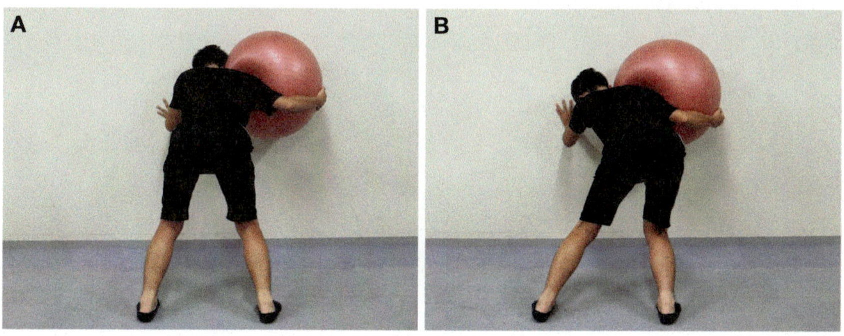

그림 20 태클 자세의 고정 기능

뒤쪽에서 보았을 때 양 어깨와 골반이 직사각형을 이루게 한다(A). 안 좋은 자세에서는 척추의 측면굴곡에 의해 양쪽 어깨와 골반이 삐뚤어진 사다리꼴이나 평행사변형을 이룬다(B).

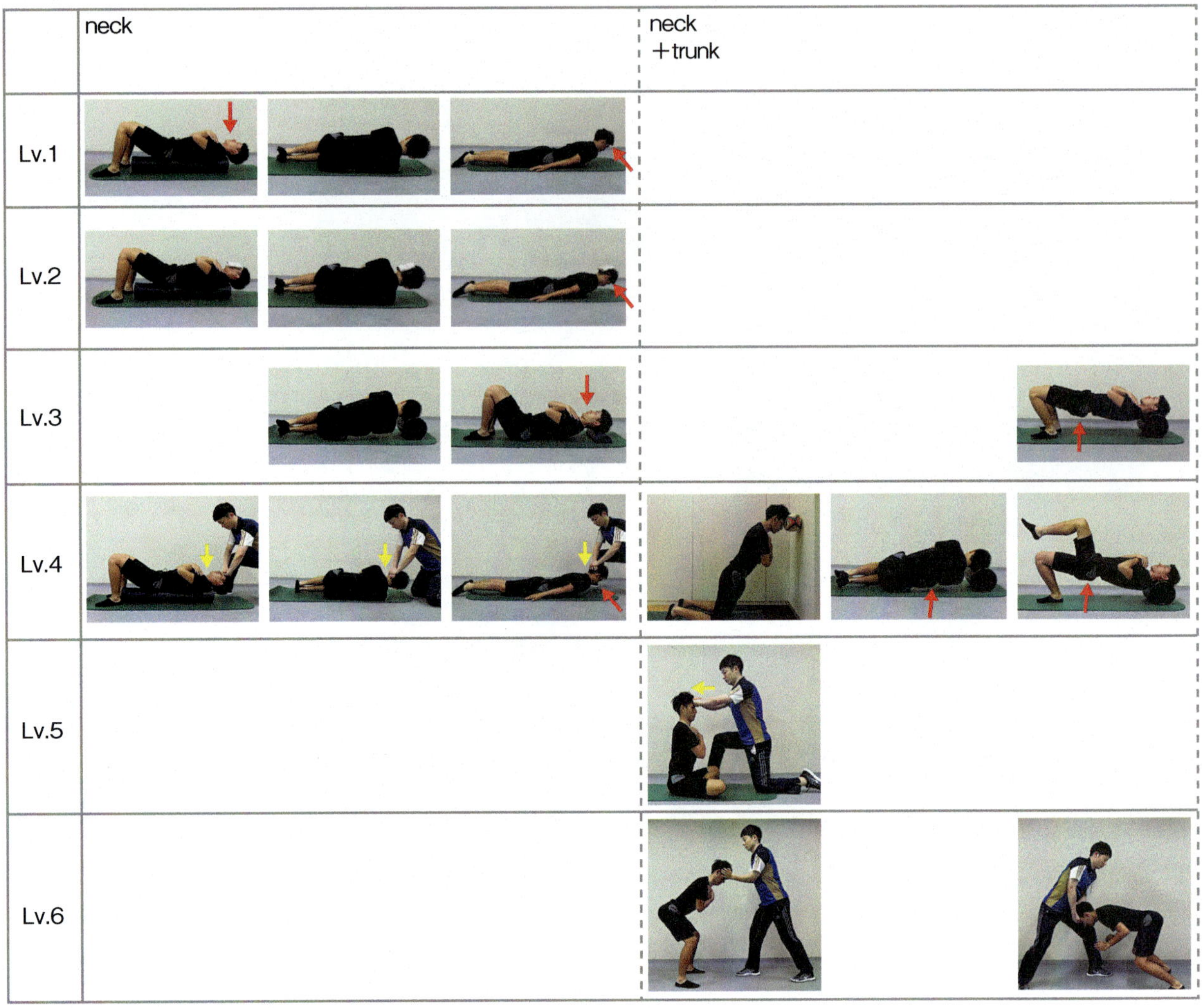

그림 21 경부(neck) · 몸통(trunk) · 상지(shoulder) 고정훈련
머리를 지지하는데 브릿지나 파트너로부터의 머리로의 방해, 베어 포지션 등 상지로 지지한 상태에서 턱을 당기는 동작을 유지하여 경부, 몸통, 상지와 협조하여 지지할 수 있도록 한다.

neck +shoulder	neck +trunk +shoulder
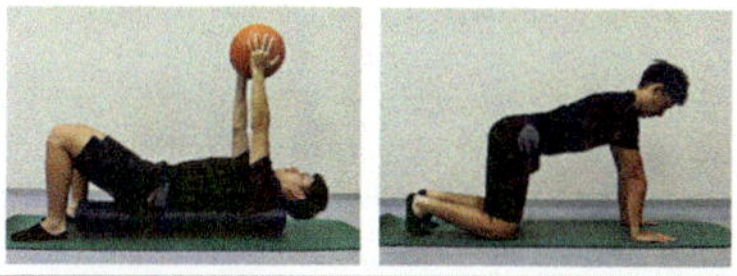	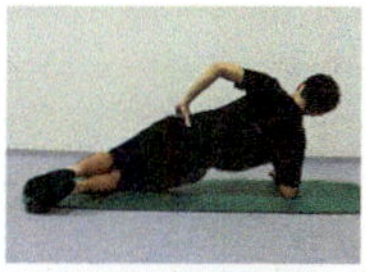
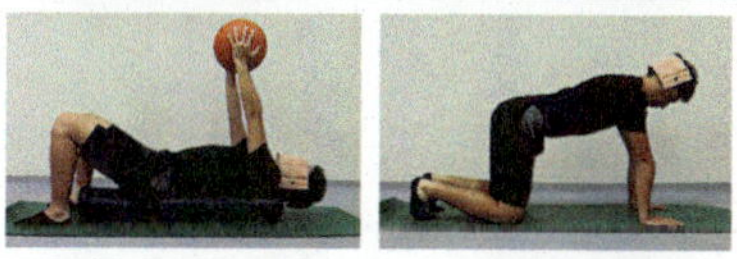	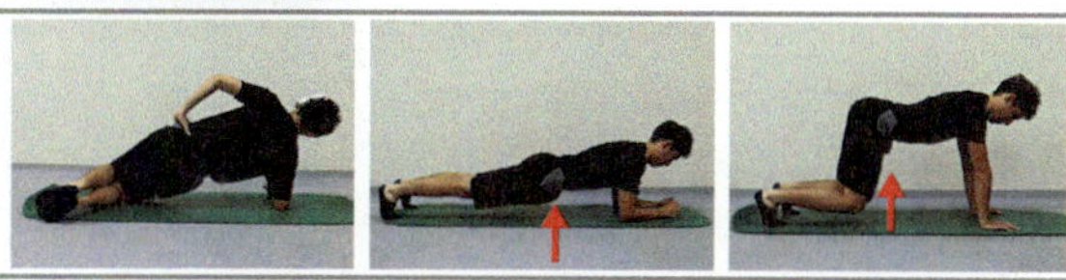
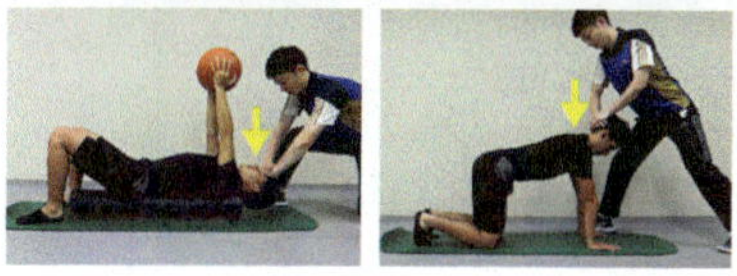	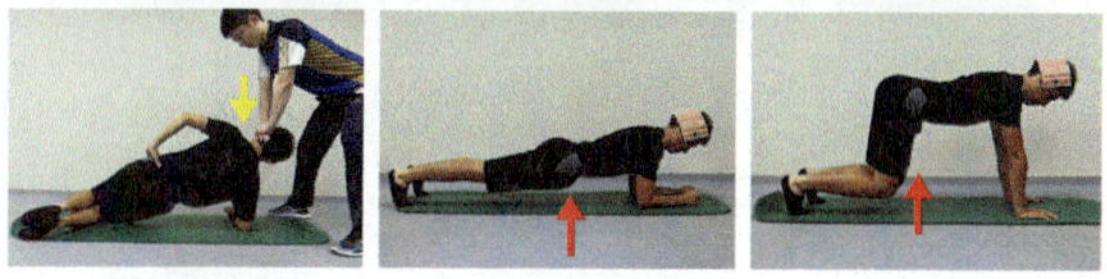
	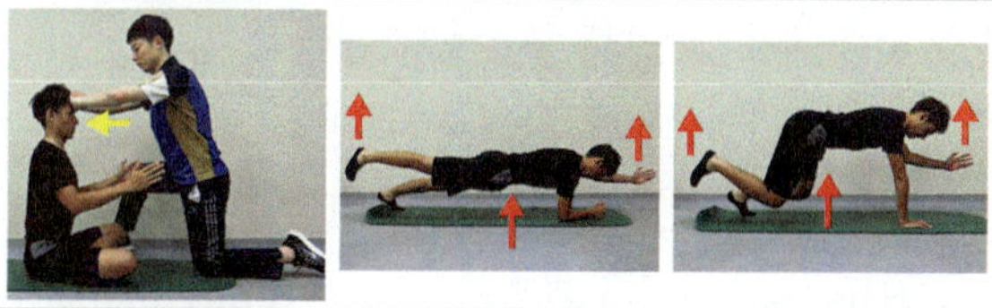
	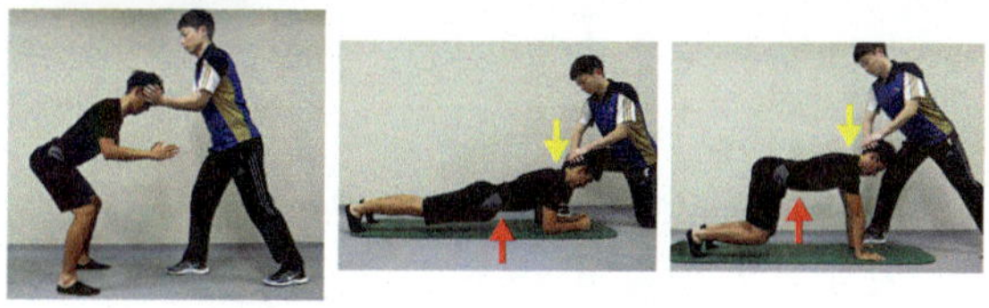

제 8 장 어깨관절

8.1 어깨관절 탈구

1 발생 메커니즘(그림 1)

어깨관절 탈구는 럭비와 같은 충돌 스포츠에서 태클했을 때 어깨관절이 강제적으로 수평 외전하여 발생한다.[1] 상대와 접촉에 의한 부상이 아닌 경우로는 넘어지면서 손을 짚었을 때와 팔이 후방으로 젖혀지며 팔이 외회전 · 신전되거나, 헤드슬라이딩으로 팔이 강제적으로 굴곡될 때 부상을 당한다. 특히 넘어지는 것은 어깨관절 탈구에 가장 흔한 재부상 메커니즘이기 때문에 주의가 필요하다.[2] 어깨 상부 관절와순(SLAP) 손상 외에, 중부관절와 상완인대(MGHL) 손상이 발생할 수 있고, 전방 불안정성이 증가할 수 있다. 그 외에 심한 경우 상완골 결손(Hill-Sachs)이나 관절와 골 결손(bony Bankart)이 보이는 경우가 있다. 급성 외상은 많은 경우 손상의 원인이 되는 기술이나 신체기능에 문제가 특징적인 손상 메커니즘을 나타낸다.

태클 동작에서 스텝이 짧거나 반응이 늦어서 상완 원위부가 접촉하면 어깨관절이 수평 외전 되어 손상된다(그림 1②). 또한 견갑골과 흉곽의 가동성 저하로 어깨관절의 수평 외전 시 견갑골의 보상적 움직임이 감소하여, 결과적으로 어깨관절에 전방 전단력이 증가하게 된다(그림 1③). 부상 후에는 어깨 전방 불안정성이 증가하고 골두의 전방이동이 증가한다(그림 1①). 또한 견관절이 고정된 영향으로 흉곽이 폐쇄되고 견갑골 외전 및 견갑골 전방경사에 의해, 골두 전방이동이 증가되어 어깨 전방 탈구가 일어나기 쉽다(그림 1④). 또, 탈구의 공포감으로 인해 스텝이 짧아지거나 반응이 늦어지는 등의 자세나 기능상의 문제가 재탈구의 위험을 증가시킨다(그림 1⑤).

◉ 문헌

1) Usman J, et al: Shoulder injuries in elite rugby union football matches: Epidemiology and mechanisms. J Sci Med Sport 2015; 18: 529-533.
2) Kawasaki T, et al: Midterm clinical results in rugby players treated with the Bristow procedure. Am J Sports Med 2018; 46: 656-662.

2 주요 증상

통증 발생 상황

태클로 손상된 경우 평상시와 다르게 상대와 거리가 멀었을 때 점프했거나 반응이 느려져 팔로만 태클했는지 확인해야 한다. 평상시와 같이 태클해서 부상을

● 어깨관절 탈구: dislocation of the shoulder

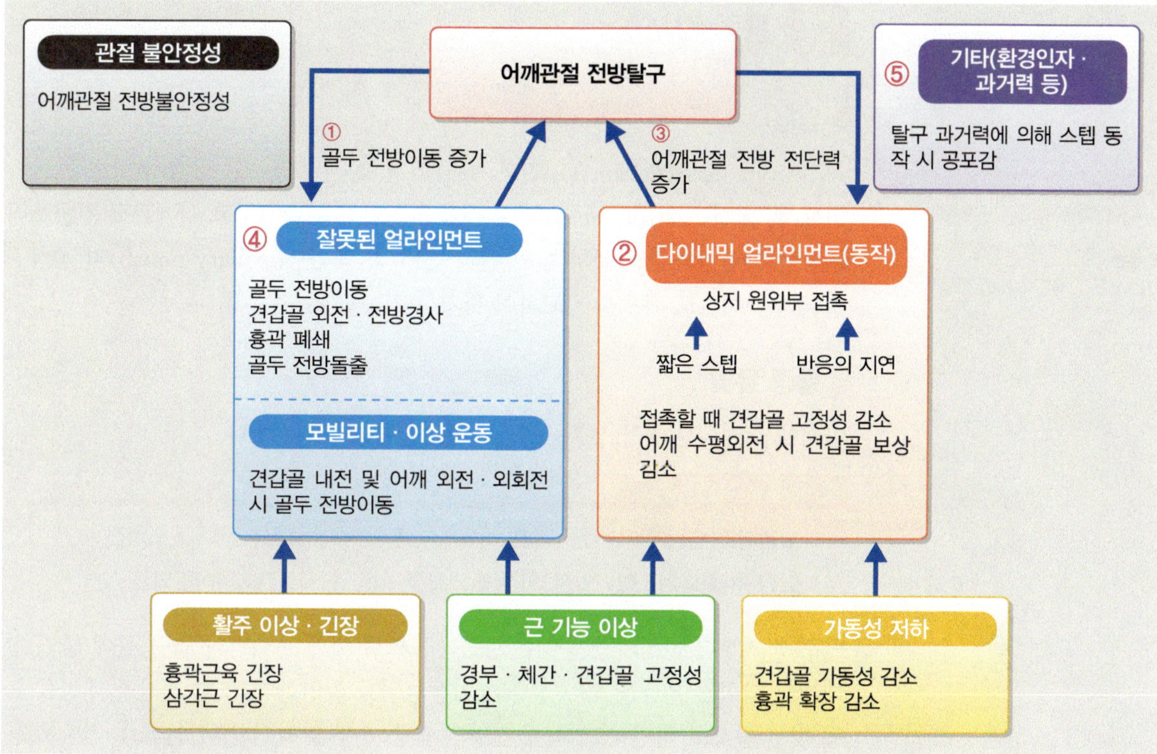

그림 1 어깨관절 탈구 발생 메커니즘

입었다면, 태클 자세의 문제나 상대와 체격 차이를 고려한다. 만약 거리가 멀거나 반응이 늦은 경우는, 스텝동작이나 반응에 대한 개선이 필요한 경우가 있다. 또 넘어졌을 때나 패스 차단 등에서도 접촉한 신체부위, 손을 짚은 위치, 팔의 방향 등에서 어깨관절에 가해진 역학적 스트레스를 파악한다. 또한 어깨관절이 반복적으로 탈구되면, 그 횟수와 부상기전을 알아본다. 상대에게 어깨만 부딪혀도 탈구되거나, 팔이 몸에 가까운 위치나 어깨관절이 안정된 범위에서 탈구가 되는 등, 일반적으로 탈구가 잘 안 되는 상황에서 탈구가 일어난다면 수술적 치료에 대한 상담이 필요하다.

통증의 종류

대부분 어깨관절 운동 시 통증이 심하고 두려움을 호소한다. 어깨 거상, 외회전, 신전, 수평 외전 운동 등 어떤 동작에서 증상이 생기는지 파악한다.

ADL 상의 통증 유무

야간 통증 유무로 염증의 상태를 파악한다. 또한 손을 짚을 때나 물건을 뒤에서 잡을 때 공포감이 없는지 확인하고, 첫 부상 후 3주간은 어깨 외전 90° 이상의 동작이나 어깨 수평외전 동작은 최대한 피하도록 주의한다.

● 일상생활동작: activities of daily living (ADL)

3 통증 검사

압통

대전자(greater trochanter), 견봉, 쇄골의 압통을 촉진하고 골절의 합병증을 확인한 후 회전근개(rotator cuff)나 관절전방 압통을 촉진하고 어깨관절 전방조직 손상을 확인한다.*1 압통과 함께 관절 전방 및 액와낭(axillary pouch)의 종창 · 열감에 대해서도 좌우를 비교하여 평가한다(**그림 2**).

◉ **문헌**

*1 '8.2 투구 질환'(p.248) 참조.

통증 유발

아래에 소개되는 능동 · 수동 관절 운동 시 통증을 평가한다.

CHECK POINT

- □ **고정기간(염증기)**: 견갑골 내전, 어깨거상, 팔을 몸에 붙인 자세에서 외회전
- □ **고정 후(회복기)**: 어깨외전, 외전 + 외회전, 외전 + 외회전 시 수평 외전

탈구 직후부터 고정기간 중에는 능동운동으로 어깨 올리기와 팔을 몸에 붙인 상태에서 외회전 운동을 하여 통증과 가동범위를 확인한다. 또한 견갑골 내전을 능동 및 수동으로 확인하고, 어깨 전방의 통증 유무를 확인한다(**그림 3**). 전방에 통증을 호소하는 경우, 뒤에 언급할 견갑골 내전에 따른 골두의 전방이동이 발생할 가능성이 높다. 고정 장치를 제거한 후, 어깨 외전 운동에서 서서히 외전 · 외회전, 수평외전을 하고 탈구 위치와 가까운 곳에서 통증을 평가한다(**그림 4A**).

통증 증가 · 감소 검사

통증이 증가된 동작에 대해 도수로 얼라인먼트를 조작하여 통증감소의 유무를 확인한다.

CHECK POINT

- □ **얼라인먼트 조작**
  - 견갑골 내전이나 어깨 외전 자세에서 외회전 시 골두 후방 유도
  - 어깨 굴곡, 외전, 수평 외전 시 견갑골 후방경사 · 내전 · 상방회전 유도

골두를 잡고 후방으로 유도하면서 견갑골 내전 수동 동작으로 통증 증가와 감소를 확인한다(**그림 3**). 통증이 감소하는 경우 흉부근육 긴장에 의한 골두 전방이동이 통증의 원인일 가능성이 높다. 또한 어깨외전 + 외회전 하면서 골두를 후방으로 유도하여 골두의 전방이동 영향을 평가한다(**그림 4B**). 또한 견갑골 후방경사나 내회전, 상방회전 유도에 의한 통증 감소의 유무도 평가하고*1, 견갑골 가동성 영향도 평가한다.

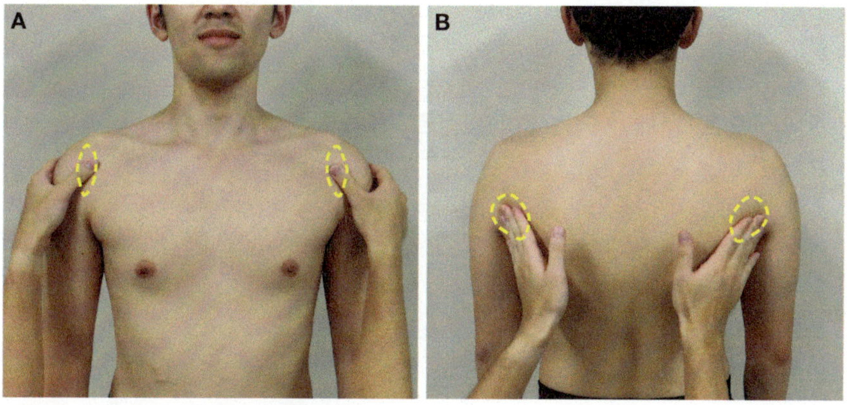

그림 2 어깨관절 내 종창의 평가
어깨관절 앞쪽(A) 및 액와낭(axillary pouch)(B)의 종창을 촉진하여 좌우 차이를 비교한다.

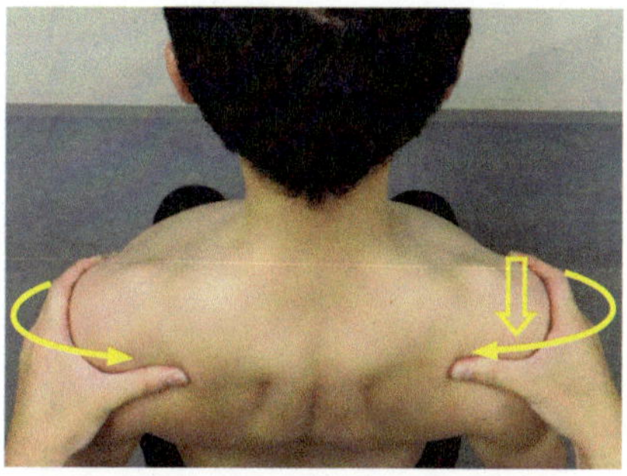

그림 3 견갑골 내전 시 통증 유발 · 감소 테스트
엄지손가락을 견갑극, 검지를 오구돌기에 대고 골두 전체를 쥐면서 견갑골을 내전방향으로 움직여 통증이 발생하는지와 골두 전방이동 여부를 확인한다. 그 다음 '상완골두'를 뒤로 당기면서(⇨), 견갑골을 내전시켜 통증의 감소를 확인한다.

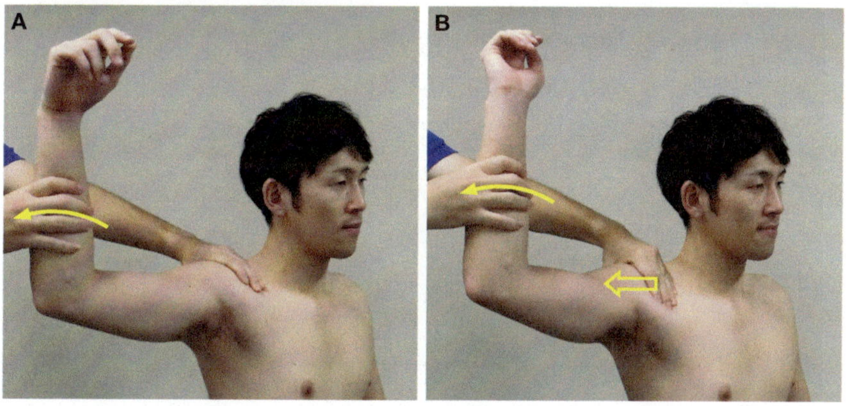

그림 4 어깨 외전 + 외회전 시 통증 증가 · 감소 검사
A: 상완골두를 손바닥으로 잡고, 어깨를 외전 + 외회전하여 통증과 골두 전방이동 유무를 확인한다.
B: 상완골두를 뒤로 밀어 넣고 (⇨) 외회전하여 통증의 감소를 본다.

4 기능 평가

얼라인먼트(문제가 되는 얼라인먼트 파악)

평가 항목
□ **골두**: 내회전/전방이동
□ **견갑골**: 외전 · 하방회전 · 거상/하강 · 전방경사
□ **흉곽**: 폐쇄
□ **머리**: 전방 돌출

*2 '8.2 투구 질환'(p.248) 참조.
*3 '7장 경추 염좌, 버너 증후군'(p.218) 참조.

상완골두 및 견갑골, 흉곽 얼라인먼트 평가는 피칭(투구)질환 어깨 평가를[*2] 참조하고, 두부 전방이동 평가는 경부 평가를[*3] 참조한다. 어깨관절 탈구 후 어깨 전방 불안정성과 흉곽근육의 영향으로 골두가 내회전 · 전방이동하고 어깨관절이 고정되어 두부 전방이동, 흉곽 폐쇄, 견갑골 외전 · 하방회전 · 전방경사 얼라인먼트를 나타내기 쉽다. 흉곽 폐쇄와 두부 전방이동 얼라인먼트는 경부나 체간 굴근 긴장에 의해 발생하며, 견갑골 외전 · 전방경사로 탈구의 위험이 증가한다.

관절 운동 패턴(비정상 패턴 파악)

평가 항목
□ **견갑골 내전(수동)**: 골두 전방이동
□ **어깨 외회전(수동 · 팔을 몸에 붙인 자세)**: 상완골두 전방이동
□ **어깨 외회전(수동 · 외전 자세)**: 상완골두 전방이동
□ **어깨 수평외전(수동 · 외전 외회전 자세)**: 상완골두 전방이동과 끝 느낌(end feel)

골두를 바깥쪽에서 쥐고 견갑골을 내전시켜 골두 전방이동 유무를 확인한다(그림 3). 흉곽근육 긴장이 있으면 골두가 앞으로 당겨져 내회전 · 전방이동 한다. 팔을 몸에 붙이거나 외전 자세에서 골두를 앞뒤로 잡고, 수동으로 외회전 시 골두 전방이동 유무를 평가한다.[*2] 외회전 시 골두의 전방이동은 어깨 전방 이완에 영향을 크게 받는다. 어깨 외전 + 외회전 시 골두 전방이동이 나타난 경우 그대로 수평외전 시켜 골두 전방이동 증가를 확인한다. 또한 전방 관절낭에 의한 뻣뻣한 끝 느낌이 있는지 확인하고 상완인대 등 어깨 전방 조직 이완 정도를 평가한다(그림 5).

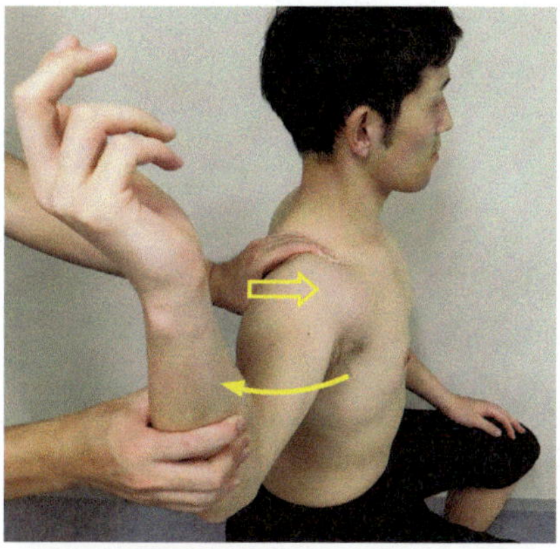

그림 5 어깨 외전 외회전 자세에서 수동으로 어깨 수평외전 시 및 끝 느낌

어깨가 완전히 외전 + 외회전 된 상태에서 수동으로 수평외전 시 골두 전방이동량을 좌우차로 비교한다. 더불어 엄지손가락으로 골두를 앞으로 밀어 넣고(⇨), 어깨 앞부분의 끝 느낌을 확인한다.

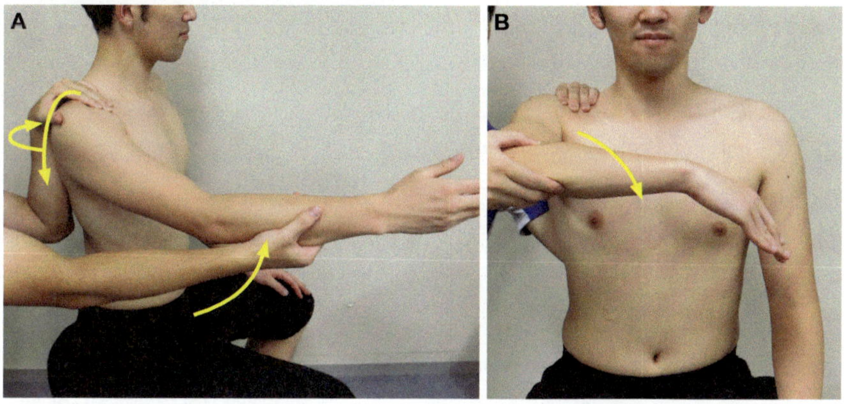

그림 6 견갑골 고정상태에서 어깨 굴곡 수동운동과 내회전 가동범위

A: 검사자의 전완으로 견갑골 내측면을 척추에 단단히 고정시키고 수동적으로 견갑상완관절을 굴곡시킨다.

B: 견갑상완골관절의 굴곡 최종범위에서 어깨를 내회전시켜 어깨 후방 긴장을 평가한다.

가동범위 · 가동성(제한인자 확인)

평가 항목
□ 견갑골 내전 · 후방경사 · 거상
□ 어깨 굴곡(견갑골 고정)
□ 어깨 굴곡위치에서 내회전
□ 어깨 외회전(팔을 몸에 붙인 자세 · 외전자세)

견갑골 내전, 후방경사, 거상 평가는 피칭(투구)질환 어깨의 평가*2를 참조한다. 견갑상완 관절은 견갑골을 고정하고 어깨 굴곡운동 및 골두 운동을 평가한다(**그림 6A**). 삼각근이나 어깨 후방 긴장이 보이면 골두 후방이동이 감소한다. 후방이동 이 감소한 경우 그 상태에서 어깨를 내회전시켰을 때 가동성과 골두 전방이동을 확인해 보고 어깨 후방 긴장 유무를 평가한다(**그림 6B**). 어깨관절 외회전도 팔을 몸에 붙인 자세, 외전 자세로 평가한다. 흉곽근육 긴장과 어깨전방조직 손상에

의한 통증이나 그 후의 유착, 어깨 전방 이완성 및 어깨 후방 긴장에 의한 골두 이상운동 등 다양한 제한요인이 있지만, 완전 가동범위 회복이 복귀의 기준이 된다.

근력 · 근 기능 검사

평가 항목
□ 어깨 외전 · 외회전 · 내회전 능동운동 시 회전근개 수축
□ 어깨 거상 · 외회전 · 내회전 저항
□ 어깨 으쓱하기(shrug), 벤치프레스(견갑골 기능)
□ 턱 당김(머리와 경추부위 고정)

*4 '8.2 투구 질환 어깨'(p.248) 참조.

회전근개 수축 및 내/외회전 저항의 평가는 투구 질환 어깨의 평가[*4]를 참조하기 바란다. 견갑골 기능은 어깨 으쓱하기(shrug) 운동에서 견갑골 전방경사에 의한 보상 움직임을 본다(**그림 7A**). 또한 벤치프레스 동작에서 어깨근력과 더불어 견갑골 아래각의 익상(winging), 전방경사에 의한 보상을 평가한다(**그림 7B**, **C**). 견갑골 내측 경계의 들뜸은 능형근, 견갑골 아래각의 익상(winging)은 전거근(앞톱니근) 기능 이상을 의심할 수 있으며, 대흉근 상부에서 어깨 수평내전 운동이 일어나면 견갑골 전방돌출에 의한 보상 움직임이 발생한다.

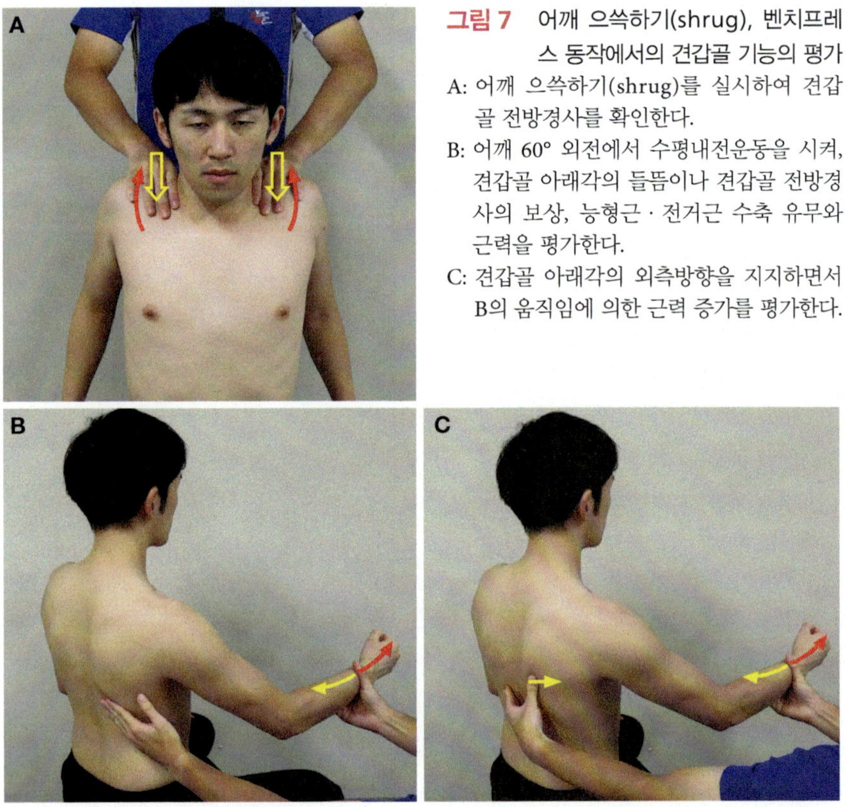

그림 7 어깨 으쓱하기(shrug), 벤치프레스 동작에서의 견갑골 기능의 평가

A: 어깨 으쓱하기(shrug)를 실시하여 견갑골 전방경사를 확인한다.

B: 어깨 60° 외전에서 수평내전운동을 시켜, 견갑골 아래각의 들뜸이나 견갑골 전방경사의 보상, 능형근 · 전거근 수축 유무와 근력을 평가한다.

C: 견갑골 아래각의 외측방향을 지지하면서 B의 움직임에 의한 근력 증가를 평가한다.

이는 태클 시 견갑골 고정 감소와 골두 전방이동이 유발할 수 있으므로 주의해야 한다. 또, 벤치프레스의 중량도 중요하며, 충돌 스포츠 복귀까지 자신의 체중과 같은 무게의 벤치프레스 실시를 목표로 한다. 두경부 고정력을 보는 턱 당김은 경부의 평가[*5]를 참조한다.

*5 '7장 경추염좌, 버너증후군'(p.218) 참조.

동작 분석

평가 항목
□ 네발로 기기 + 반대쪽 상지 거상
□ 팔굽혀펴기
□ 목 브릿지

태클 동작은 누르는 동작이기도 하여, CKC에서 견갑골 기능 평가가 중요하다. 네발로 기는 동작에서 반대쪽 상지 거상에 의한 견갑골 익상(winging) 유무를 보는 것으로 견갑골 안정성을 평가한다(**그림 8A**). 또 팔굽혀펴기를 하여, 상지 운동 시 견갑골 고정성과 어깨 수평외전 증가 유무를 확인한다(**그림 8B**). 그 다음 머리와 양쪽 팔꿈치를 바닥에 붙인 상태에서 브릿지를 하고, 흉추 신전 가동성 및 견갑골 · 경부의 고정성을 평가한다(**그림 9**).

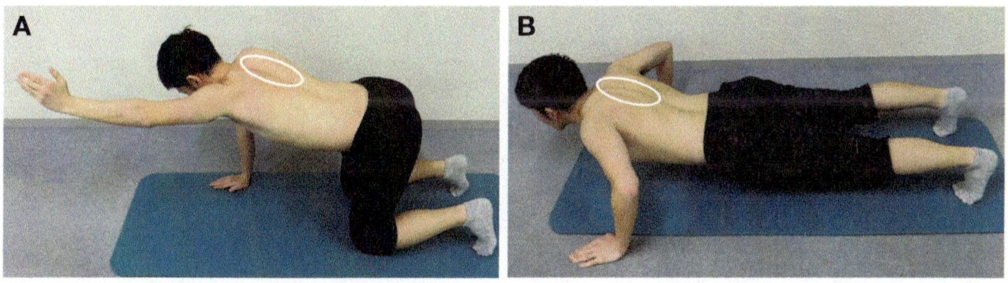

그림 8 CKC에서의 견갑골 기능 평가

A: 네발로 기는 자세에서 견갑골 내전 자세를 유지하고, 반대쪽 상지를 올려서 견갑골 익상(winging) 유무를 평가한다.

B: 팔굽혀펴기를 하여 견갑골 익상(winging)이나 어깨 수평외전 증가의 유무를 평가한다.

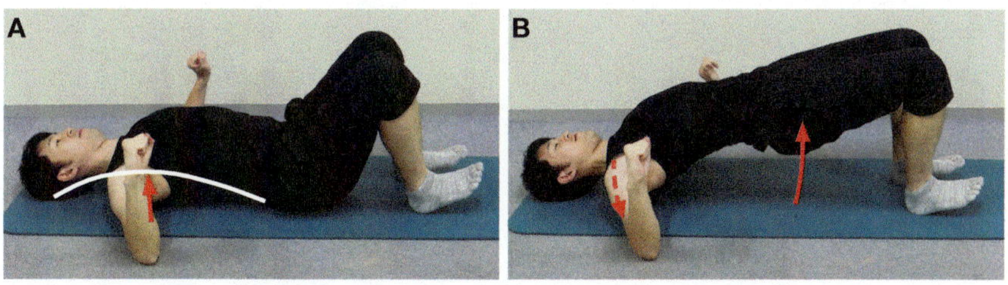

그림 9 목으로 브릿지에서 흉추신전 · 견갑골 기능의 평가

A: 바로 누워 무릎을 세우고 팔을 외전한 상태에서 견갑골을 내전하여 견갑골이 바닥에서 뜰 정도의 흉추신전이 일어나는지 확인한다.

B: A의 자세에서 엉덩이를 들어 올려 경부 굴곡이나 견갑골 거상, 어깨수평 외전에 의한 보상 동작 유무를 평가한다.

● 닫힘 운동 사슬: closed kinetic chain (CKC)

5 재활 및 예방

재활과 예방 목표 설정(스포츠 동작 시작까지)(그림 10)

어깨관절 탈구 보존요법으로 상완인대 복구를 기대하며, 4~5주까지 외전 · 외회전 등의 탈구 자세를 피한다. 고정기(2~3주)는 ① 염증 관리와 팔을 몸에 붙인 자세에서 견갑골 얼라인먼트 및 골두 전방이동 개선을 한다. 고정 제거 후 서서히 ② 어깨 굴곡 · 팔을 붙인 자세에서 외회전 가동범위 개선과 OKC에서 견갑골 · 회전근개 트레이닝을 시작한다. 4~5주에 어깨 외전 · 외회전 자세로 강한 수평 외전 시 끝 느낌을 확인하면서 ③ 어깨 외전 · 외회전 가동범위 개선과 CKC · 탈구 자세 주변의 견갑골 안정성, 회전근개 운동을 시작하고 웨이트 트레이닝도 시작한다. CKC에서 견갑골 안정성과 벤치프레스가 가능해진 후 경기에 복귀한다. 수술 후 재활도 ①~③의 흐름은 변하지 않지만, 방카르트(Bankart) 복구 수술은 3개월, 브리스토우(Bristow)법은 2개월 탈구자세를 피하고, 그 후에 ③의 재활을 한다.

- 열림 운동 사슬: open kinetic chain (OKC)
- 닫힘 운동 사슬: closed kinetic chain (CKC)

단계	목표	세부 항목	방법
Step1 염증 관리 및 팔을 몸에 붙인 자세에서 견갑골 얼라인먼트·골두 전방이동 개선	**염증 관리**		냉찜질
	견갑골 얼라인먼트 개선	내전·후방경사 가동성	소흉근·대흉근 스트레칭(그림 11), 견갑거근 스트레칭(그림 12)
		견갑골 안정성	앉은 자세에서 능형근(마름모근) 훈련
	상완골두 전방이동 개선		상완골두 전방이동 개선 삼각근 스트레칭, 골두 후방 모빌라이제이션(그림 13)
Step2 어깨관절 가동범위 개선, 견갑골·회전근개 트레이닝	**어깨관절 가동범위 개선**	굴곡 가동범위	삼각근 후면 근육 스트레칭(그림 14)
		몸에 팔을 붙이고 외회전 가동범위	어깨 전방 활주성 개선(그림 15) 골두 후방 유도하고 어깨 외회전 능동운동(그림 16)
	견갑골 안정성·회전근개 기능개선	견갑골안정성	능형근 트레이닝, 전거근(앞톱근) 트레이닝, 으쓱하기(shrug)(그림 7)
		견갑골안정성	회전근개 기능 팔을 몸에 붙이고 어깨 외회전 트레이닝(그림 17), 벨리 프레스 트레이닝(그림 18), 어깨 외전 훈련
Step3 어깨 외전·외회전 가동범위 개선과 탈구자세 주변에서의 견갑골 안정성, 회전근개 트레이닝	**어깨외전, 외회전 가동범위 개선**		오훼완근 스트레칭(그림 19), 어깨굴곡 외회전 스트레칭(그림 20)
	어깨 외전, 외회전 회전근개 기능		팔을 들고 어깨 내/외회전 훈련
	CKC 견갑골 고정성		OKC: 견갑골 탄력밴드 운동(그림 21), 서있는 자세 아령프레스(그림 22), 벤치프레스 CKC: 네발로 기기 반대쪽 상지거상(그림 8), 목 브릿지(그림 9), 캣 앤드 독·로데오(그림 23), 팔굽혀펴기(그림 8)

그림 10 어깨관절 탈구 재활 트리-다이어그램

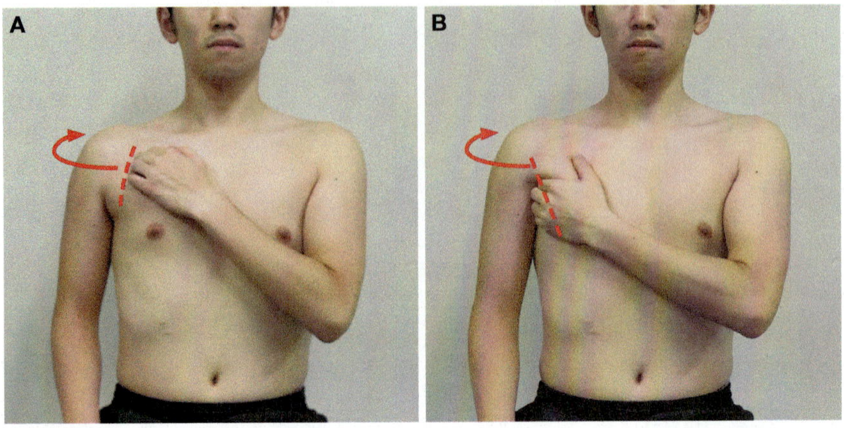

그림 11 소흉근 · 대흉근 스트레칭
A: 앉은 자세에서 손을 대퇴 위에 놓고 소흉근 외측면을 잡고 견갑골 내전운동을 반복한다.
B: 앉은 자세에서 손을 대퇴 위에 놓고 대흉근 외측면을 잡고 견갑골 내전운동을 반복한다.

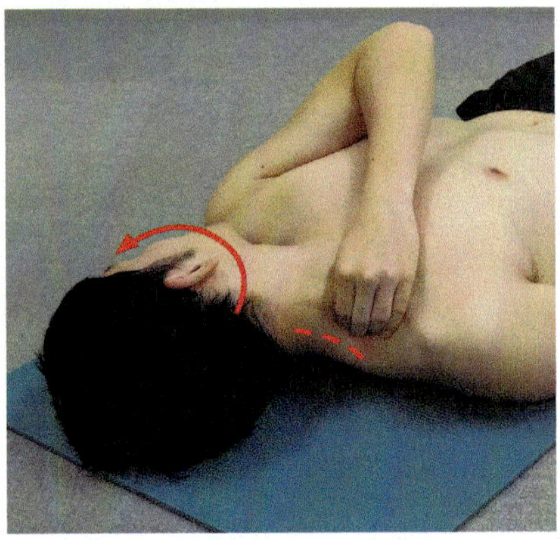

그림 12 견갑거근 스트레칭
눕거나 앉아서 견갑거근과 후사각근 사이에 손가락을 넣어 목을 반대쪽으로 회전시킨다.

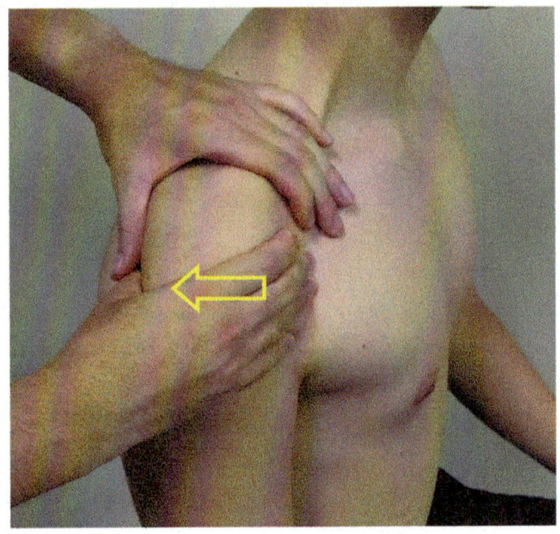

그림 13 골두 후방 모빌라이제이션
견갑골을 고정하고 골두를 잡아서 뒤쪽으로 모빌라이제이션한다.

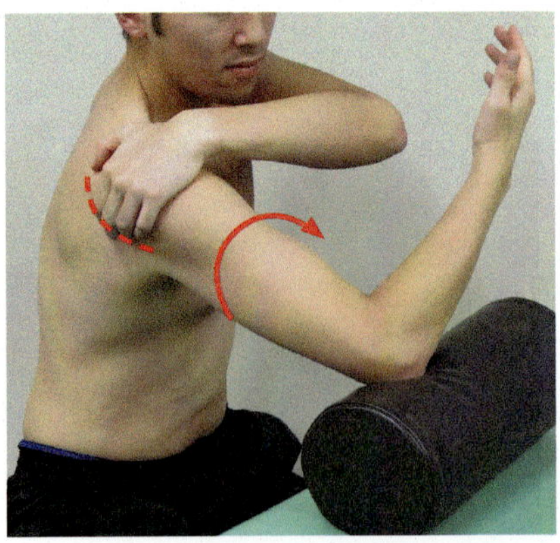

그림 14 삼각근 후면 스트레칭
어깨 굴곡자세에서 삼각근 후면 아래 손가락을 걸고 어깨 내회전 운동을 반복한다.

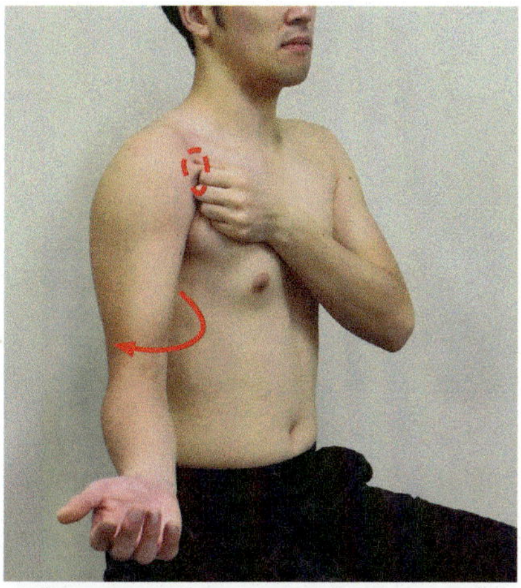

그림 15 어깨 전방 활주성 개선
오훼돌기 바로 바깥쪽 피부를 잡고 어깨 외회전 운동을 반복한다.

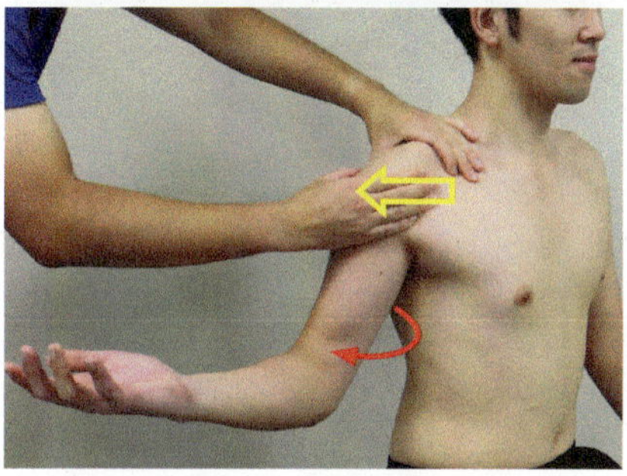

그림 16 골두 후방 유도하고 능동 외회전 운동
상완골두를 후방 유도하면서 능동적으로 어깨 외회전 하여 극하근 수축을 촉진한다.

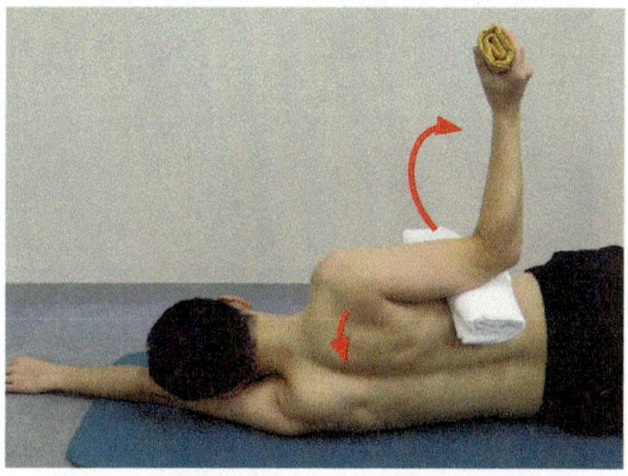

그림 17 팔을 몸에 붙인 자세에서 어깨 외회전 훈련
옆으로 누워서 500g 무게를 잡고 견갑골 내전, 어깨 외회전 운동을 한다. 처음에는 외회전 0°까지 하여 점차 최종 가동범위까지 운동한다.

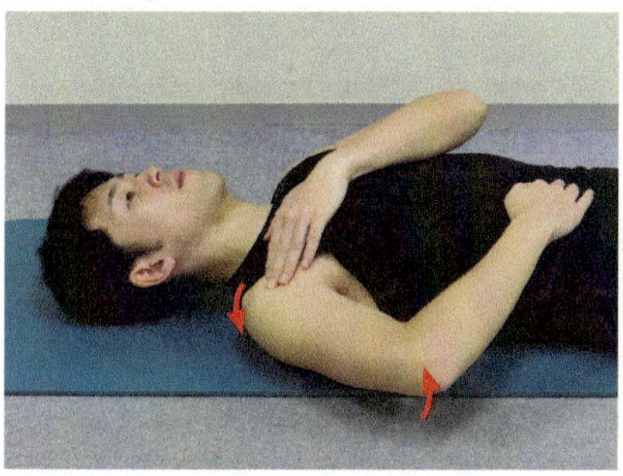

그림 18 벨리 프레스 훈련
바로 누운자세로 손을 복부에 대고 견갑골을 내전시킨다. 팔꿈치를 들어 올려 어깨관절을 내회전한다. 이때 골두가 앞으로 이동되지 않도록 주의한다.

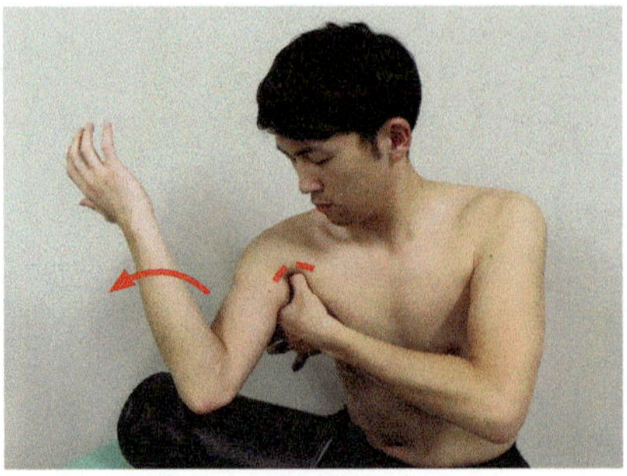

그림 19 오훼완근 스트레칭
어깨 굴곡자세로 오훼완근 위쪽에 손가락을 걸고 어깨 외회전 운동을 반복한다.

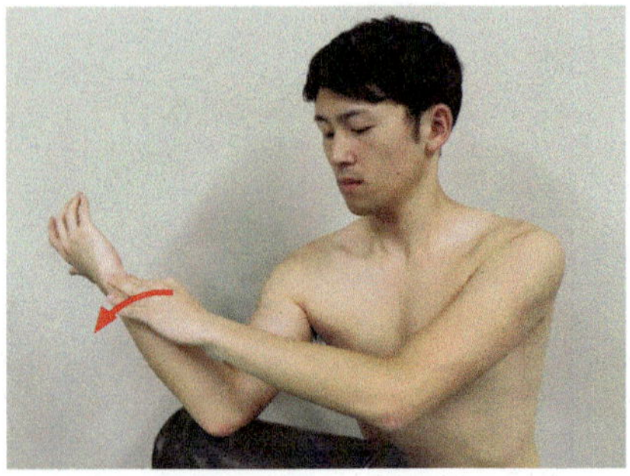

그림 20 어깨 굴곡 + 외회전 스트레칭
어깨를 굴곡하고 견갑골 내전을 유지하고 외회전하여 스트레칭한다.

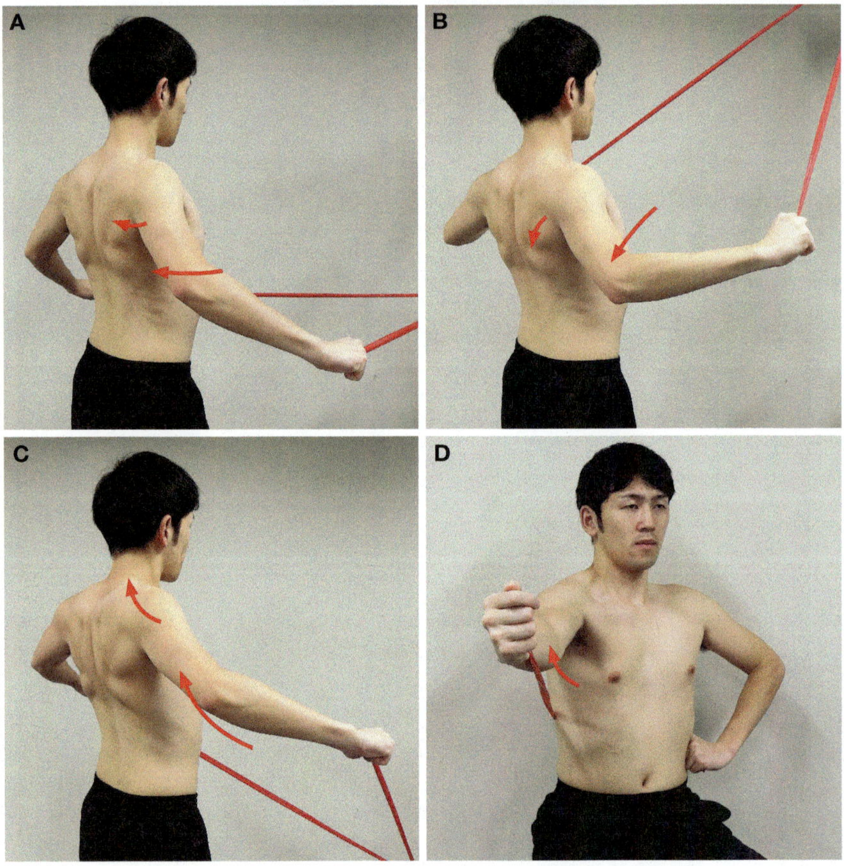

그림 21 견갑골 탄력밴드 훈련
A: 어깨 60° 외전 + 견갑골 내전, 신전하여 능형근 훈련
B: 어깨 90° 외전 + 견갑골 내전 · 하강, 내전하여 능형근 · 광배근 훈련
C: 어깨 30° 외전 + 견갑골을 내전 · 거상, 외전하여 능형근 · 상승모근 훈련
D: 밴드를 등에 돌려서 새끼손가락으로 잡고 견갑골 외전, 상방회전, 굴곡하여 전거근 훈련

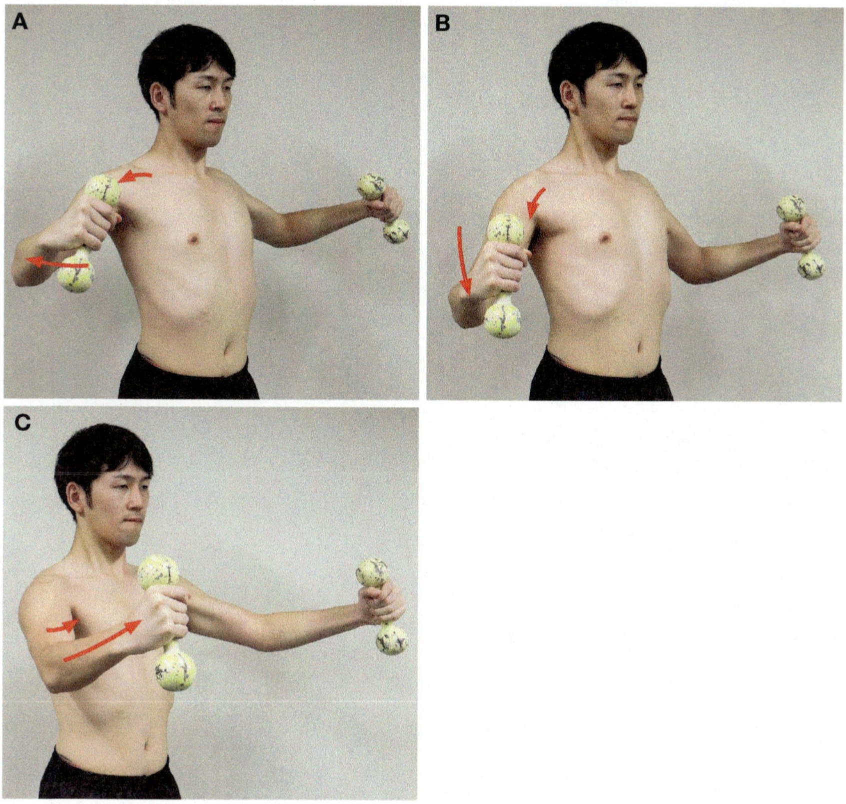

그림 22 선 자세에서 아령 프레스

A: 아령(2~5 kg)을 잡고, 견갑면(scaption)상 어깨 60° 외전 + 견갑골 내전, 어깨 신전하여 능형근 · 승모근 수축.

B: 견갑골을 하강하면서 광배근 수축.

C: 견갑골 외전 · 상방회전, 어깨 굴곡하여 전거근을 수축시킨다. 이때 대흉근 과수축에 의한 견갑골 전방경사는 억제한다.

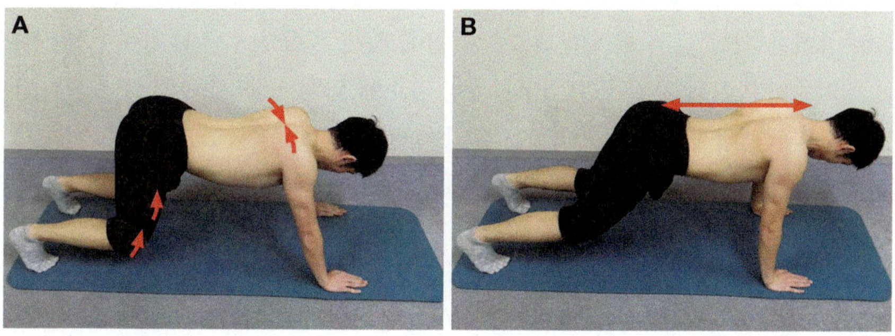

그림 23 로데오

A: 네발기기 자세에서 견갑골을 내전시키고 무릎을 바닥에서 든다.

B: 체간을 바닥면에 평행하게 유지하고 앞뒤로 운동한다.

제8장 어깨관절

8.2 투구 질환

1 발생 메커니즘(그림 1)

투구(피칭)질환 어깨는 야구 선수에게 일어나는 어깨 질환의 통칭으로, 투구 동작 불량, 골두 이상 운동, 견갑골 기능 감소가 요인이 된다. 공을 던질 때 투구에 의해 어깨관절에 생기는 스트레스는 다양하다.[1] 어깨를 최대 외회전 할 때 전방 전단력이 증가되고 어깨전방에 가해지는 견인력과 후방조직 압박이 증가된다. 그 후 급격한 어깨 내회전 운동으로 골두와 견봉 아래에서 마찰이 생기기 쉽다. 릴리스 후에는 장축방향으로 견인력이 증가하여 어깨 뒤쪽 근육에 대한 신장스트레스가 증가된다. 특히 어깨 앞쪽 견인력은 전방 관절낭을 이완시키고 이로인한 어깨 뒤쪽 신장 스트레스가 긴장의 원인이 되어 회전 시 골두 이상 운동을 일으킨다.[2] 또한 투구의 반복으로 견갑골 주위 근육이 피로해지면 견갑골 얼라인먼트 불량이나 안정성을 떨어뜨려 어깨관절에 대한 스트레스를 증가시키게 된다.

그림 1은 구체적인 어깨의 투구 질환 발생 메커니즘을 나타낸다. 관절와 후방과 상완골두 사이에 회전근개나 관절와순이 충돌하여 손상되는 내적 충돌(internal impingement)증후군은 견갑골 외전 · 하방회전 얼라인먼트와 어깨 전방 이완성 증가에 의한 골두 전방이동(**그림 1③**)에 의해 관절와 후방의 압력이 증가하여 일어난다.[3] 또한 체간 · 골반의 협조성 감소에 의해 투구 시 체간 조기 회전이 일어나서 어깨의 수평 외전이 증가하고(hyper angulation, HA)(**그림 1⑥**), 관절와 후방 충돌이 일어나기 쉬워진다. 오훼견봉 아치(coracoacromial arch)와 골두 사이에 견봉하 활액낭이나 회전근개가 끼는 견봉하 충돌증후군은 견갑골 하방회전 · 전방경사 얼라인먼트(**그림 1②**)와 어깨 뒤쪽 긴장에 의한 골두 상방이동에 의해(**그림 1①④**), 견봉 아래 공간이 좁아지면서 일어난다. 또한 체간과 골반의 협조성 감소로 공을 던지는 팔의 팔꿈치가 내려가게 되어 골두의 상방이동 스트레스가 증가한다(**그림 1⑤**). 이러한 회전근개 기능 이상은 더욱 골두 이상운동을 발생시킨다. 또한 활액낭염에 그치지 않고 회전근개 증상이 나타나면 조직 치유가 방해되어 증상이 지연된다.

◉ 문헌

1) Fleisig GS, et al: Kinetics of baseball pitching with implications about injury mechanisms. Am J Sports Med 1995; 23: 233-239.
2) Harryman DT, 2nd, et al: Translation of the humeral head on the glenoid with passive glenohumeral motion. J Bone Joint Surg Am 1990; 72: 1334-1343.
3) Burkhart SS, et al: The disabled throwing shoulder: spectrum of pathology Part I: pathoanatomy and biomechanics. Arthroscopy 2003; 19: 404-420.

● 투구 질환 어깨: throwing shoulder injury

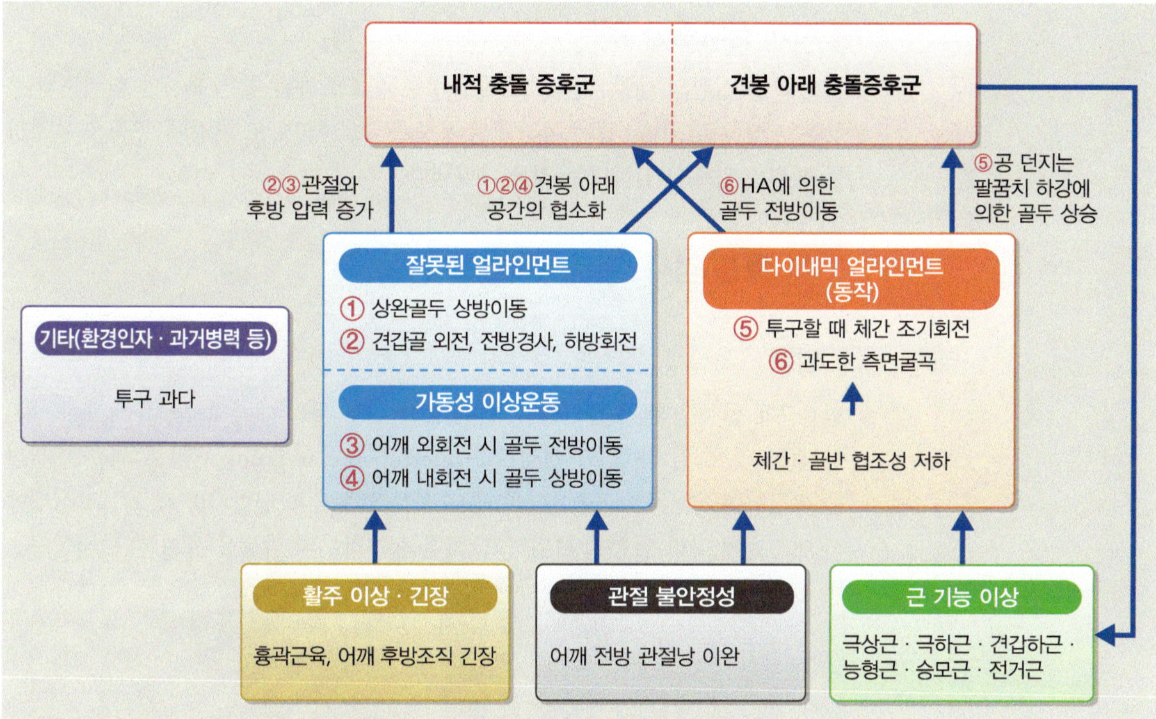

그림 1 투구 질환 어깨의 발생 메커니즘

2 주요 증상

통증 발생 상황

투구할 때 통증의 대부분은 만성 병변이며, 서서히 통증이 증가하면서 심해지지만, 때로는 피칭 때나 멀리 던질 때 급격한 통증이 발생하는 등, 급성 손상도 있을 수 있다. 투구 시 어깨 최대 외회전이나 회전 운동 시작할 때, 릴리스 직전, 릴리스 후 상황에서 통증을 호소하는가를 확인한다. 앞에 언급한 바와 같이 투구 상황에 의해 스트레스를 받는 조직이 다를 뿐만 아니라, 필요한 기능도 다르다.

통증의 종류

증상 종류를 확인하여 환부 상태를 판단한다. 견봉하 활액낭염이나 회전근개염 등 대부분은 둔하면서 심한 만성통증이지만, 회전근개 손상은 드물게 날카로운 통증과 힘이 빠지는 느낌을 호소할 수도 있다. 관절와순 손상은 관절 안에 걸리는 감각이나 피로감을 유발시킬 수 있다.

● hyper angulation (HA)

ADL 상의 통증 유무

어깨 투구 질환의 대부분은 ADL에서 통증을 호소하는 일은 적지만 회전근개 증상은 거상 시나 손을 뻗는 동작에서 통증을 호소한다. 또 야간에 통증을 호소하는 경우는 염증이 심하다는 것을 나타낸다.

3 통증 검사

압통

회전근개 압통을 먼저 확인한다. 환측 손을 뒤로 돌려 대결절(greater tubercule)을 견봉 앞에 위치시키고 결절간구(intertubercular groove) 바로 외측 대결절을 촉진하여, 극상근(supraspinatus) 부착부 압통을 확인한다(그림 2). 그 상태에서 대결절에 따라 압통을 확인하고, 극하근 부착부의 압통을 살펴본다. 극상근 ·

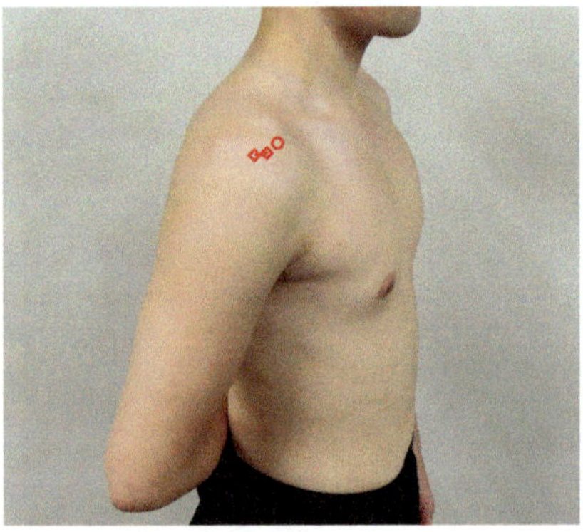

그림 2 회전근개 부착부 압통
○: 극상근 부착부 압통, ◇: 극하근 부착부 압통.

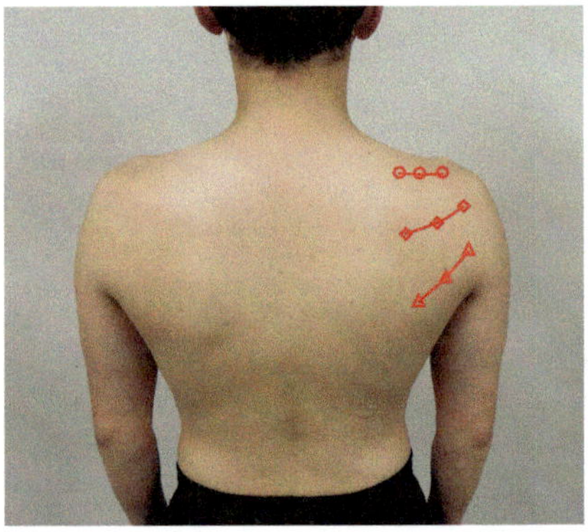

그림 3 어깨 뒷면 압통
○: 극상근 근복 압통, ◇: 극하근 근복 압통, △: 소원근 근복 압통.

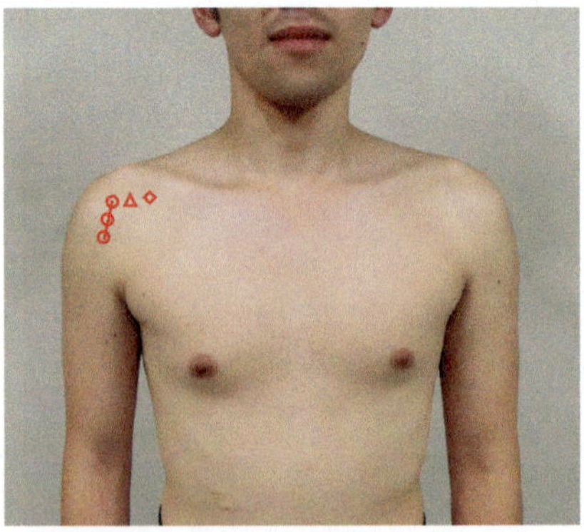

그림 4 어깨 전면의 압통
○: 상완이두근 장두건 압통, ◇: 오훼돌기 압통, △: 회전근개 부위 압통.

● 일상생활동작: activities of daily living (ADL)

극하근은 근육이 두꺼운 부분(근복)에 압통을 일으키는 경우가 많으므로 후면에서 극상와(suprasinous fossa) · 극하와(infraspinous fossa)의 압통을 확인하고, 소원근도 근복을 중심으로 압통을 확인한다(**그림 3**). 소원근 압통이 나타나는 경우 어깨 뒤쪽 긴장을 갖고 있을 가능성이 높다. 다음으로 전방 조직으로서 결절(tubercule) 사이에서 상완이두근 장두건의 압통, 오훼돌기의 압통을 촉진하고 바로 외측에 있는 회전근개를 촉진한다(**그림 4**). 오훼돌기의 압통은 흉곽근 긴장을, 회전근개 압통은 어깨 전방 이완성의 증가를 나타내는 경우가 많다.

통증 유발

어깨관절은 특수 검사의 민감도(sensitivity)와 특이도(specificity)가 높지 않아서 통증 유발 검사를 결합하여 그 병태나 감소된 기능을 추정한다. 아래에 나타낸 관절 운동 시 통증을 평가한다.

CHECK POINT

- □ **능동운동 시 통증**: 어깨 굴곡 내전
- □ **수동운동 시 통증**: hyper external rotation test (HERT), Hawkins
- □ **저항운동 시 통증**: 어깨 외전 저항, 팔을 몸에 붙인 외회전 저항, 벨리 프레스, 거상 자세 어깨 내회전 저항

처음에 어깨를 능동 굴곡시킨다(**그림 5A**). 거상 도중 통증이 나타난 경우, 회전근개 증상일 가능성이 있다. 최종 가동범위에서 통증이 나타난 경우에는 인핀지먼트에 의한 활액낭염 · 회전근개 증상일 가능성이 있다(**그림 5B**). 다음에 어깨를 내전하여 원심성 수축에 의한 회전근개 증상의 유무를 본다(**그림 5C**). 수동

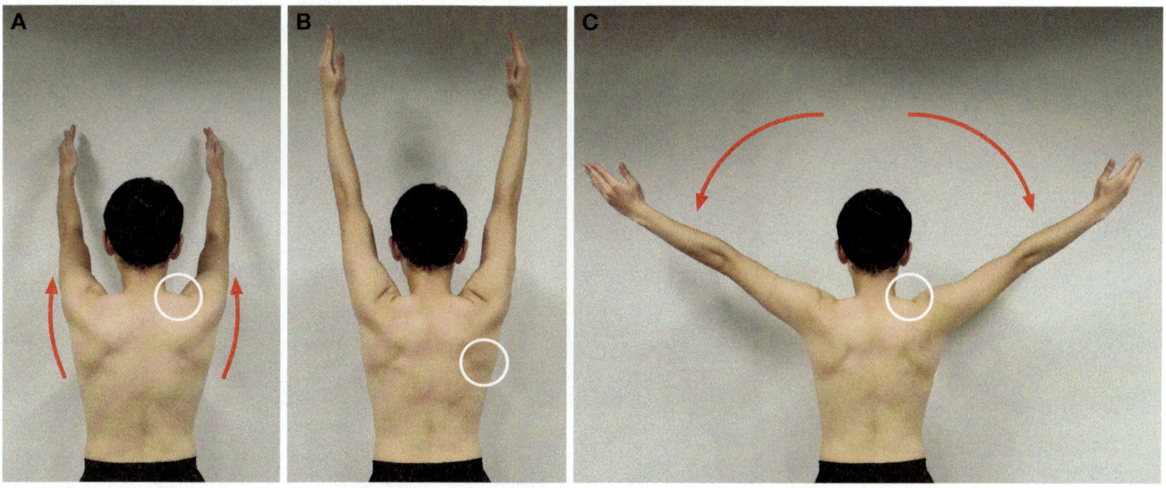

그림 5 어깨 굴곡 · 내전 시 통증평가와 견갑상완리듬 평가
A: 어깨 굴곡 운동 시에 수반되는 통증이나 견갑골 위각에서 견갑골 거상의 유무를 확인한다.
B: 최종 가동범위에서의 통증이나 견갑골 아래각의 위치에서 견갑골 상방회전의 부족 혹은 증가의 유무를 확인한다.
C: 어깨 내전 시의 통증이나 견갑골 거상의 유무를 확인한다.

● hyper external rotation test (HERT)

어깨 외전자세에서 외회전 검사(HERT)를 하여 어깨 위쪽 및 뒤쪽 통증을 확인한다(그림 6A). 위쪽이면 골두 상방이동에 의한 견봉 아래 충돌증후군 증상, 뒤쪽이라면 골두 전방이동에 따른 내적 임핀지먼트(internal impingement) 증상일 가능성이 있다. 증상을 호소하지 않는 경우 어깨를 수평외전 시키고 골두를 앞으로 이동시키면 뒤쪽에 통증을 호소할 수 있다(그림 6B). 어깨 굴곡자세에서 내회전 저항 검사를 할 때 통증을 확인하고(그림 7A), 위쪽에 통증을 호소하는 경우 오훼견봉 아치에서 인핀지먼트, 후방에 호소하는 경우 극하근 신장에 의한 통증을 가지고 있을 가능성이 높다. 저항 시 통증은 어깨 외전 저항 시 통증 유무에 의해 극상근, 팔을 몸에 붙인 자세로 외회전 저항 검사 시 통증의 유무에 의해 극하근, 벨리 프레스로 견갑하근의 수축 시 통증 유무를 확인한다. 어깨 외전+내회전 저항 검사 통증도 확인한다. 통증이 있는 경우 회전근개 기능 이상에 의한 골두 거상 혹은 전방이동이 통증 원인일 가능성이 높다.

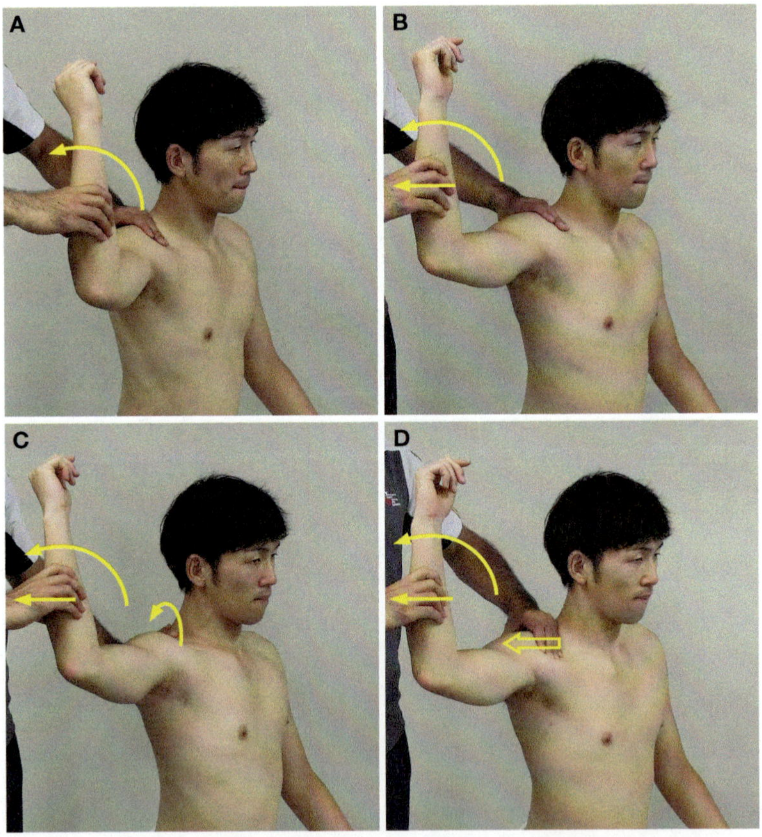

그림 6 어깨 외전 자세에서 외회전 저항 검사할 때 통증 유발 · 감소 테스트

A: 어깨 외전 자세에서 외회전 저항 검사로 통증의 유무를 확인한다.

B: 어깨 외전 자세로부터 수평 외전을 하여, 외회전을 저항 검사의 통증 유무를 확인한다.

C: 위각을 안쪽으로 잡고 A나 B의 경우에 통증 감소 유무를 확인한다.

D: 골두를 후방으로 유도하여 A나 B의 경우에 통증 감소 유무를 확인한다.

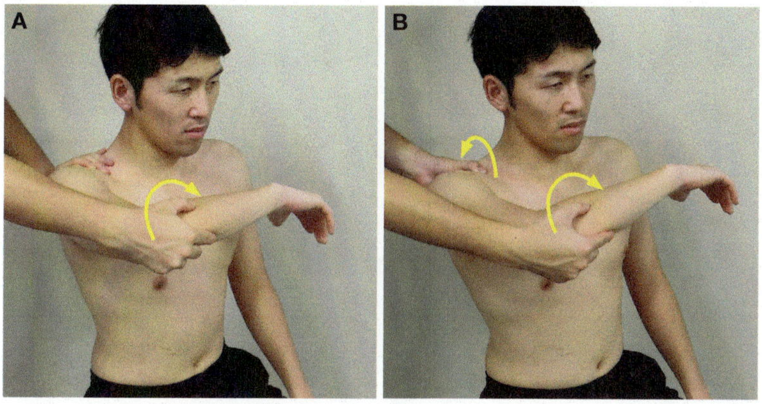

그림 7 어깨 굴곡 내회전 저항 검사 통증 유발 · 감소 테스트
A: 어깨 굴곡 + 내회전 시 통증의 유무를 확인한다.
B: 위각을 내측방향으로 유지하고 내회전 시 통증감소의 유무를 확인한다.

통증증가 · 감소테스트

통증이 증가된 동작에 대해 도수로 얼라인먼트 조작을 하여 통증감소 유무를 확인한다. 기본적으로 견갑골 조작 혹은 회전근개, 골두를 도수조작하여 견갑흉곽관절(scapulothoracic joint) 기능의 문제와 견갑상완관절 기능의 문제를 분리하는 것을 목적으로 실시한다.

CHECK POINT

☐ **얼라인먼트 조작**
- HERT + 견갑골 위각 내측방향 유도
  + 상완골두 뒤쪽 하방 유도
- 어깨 굴곡자세의 내회전 + 견갑골 위각 내측방향으로 유도
- 어깨 외전저항 · 거상 내회전 + 상완골두 후측방향 유도
  + 위각을 손으로 잡기
  + 아래각을 손으로 잡기

HERT에서 견갑골 위각을 내측방향으로 유도하여 통증이 감소한다면 견갑골 가동성이(**그림 6C**), 상완골두를 후하방으로 유도하는 것이 통증을 감소한다면 골두 이상운동이 통증 원인이 된다(**그림 6D**). 어깨 굴곡 + 내회전 저항 검사의 통증은 후방 긴장이 원인일 가능성이 높으나, 견갑골 위각의 내측방향 유도에 의해 통증이 감소하는 경우, 견갑골 얼라인먼트 불량이 원인일 가능성이 있다(**그림 7**). 내회전 저항 운동은 골두의 후방 유도 및 견갑골 위각, 아래각을 유지하고 통증이 감소하는지를 평가한다(**그림 8**). 골두 후방 유도에서 통증감소는 견갑하근, 위각에서 감소는 승모근, 아래각 유도에서 감소는 전거근 기능 이상을 의심한다.

● hyper external rotation test (HERT)

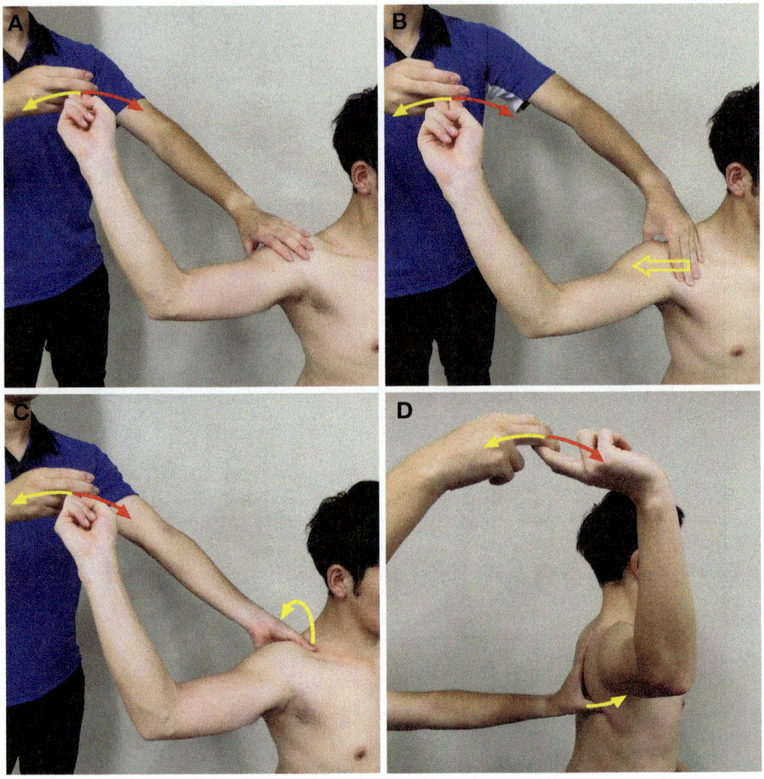

그림 8 어깨 외전 + 내회전 저항 시 통증 유발 · 감소 테스트

A: 어깨 외전 + 내회전 저항 시 통증을 확인한다.
B: 골두를 후방으로 유도하여 내회전 저항 시 통증감소를 확인한다.
C: 위각을 안쪽 방향으로 잡고 내회전 저항 시 통증감소를 확인한다.
D: 아래각을 바깥쪽 방향으로 잡고 내회전 저항 시 통증감소를 확인한다.

4 기능 평가

얼라인먼트(문제가 되는 얼라인먼트 파악)

평가 항목

- □ **골두**: 상방이동/전방이동/내회전
- □ **견갑골**: 외전/하방회전/거상 · 하강/전방경사/익상(winging)
- □ **흉곽**: 폐쇄

상완골두를 바깥쪽에서 잡고 견봉과 위치관계를 통해 골두 상방이동이나 전방이동에 대하여 평가한다(**그림 9**) 동시에 결절사이 홈의 방향을 촉진하여 내회전 얼라인먼트 유무를 본다(**그림 9B**). 골두의 내회전 · 전방이동은 오훼완근이나 상완이두근단두, 대흉근과 같은 흉부근육군 긴장에 의해 발생할 수 있다. 견갑골의 위각, 아래각이 척추의 위치 관계보다 거상 · 하강, 내외전, 상방 · 하방회전, 전방경사 · 후방경사가 있는지 여부를 좌우 차이로 확인하고 흉근군 긴장이나 목 앞쪽 근 긴장 등을 확인한다(**그림 10**). 또한 견갑골 내측면이나 아래각 들뜸(wing)을 평가한다. 내측면 들뜸은 능형근, 아래각 들뜸은 전거근의 기능 이상을 반영하기 쉽다. 중위 · 하위 늑골에 손을 대고 흉곽 폐쇄 여부도 평가한다.

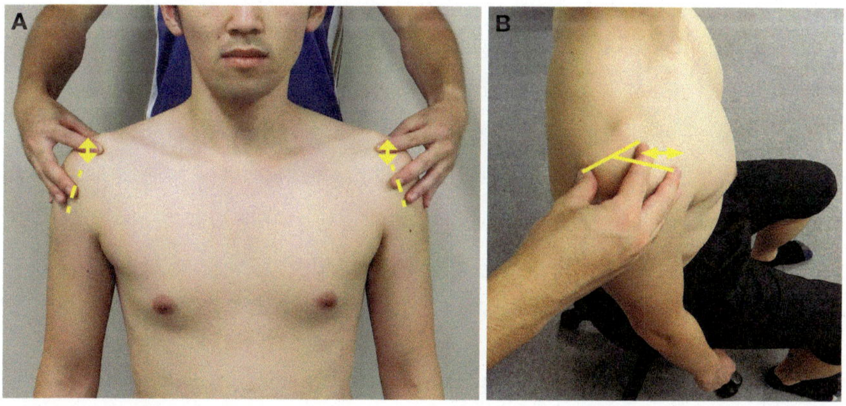

그림 9 상완골두 얼라인먼트 평가

A: 엄지와 검지로 견봉 앞뒤를 잡고, 중지로 골두 전방(결절간구: intertubercular groove)을 촉진한다. 견봉 아래와 골두의 사이가 몇 손가락인지 평가하여 골두의 거상을 좌우차로 확인한다(화살표).

B: 견봉 앞과 골두 앞의 거리를 좌우차로 확인하고 골두 전방이동을 좌우차로 확인한다(화살표). 또 견봉에 대한 결절(tubercule) 간 홈의 방향을 확인하고, 골두 내회전 유무를 좌우차로 확인한다(실선).

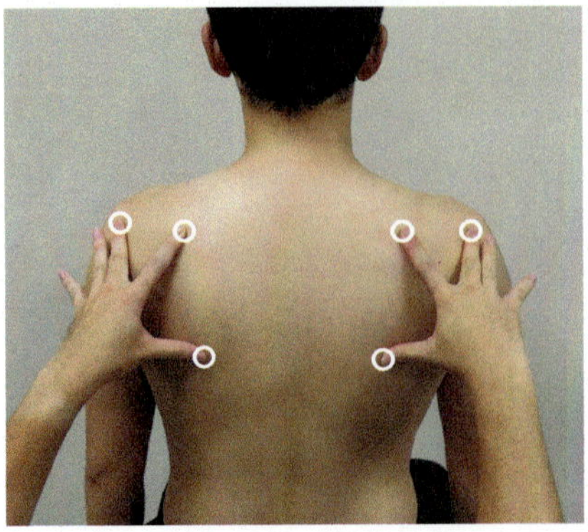

그림 10 견갑골 얼라인먼트의 평가
엄지로 아래각, 검지로 견갑극(scapula spine) 내측, 중지로 견봉 뒷면을 촉진한다. 견갑극의 기울기보다 상방회전, 아래각의 높이에서 거상, 견갑골 내측면보다 외전, 흉곽에 대한 아래각의 들뜸보다 전방경사를 좌우차로 비교한다.

관절 운동 패턴(비정상 패턴 파악)

평가 항목
□ **어깨 거상(굴곡)**: 견갑골 거상/견갑골 상방회전 부족/견갑골 상방회전 증가
□ **어깨 하강(내전)**: 견갑골 거상
□ **어깨 외회전(외전)**: 상완골두 전방이동/상완골두 상방이동
□ **어깨 내회전(외전)**: 상완골두 전방이동

견갑상완 리듬으로 어깨 굴곡 및 어깨 내전 시 견갑골 동작을 관찰한다(**그림 5**). 견갑골 거상이 보이는 경우는 회전근개 기능 이상이 의심되며, 견갑골 상방회전 부족은 광배근 긴장, 상방회전 증가는 소원근 긴장일 가능성이 높다. 다음으로 어깨 외전자세에서 앞으로 골두를 잡으면서 외회전했을 때 골두 움직임을 촉진한다(**그림 11A**). 골두가 전방이동하면 외회전 시 견봉 뒤에서 골두를 만질 수 없다. 이러한 상황은 대흉근 긴장 외에 전방 이완성이 강한 경우에 발생할 수 있다. 견봉과 골두 사이가 좁아졌는지 여부도 확인하고 골두의 상향 이동을 평가한다. 이것들은 삼각근 긴장 외에 액와 주변 근육[*1] 긴장에 의해 일어난다. 또, 내회전 시 골두 전방이동에 대해서도 확인한다(**그림 11B**). 내회전 시의 골두 전방이동은 어깨 후방의 긴장에 의한 영향이 강하다.

*1 상완삼두근, 소원근, 대원근

가동범위 · 가동성(제한인자 확인)

평가 항목
□ **어깨 수평 내전(견갑골 고정 90° · 120° 외전)**
□ **견갑골 내전/후방경사/거상**
□ **견갑골 상방회전(위각 내측 가동성, 아래각의 외측 가동성)**
□ **하위 흉곽 확장**

견갑골 외측면을 바닥면에 고정시키고 어깨 90° 및 120° 외전에서 어깨 수평 내전을 하여, 어깨 뒤쪽의 긴장을 본다(**그림 12**). 90°에서는 삼각근 · 극하근, 120°

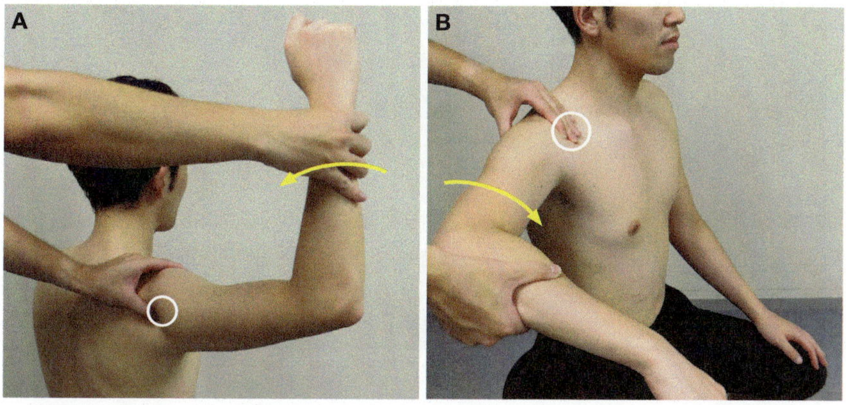

그림 11 상완골두 이상 운동 평가

A: 엄지로 견봉 뒤 모서리 아래를 촉진하고, 수동적으로 어깨를 외회전 시 골두를 만질 수 있는지를 확인한다. 견봉 뒤 모서리 아래에서 만질 수 없는 경우, 골두가 전방이동 하였음을 알 수 있다.

B: 앞뒤로 골두를 잡고 수동적으로 내회전 시 골두가 앞으로 이동하지 않는지 여부를 촉진한다.

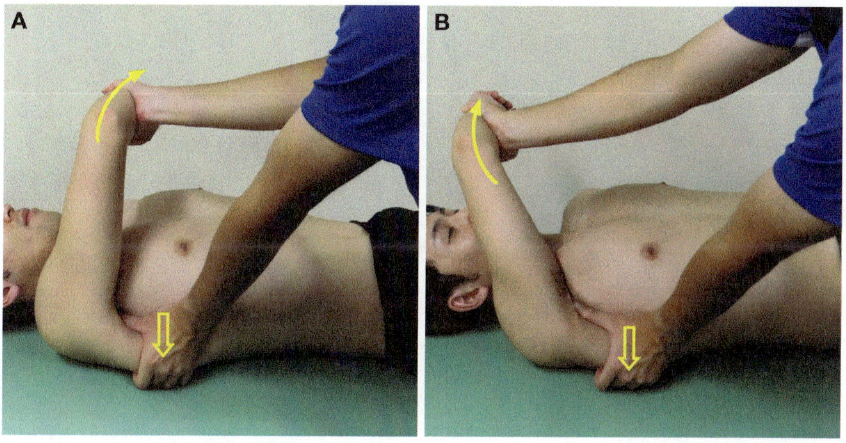

그림 12 어깨 후방 긴장 평가

A: 어깨 90° 외전 · 견갑골 고정에서 어깨 수평 내전 가동범위를 좌우차로 비교한다.

B: 어깨 120° 외전 · 견갑골 고정에서 어깨 수평 내전 가동범위를 좌우차로 비교한다.

에서는 소원근 긴장을 의심한다. 다음으로 견갑골을 잡고, 내전, 거상(상방회전), 후방경사 시 가동성을 좌우차로 확인한다(**그림 13**). 내전 · 후방경사 제한은 흉근군 긴장이 원인이 되고, 거상 제한은 견갑골 상방회전 가동성 감소를 나타낸다. 상방회전 가동성 감소는 견갑골 위/아래 각을 각각 확인하여 그 제한 요인을 평가한다(**그림 14**). 우선 견갑골 위각을 잡고 내측 방향으로 밀어 넣어 내측 가동성을 확인한다. 위각 가동성 감소는 견갑거근 긴장이 원인이 된다. 다음에 아래각을 외측으로 끌어내도록 하고, 외측 가동성을 확인한다. 아래각 가동성 감소는 광배근 긴장이 원인이 된다. 늑골 중간과 아래에 위치한 갈비뼈에 손을 댄 상태에서 심호흡을 하고, 흉곽 확장 가동성도 평가한다. 공 던지는 팔 쪽 흉곽의 확

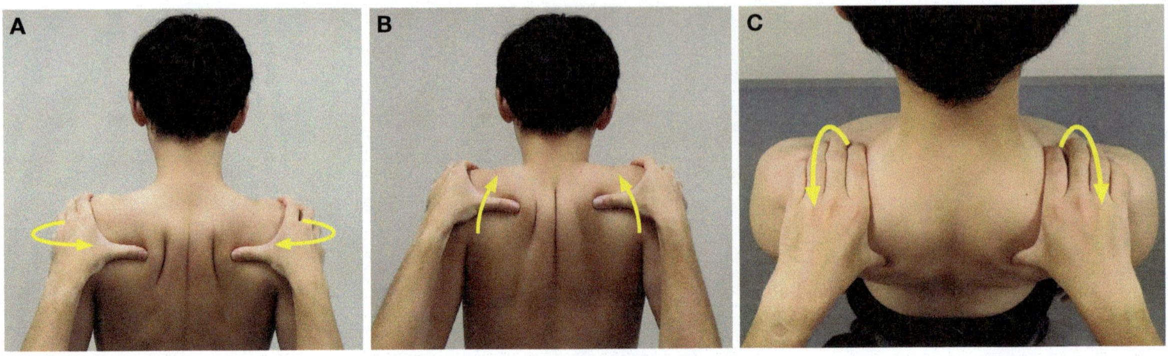

그림 13 견갑골 가동성 평가
견갑골을 확실히 잡고, 내전(A), 거상(B), 후방경사(C) 가동성을 좌우차로 확인한다.

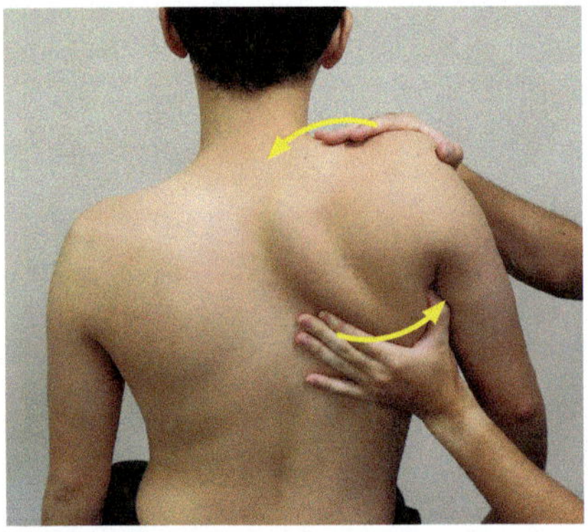

그림 14 견갑골 위 · 아래각 가동성 평가
견갑골을 꽉 잡고 견갑골 위각 내측방향 가동성 및 아래각 외측방향 가동성을 확인한다.

장성이 감소되는 경우가 많으며, 외복사근, 전거근(앞톱니근), 광배근 등 측면 복근군 긴장을 의심한다.

근력 · 근 기능 검사

평가 항목
□ 극상근 · 극하근 크기
□ 어깨 외전 · 외회전 · 내회전 능동운동 시 회전근개 수축
□ 어깨 외전 저항 + 견갑골 내측면/위각/아래각 유지
□ 팔 들고 외/내회전 저항

회전근개 기능은 근육 크기, 수축, 근력 발휘 순으로 확인한다. 극상와에서 극상근 크기를 좌우차로 비교한다(**그림 15A**). 다음에 외전 능동운동을 동시에 실시하고, 극상근 수축 좌우 차이를 비교하여(**그림 15B**), 30° 외전에서 어깨 외전 저항 운동에 의한 근력을 평가한다(**그림 15C**). 극하근(**그림 16A**), 소원근(**그림 16B**), 견갑하근(**그림 16C**)도 마찬가지로 내/외회전 능동운동이나 저항운동을 하여 그 수축이나 저항감을 확인한다. 특히 견갑하근은 견갑골에 의한 보상 움직

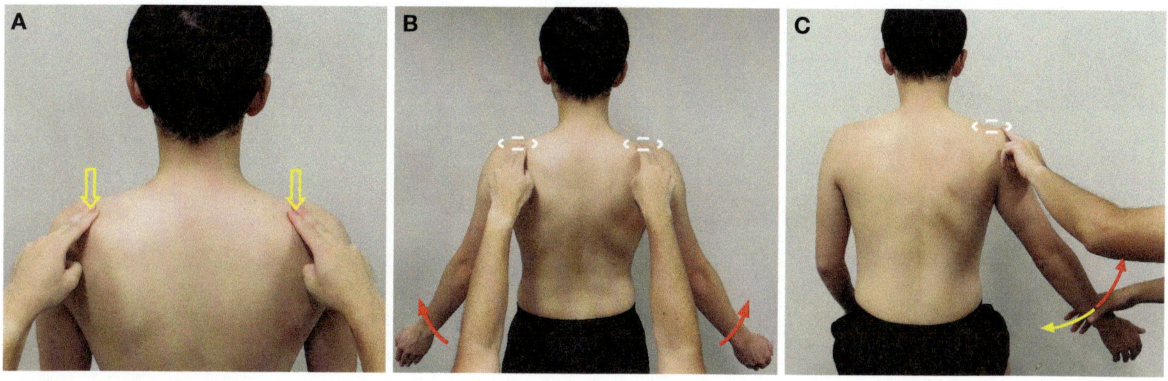

그림 15 극상근 기능 평가

A: 극상와를 위쪽에서 압박하여 극상근의 두께를 좌우차로 비교한다. B: 극상근을 촉진하여 어깨 능동외전 운동을 하여 극상근 수축의 좌우 차이를 확인한다. C: 외전 30°에서 외전 저항운동을 하여 극상근의 수축과 근력을 확인한다.

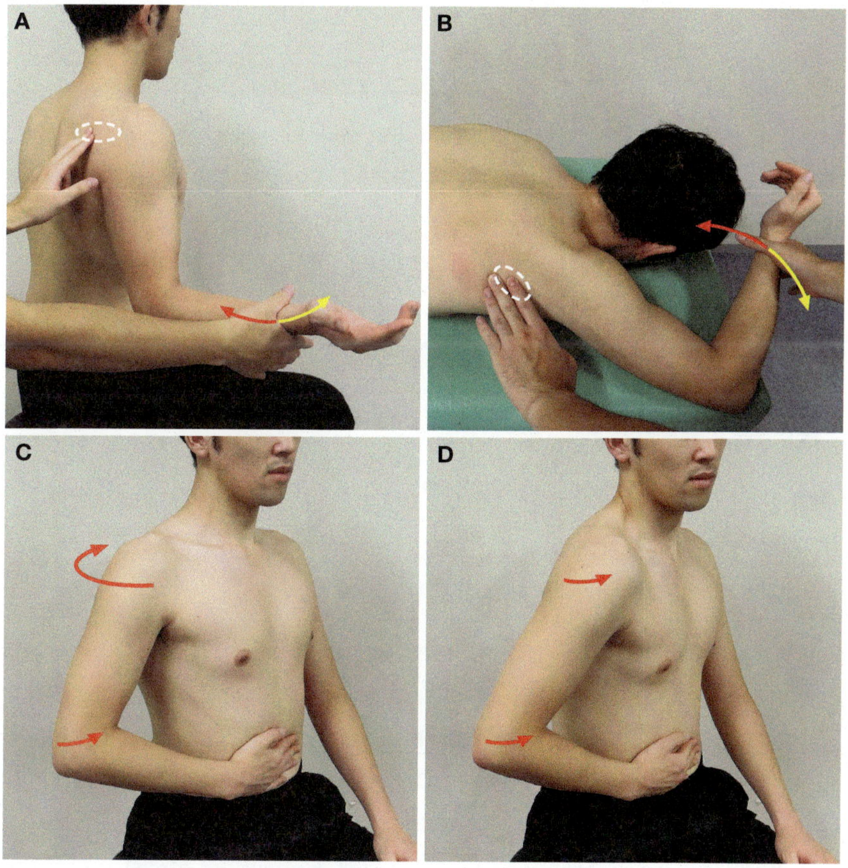

그림 16 극하근 · 소원근 · 견갑하근 기능 평가

A: 극하근을 촉진하고 팔을 몸에 붙인 자세에서 어깨 외회전 저항운동을 하여 극하근의 수축과 근력을 확인한다.

B. 소원근을 촉진하고 팔을 들고 어깨 외회전 저항운동을 하여 소원근의 수축과 근력을 확인한다.

C. 벨리 프레스 자세에서 견갑골 내전 자세로 팔꿈치를 앞으로 내밀어 어깨 내회전 능동운동을 확인한다.

D: C에서 견갑골의 외전에 의한 보상 움직임이 보이는 경우 견갑하근 기능 이상이 의심된다.

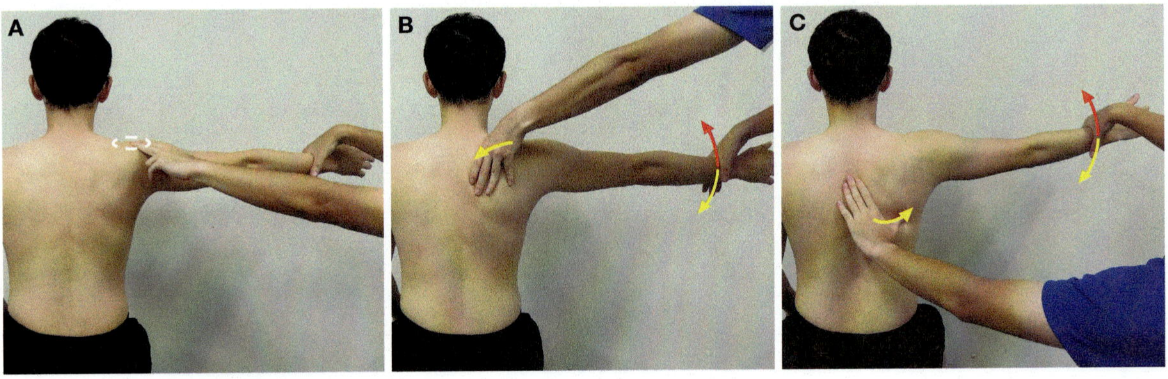

그림 17 어깨 외전저항에 의한 견갑골 기능 평가
A: 어깨 외전 90°에서 외전 저항운동을 하여 근력과, 견갑골의 보상 유무를 확인한다.
B: 위각을 내측방향으로 잡고 어깨 외전저항 시 근력 변화를 확인한다.
C: 아래각을 외측방향으로 잡고 어깨외전 저항 시 근력 변화를 확인한다.

임에 주의한다(**그림 16D**). 견갑골 기능은 어깨 외전 저항을 이용하여 그 기능을 확인한다(**그림 17**). 외전 저항에 대한 근력 감소나 외전각도 감소, 견갑골 거상, 견갑골 내측면과 아래각 들뜸(winging), 골두 상방이동을 확인한다(**그림 17A**). 이러한 현상이 나타났을 때 견갑골 위각(**그림 17B**), 아래각(**그림 17C**)을 고정하여 문제가 사라지는지 확인한다. 견갑골 조작에 의한 변화가 있으면 각각 승모근, 전거근 기능 이상을 나타내며, 변화가 없으면 회전근개 기능 이상으로 판단한다.

동작 분석

평가 항목
□ 네발기기 + 견갑골 내외전
□ 네발기기 + 견갑골 내전에서 체간회전

네발로 기기 자세에서 견갑골 내전 · 외전을 하여 견갑골 안정성과 흉추 가동성을 평가한다(**그림 18A**). 견갑골 내전 시 흉추 신전운동을 평가하고, 동시에 견갑골의 들뜸(winging) 유무를 본다. 내전 시 들뜸은 특히 능형근 기능 이상이 원인이 될 가능성이 높다(**그림 18B**). 다음에 견갑골 외전 시 아래각 들뜸이나 외전 가동성 감소를 확인한다(**그림 18C**). 아래각의 들뜸은 전거근 기능 이상의 가능성이 있으며, 견갑골 외전 가동성 감소는 어깨 후방 긴장이 원인이 된다. 다음으로 네발기기 자세에서 견갑골 내전 · 체간 회전 운동을 하여, 선수가 천장을 볼 수 있는지를 확인한다(**그림 19**). 동시에 시진으로 체간 회전, 견갑골 내전, 견갑상완관절 수평 외전의 비율을 평가하고, 가동성이 감소되고 있는 부위를 파악한다.

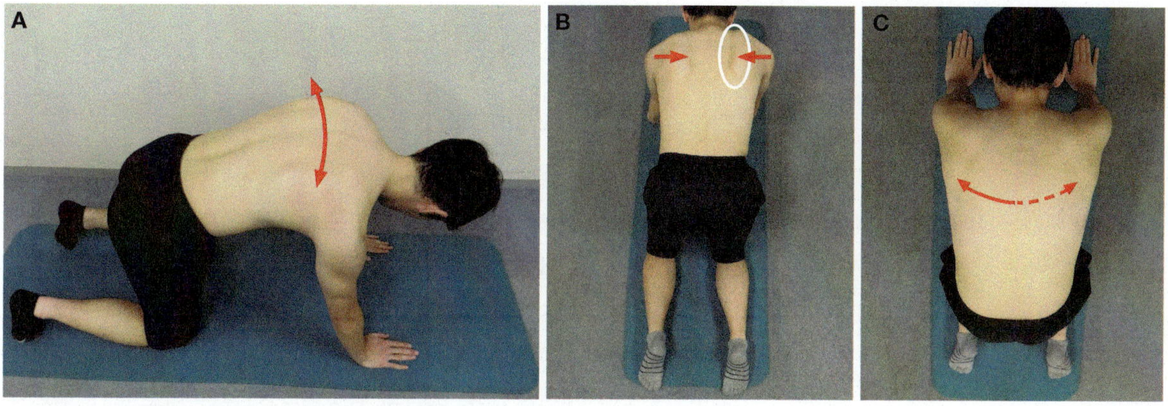

그림 18 네발기기에서 견갑골 내외전 운동에 의한 견갑골 기능 평가

A: 네발기기 자세에서 견갑골 내전 · 흉추 신전, 견갑골 외전 · 흉추 굴곡운동을 하여 견갑골 · 흉추 가동성을 평가한다.
B: 견갑골 내전 시 견갑골 내측면의 들뜸(winging)을 평가한다.
C: 견갑골 외전 시 견갑골 아래각의 외측 이동량 감소나 winging 유무를 평가한다.

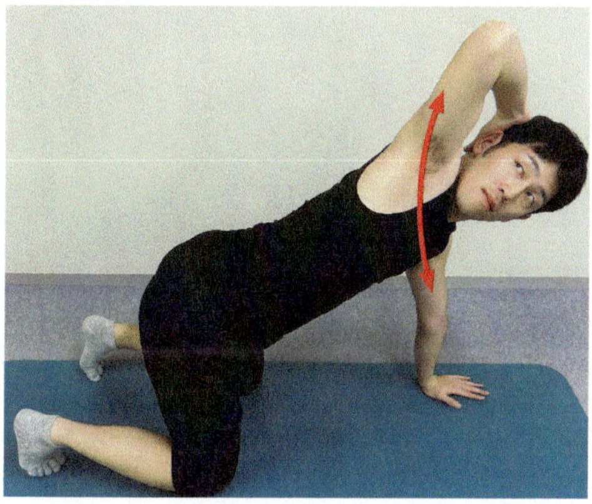

그림 19 네발기기에서 견갑골 내전 · 체간 회전 운동의 평가

네발기기 자세에서 손을 뒤통수에 대고 견갑골을 내전시키면서 체간을 회전시킨다.

5 재활 및 예방

목표 설정(스포츠 동작 시작까지)(그림 20)

어깨의 투구 질환에서 가장 큰 문제가 되는 것은 회전근개 손상이다. 회전근개 손상 시 통증을 개선하기 위해 3주간 안정이 필요하다. 그 후 근육 수축에 이상이 있으면 1주일, 근력만 감소되면 2~3주간, 회전근개의 위축이 보이는 경우는 1개월 이상의 회전근개 훈련이 필요하다.

재활은 염증 증상이나 조직의 회복을 기다리는 동안 ① 견갑골 얼라인먼트와 상완 골두의 이상운동을 개선시킨다. 조직의 염증이 가라앉는 대로 ② 회전근개와 견갑골 기능을 개선시키고, ③ 상완골 · 견갑골 · 체간의 협조성을 향상시키면서 투구를 준비한다. 투구 시 필요에 따라서 문제가 되는 투구동작을 개선하여 투구 시 스트레스를 경감시킨다.

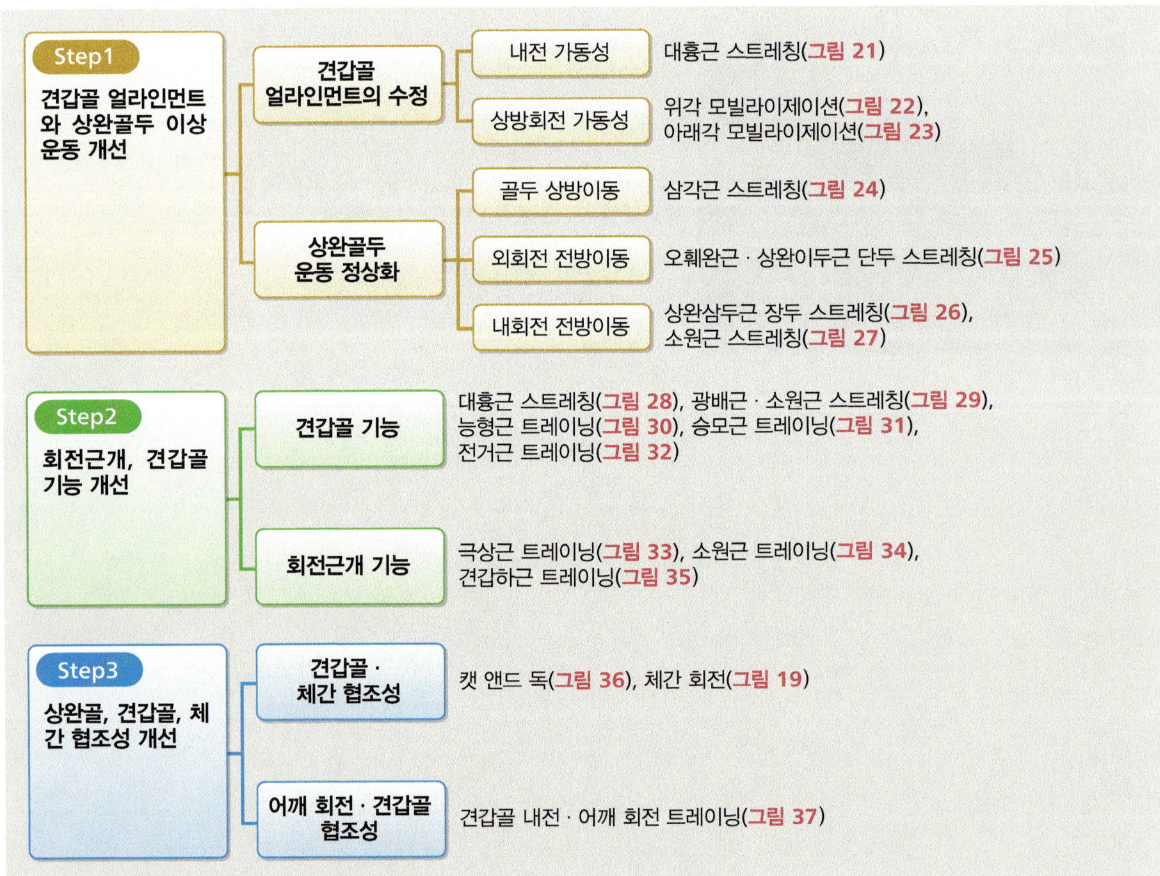

그림 20 투구 질환 어깨 재활 트리 다이어그램

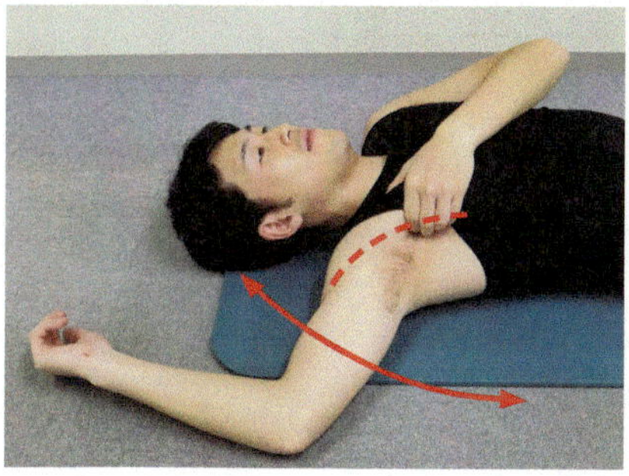

그림 21 대흉근 스트레칭
대흉근 · 삼각근 전면 근육 아래를 잡고, 어깨 내/외전 운동을 반복한다.

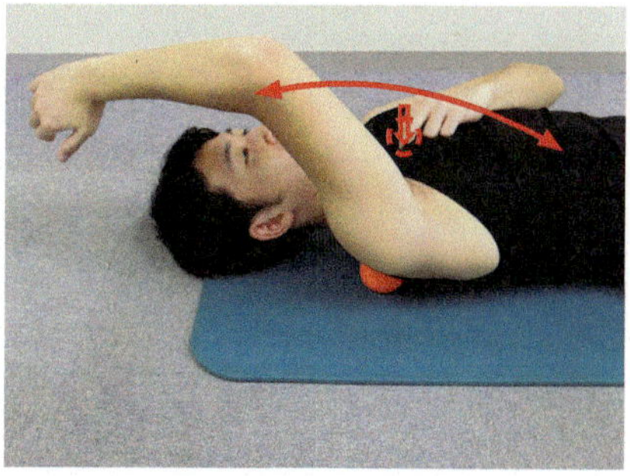

그림 22 위각 모빌라이제이션
위각 내측에 공을 넣고 쇄골 아래를 바닥으로 밀면서 어깨의 굴곡 · 신전 운동을 반복한다.

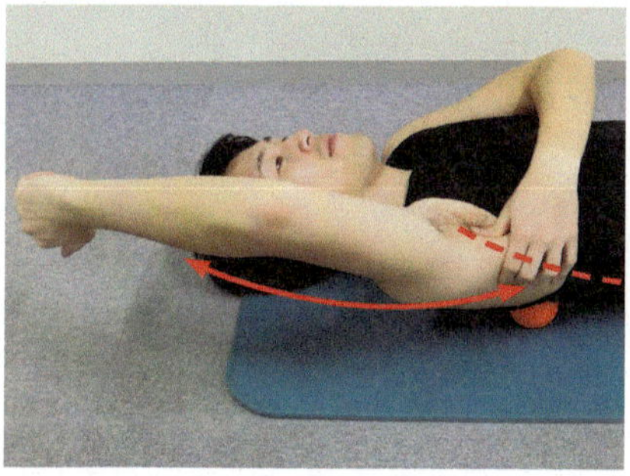

그림 23 아래각 모빌라이제이션
아래각 내측에 공을 넣고 광배근을 잡고 어깨 내외전 운동을 반복한다.

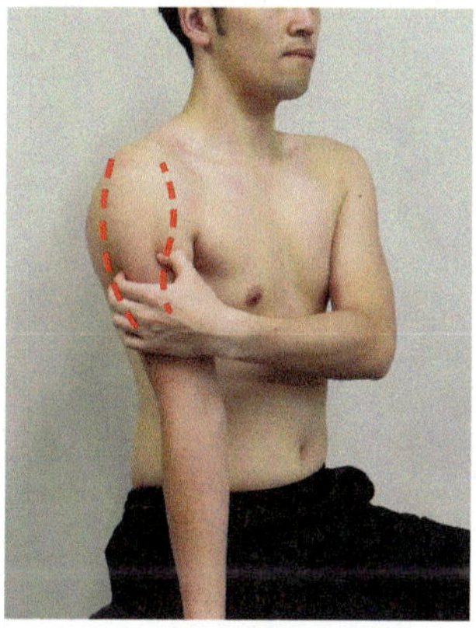

그림 24 삼각근 스트레칭
삼각근 전면과 후면 사이 근육을 움켜쥐면서 어깨의 내외회전 운동을 반복한다.

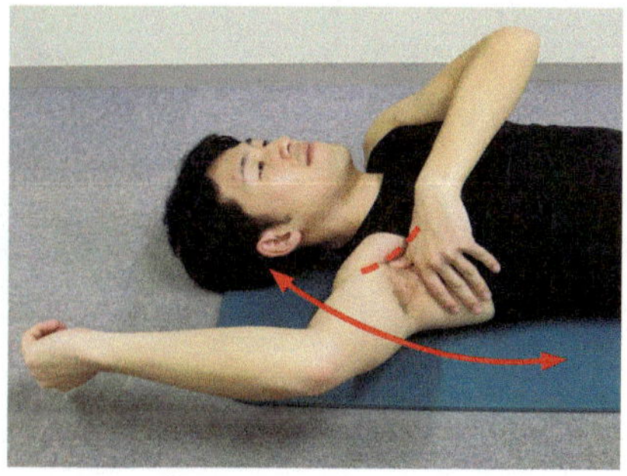

그림 25 오훼완근, 상완이두근 단두 스트레칭
오훼완근 · 상완이두근 단두 사이를 손가락으로 누르고 어깨 내/외전 운동을 반복한다.

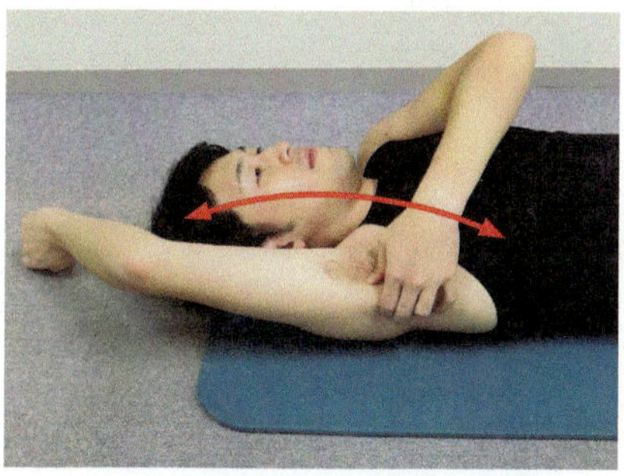

그림 26 상완삼두근 장두 스트레칭
상완 삼두근 장두를 손가락으로 누르고 어깨 굴곡/신전 운동을 반복한다.

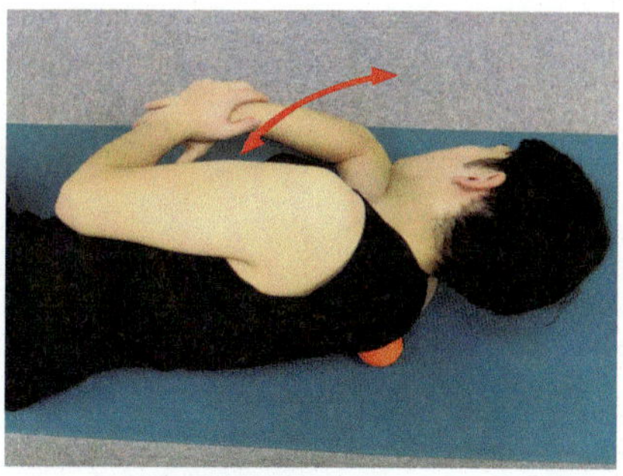

그림 27 소원근 스트레칭
소원근에 공을 대고 어깨 내/외회전 운동을 반복한다.

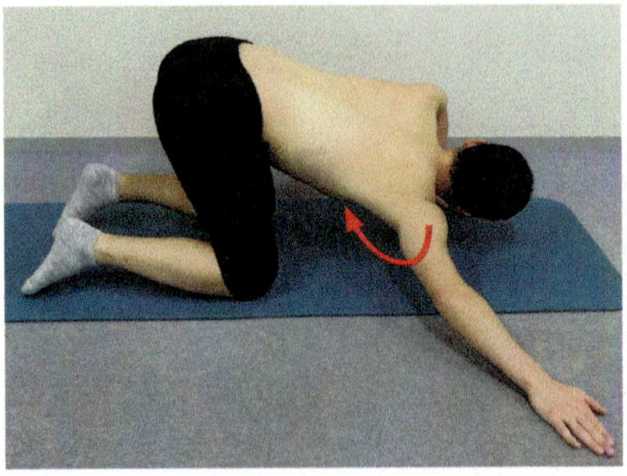

그림 28 대흉근 스트레칭

손을 멀리 뻗고 반대편으로 체간을 돌리면서 어깨를 바닥에 가까이 대고 대흉근을 스트레칭한다.

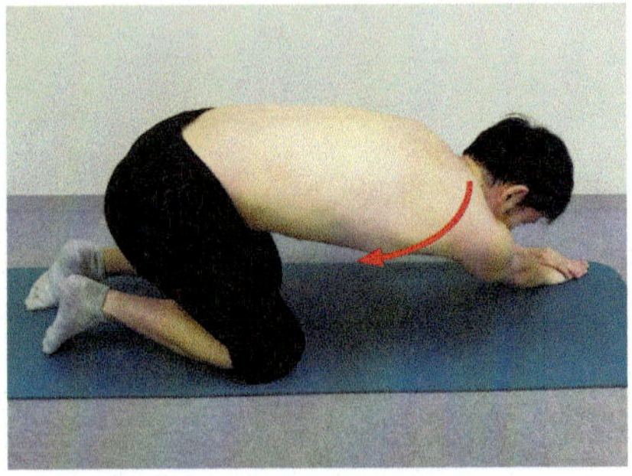

그림 29 광배근 · 소원근 스트레칭

손을 반대쪽에 두고 체간을 옆쪽, 뒤쪽으로 치우치게 하여 광배근, 소원근을 스트레칭한다.

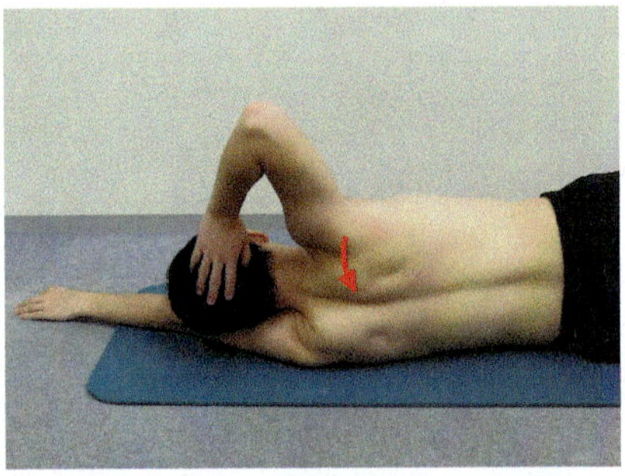

그림 30 능형근 트레이닝

옆으로 누워서 후두부에 손을 대고 견갑골을 내전시킨다.

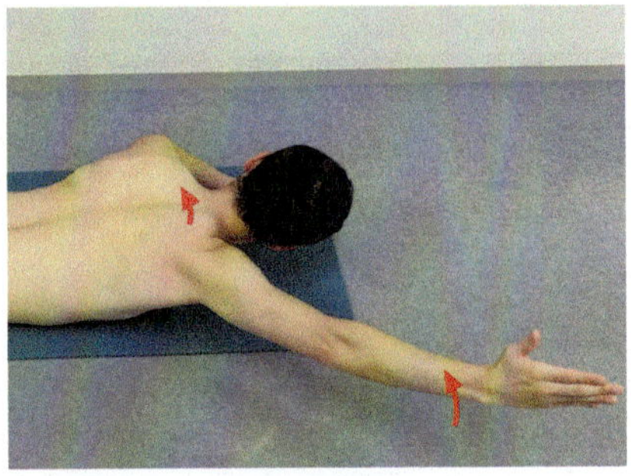

그림 31 (하)승모근 트레이닝

엎드린 자세에서 견갑극(scapula spine)과 상완골 장축이 일직선상이 되도록 어깨를 외전시킨다. 약간 흉추를 신전시켜 견갑골을 내전시킨다.

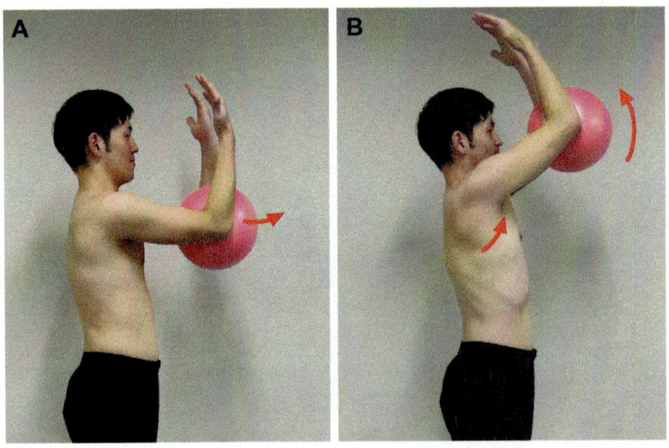

그림 32 전거근 훈련

A: 서서 쿠션을 양 팔꿈치 사이에 끼우고 팔꿈치를 앞으로 내민다.
B: 팔꿈치를 들어 올리듯이 어깨를 굴곡시키고 견갑골을 위쪽으로 회전 · 전방 돌출시킨다.

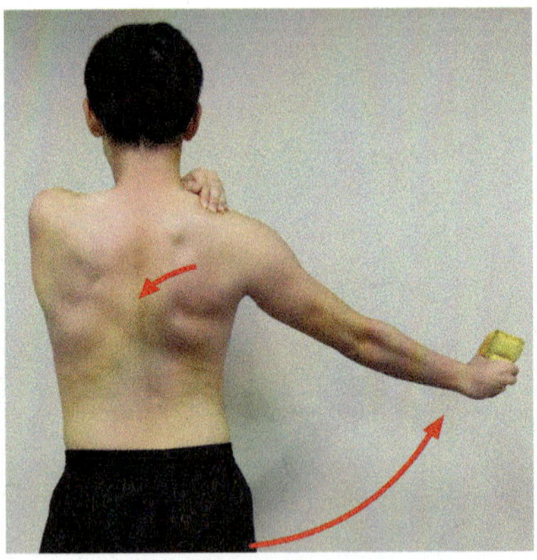

그림 33 극상근 훈련

500g 정도의 무게를 잡고 견갑골은 내전하고 어깨는 외전을 한다. 견갑골 거상이나 삼각근의 과잉 수축에 주의하고 극상근을 촉진하면서 실시한다.

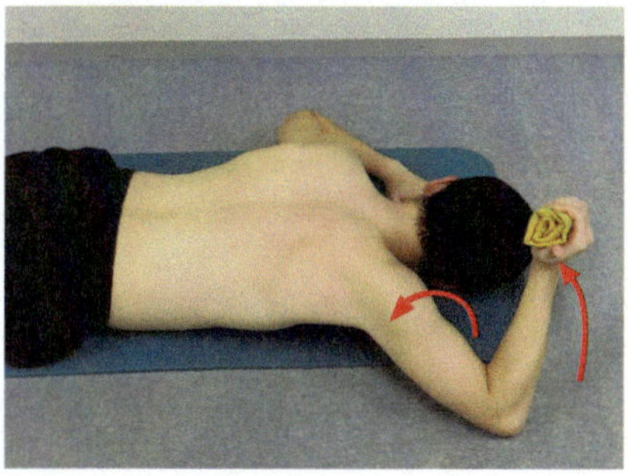

그림 34 소원근 훈련
머리 위에 손을 얹은 자세에서 500g 정도의 무게를 잡는다. 팔꿈치를 고정하고 어깨 외회전 운동을 한다.

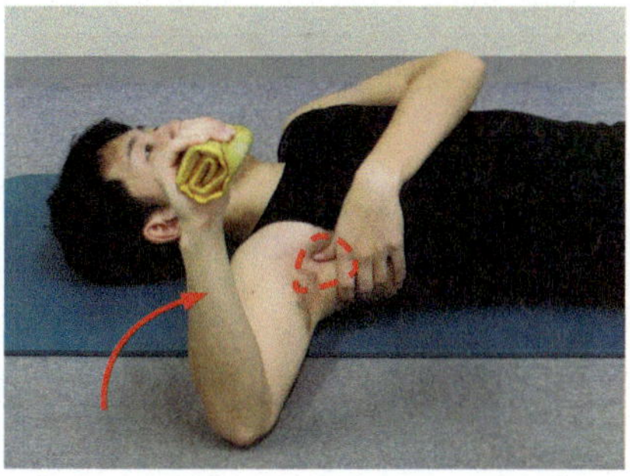

그림 35 견갑하근 트레이닝
500g 정도의 무게를 잡고 견갑하근을 촉진한다. 어깨 외전자세에서 내회전 운동을 한다.

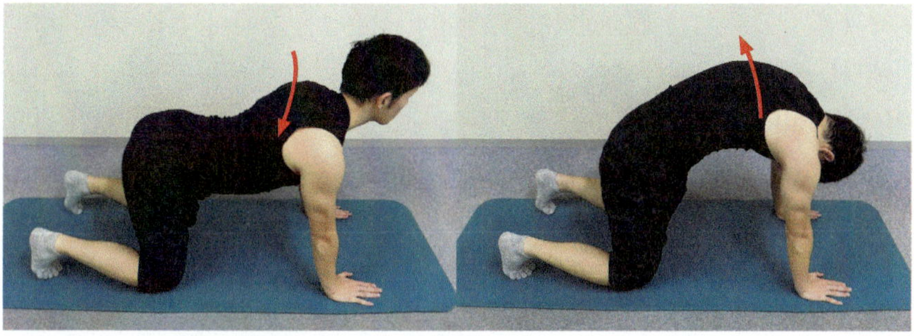

그림 36 캣 앤드 독 운동
네발로 기기 자세로 견갑골 내전 · 흉추 신전, 견갑골 외전 · 흉추 굴곡 운동을 반복한다.

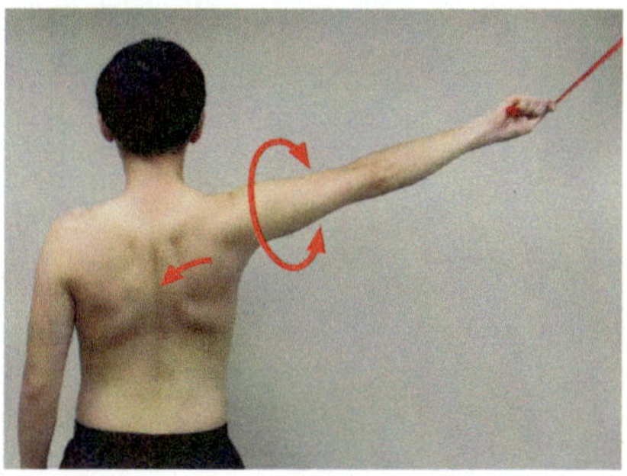

그림 37 어깨 거상 어깨 내/외회전 훈련
탄력밴드를 잡고 상완골을 장축 방향으로 견인한다. 견갑골 내전을 유지하면서 어깨 내/외회전 운동을 한다.

8.3 견쇄관절 탈구

1 발생 메커니즘(그림 1)

견쇄관절 탈구는 어깨에 직접적인 외력이나, 상완골을 통하여 견갑골에 외력이 가해지는 간접적인 외력에 의하여 견쇄관절에 전단스트레스가 발생하여 손상된다(그림 1①). 럭비 등 충돌 스포츠에서는 태클했을 때에 어깨가 상대와 강하게 부딪치고 견갑골이 내려오면서 발생한다.[1] 사람과 접촉 이외에도 넘어져서 손을 짚었을 때, 직접 어깨가 바닥에 닿았을 때 다칠 수 있다.[2] 급성 외상이지만 손상의 원인이 되는 스킬이나 신체 기능의 문제가 보이는 경우가 많다. 또 견쇄관절 손상 후에는 견갑골 기능이 현저하게 감소되어,[3] 재부상 위험도 높아진다.

구체적인 부상 메커니즘을 나타내였다. 태클 동작에서 짧은 스텝이나 머리가 밑으로 내려가는 태클 시 상대와 접촉 면적이 좁아지며 어깨만 상대와 접촉하여 손상된다(그림 1②). 또한 경부 · 견갑골 고정성 감소에 의한 상지 고정성 감소도 접촉 시 부상의 원인이 된다(그림 1③). 또 손상 후에는 견쇄관절에 부착하는 상부 승모근 기능이 감소되어 경부 · 견갑골의 고정성이 더욱 감소된다. 상부 승모근 기능 감소는 견갑골 외전 · 하강 · 하방회전 얼라인먼트를 형성한다(그림 1⑤). 견쇄관절의 적합성 감소로 견쇄관절의 통증이 지연된다(그림 1④). 또한, 부딪칠 때 통증의 공포감에 의해 스텝이 짧아지면 접촉 면적이 감소하여 재부상의 위험이 증가한다(그림 1⑥).

◉ 문헌

1) Headey J, et al: The epidemiology of shoulder injuries in English professional rugby union. Am J Sports Med 2007; 35: 1537-1543.
2) Goodman AD, et al: Shoulder and elbow injuries in soccer goal keepers versus field players in the National Collegiate Athletic Association, 2009-2010 through 2013-2014. Phys Sportsmed 2018; 46: 304-311.
3) Carbone S, et al: Scapular dyskinesis and SICK syndrome in patients with a chronic type III acromioclavicular dislocation. Results of rehabilitation. Knee Surg Sports Traumatol Arthrosc 2015; 23: 1473-1480.

2 주요 증상

통증 발생 상황

어깨관절 탈구와 마찬가지로 태클로 손상된 경우 평소와 같았는지, 상대와 거리가 멀고, 뛰어 들어가는 반응이 늦어져 팔로만 잡지 않았는지 살펴보고 태클 자세나 딛는 동작, 반응에 문제가 없는지 확인한다. 또한 넘어졌을 때 손을 짚었는지, 지면에 어깨를 부딪쳤는지 확인하고, 직접적인 충격인지 간접적인 충격인지 확인한다. 또한 첫 번째 탈구인지 확인하고 반복성이 있는지 확인한다.

● 견쇄관절 탈구: acromioclavicular dislocation

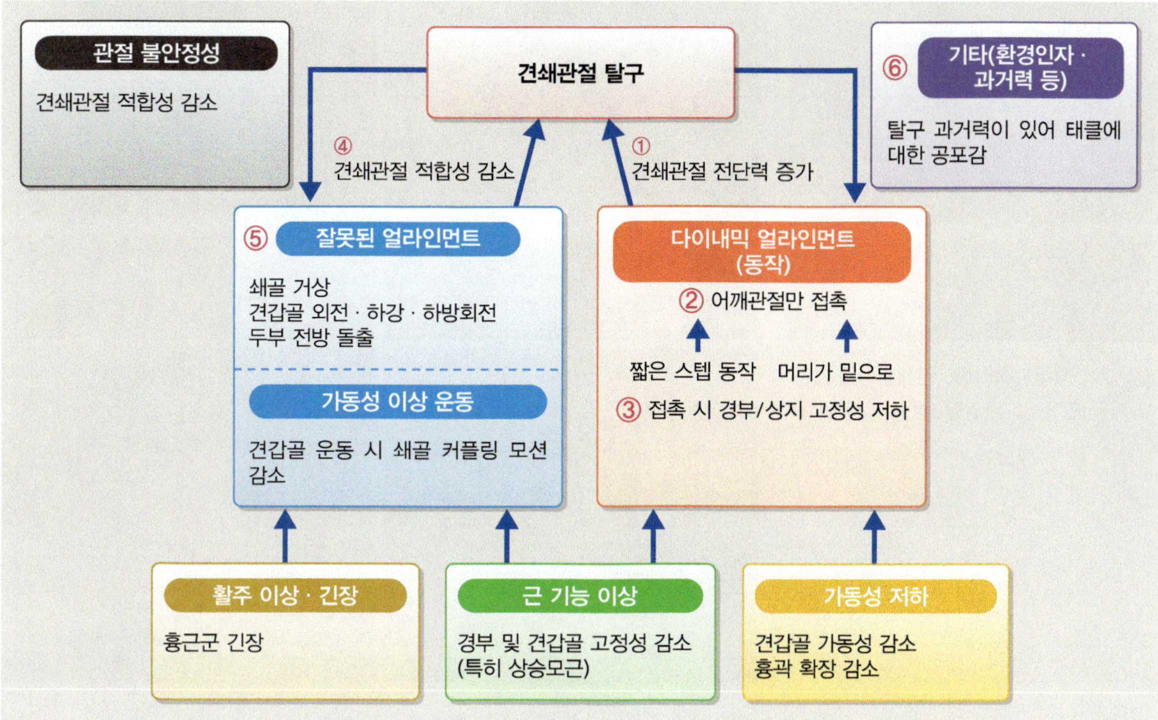

그림 1 견쇄관절 탈구 발생 메커니즘

통증의 종류

부상 후에는 접촉에 의한 직접적 통증 외에도 어깨거상, 수평내전운동 동작에 있어서 심한 통증을 호소한다. 또한 승모근이나 삼각근에 힘이 들어가지 않고, 상지거상 시 힘이 빠지는 것을 호소하기도 한다.

ADL 상의 통증 유무

야간통증이 있으면 염증이 있음을 파악할 수 있고, 일상동작 중 팔을 들거나 물건을 들어 올렸을 때 통증이 있는지 확인한다.

3 통증 검사

압통

쇄골 · 대결절 압통을 촉진하여 골절 동반 유무를 확인하고, 견쇄관절 부위 압통을 위쪽 및 전방에서 확인한다(**그림 2**).

● 일상생활동작: activities of daily living (ADL)

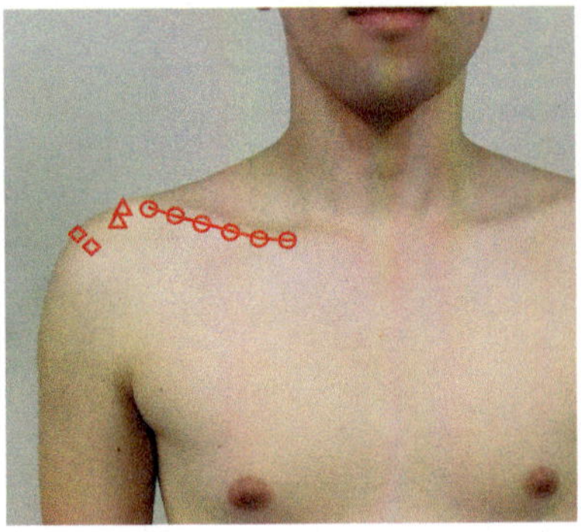

그림 2 쇄골 · 대결절 · 견쇄관절의 압통
○: 쇄골 압통, ◇:대결절 압통, △:견쇄 관절 압통.

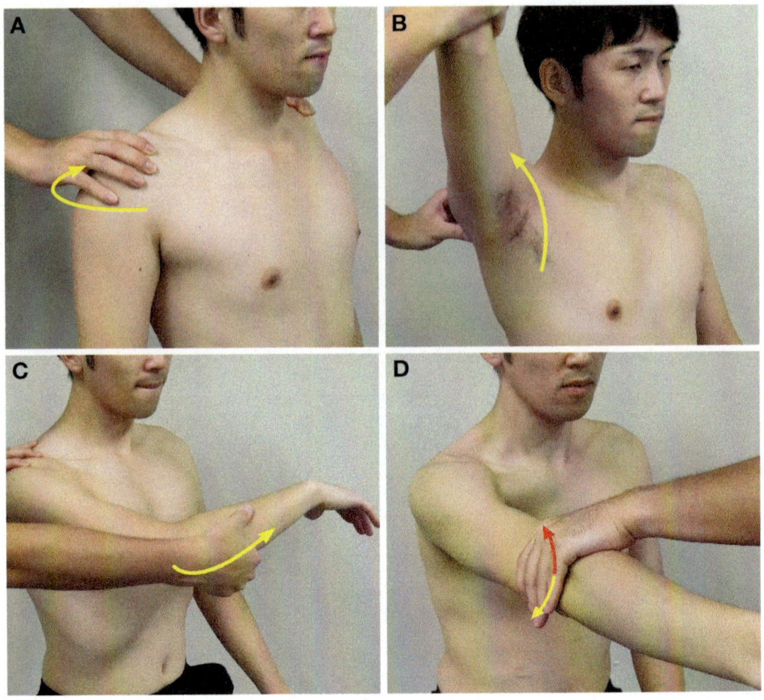

그림 3 견쇄관절의 통증 유발 테스트
A: 견갑골 내전 시 견쇄관절 통증 유무를 평가한다.
B: 수동 어깨 굴곡 시 견쇄관절 통증 유무를 평가한다.
C: 수동 어깨 수평 내전 시 견쇄관절 통증 유무를 평가한다.
D: 어깨 굴곡 저항 시 견쇄관절 통증 유무를 평가한다.

통증 유발

아래에 열거한 관절운동 시의 통증을 평가한다.

CHECK POINT

- □ **능동운동 시 통증**: 견갑골 내전 시
- □ **수동운동 시 통증**: 견갑골 내전, 어깨 굴곡, 어깨 수평내전 시
- □ **저항운동 시 통증**: 어깨 굴곡 저항 시

먼저 능동 및 수동으로 견갑골 내전 운동을 하여 통증을 확인한다(**그림 3A**). 견갑골 내전은 견쇄관절의 얼라인먼트를 개선시키지만 견쇄관절의 염증이 심한 경우나 적합성이 떨어지는 경우 통증이 발생한다. 다음으로 능동이나 수동으로 어깨 굴곡, 수평 내전 운동을 하여 통증의 유무를 확인한다(**그림 3B**, **C**). 특히 강한 어깨 수평내전은 견쇄관절 압력이 증가하며 통증이 나타나기 쉽다. 굴곡 저항 시 통증도 평가한다(**그림 3D**). 견쇄관절 통증을 호소하는 경우, 견쇄관절의 적합성이 떨어지거나 상부 승모근의 기능 이상으로 인한 삼각근 과수축에 의해 관절내압이 높아졌을 가능성이 있다.

통증 증가 · 감소 테스트

통증이 증가된 동작에 대해 도수로 얼라인먼트 조작을 하여 통증감소 유무를 확인한다.

CHECK POINT

☐ **얼라인먼트 조작**
- 견갑골 내전 + 쇄골을 아래로 내림
- 어깨굴곡 + 견갑골 위각 내측방향 유도 + 견갑골 아래각 외측방향 유도
- 어깨 굴곡 저항 + 쇄골을 아래로 내림 + 견갑골 위각 손으로 잡기

쇄골을 앞/아래 방향으로 유도하여 견쇄 관절의 얼라인먼트를 조정하여 견갑골을 내전 시 통증 감소 여부를 확인한다(**그림 4A**). 급성기에서 통증은 변하지 않거나 악화되지만 쇄골 유도에 의해 통증이 감소하면 얼라인먼트 개선의 기준이 된다. 다음으로 능동적으로 어깨를 굴곡하면서 견갑골은 위각을 안쪽방향으로 유도(**그림 4B**), 혹은 아래각을 외측방향으로 유도(**그림 4C**)하고 통증감소 여부를 통해 견갑골 가동성의 영향을 평가한다. 또, 쇄골을 내리거나(**그림 4D**) 견갑골 위각을 안쪽으로 잡고(**그림 4E**), 어깨관절 굴곡저항 시 통증 감소를 확인하여 견쇄관절 적합성이 떨어지는지, 혹은 승모근 기능 이상 영향인지 감별한다.

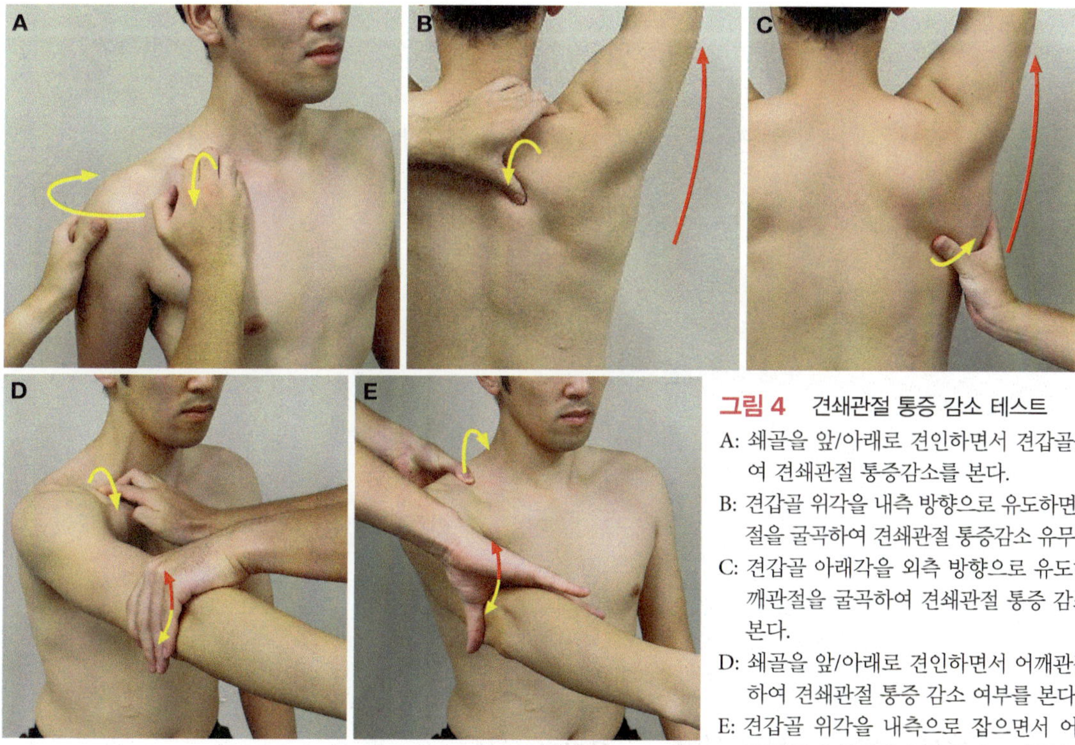

그림 4 견쇄관절 통증 감소 테스트

A: 쇄골을 앞/아래로 견인하면서 견갑골을 내전하여 견쇄관절 통증감소를 본다.
B: 견갑골 위각을 내측 방향으로 유도하면서 어깨관절을 굴곡하여 견쇄관절 통증감소 유무를 본다.
C: 견갑골 아래각을 외측 방향으로 유도하면서 어깨관절을 굴곡하여 견쇄관절 통증 감소 유무를 본다.
D: 쇄골을 앞/아래로 견인하면서 어깨관절을 굴곡하여 견쇄관절 통증 감소 여부를 본다.
E: 견갑골 위각을 내측으로 잡으면서 어깨관절을 굴곡 하여 견쇄관절 통증 감소 여부를 본다.

4 기능 평가

얼라인먼트(문제가 되는 얼라인먼트 파악)

평가 항목

- □ **쇄골**: 거상(견봉 위로 올라감)
- □ **견갑골**: 외전/하방회전/하강
- □ **흉곽**: 폐쇄
- □ **머리**: 전방 돌출

*1 8.2 '투구 질환'(p.248) 참조.
*2 8.1 '어깨관절 탈구'(p.234) 참조.

견갑골, 흉곽, 머리의 평가는 투구 질환 어깨의 평가[*1] 및 어깨관절 탈구의 평가[*2]를 참조한다. 견쇄관절은 탈구 시 쇄골이 견봉보다 위로 올라간 적이 있기 때문에 견봉 및 쇄골 원위를 촉진하여 정상 유무를 정확히 파악한다(**그림 5**). 견쇄관절 손상은 앞에서 말한 바와 같이 상승모근의 기능 감소에 의해 견갑골 외전 · 하강 · 하방회전 얼라인먼트를 형성하기 쉽다.

관절 운동 패턴(비정상 패턴 파악)

평가 항목

- □ **어깨 굴곡(능동)**: 견갑골 거상 증가, 견갑골 상방회전 부족

능동운동에서 어깨굴곡에 따른 견갑골 거상 증가, 견갑골 상방회전 부족 유무를 본다.[*1] 견쇄관절의 적합성이 떨어지면 삼각근 전면 근육 · 대흉근 쇄골부 등 어깨 앞쪽 근육에 과긴장이 생겨 견갑골 보상 운동이 일어나기 쉽다.

가동범위 · 가동성(제한인자 확인)

평가 항목

- □ **견갑골 내전/상방회전 · 거상, 쇄골 후퇴/후방회전 · 거상**
- □ **어깨 수평 내전**

견갑골의 평가는 투구 질환 어깨의 평가[*1]를 참조한다. 견쇄관절 탈구 시 특히 쇄골과 견갑골을 촉진하여 견갑골 내전–쇄골 후퇴, 견갑골 상방회전–쇄골 거상, 견갑골 후방경사–쇄골 후방경사 커플링 모션이 안 되는지 유무를 평가한다(**그림 5**). 또한 어깨 수평내전도 평가하고 어깨 후방 긴장 유무를 본다. 어깨후방 긴장이 보이면 어깨 수평 내전 시 견쇄관절 압력이 강해지고 통증이 증가한다.

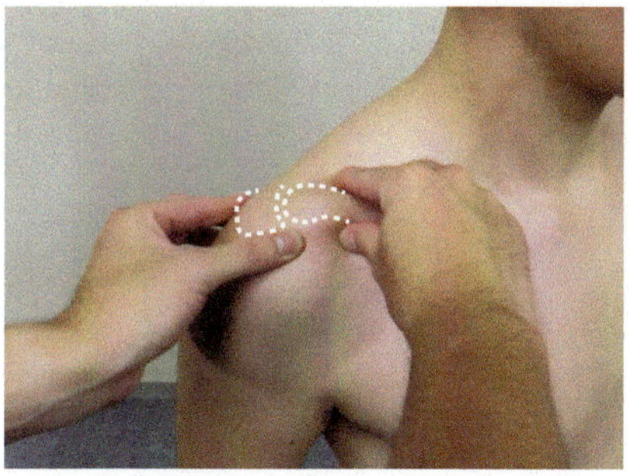

그림 5 견쇄관절 적합성 평가
견봉과 쇄골 원위부를 잡고 견쇄관절 얼라인먼트의 적합성을 확인한다. 어깨내전, 상방회전, 후방경사시 쇄골 움직임을 확인한다.

근력 · 근 기능 검사

평가 항목
□ **견갑골 기능**: 어깨 으쓱하기(shrug), 벤치프레스
□ **두경부 고정**: 턱을 당김

으쓱하기(shrug), 벤치프레스 동작의 기능 평가는 어깨관절 탈구의 평가*2를, 턱을 당기기 평가는 경부 평가*3를 참조한다.

*3 '7장 경추 염좌, 버너 증후군'(p.218) 참조.

동작 분석

평가 항목
□ **네발로 기기 + 반대쪽 상지거상**
□ **팔굽혀펴기**
□ **목 브릿지**

어깨관절 탈구의 평가*2를 참조한다.

5 재활 및 예방

목표설정(스포츠 동작 시작까지)(그림 6)

견쇄관절 탈구 재활은 관절의 염증이 진정될 때까지의 약 2주(고정기) 동안 90° 이상 팔을 들어올리는 자세를 피하고 ① 염증을 관리하며 팔을 몸에 붙이는 자세에서 견갑골 가동성을 개선한다. 고정 제거 후, 서서히 ② 견쇄관절 얼라인먼트 개선을 시도하고, 어깨굴곡 · 수평내전 가동범위 개선을 목표로 한다. 동시에 팔을 몸에 붙이고 견갑골 트레이닝을 실시한다. 운동 시 통증이 개선됨에 따라서 ③ CKC에서 두경부 · 견갑골 안정성을 개선시키고 웨이트 트레이닝도 시작한다. 견쇄관절은 상부 승모근 기능 감소가 일어나기 쉬우며, 두경부 고정도 동시에 개선할 필요가 있다. 벤치프레스에서 자신의 체중만큼 들기가 가능하게 되면 경기에 복귀한다.

● 닫힌 운동 사슬: closed kinetic chain (CKC)

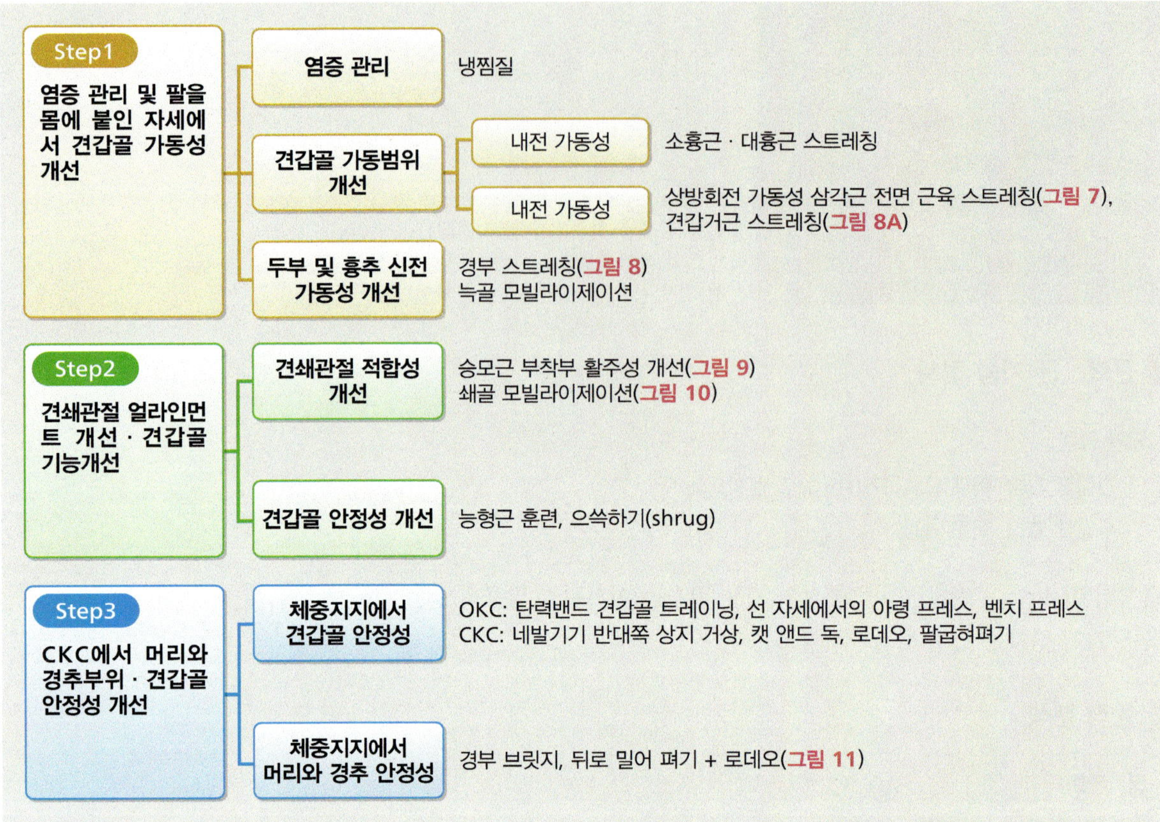

그림 6 견쇄관절 탈구 재활 트리 다이어그램

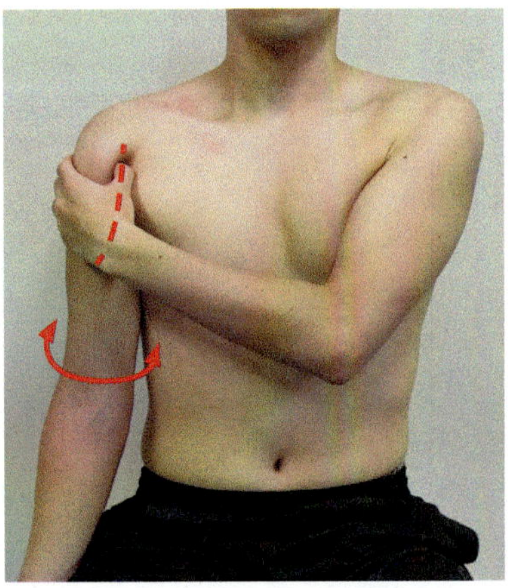

그림 7 삼각근 전면 스트레칭

삼각근 전면 경계를 손가락으로 눌러 어깨 내회전 운동을 반복한다.

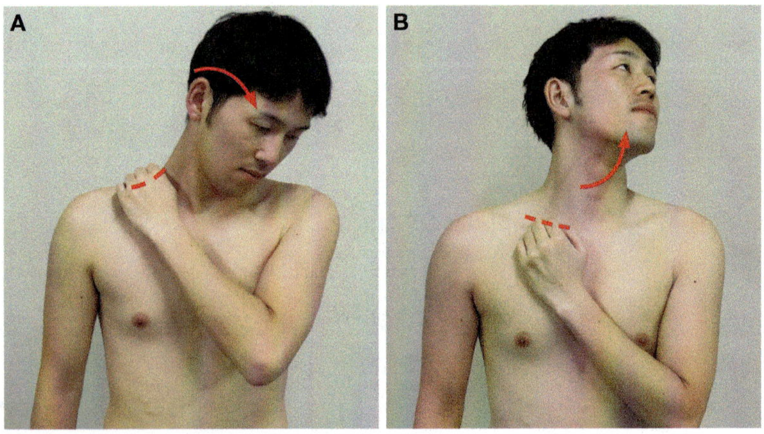

그림 8 경부 스트레칭

A: 견갑거근 부착부를 압박하여 경부를 측면방향으로 굴곡한다.

B: 쇄골에서 전사각근을 압박하여 경부를 측면방향으로 신전한다.

- 열린 운동 사슬: open kinetic chain (OKC)
- 닫힌 운동 사슬: closed kinetic chain (CKC)

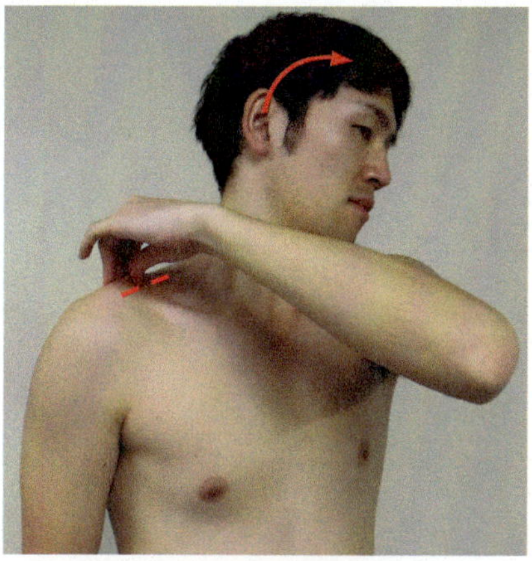

그림 9 승모근 부착부 활주성 개선
승모근의 쇄골 부착부를 앞쪽에서 잡고 경부를 옆으로 굴곡한다.

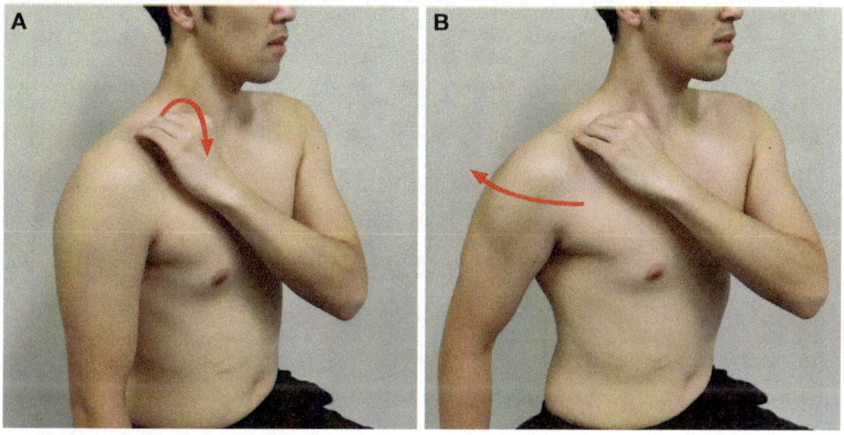

그림 10 쇄골 모빌라이제이션
A: 견갑거근 부착부를 압박하여 경부를 옆으로 굴곡한다.
B: 쇄골에서 전사각근을 압박하여 경부를 옆으로 신장한다.

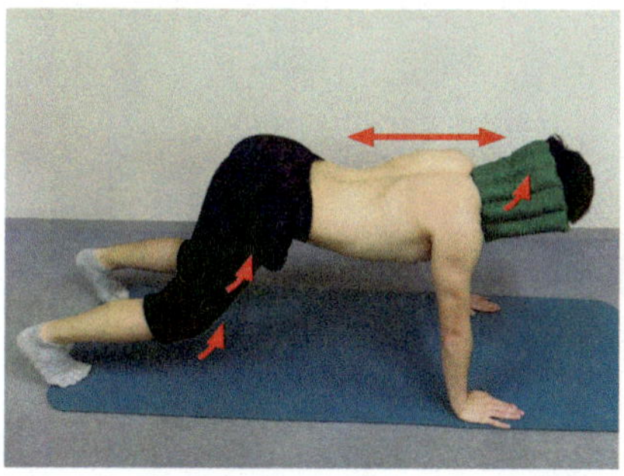

그림 11 턱 당기기 + 로데오
네발기기 자세에서 머리 뒤에 모래주머니를 얹고 견갑골을 내전시키고, 턱을 뒤로 당기기를 유지한다. 무릎을 띄우고 체간을 바닥과 평행하게 유지하고 앞/뒤로 운동한다.

제9장 주관절(팔꿈치)

9.1 야구 팔꿈치(Throwing Elbow Injury)

1 발생 메커니즘(그림 1)

야구 팔꿈치는 야구선수들에게 발생하는 팔꿈치 질환의 총칭으로, 부상 부위에 따라 안쪽 팔꿈치 부상, 바깥쪽 팔꿈치 부상, 뒤쪽 팔꿈치 부상으로 구별된다. 이것들은 투구 시 팔꿈치관절의 외반스트레스에 의해 발생한다. 투구 시 팔꿈치 최대 외반토크는 성인이 64 Nm[1], 초등학생이 27 Nm[2]라고 보고되어 있으며, 성인의 팔꿈치 내측측부인대(MCL)가 파열되는 강도를 초과한다고 알려져 있다. 구체적인 메커니즘을 다음과 같이 설명할 수 있다.

투구 동작 반복에 의해 팔꿈치 어깨 및 주위근의 피로와 긴장이 생긴다. 팔꿈치 굴곡근(특히 상완요근)의 긴장은 척골이 외반되는 잘못된 얼라인먼트를 발생시키고(그림 1①), 이는 팔꿈치관절의 내측 면에 대한 신장성 스트레스와 외측면 및 후방 내측의 압박 스트레스와 같은 변형된 힘을 국소적으로 집중시킨다. 척골 쪽 근육의 기능 이상과 승모근 · 전거근 기능 이상에 의한 견갑골 기능 이상은 팔꿈치 · 견갑골의 동적 안정성을 감소시켜 팔꿈치관절에 스트레스를 증가시킨다(그림 1②). 또한 흉부 확장이 감소하고 어깨관절 운동 범위가 감소하면 던지는 동안 팔꿈치, 견갑골 및 몸통간 협응력이 감소하고, 어깨 및 팔꿈치 라인에서 벗어나는 이탈(예: 팔꿈치 내려간 채로 던지기)이 발생하여 팔꿈치 부담이 증가된다(그림 1③). 또한, 발을 딛을 때 몸통의 조기 회전[이른바 "몸의 열림(body opening)"][3]이나 던지는 반대쪽의 과도한 체간 측면굴곡[4]과 같이 좋지 않은 자세도 외반 스트레스를 증가시키는 데 중요한 요소이다(그림 1④).

◉ 문헌

1) Fleisig GS, et al: Kinetics of baseball pitching with implications about injury mechanisms. Am J Sports Med 1995; 23: 233-239.
2) Nissen CW, et al: Adolescent baseball pitching technique: a detailed three-dimensional biomechanical analysis. Med Sci Sports Exerc 2007; 39: 1347-1357.
3) Aguinaldo AL, et al: Correlation of throwing mechanics with elbow valgus loadin adult baseball pitchers.Am J Sports Med 2009; 37: 2043-2048.
4) Solomito MJ, et al: Lateral trunk lean in pitchers affects both ball velocity and upper extremity joint moments. Am J Sports Med 2015; 43: 1235-1240.
5) 사카타 준 외: 내측형 야구 팔꿈치 환자의 통증 출현상에 있어서 투구 폼의 차이와 이학소견에 대해서. 정스포회지 2012; 32:259-266.

2 주요 증상

통증발생 상황

투구 시 어깨 최대 외회전 직전(가슴을 펼친 순간)이나 릴리스 직후에 통증을 호소하는 경우가 많다.[5] 대부분이 만성적인 발병으로 서서히 통증이 심해지지만, 투구 또는 멀리 던지기 중에 갑작스러운 통증과 같은 급성 부상이 발생할 수 있

● 야구 팔꿈치: baseball elbow
● 팔꿈치 내측측부인대: medial collateral ligament (MCL)

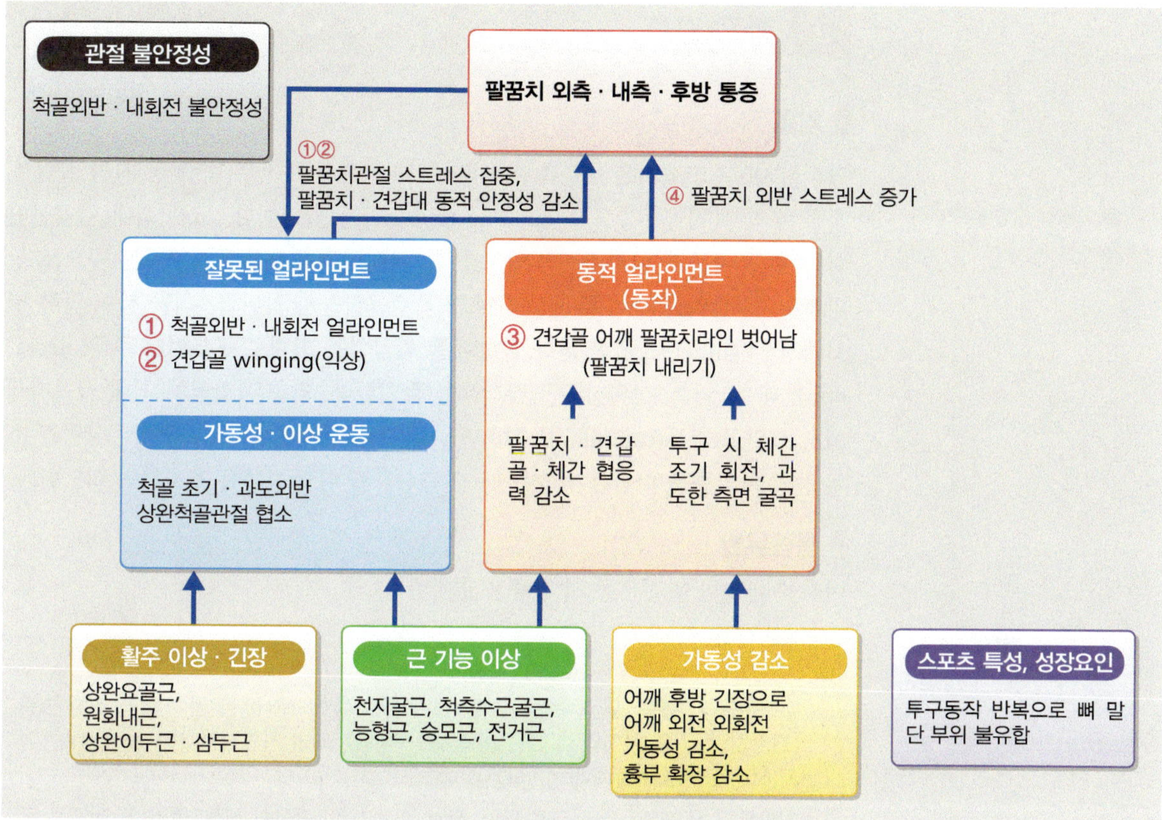

그림 1 야구 팔꿈치 발생 메커니즘

다. 대부분은 던질 때만 고통스럽지만 팔꿈치 신전 기능에 문제가 있을 경우 타격(배팅)에서 증상을 호소할 수 있다. 또한 유소년기 특유의 바깥쪽 팔꿈치 질환(분리성 골연골염, separative osteochondritis)의 경우 증상이 없는 채로 진행될 수 있으므로 주의가 필요하다. 이 경우 평상시에 주의를 받는 잘못된 움직임이나 평소와 다른 내용을 연습하고 있지 않았는지 등, 통증이 발생하기 전 상황에 대해 자세히 확인해야 한다.

통증의 종류

부상 후 증상의 유형을 확인하고 부상 부위의 상태를 판단한다. 대부분 둔한 통증인 만성통증이 많으나 때로는 근육이 조여지는 것 같은 심한 통증을 호소하기도 한다.

ADL 상의 통증 유무

척골 신경 증상을 동반한 경우는 손가락이 저리거나, 글씨 쓰기 또는 음식을 먹을 때 물건을 잡기가 힘들어질 수 있다. 또한 전완의 회내굴근이나 팔꿈치 후내측에 문제가 있는 경우는 머리를 감을 때 통증을 호소할 수도 있다.

- 일상생활동작: activities of daily living (ADL)

3 통증 검사

압통

팔꿈치 내측(**그림 2**)은 내측측부인대(MCL) 상완골 부착부(내측 상과)의 실질부, 척골 부착부(척골구상결절: sublime tubercle)를 확인한다. 또한 회내 굴곡근인 척측 수근 굴근과 원회내근의 압통을 확인한다. 척골신경이 지나가는 곳으로 상완삼두근-상완골 사이 주관절 터널, 척측수근굴근과 상완골-척골 사이 압통 및 티넬징후(Tinnel sign)를 본다. 후면부는 팔꿈치를 최대로 구부려서 주두(olecranon), 내측, 외측, 상완삼두근 부착부를 확인한다. 외측은 팔꿈치 최대 굴곡자세에서 상완골 소두(capitulum) 외측면을 촉진하고 최대 신전 자세에서 상완골 소두 중앙부 압통을 확인한다(**그림 3**). 외측상과 부위도 통증을 호소하면 확인한다.

통증유발

아래에 나열한 관절운동 시 통증을 평가한다.

CHECK POINT

- □ **수동운동 시 통증**: 팔꿈치 신전 최종 범위(전완 회외 · 회내), 팔꿈치 굴곡 최종 범위(팔꿈치만 굴곡, 어깨외전, 전완 회외, 손목 배굴), 외반 저항검사(30° 굴곡, 120°에서 60° 신전범위: moving valgus stress test)
- □ **저항운동 시 통증**: 손목 굴곡 저항, 전완 회내 저항, 팔꿈치 신전저항(90° 팔꿈치 굴곡자세, 어깨 최대굴곡 · 팔꿈치 최대굴곡 · 전완 회외)

수동운동에서 팔꿈치관절의 신전 · 굴곡 최종 범위에서 통증을 평가한다. 팔꿈치 외반 저항 검사는 30° 굴곡에서 통증 및 불안정성을 확인한 후 moving valgus stress test를 실시하여 투구에 가까운 상황에서 팔꿈치 통증 유무를 확인한다(**그림 4**). 특히 척골신경이 의심되는 경우, 어깨 외전 · 전완 회내 · 손목 굴곡 자세에서 팔꿈치를 굴곡하면서 척골신경이 지나가는 부위 통증을 확인한다(**그림 5**). 같은 위치에서 목을 반대쪽으로 측면굴곡 · 회전시켰을 때 통증이 심해지는 경우는 척골신경에서 발생한 통증일 가능성이 높아진다. 전완 회내굴근의 문제는 손목굴곡과 전완 회내 저항 운동 시 통증의 유무로 확인한다. 후방의 통증은 팔꿈치 수동으로 최종신전을 팔꿈치 외반(전완 회외) · 전완회내 자세에서 확인하는 것 외에 팔꿈치 신전 저항 운동 시 통증을 확인한다. 어깨 최대 굴곡, 팔꿈치 최대 굴곡, 전완 회외위를 취함으로써 팔꿈치 머리 안쪽의 압력을 증대시켜 팔꿈치 신전 저항을 통해 후내측 통증을 유발한다(**그림 6**).

통증 증가 · 감소 검사

통증이 증가된 동작에 대해 도수로 얼라인먼트 조작하여 통증 감소 여부를 확인한다.

- 팔꿈치 내측측부인대: medial collateral ligament (MCL)
- 티넬 징후: Tinel sign

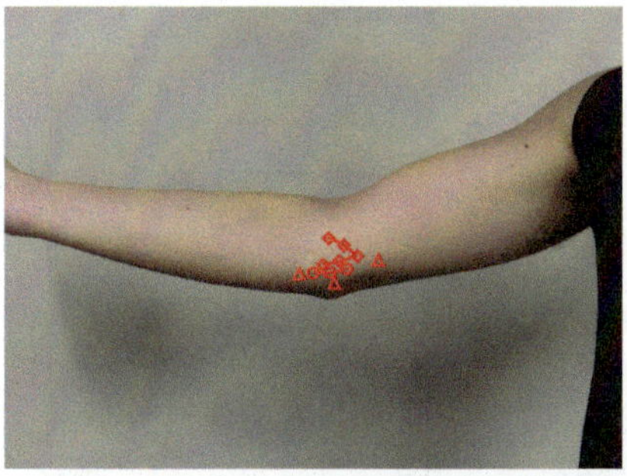

그림 2 팔꿈치 내측 압통
○: 팔꿈치 내측측부인대 압통, ◇: 원회내근, 척측수근굴근 압통, △: 척골 신경 압통.

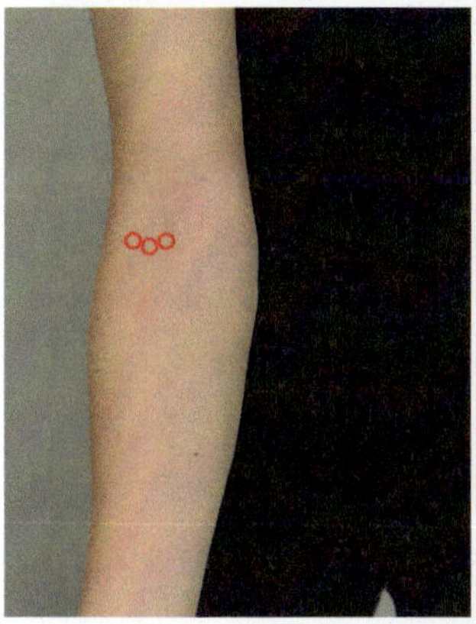

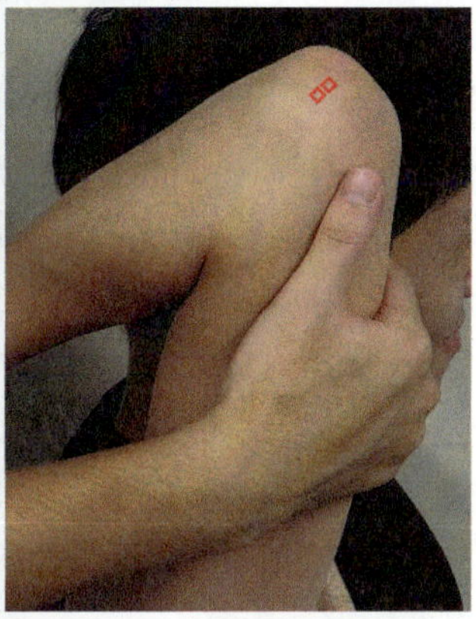

그림 3 팔꿈치 외측 압통
○: 상완골 소두 외측면 압통, ◇: 상완골 소두 중앙부 압통.

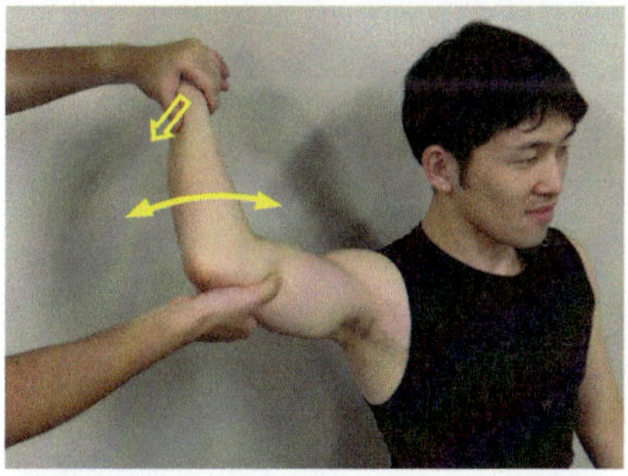

그림 4 moving valgus stress test
어깨 거상자세에서 팔꿈치를 외반하면서 수동적으로 120°에서 60°까지 신전시켜, 팔꿈치 내측 통증을 평가한다.

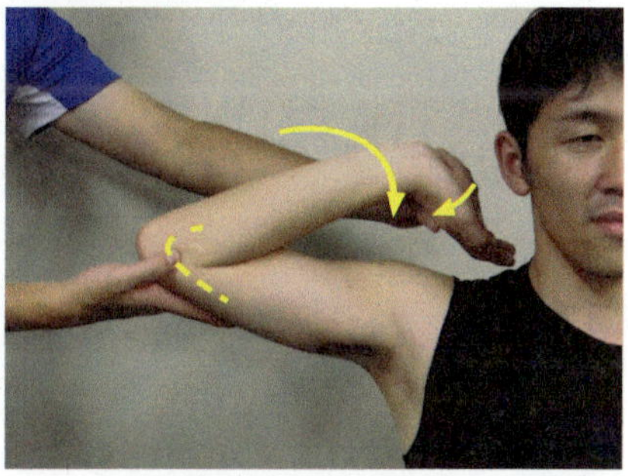

그림 5 어깨 외전, 전완 회내, 손목 굴곡 상태에서 팔꿈치 굴곡시킴
어깨 외전 · 전완 회내 · 손목 굴곡 자세에서 팔꿈치를 구부리면서 척골신경이 지나가는 위치를 따라 통증 유무를 평가한다.

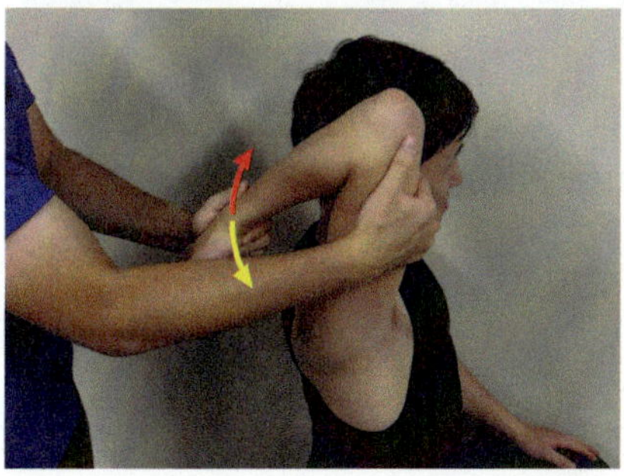

그림 6 어깨 굴곡 · 팔꿈치 굴곡자세에서 팔꿈치 신전 저항 평가
어깨 최대굴곡, 팔꿈치 최대굴곡, 전완회외 자세에서 팔꿈치 신전 저항으로 팔꿈치 후방의 통증 유무를 평가한다.

CHECK POINT

□ **얼라인먼트 조작**
- 팔꿈치 신전 + 요골두 후방으로 밀기
  + 척골 내반
- 팔꿈치 신전 + 요골두 후방 유도
  + 척골 외회전
- 팔꿈치 외반 + 요골두 후방으로 밀기
  + 네 번째 손가락 · 새끼손가락 굴곡(등척성 수축)
  + 견갑골 위쪽 모서리를 내측으로 유도 · 흉추 신전 유도 · 팔꿈치 신전 저항
  + 견갑골 위각 · 아래각 조작

팔꿈치를 최종 신전 및 최종 굴곡 시 통증이 나타나는 경우는 요골두를 후방으로 유도하여 통증이 감소하는지, 척골을 내반 또는 외회전하여 통증이 감소하는지 확인하고, 상완요골관절과 상완척골관절 중 어느 쪽 문제인지 판단한다(**그림 7**).

팔꿈치 외반 시 통증(**그림 8A**)이 나타난 경우는 팔꿈치 외반 시 요골두를 후방으로 밀어 넣어 상완요골관절의 적합성을 개선시켜 통증이 감소하는지 확인(**그림 8B**)한다. 팔꿈치 외반 통증이 네 번째 손가락과 새끼손가락을 굴곡시키고, 특히 천지굴근을 등척성으로 수축시켜 감소하는 경우(**그림 8C**), 회내굴근 기능 이상으로 본다. 또한 견갑골이나 흉곽 얼라인먼트 조작에 의한 팔꿈치 외반 통증 증가 및 감소 유무도 평가한다(**그림 9**).

팔꿈치 신전 저항 시 통증이 있는 경우는 견갑골에 대한 조작을 실시하고, 견갑골의 위각 혹은 아래각(**그림 10**)를 조작했을 때 통증이 감소하면 승모근(위쪽)과 전거근(아래쪽) 기능 이상을 원인으로 생각할 수 있다.

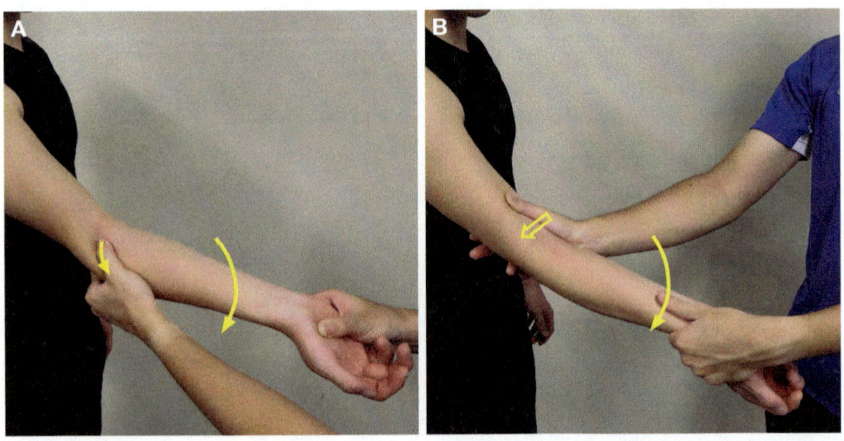

그림 7 팔꿈치 신전 시 통증 감소 검사
A: 요골 후방 유도하여 팔꿈치 신전 시 통증 감소 유무를 평가한다. B: 척골 내반 유도하여 팔꿈치 신전 시 통증 감소 유무를 평가한다.

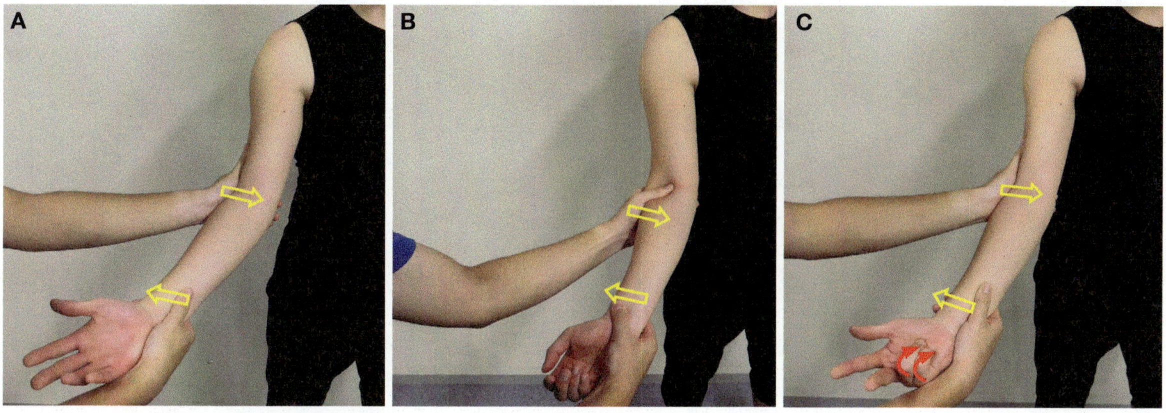

그림 8 팔꿈치 외반 시 통증 감소 검사 ①

A: 팔꿈치 외반으로 인한 팔꿈치 통증과 끝 느낌을 평가한다. B: 팔꿈치 외반 시 요골 후방 유도에 의한 통증 감소 유무와 끝 느낌 변화를 평가한다. C: 팔꿈치 외반 시 천지굴근 수축에 의한 통증 감소 유무와 끝 느낌 변화를 평가한다.

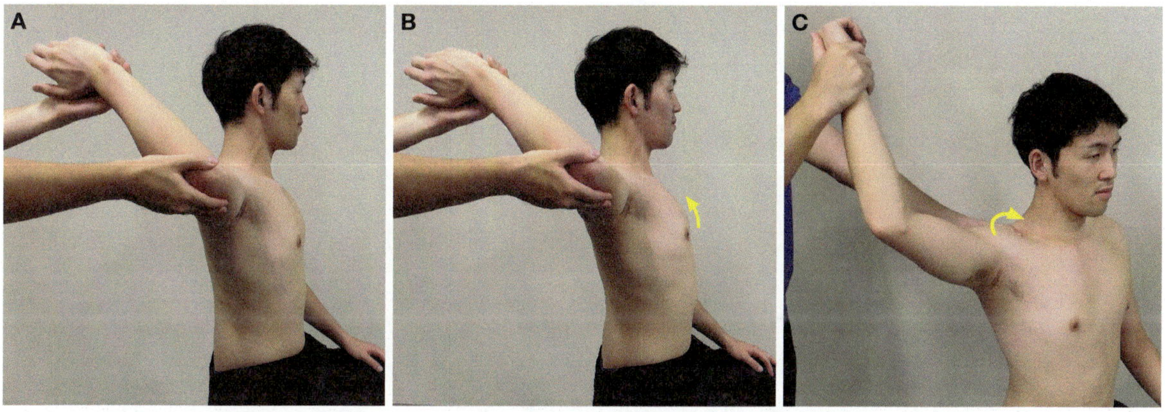

그림 9 팔꿈치 외반 시 통증 감소 검사 ②

A: 어깨에서 팔꿈치 외반에 의한 팔꿈치 통증을 평가한다. B: 흉골이 신전되도록 유도하여 팔꿈치 외반 압박 시 팔꿈치 통증 감소의 유무를 평가한다. C: 견갑골 위각을 내측으로 유도하여 팔꿈치 외반 시 팔꿈치 통증 감소 유무를 평가한다.

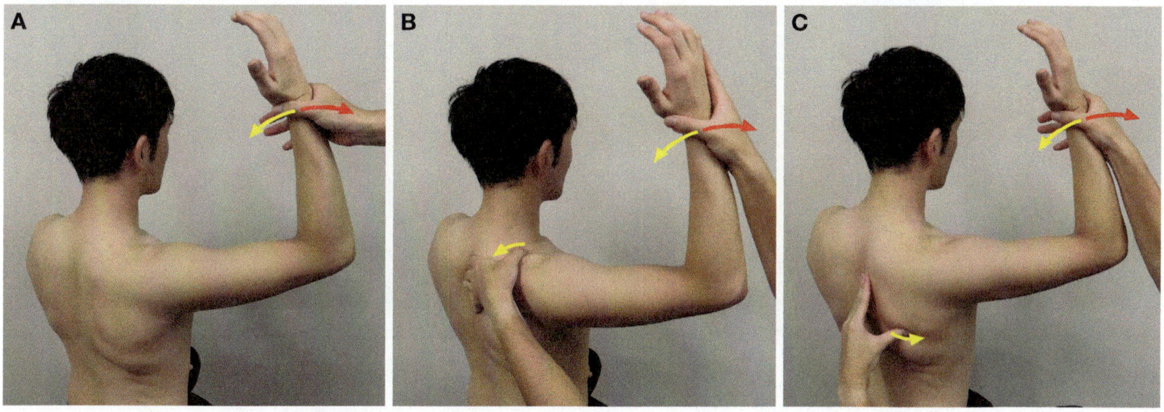

그림 10 팔꿈치 신전 저항 시 통증 감소 검사

A: 팔꿈치 신전 저항에 의한 팔꿈치 통증과 근력을 평가한다. B: 견갑골 위각을 후방경사로 유도하여 팔꿈치 신전 저항 시 통증과 근력 변화를 평가한다. C: 아래각을 상방회전으로 유도하여 팔꿈치 신전 저항 시 통증과 근력 변화를 평가한다.

4 기능 평가

얼라인먼트(문제가 되는 얼라인먼트 파악)

평가 항목
□ **팔꿈치관절 · 전완**: 팔꿈치 외반, 척골 내반(전완 회내), 요골두 전방이동
□ **견갑골**: 견갑골 winging 여부

팔꿈치 신전 · 전완 회외 자세에서 팔꿈치 외반 및 전완 회내 얼라인먼트를 좌우로 비교한다(**그림 11A**). 척골 내회전은 팔꿈치 90° 굴곡 자세에서 내측상과와 주두 사이의 거리를 비교한다(**그림 11B**). 요골 전방이동은 완전 신전 자세에서 손바닥이 위를 향하게 하고 상완골에 대한 요골두의 위치를 촉진한다(**그림 11C**).

견갑골 평가는 투구 장애 어깨의 평가[*1]를 참조하기 바란다. 특히 팔꿈치 신전 제한이 있는 경우 팔을 몸에 붙인 자세에서 어깨관절이 신전되면, 견갑골이 앞으로 기울어져(전방경사) 아래 모서리가 들뜨게(winging) 될 가능성이 높다.

*1 '8.2 투구질환' (p.248) 참조.

관절 운동 패턴(비정상 패턴 파악)

평가 항목
□ **팔꿈치 신전 시 초기 · 과도한 척골외반 증가, 요골두 후방이동 감소 및 척골 내회전 증가**
□ **팔꿈치 굴곡 시 척골 내회전 증가**
□ **팔꿈치 외반 시 외측 제한 능력 감소 · 척골 내회전 증가**
□ **전완 회내 시 요골두 전방이동**

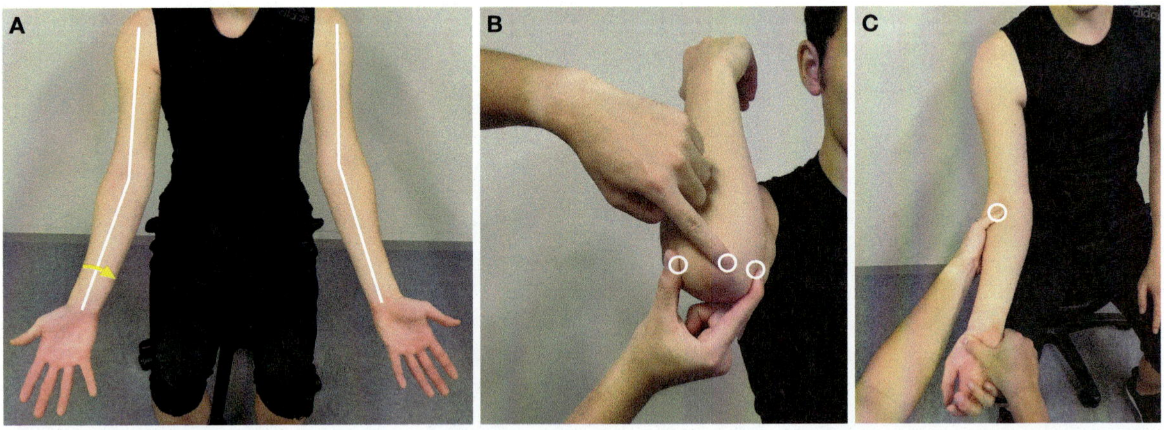

그림 11 팔꿈치 얼라인먼트 평가
A: 주관절 신전 · 전완 회외자세에서 척골 외반 · 전완 회내 얼라인먼트 여부를 좌우 차이로 비교한다.
B: 팔꿈치 90° 굴곡한 상태에서 주두에서 내측상과 사이의 거리를 좌우 차이로 비교한다. 내측상과에 가까우면 주관절이 외반된 것이고 거리가 멀면 주관절이 내회전 위치에 있다.
C: 주관절 완전 신전 상태에서 상완골과 요골두의 위치를 손바닥이 보이는 측면에서 촉진하고 좌우 차이로 비교한다.

팔꿈치관절 운동 패턴을 평가로 신전 시 척골 운동을 촉진한다(그림 12A). 외반이 발생하기 시작하는 팔꿈치 굴곡 각도 및 최종범위에서의 외반각을 반대측과 비교한다(그림 12B). 상완요근과 같은 팔꿈치 외측 근육 긴장이 있으면, 움직이기 시작할 때 척골의 과도한 외반 증가가 발생한다. 다음으로 팔꿈치 신전 시 촉진으로 요골두 후방이동을 관찰한다(그림 12C). 상완 이두근 긴장이 있으면 요골두 후방이동이 감소한다. 요골의 운동 감소는 척골의 과도한 운동을 유도하여 척골 내회전 및 급격한 외반을 일으킨다. 팔꿈치 굴곡 운동은 내측상과와 팔꿈치 사이 거리를 확인하면서 척골 내회전 증가 여부를 본다.

팔꿈치 외반 시 최종 범위의 끝 느낌(end feel)을 본다(그림 8A). 요골두 전방이동에 의해 상완요골관절의 적합성이 떨어지면, 팔꿈치 외반 시 외측 제한이 감소되고 팔꿈치 내측 스트레스가 증가한다. 또한 척측측부인대(UCL) 기능 이상으로 척골 회전 불안정성이 있으면 척골 내회전이 동반될 수 있다.

전완 회내/회외 시 요골두 운동을 관찰한다. 상완 이두근 긴장이나 요척관절 사이의 가동성이 감소하면 회내 시 요골두가 전방으로 이동된다(그림 13).

가동범위 · 가동성(제한인자 확인)

평가 항목
□ 팔꿈치 신전 · 굴곡
□ 전완 회외 · 회내
□ 견갑골 외전 · 외회전(견갑흉곽관절, 견갑상완관절)
□ 어깨 90° 외전자세에서 내회전

팔꿈치 신전 및 굴곡 제한은 위에서 설명한 관절 움직임과 함께 평가한다. 외반

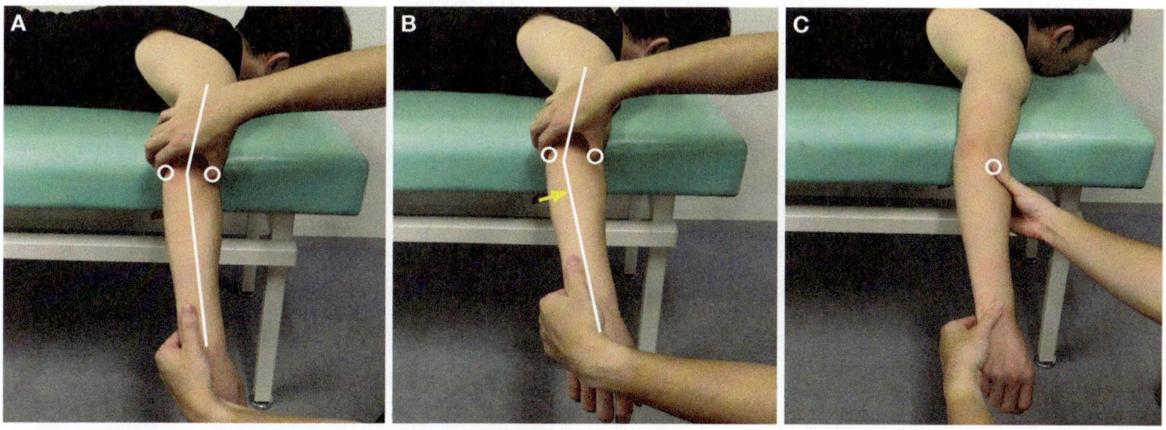

그림 12 팔꿈치 신전 운동 시 척골 · 요골두 움직임 평가
A: 엎드린 자세에서 팔꿈치 굴곡에서 신전 자세로 내측상과와 외측상과를 촉진한다.
B: 척골 외반 증가 시 팔꿈치 각도와 최종 신전 시 팔꿈치 외반 각도를 평가한다.
C: 요골두를 촉진하고 팔꿈치 신전 시 요골두 후방 움직임이 사라지는 팔꿈치 각도와 최종 신전 시 움직임을 평가한다.

● 척골 측부인대: ulnar collateral ligament (UCL)

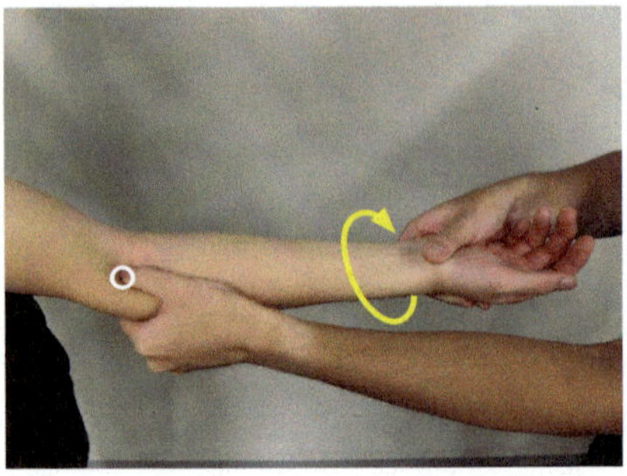

그림 13 전완 회내 시 요골두 운동의 평가
요골두를 촉진한 상태에서 전완을 수동적으로 회내 시 요골두 전방이동 정도를 좌우 비교한다.

을 유발하는 외측 근육 긴장 이외에 상완척골관절이 좁아져서 팔꿈치 후방 신전 제한이 있는지 끝 느낌(end feel)으로 확인한다. 전완의 회외 및 회내 동작 시 요골 운동제한을 확인한다. 요골 중앙의 운동제한은 원회내근 긴장, 원위부 운동제한은 원회내근과 장모지굴근 사이의 기능 이상이 예상된다. 회내 제한은 단요측수근신근(extensor carpi radialis brevis)과 장모지신근(extensor pollicis longus)의 긴장이 제한 요인이다.

어깨 외전과 외회전 시 견갑흉곽 관절 및 견갑상완 관절의 가동성을 좌우차로 확인한다.[*2]

*2 '8.2 투구질환' (p.248) 참조.

근력 · 근 기능 검사

평가 항목

- □ **척골수근굴근의 위축**
- □ **손목 굴곡 저항(척측수근굴근)**
- □ **네번째 손가락, 새끼손가락 PIP 관절 굴곡 저항(천지굴근: Flexor digitorum superficialis)**
- □ **팔꿈치 신전 저항(어깨 90° 굴곡 · 90° 외회전)**

척측 수근굴근 위축을 확인한다. 손목 굴곡 저항 시 근력의 좌우차를 확인한다. 또한 한쪽 손목에서 척측/요측 수근굴근건을 촉진하고 척측 수근굴근의 위축 및 근력 감소를 확인한다(**그림 14A**). 또한, 네번째/새끼손가락 PIP 관절 굴곡 저항으로 천지굴근 근력을 평가한다(**그림 14B**). 어깨 90° 외전에서 팔꿈치 신전 저항의 좌우차를 본다. 감소가 있을 경우, 견갑골 아래 각을 잡고 근력 변화를 본다(**그림 15A**). 근력이 증가하는 경우 견갑골 안정성 감소(특히 전거근) 영향이 크다. 견갑골 위각을 잡고 근력 감소도 본다(**그림 15B**). 근력에 변화가 있는 경우 견갑골 안정성 감소(특히 승모근) 영향이 있다.

● 근위지절간관절: proximal interphalangeal joint (PIP joint)

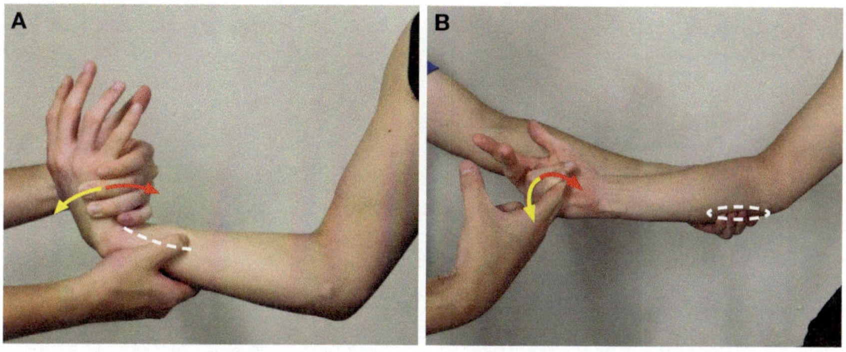

그림 14 팔꿈치 동적 안정화 기능 평가

A: 손목 척골 쪽에 저항을 가해 손목 굴곡 저항 시 근력의 좌우 차이를 확인하고 척측수근굴근 건을 촉진한다.

B: 네번째 · 새끼 손가락 PIP 관절 굴곡 저항을 하여, 근력의 좌우 차이와 천지굴근을 촉진한다.

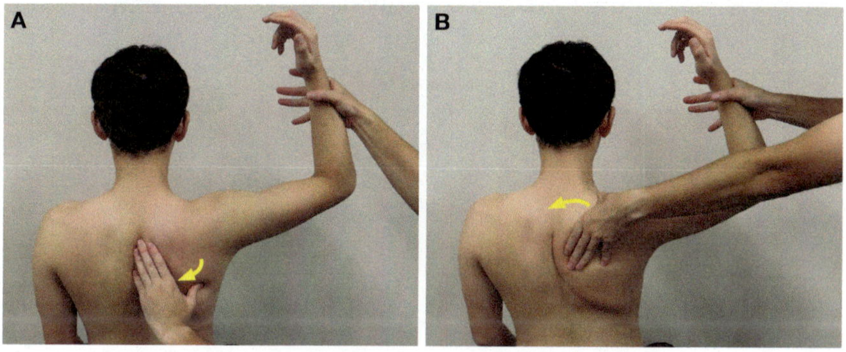

그림 15 어깨 90° 외전 자세에서 팔꿈치 신전 저항 시 견갑골 기능 평가

A: 어깨 90° 외전 자세에서 팔꿈치 신전에 저항하는 근력을 확인하고, 견갑골 아래각을 외측방향 유지에 의한 신전 근력 변화를 평가한다. B: 견갑골 위각의 내측방향 유지에 의한 팔꿈치 신전 근력 변화를 평가한다.

동작 분석

평가 항목
□ 네발기기 + 견갑골 내전 자세에서 체간 회전
□ 네발기기 + 견갑골 내/외전

자세한 것은 투구 장애 어깨 평가[*2]를 참조하기 바란다.

5 재활 및 예방

목표 설정(스포츠 동작 시작까지)(그림 16)

야구 팔꿈치는 그 손상 조직이나 선수들의 발육 · 발달 단계에 따라 투구 시작까지 기간이 크게 달라지며, 이는 의사와 협력이 필수적이다. 성장판 폐쇄 전의 상완골 소두 장애에서는 기본적으로 연골하골(subchondral bone)의 회복을 목표로 하여, 적어도 외측면이 회복될 때까지 투구를 완전히 중단한다. 팔꿈치 내측 질환 중 견열골절(avulsion fracture)의 경우 골유합을 목표로 하면서, 보통 3~5주는 투구를 중지하고, 증상 호전에 맞추어서 투구를 시작한다. UCL 손상은 인대 회복을 생각하여 최소 1개월은 투구를 중단하지만, 오래전에는 팔꿈치 외반 시 통증만 줄어들면 투구를 바로 시작했다. 팔꿈치 후방 질환은 성장판 분리, 피로골절 모두 재발률이 높고, 골 유합을 우선하여 대략 한 달에서 두 달까지는 투구를 중지한다.

재활은 ① 팔꿈치의 잘못된 얼라인먼트 개선과 정상운동을 획득하여 운동 시 통증을 없애고, ② 팔꿈치 외반의 동적 안정성과 어깨관절 기능*3을 동시에 개선한다. 그 다음 ③ 팔꿈치, 견갑골, 흉곽의 협조성을 개선시켜 투구 준비를 한다. 문제가 되는 투구 동작을 개선하여 투구 시 스트레스를 경감시킨다.

*3 견갑상완관절 가동성, 견갑흉곽관절 가동성 · 안정성

● 척골 측부인대: ulnar collateral ligament (UCL)

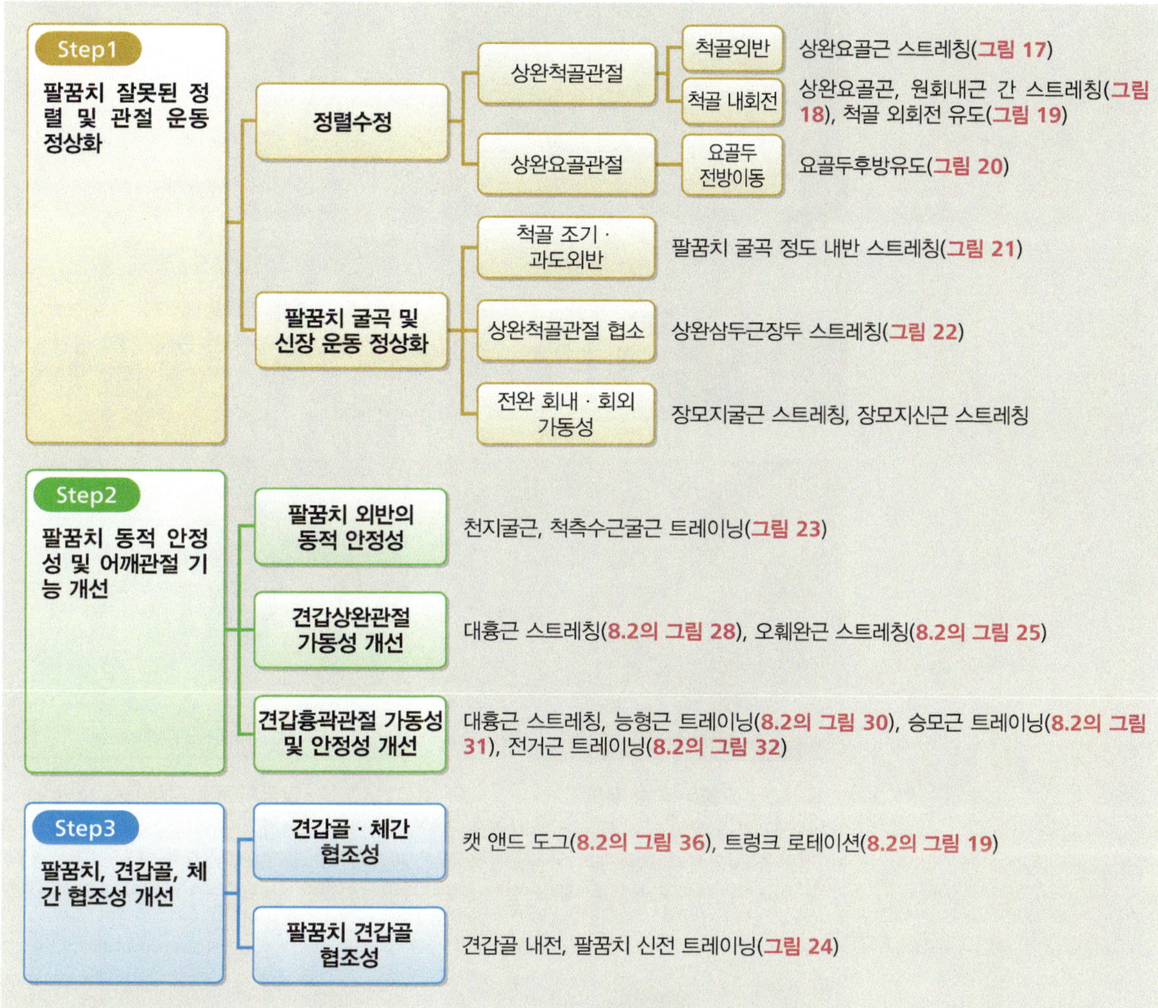

그림 16 야구 팔꿈치 재활 트리 다이어그램

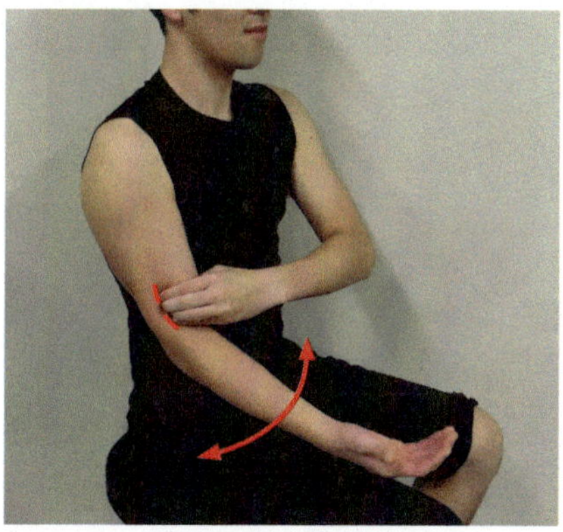

그림 17 상완요골근 스트레칭

상완요골근과 상완근 사이를 손가락으로 누르고 팔꿈치 굴곡신전 운동을 반복한다.

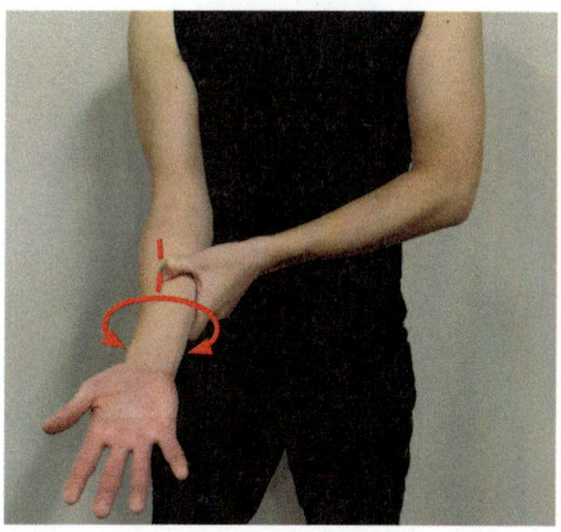

그림 18 상완요골근 · 원회내근 사이 스트레칭

상완요골근과 원회내근이 교차하는 부분을 손가락으로 누르고 전완 회내/외 운동을 반복한다.

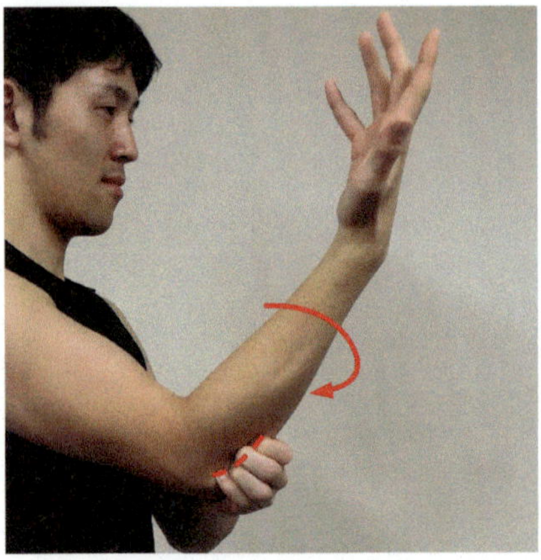

그림 19 척골 외회전 유도
척골에서 요골 쪽에 손가락을 걸고 전완 회외 운동을 반복하면서 척골을 외회전 방향으로 유도한다.

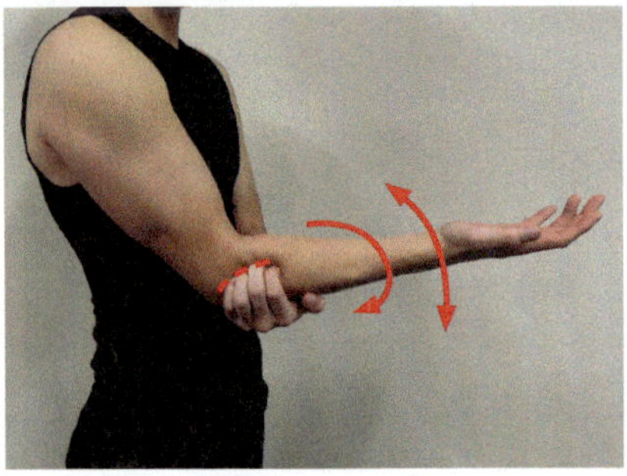

그림 20 요골두 후방 유도
손바닥을 위를 향하고 요골두에 손가락을 걸어 전완을 회외시켜 팔꿈치의 굴곡 · 신전 운동을 반복하면서 요골두를 후방으로 유도한다.

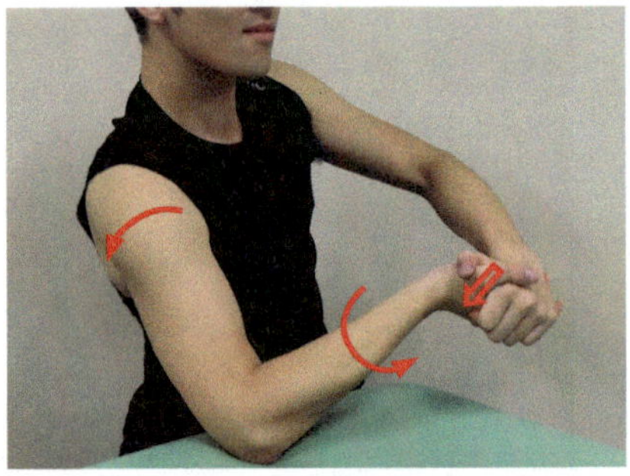

그림 21 팔꿈치 굴곡자세에서 내반 스트레칭
팔꿈치 90° 굴곡자세에서 전완을 회외시켜 어깨를 외회전 상태로 유지하면서 팔꿈치 내측 방향으로 스트레칭한다.

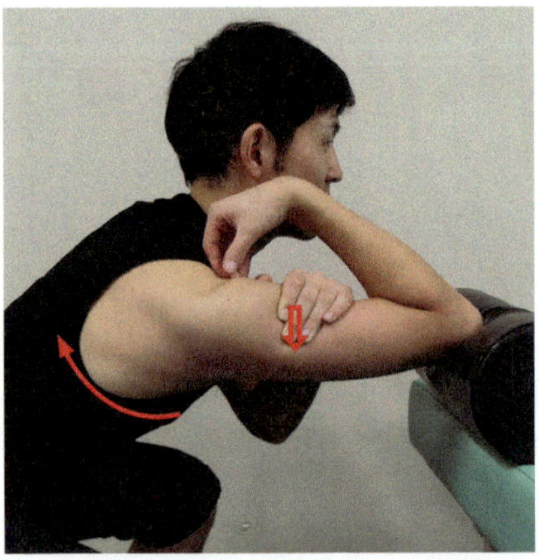

그림 22 상완 삼두근 장두 스트레칭
팔꿈치 최대 굴곡한 상태에 팔꿈치를 베개에 얹고, 상완골두를 아래로 누르면서 어깨관절을 굴곡 방향으로 스트레칭한다.

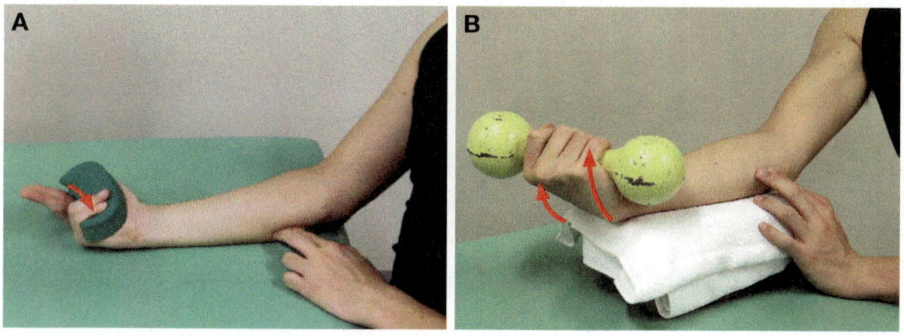

그림 23 천지굴근, 척측수근굴근 트레이닝
A: 네번째 · 새끼손가락 PIP 관절을 굴곡시키고 스펀지를 쥔다. B: 수근골 척골 측을 위로 하고 손목 굴곡하여 덤벨을 들어올린다.

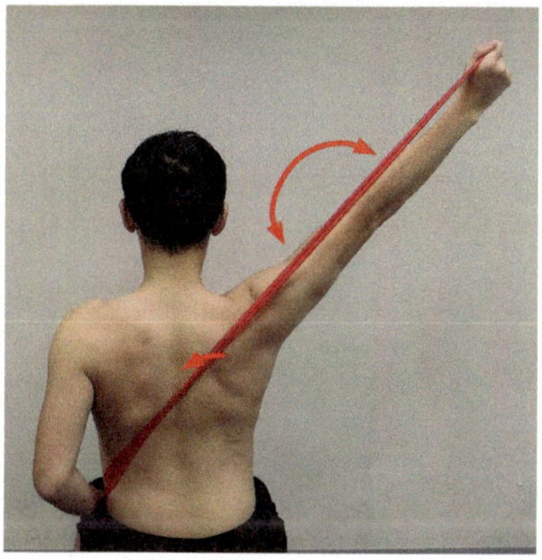

그림 24 견갑골 내전, 팔꿈치 신전 트레이닝
견갑골을 내전한 상태를 유지하면서 팔꿈치를 펴고 탄력밴드를 잡고 팔을 뻗어서 당긴다.

● 근위지절간 관절: proximal interphalangeal joint (PIP joint)

9.2 테니스 엘보우(상완골 외측상과염)

1 발생 메커니즘(그림 1)

테니스 엘보우(외측상과염)는 단요측수근신근(ECRB)의 기시부 질환이다. 주요 요인은 ECRB의 단축과 과잉수축이며, 이 외에 잘못된 얼라인먼트에 의한 ECRB의 지속적인 신장도 관여한다. ECRB는 잡는 동작과 회내 시 손목관절 안정성에 관여하고, 회외 시 주동근으로 작용하여[1] 라켓 경기에서 항상 근육이 사용된다. 테니스 엘보우는 관절 내 병변과 연관될 수 있어서 상완요골관절에서 윤활주름(synovial fold) 충돌도 생기고, 요골두의 잘못된 동작으로 요골두와 ECRB의 마찰 스트레스가 발생하기도 한다.

그림 1에서 구체적인 메커니즘을 보여준다. 주요 문제는 새끼손가락 · 네번째 손가락으로 그립(척측 그립)을 할 수 없어서 요골 중심의 근육활동이 생기고(요측 그립), ECRB 과활동이 발생하여 외측상과에 부하가 발생한다(그림 1①). 또한 테니스 등 라켓 경기에 의해 전완의 회내/외 운동이 반복되어, 전완 주위 근육의 긴장과 흉곽 · 견갑골 가동성이 감소된다. ECRB의 긴장과 함께, 특히 상완이두근 · 원회내근 긴장은 척골 주위 요골의 가동성을 감소시켜 요골의 전방이동을 일으킨다(그림 1③). 요골 전방이동은 ECRB의 움직임을 변화시켜 회내 얼라인먼트와 함께 ECRB에 지속적인 신장을 일으킬 뿐만 아니라, ECRB와 요골의 마찰 스트레스를 유발하여 관절내 병변을 일으킨다. 또 스트로크(stroke) · 서브 동작 반복에 의한 견갑흉곽관절의 안정성 · 가동성 감소에 의해 원위관절(팔꿈치 · 전완)에 보상동작이 일어나, 이른바 '손으로 때리는(hand-striking)' 동작이 되어 ECRB에 부담을 증가시키게 된다(그림 1②).

◉ 문헌

1) O'Sullivan LW, et al: Upperlimb surface electro-myography at maximum supination and pronation torques: the effect of elbow and forearm angle. J ElectromyogrKinesiol 2002; 12: 275-285.

2 주요 증상

통증 발생 상황

테니스에서 전형적인 외측상과염은 백핸드 스트로크에서 통증을 호소하지만, 이외에도 스핀을 강하게 이용한 포핸드 스트로크와 스핀 서브에서도 통증이 나타

- 테니스 엘보우: tennis elbow
- 상완골 외측상과염: lateral humeral epicondylitis
- 단요측수근신근: extensor carpi radialis brevis muscle (ECRB)

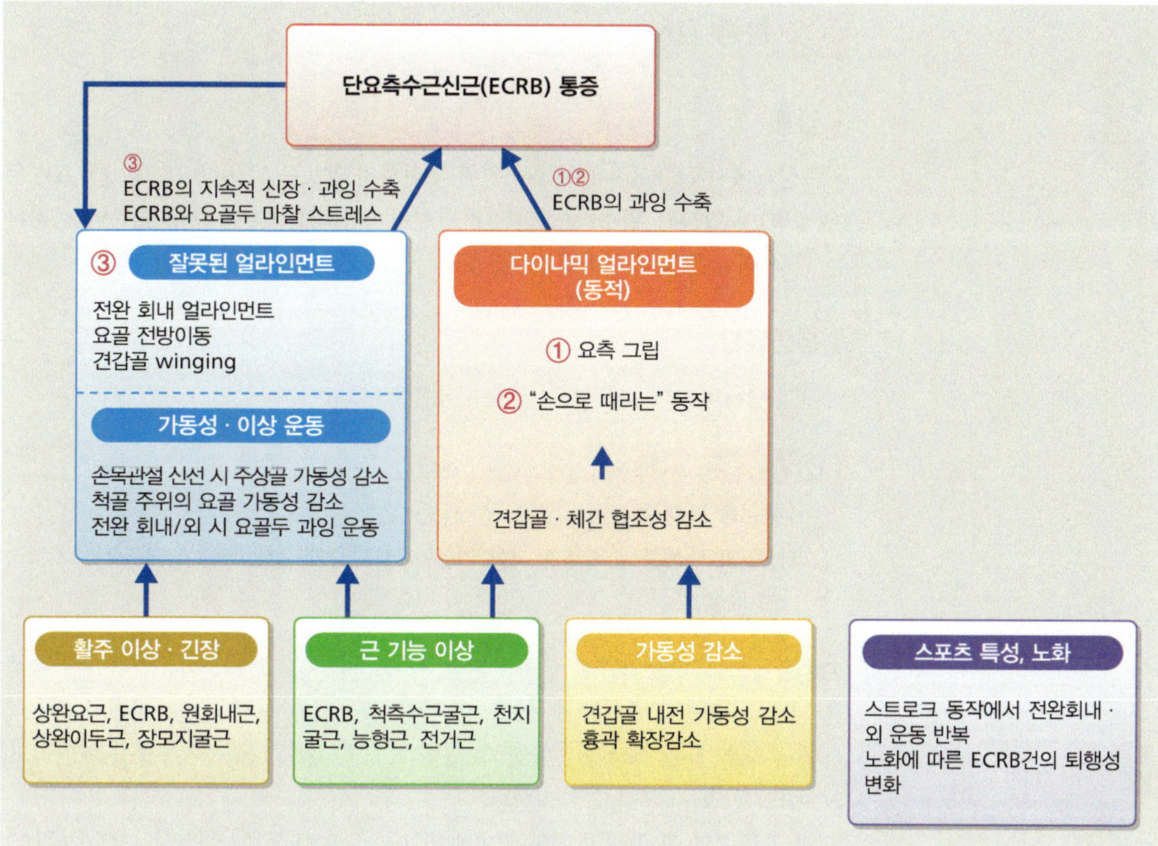

그림 1 테니스 엘보우 발생 메커니즘

난다. 테니스 이외에도 탁구와 골프에서도 통증이 발생할 수 있다. 통증이 심하면 물건을 들거나, 뚜껑 열기, 글씨 쓰기 등 일상생활도 지장을 초래하는 경우가 많다. 통증 발생 시기에 라켓이나 클럽 변경, 라켓 줄 강도 변경이나 손잡이를 바꾸는 등 통증 발생 원인이 될 만한 것이 있었는지 자세히 알아본다.

통증의 종류

부상 후 증상의 종류를 확인하고 부상 부위의 상태를 판단한다. 대부분 통증이 둔하고 만성통증인 경우가 많으나, 때로는 일부 선수들에게 무력감을 동반한 심한 통증을 호소한다.

ADL 상의 통증 유무

앞서 설명한 바와 같이, ADL에서 통증을 자주 호소한다. 회내 동작에서 그립 동작이나 그립을 하고 회내/외 운동을 최대한 피하고, 다른 방향 또는 회외 자세에서 동작을 하도록 지도한다. ADL의 통증 관리가 예후(prognosis)에 크게 영향을 주기 때문에 자세하게 물어보고 그 관리를 철저히 한다.

● 일상생활동작: activities of daily living (ADL)

3 통증 검사

압통

외측상과에서 ECRB의 1~2 cm 원위 부위까지 압통을 확인한다(**그림 2**). 요골두(관절면)의 압통도 평가하여 관절내 병변이 의심되는 경우, 주두 외측에 나타나는 관절 내 종창도 확인한다(**그림 3**).

통증유발

아래에 나와있는 관절운동 시 통증을 평가한다.

CHECK POINT

- □ **수동운동 시 통증**: 팔꿈치 굴곡 · 신전운동, 손목 굴곡
- □ **저항운동 시 통증**: 손목 신전 저항, 가운뎃손가락(중지) 신전 저항, 팔꿈치 신전 저항
- □ **그립 시 통증**

수동운동으로 팔꿈치관절 굴곡 · 신전 시 통증을 평가한다. 최종범위에서 통증은 관절내 병변도 배제할 수 없다. 또 팔꿈치 굴곡과 신전을 반복하거나 빠르게 하면 부착부 염증 증상을 유발할 수도 있다. 또한 손목 굴곡 시 통증을 확인하고, ECRB의 신전 시 통증도 확인한다.

손목 굴곡과 중지 신전 저항에 의해 ECRB 수축 시 통증이 생기는 것을 본다(**그림 4**). 팔꿈치 신전 저항으로 통증이 나타나는 경우, 상완 삼두근 기능 감소도 의심한다. 복귀 기준 통증 평가는 그립 시 통증이 기준이 된다. (**그림 4C**). 악력과 건측 악력을 비교하여 절반 이하면 통증 개선에 한 달 이상 시간이 걸릴 수도 있다.

통증 증가 · 감소 검사

통증이 증가된 동작에 대해 도수로 얼라인먼트를 조작하여 통증 감소 여부를 확인한다.

CHECK POINT

□ **얼라인먼트 조작**
- 팔꿈치 신전 · 굴곡운동 + 요골두 후방유도,
- 손목 굴곡 · 중지 신전 저항 + 주상골 손바닥쪽 유도 + 견갑골 내전 유지
- 팔꿈치 신전 저항 + 견갑골 아래각을 잡고 위각 유지

팔꿈치 최종 신전이나 최종 굴곡 시 통증이 있는 경우, 요골두를 후방으로 유도하여 통증이 감소하는지 확인한다.[*1] 손목 굴곡 저항이나 중지 신전 저항 시 통증이 생기는 경우, 주상골을 아래로 유도(**그림 5A**) 또는 선수에게 견갑골 내전을 유지하게 하고(**그림 5B**) 재검사하여 통증이 감소 시 각각 손목관절, 견갑흉곽관

*1 '9.1 야구 팔꿈치'(p.274) 참조.

● 단요측수근신근: extensor carpi radialis brevis muscle (ECRB)

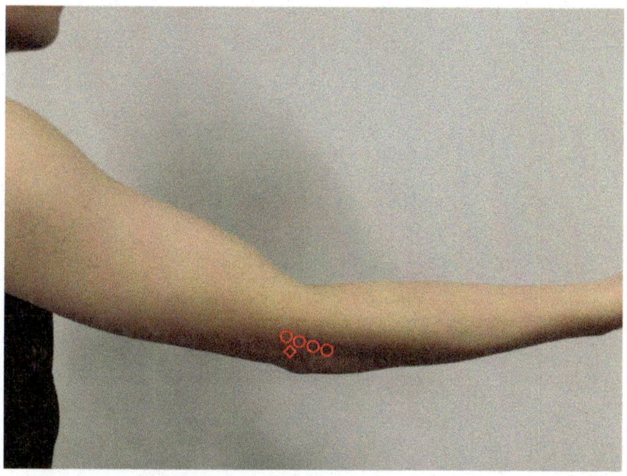

그림 2 팔꿈치 바깥쪽 부위의 압통
○: 단요측 수근신근(ECRB) 압통, ◇: 요골두(관절면) 압통.

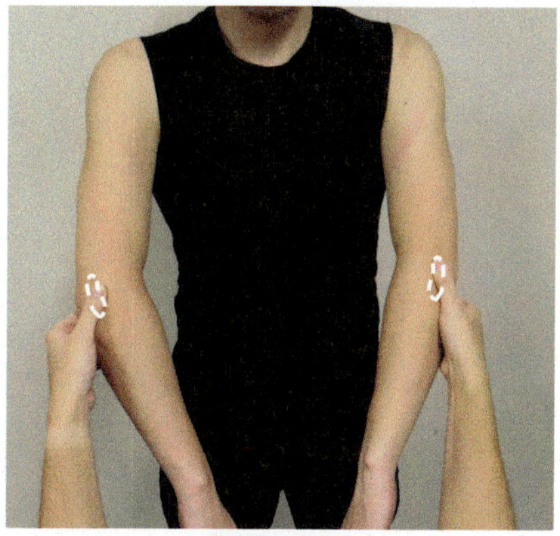

그림 3 팔꿈치관절내 종창 평가
주두 외측보다 팔꿈치관절 내의 종창(swelling)을 좌우 차이로 촉진한다.

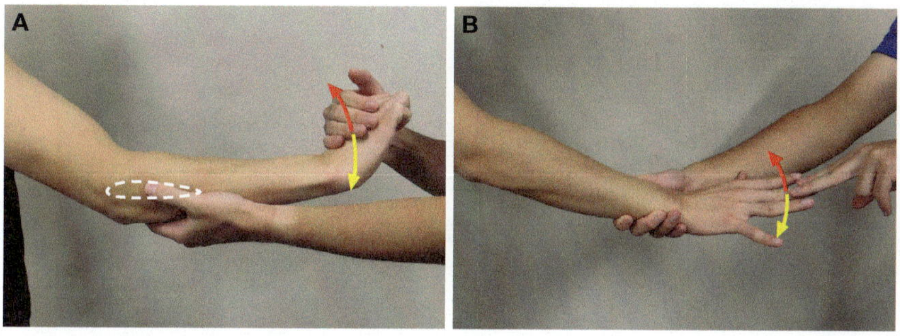

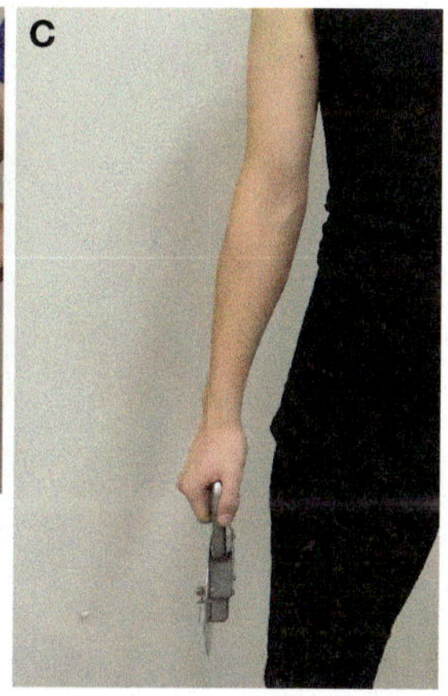

그림 4 ECRB 수축 시 통증 평가
A: 손목 신전 저항을 하여 ECRB 수축 시 통증과 근력을 평가한다.
B: 손가락 중지 신전 저항으로 ECRB의 수축 시 통증을 평가한다.
C: 악력계를 이용하여 통증 발생 시작 시점까지 악력을 측정한다.

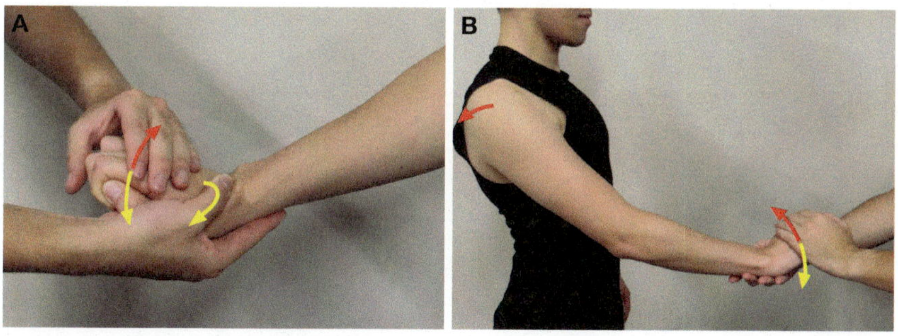

그림 5 ECRB 수축시 통증 감소 테스트
A: 주상골을 손바닥으로 유도해, 손목 신전이나 중지 신전 저항 시 통증 감소 유무를 평가한다.
B: 견갑골 내전을 유지하고, 손목 신전이나 중지 신전 저항 시 통증 감소 유무를 평가한다.

절이 통증 원인이 된다. 팔꿈치 신전 저항 시 통증은 견갑골 위각을 고정 시 승모근(위각) 기능 이상, 아래각을 잡았을 때 통증이 감소할 경우, 전거근 기능 이상이 원인으로 보인다.[*1]

4 기능 평가

얼라인먼트(문제가 되는 얼라인먼트 파악)

평가 항목
□ **팔꿈치관절 · 전완**: 전완 회내, 요골두 전방이동
□ **견갑골**: 견갑골 winging 유무

*2 '9.1 야구 팔꿈치'(p.274) 참조.

자세한 얼라인먼트 평가는 야구 팔꿈치 평가[*2]를 참조한다. ECRB는 회내 시 근육이 내측으로 이동한다.[2)] 전완 회내 얼라인먼트가 나타나거나 ECRB의 긴장이 보이면 ECRB가 수축 시 요골에 감기는 것같이 유착하여 아래로 이동되는지도 확인한다(**그림 6**).

◉ **문헌**

2) Bunata RE, et al: Anatomic factors related to the cause of tennis elbow. J Bone Joint Surg Am 2007; 89: 1955-1963.

관절 운동 패턴(비정상 패턴 파악)

평가 항목
□ **팔꿈치관절 신전 시 요골두의 후방이동 감소**
□ **전완 회외 · 회내 시 요골두의 과활동(외후방 · 내상방)**
□ **손목 배측굴곡 시 주상골이 손바닥 쪽으로 이동 감소**

팔꿈치 신장 시 요골두의 후방이동 감소 및 전완 회내 · 회외 시 요골두 평가는 야구 팔꿈치의 평가[*2]를 참조한다. 테니스 엘보우에서 요척관절 가동성 감소에 의해 요골두 과잉운동이 생겨 회외 시 외측후방, 회내 시 내측상방으로 요골두가 이동한다. 손목 신전 시 손목뼈 움직임도 관찰한다(**그림 7**). 요골쪽 손목뼈(주상골)의 손바닥 쪽 활주가 감소하고 있는 경우, 장모지굴근 단축 때문에 ECRB의 과한 수축이 발생하기 쉽다.

가동범위 · 가동성(제한인자 확인)

평가 항목
□ **팔꿈치 신전 · 굴곡**
□ **전완 회외 · 회내**
□ **손목 굴곡, 손목 신전, 엄지 외전**
□ **견갑골 내전**

팔꿈치 및 전완 평가는 야구 팔꿈치 평가[*2]를 참조한다. 손목 굴곡 가동범위를 확인하고 ECRB의 유연성 감소가 있는지 본다. 손목 신전과 엄지 외전 가동범위를 좌우차로 비교하여 장모지 굴근 긴장 유무를 확인한다. 견갑골 내전 가동범위도 확인하고 대흉근 · 소흉근 긴장을 평가한다.

● 단요측수근신근: extensor carpi radialis brevis muscle (ECRB)

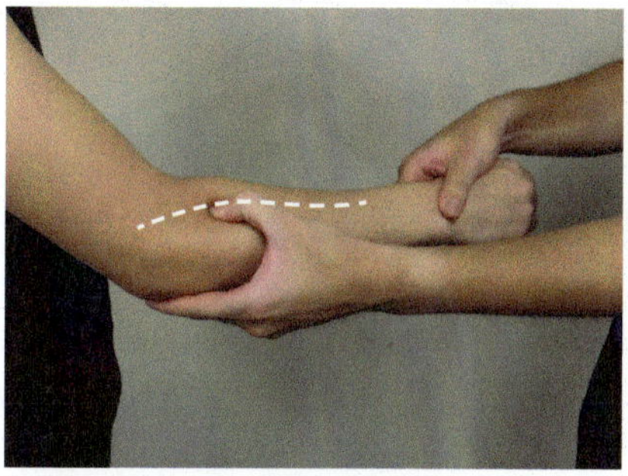

그림 6 ECRB의 주행 평가
ECRB의 위치를 촉진으로 평가한다. 요골두에 감기듯이 위치하여, 전완 회내 시 상완요골근 아래에 위치하게 되는지 확인한다.

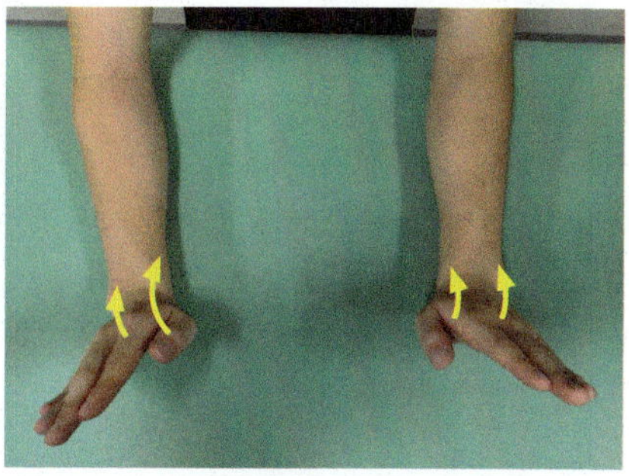

그림 7 손목 굴곡 시 손목뼈 운동 평가
손목 신전 시 손목뼈의 요측 및 척측 운동을 평가하고, 요측 신전 가동성 증가(굴곡 가동성 감소) 유무를 평가한다.

근력 · 근 기능 검사

평가 항목
□ 손목 신전 저항(ECRB)
□ 손목 굴곡 저항(척측수근굴근)
□ 네번째 손가락, 새끼손가락 PIP 관절 굴곡 저항(천지굴근)
□ 팔꿈치 신전 저항(어깨 90° 굴곡 자세)

ECRB의 평가는 촉진을 하면서 손목 신전 저항을 실시하고 수축 시 근력 감소 유무와 근력 좌우차를 확인한다(**그림 4A**). 근력 감소가 심하고 근육 수축이 잘 안되면 증상이 오래 지속될 수 있다. 척측 수근굴근, 천지굴근, 팔꿈치 신전 저항 평가는 야구 엘보우 평가[*2]를 참조한다.

동작 분석

평가 항목
□ 앉은 자세에서 견갑골 내전 · 체간 회전운동
□ 라켓 그립의 평가

앉은 자세에서 견갑골 내전을 유지하고 체간 회전 운동이 가능한지 확인한다(**그림 8**). 체간 회전 시 회전과 반대쪽 좌골에 하중이 가해지는 경우 체간 회전의 제한이나 체간근의 기능 이상이 의심되며, 공을 몸 전체의 연결 동작이 아닌 팔과 손으로만 치는 스트로크나 서브 동작이 될 가능성이 있다. 또, 라켓 그립 시 손가락 힘이 들어가는 상태도 평가한다(**그림 9**). 엄지 · 검지손가락을 강하게 잡은 이른바 요측 그립에서 ECRB 활동이 증가한다.

● 근위지절간관절: proximal interphalangeal joint (PIP joint)

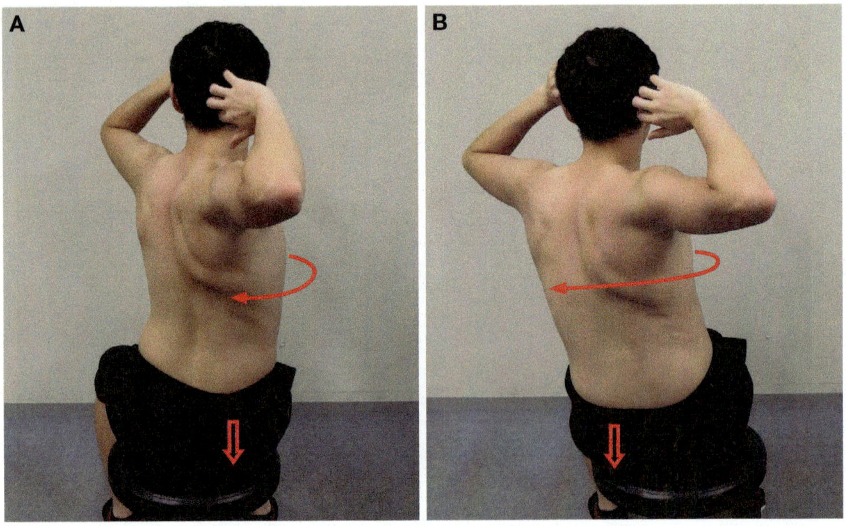

그림 8 앉은 자세에서 견갑골 내전 · 체간 회전운동 평가

A: 양호한 예; 견갑골 내전 자세를 유지하고 체간 회전방향과 같은쪽 좌골에 체중지지를 하고 있다.

B: 불량 예; 체간 회전 방향과 반대쪽으로 체간이 이동하고 반대쪽 좌골에 체중지지를 한다.

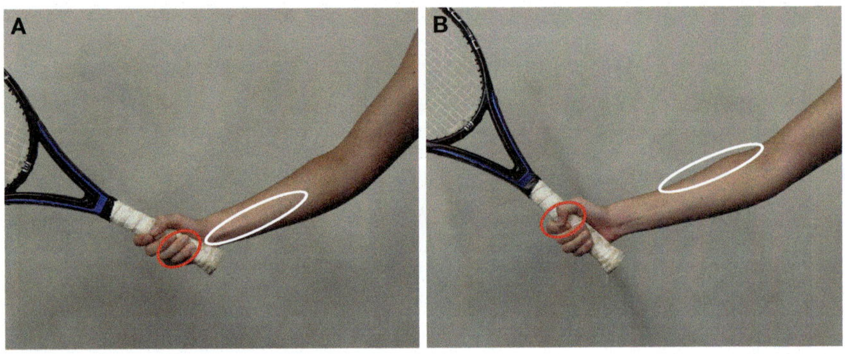

그림 9 라켓의 그립의 평가

A: 양호 예; 네번째 손가락, 새끼손가락으로 라켓을 그립하고 검지, 엄지가 편안하고, 척측 근 긴장이 강하다. B: 불량 예; 엄지, 검지로 강하게 그립하고 있어 요측 근 긴장이 높아진다.

5 재활 및 예방

목표 설정(스포츠 동작 시작까지)(그림 10)

테니스 엘보우 증상은 앞에서 언급했듯이 반대쪽과 비교하여 그립 시 통증이 소실이 복귀 기준으로 유용하다.

재활은 ① ECRB의 유연성 개선과 전완 · 손관절의 정상운동을 통해 그립 시 통증을 없애고 ② 전완근력과 견갑흉곽관절 기능을 동시에 개선할 수 있도록 만들어준다. 다음으로 ③ 척측 그립에서 전완 회내/외 운동이 잘 되도록 하고 견갑골 · 흉곽의 협조성을 개선시켜 복귀 준비를 한다.

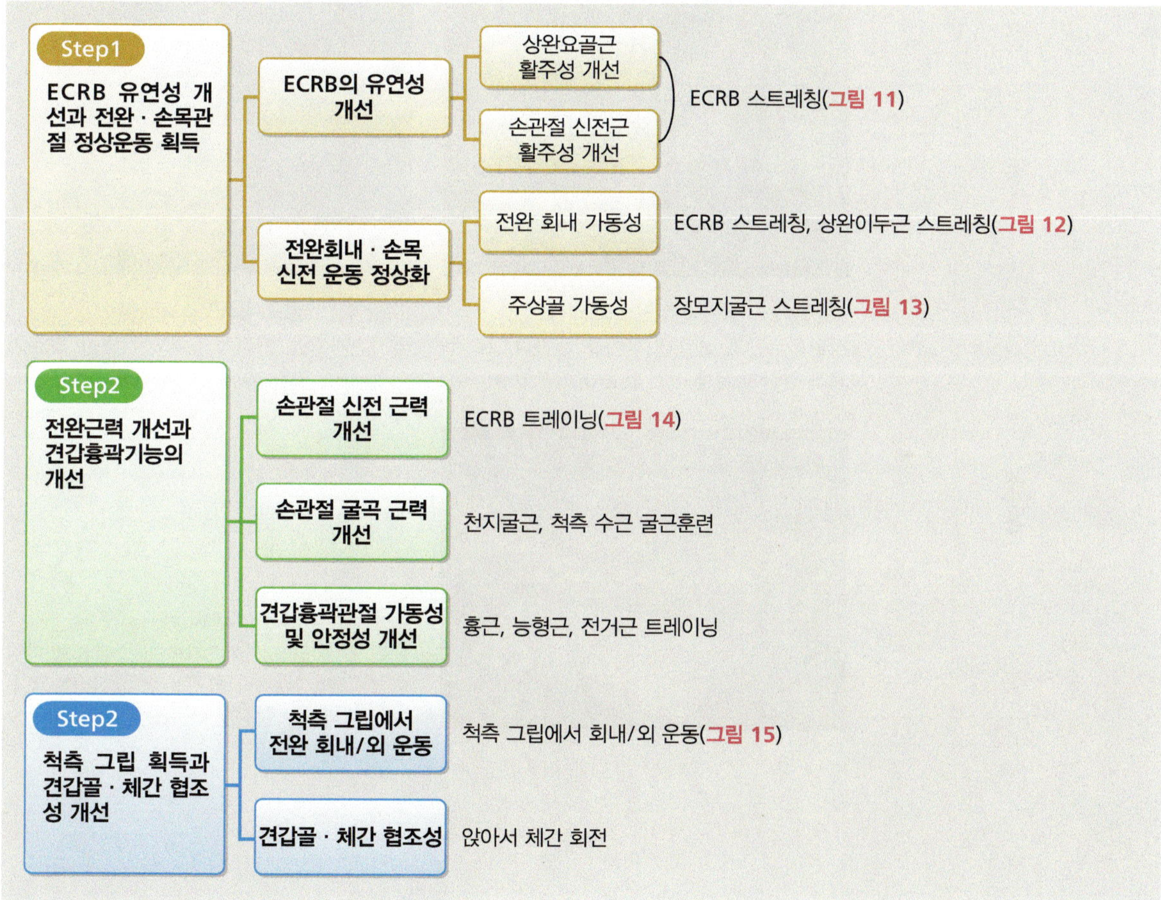

그림 10 테니스 엘보우 재활 트리 다이어그램

● 단요측수근신근: extensor carpi radialis brevis muscle (ECRB)

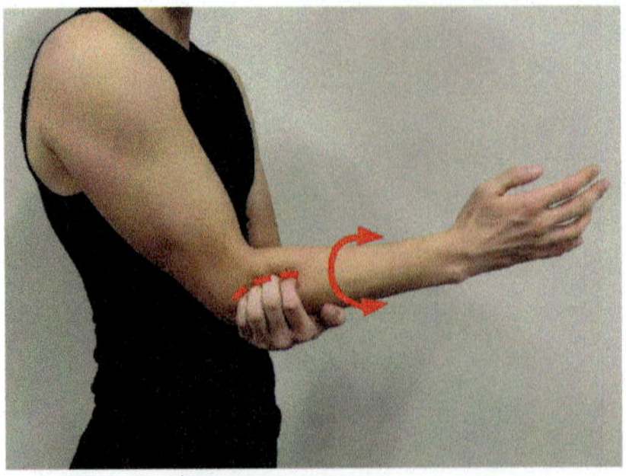

그림 11 ECRB 스트레칭

ECRB와 상완요골근 사이를 잡고 ECRB를 바깥쪽으로 잡아당기면서 회내/외 운동을 반복한다.

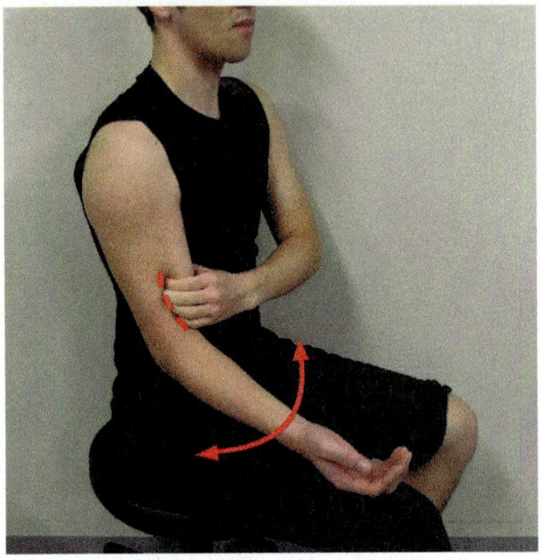

그림 12 상완 이두근 스트레칭

상완이두근과 상완근 사이를 손가락으로 누르고 팔꿈치 굴곡 신전 운동을 반복한다.

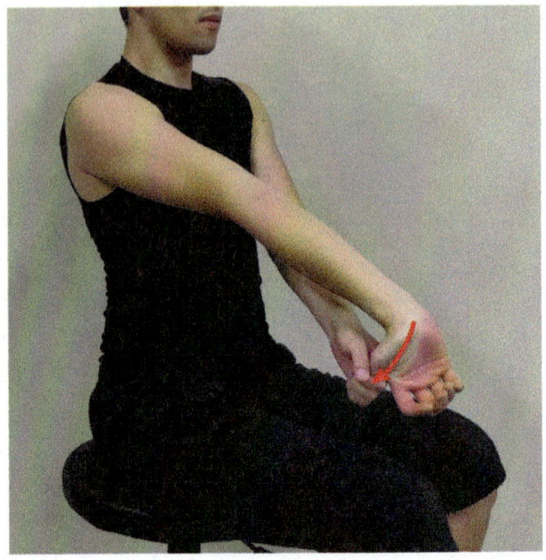

그림 13 장모지굴근 스트레칭

엄지손가락을 아래쪽으로 당기면서 팔꿈치 신전, 전완 회외, 손관절을 신전한다.

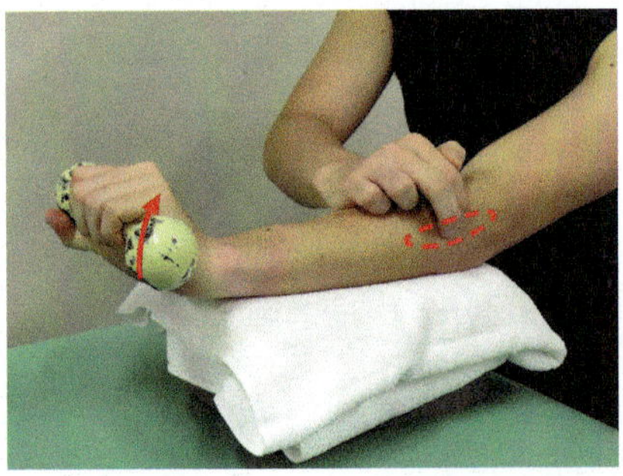

그림 14 ECRB 트레이닝

네번째 손가락, 새끼손가락을 중심으로 아령을 쥐고 새끼손가락 쪽에서 손목 신전하고 천천히 내리면서 원심성 수축을 한다.

● 단요측수근신근: extensor carpi radialis brevis muscle (ECRB)

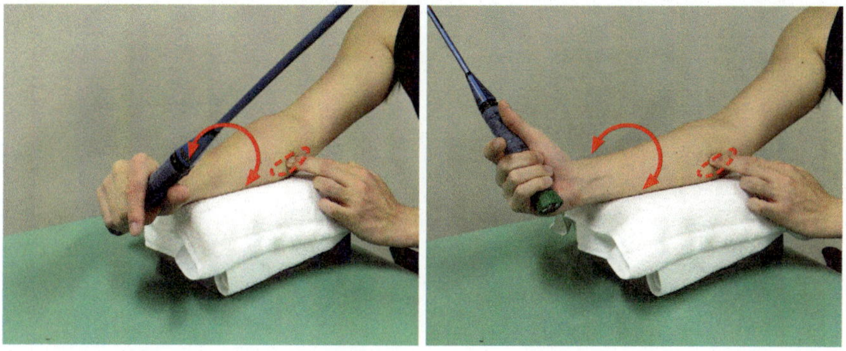

그림 15 척측 그립에서 회내/외 운동
네번째 손가락, 새끼손가락을 중심으로 라켓을 잡고 전완 회내/외 운동을 한다.

9.3 팔꿈치관절 탈구

1 발생 메커니즘(그림 1)

팔꿈치관절 탈구는 넘어지거나, 손을 짚을 때 손상된다(그림 2). 팔꿈치가 신전된 상태에서 손을 앞쪽이나 뒤쪽으로 짚을 때 과신전 손상이 생길 수 있다. 주두(olecranon)가 팔꿈치 오목(olecranon fossa)에 충돌하고 지렛대가 되어 구상돌기가 활차를 넘으면서 척골이 후방으로 탈구된다. 손상은 내측에서 발생하여 척측측부인대(UCL) 및 전방 관절낭이나 원회내근의 손상률이 높고 외측측부인대(LCL)도 손상될 수 있다.[1] 팔꿈치가 약간 굴곡 자세에서 체간보다 전방에서 손을 짚었을 때에 팔꿈치가 후외측으로 탈구되는 경우가 있다. 신체의 축 방향이 전완보다 내측이 되면서, 전완이 회외 자세가 되면 상완골이 내회전하면서 요골두가 앞으로 활주되고, 팔꿈치가 회외 · 외반되어 후외방으로 탈구된다. 손상은 외측에서 발생하고 LCL, 전방관절낭, UCL 순으로 손상이 일어난다.[2]

부상 후 기능 감소와 재발 메커니즘은 다음과 같다. 팔꿈치관절 탈구는 앞에서 설명한 바와 같이 팔꿈치 신전자세 또는 전완 회외 자세에서 손을 짚는 것(그림 1①)에 의해 발생하고, 부상 후에는 팔꿈치 외반 불안정성이 증가되어(그림 1②), 팔꿈치 외반 얼라인먼트(그림 1③)가 되어 하중 시 외반이 발생하기 쉬어진다. 또한 팔꿈치관절의 종창이나 현저한 신전 제한으로 인해(그림 1④), 견갑대 고정성 감소가 발생하기 쉽고(그림 1③), 상지 지지능력이 감소되어 손을 짚을 때 공포감이나 재부상으로 이어지므로 주의한다.

◉ 문헌

1) Tyrdal S, et al: Hyperextension of the elbow joint: pathoanatomy and kinematics of ligament injuries. J Shoulder Elbow Surg 1998; 7: 272-283.
2) O'Driscoll SW, et al: Posterolateral rotatory instability of the elbow. J Bone Joint Surg Am 1991; 73: 440-446.

2 주요 증상

통증 발생 장면

문진을 통해 몸이 넘어진 방향과 손을 짚었을 때 팔꿈치 위치와 손 방향을 자세히 확인한다. 팔꿈치 내측 손상과 외측 손상 중 어디가 더 심한지 손상 부위와 부상기전을 판단한다.

● 외측측부인대: lateral collateral ligament (LCL)
● 척측측부인대: ulnar collateral ligament (UCL)

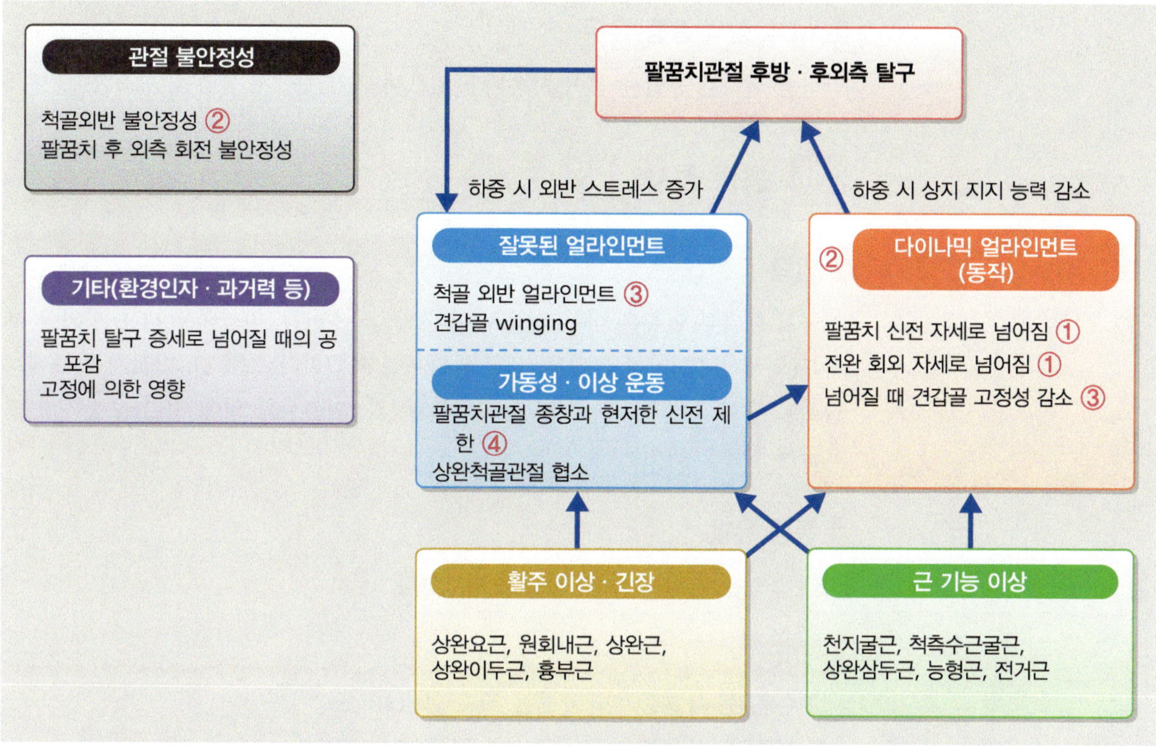

그림 1 팔꿈치관절 탈구 발생 메커니즘

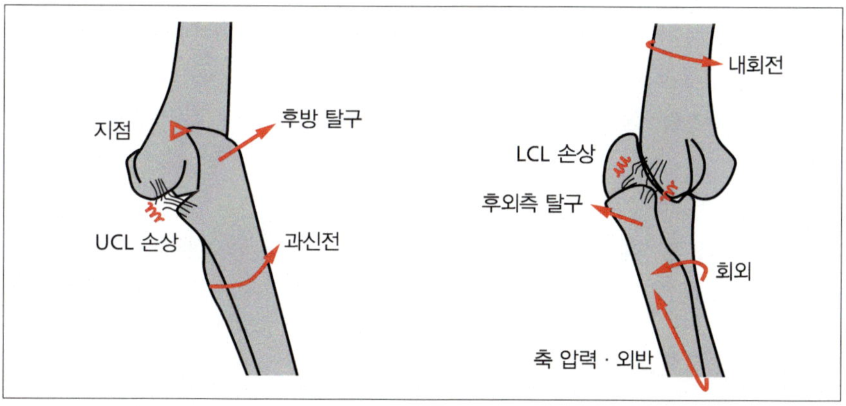

그림 2 팔꿈치관절 탈구 손상 부상기전

통증의 종류

부상 직후 안정 시 쑤시는 통증과 현저한 가동범위 제한, 팔꿈치 주위의 종창, 전완부 내출혈, 정복(reduction) 전에는 뚜렷한 변형이 있다. 부상 1~2주 후에는 안정 시 통증이 거의 사라지지만 운동 시 팔꿈치 내측이나 외측의 심한 통증과 더불어 종창에 의한 가동범위 제한도 뚜렷하게 나타난다.

ADL 상의 통증 유무

안정을 취하는 동안 통증이 지속되고 있으며 여러 곳에서 통증을 호소한다.

3 통증 검사

압통

*1 '9.1 야구 팔꿈치'(p.274) 참조.

팔꿈치 내측부 압통은 야구 팔꿈치 평가[*1]를 참조한다. 바깥쪽은 LCL 상완골 부착부(외측상과), 인대 실질부, 요골 부착부를 확인한다(**그림 3**). 팔꿈치 탈구에는 골절이 같이 발생할 가능성도 높고, 내측상과, 외측상과 외에 척골 구상돌기 및 요골두 압통도 확인된다.

통증 유발

아래에 있는 관절 운동 시 통증을 평가한다.

CHECK POINT

- □ **수동운동 시 통증**: 팔꿈치 신전, 굴곡, 외반(30°, 90° 굴곡)
- □ **저항운동 시 통증**: 손목 굴곡 저항, 전완 회내 저항

수동운동에서 팔꿈치관절 신전과 굴곡으로 통증 부위를 평가한다. 팔꿈치 외반은 30° 및 90° 굴곡에서 통증 및 불안정성을 확인하고, 손상 후 2주간 피한다(**그림 4**). 저항 운동에서 전완 회내 굴곡근의 손상 유무를 확인하기 위해 손목 굴곡 및 전완 회내 저항으로 확인한다(**그림 5**).

통증 증가 · 감소 검사

통증이 증가된 동작에 대해 도수로 얼라인먼트를 조작하여 통증 감소 여부를 확인한다.

CHECK POINT

- □ **얼라인먼트 조작** · 팔꿈치 신전 · 굴곡 + 척골내반
  + 요골두 후방유도
  + 팔꿈치 바깥쪽 잡히는 부위

팔꿈치 신전이나 굴곡 시 통증이 나타나는 경우, 척골의 내반 유도 및 요골두 후방 유도에 의해 통증이 감소하는지 확인한다.[*1] 단, 후외측 탈구의 경우는 요골두 후방 유도를 삼가야 한다. 또한 팔꿈치 신전 시 후방에 통증을 호소하는 경우, 주두의 바깥쪽 피부를 집어주면 통증이 감소하는지(**그림 6**) 확인하고 후방 관절낭이 원인이 되는 통증인지 평가한다.

- 일상생활동작: activities of daily living (ADL)
- 외측측부인대: lateral collateral ligament (LCL)

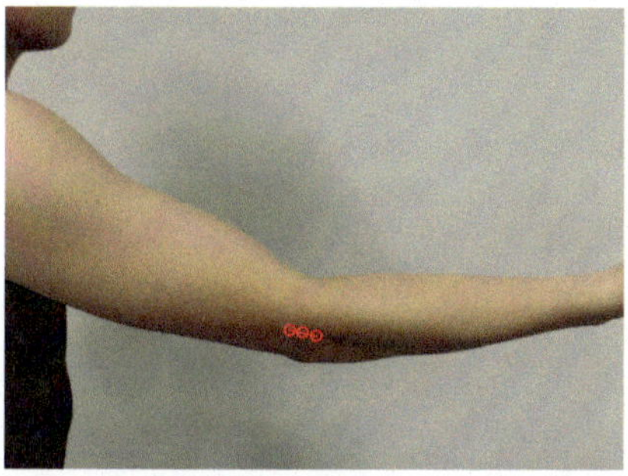

그림 3 팔꿈치 외측부 압통

○: 팔꿈치 외측측부인대(LCL) 손상의 압통.

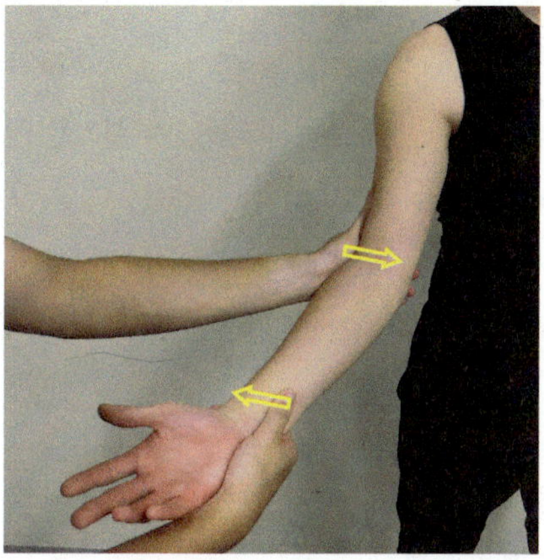

그림 4 팔꿈치 외반 불안정성 평가

손으로 팔꿈치 바깥쪽을 쥐면서 전완 원위부보다 외반 방향으로 견인한다. 처음에는 천천히 움직여 통증을 확인하고 통증감소에 따라 끝 느낌을 평가한다.

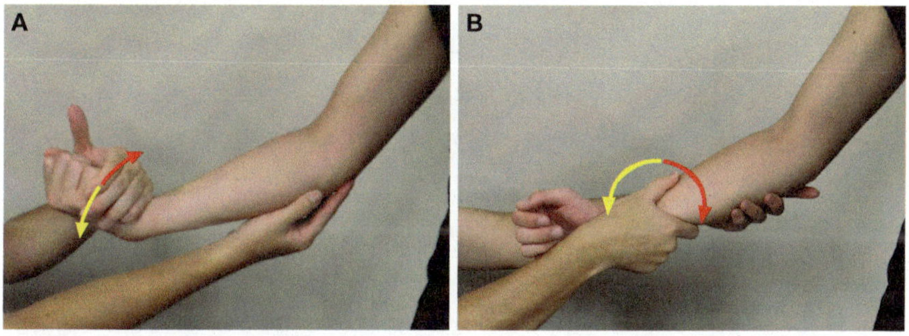

그림 5 전완 회내굴곡근 수축 시 통증 평가

A: 손목 굴곡 저항을 하서 척측수근굴근 수축 시 통증을 평가한다. B: 전완 회내 저항을 하여 원회내근 수축 시 통증을 평가한다.

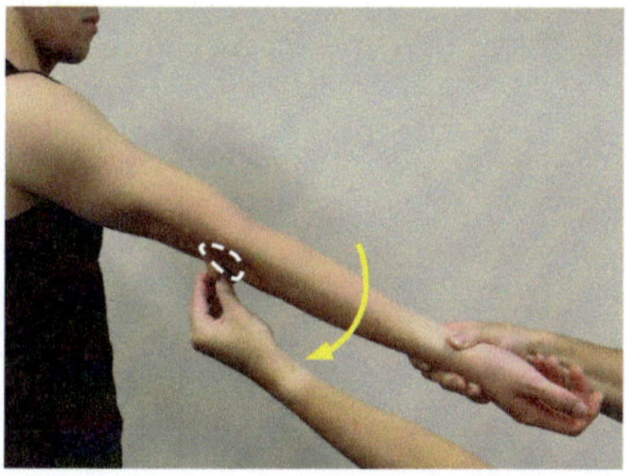

그림 6 팔꿈치 신전 시 통증 감소 검사

주두 바깥쪽 피부를 잡고, 후방 연부조직(관절낭)을 견인하면서 팔꿈치를 신전시켜, 통증의 감소를 확인한다.

4 기능 평가

얼라인먼트(문제가 되는 얼라인먼트의 파악)

평가 항목
□ **팔꿈치관절 · 전완**: 팔꿈치관절 외반, 요골두 전방이동
□ **견갑골**: 견갑골 winging 유무

*2 '9.1 야구 팔꿈치'(p.274) 참조.

야구 엘보우 평가[*2]를 참조한다.

관절운동패턴(이상패턴파악)

평가 항목
□ **팔꿈치관절 신전 시 척골 외반 증가, 요골두 후방이동 감소, 팔꿈치 후방 충돌**
□ **팔꿈치 굴곡 시 팔꿈치 후방관절 간격 협소화**

팔꿈치관절운동 패턴 평가로서 신전운동을 평가한다(**그림 7**). 척골 운동을 촉진하고 외반 각도를 반대쪽과 비교한다. 상완굴근의 방어적인 수축으로 상완요골근 등 팔꿈치 외측 근육 긴장이 있으면 외반이 증가한다. 동시에 어깨관절 신전 시 팔꿈치관절 신전 보상 운동에도 유의한다. 요골두도 촉진하며, 팔꿈치 신전 시 요골 후방이동 감소를 확인한다. 마찬가지로 방어 수축으로 상완이두근 긴장이 생기면 운동 초기에 요골두 후방이동이 감소한다. 또, 팔꿈치 후방에서 주두와 팔꿈치 오목(olecranon fossa)의 충돌도 팔꿈치 신전 제한이 생기기 쉽고, 환자도 불편함을 느끼게 된다. 이것도 방어적인 수축에 의한 상완근 긴장과 전방관절낭 손상에 따른 상완근 유착으로 상완골에 대한 척골 후방 활주 운동 제한이 일어나기 쉽다.

팔꿈치관절 후방이 좁아져 있으면 팔꿈치 굴곡 운동에서도 관찰되어, 주두와 팔꿈치 오목 사이(팔꿈치 후방 관절면)가 좁아진다(**그림 8**). 후방 관절낭 유착이 원인이 되기 때문에, 관절 내 종창 조절이 중요하다.

가동범위 · 가동성(제한인자 확인)

평가 항목
□ **팔꿈치 신전, 굴곡**
□ **전완 회외**
□ **견갑골 내전**

*3 '8장 어깨관절'(p.234) 참조.

팔꿈치 신전이나 굴곡 제한은 앞에서 설명한 관절 운동과 함께 평가한다. 원회내근 손상에 의한 전완 회외 제한이 있는지 확인한다. 견갑골 내전 가동성도 평가한다.[*3] 고정에 의해 견갑골 내전 가동성이 감소되는 경우가 있어, 흉곽 확장 감소와 흉부 앞쪽 특히 대흉근 · 소흉근 긴장을 의심한다.

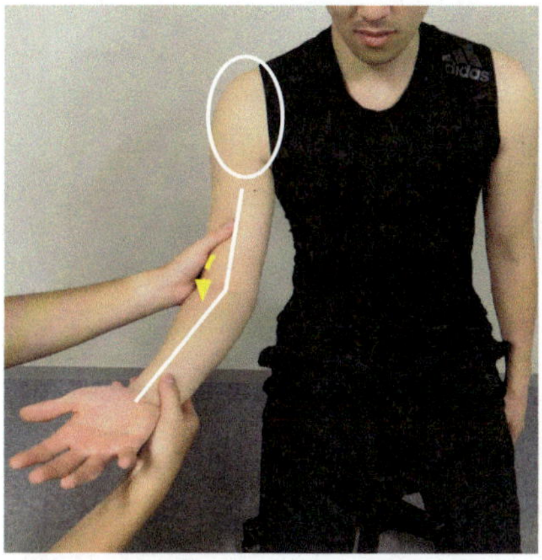

그림 7 팔꿈치관절 신전 운동 평가
팔꿈치를 수동적으로 신전시켜 팔꿈치 외반 증가, 어깨관절 신전에 의한 보상, 요골의 후방이동 감소를 평가한다.

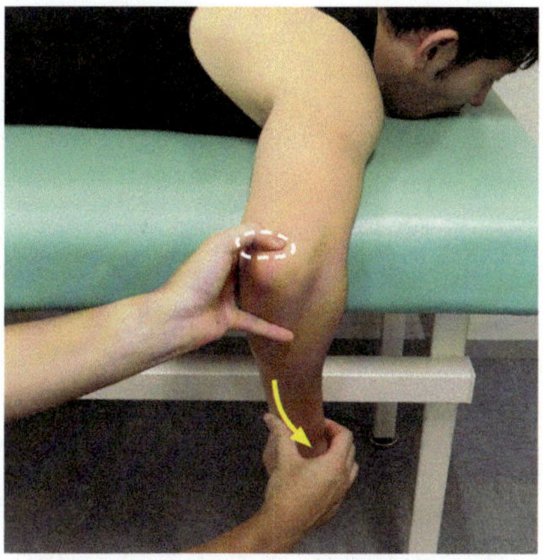

그림 8 팔꿈치 후방관절 간격 협소화 평가
팔꿈치를 굴곡시켜 주두와 팔꿈치 오목 사이에 엄지손가락이 들어가기 쉬운지 좌우 차이를 비교한다.

근력 · 근 기능 검사

평가 항목

- □ 손목 굴곡 저항(척측 수근굴근)
- □ 네번째 손가락, 새끼손가락 PIP 관절 굴곡 저항(천지 굴근)
- □ 팔꿈치 신전 저항(팔꿈치 신전, 팔꿈치 90° 굴곡 자세)

척측수근굴근, 천지굴근의 평가는 야구 팔꿈치 평가*2를 참조한다. 팔꿈치 신전 저항은 팔꿈치 90° 굴곡 자세를 만들고*2, 팔꿈치 신전 자세 특히 상완삼두근 내측두의 수축을 촉진으로 확인한다(**그림 9**).

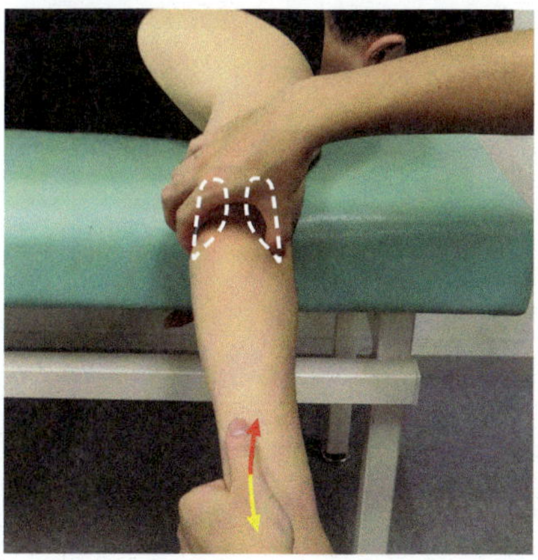

그림 9 팔꿈치 최종 신전 저항 시 상완삼두근 수축 평가
팔꿈치 최종 신전 저항 시 상완삼두근 내/외측두를 촉진하여 근수축을 내/외측에서 비교한다.

● 근위지절간 관절: proximal interphalangeal joint (PIP joint)

동작 분석

평가 항목
□ 네발기기에서 견갑골 내전, 외전(캣 앤드 독)
□ 팔굽혀펴기
□ 물구나무서기 견갑골 상방/하방회전

먼저, 네발로 기기와 같은 CKC 운동의 평가는 신전 시 통증이 사라진 후 이루어진다. 네발로 기기에서 견갑골 내전 · 외전을 실시하여, 팔꿈치 신전을 유지하면서 견갑골 winging 유무를 본다. 그 다음에 팔굽혀펴기를 실시하여, 견갑골 안정성을 유지하면서, 팔꿈치 굴곡 · 신전 운동이 가능한지 확인한다. 물구나무서기에서 견갑골 상방/하방회전은 복귀 직전에 평가한다(**그림 10**). 팔꿈치를 신전하고 견갑골을 움직여 체간을 위아래로 움직일 수 있는 정도의 견갑골 기능 개선이 있는지 확인한다.

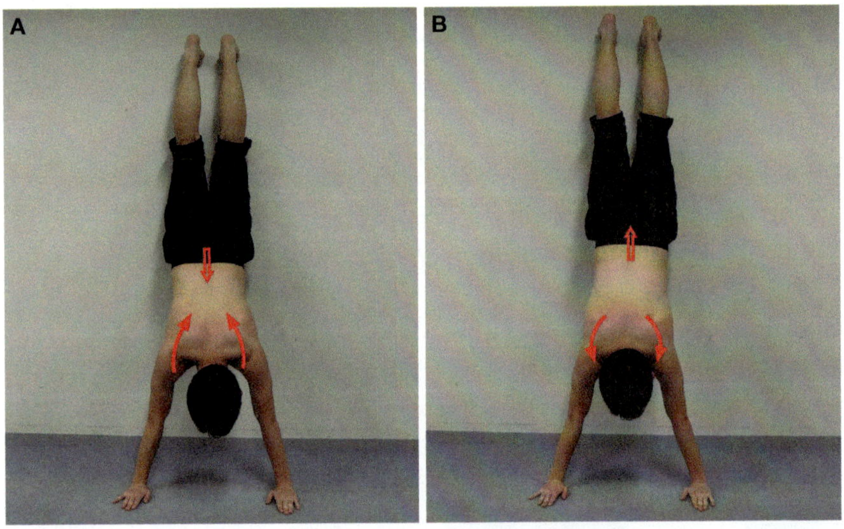

그림 10 물구나무서기에서 견갑골 상방회전 · 하방회전 운동 평가
물구나무서기를 뒤에서 관찰하여 상하 운동을 했을 때 견갑골 상방회전(B), 하방회전(A) 운동의 좌우차를 비교한다.

5 재활 및 예방

목표 설정(스포츠에 복귀까지)(그림 11)

요골두나 척골구상돌기 골절이 없으면 2주 이내로 고정한다. 많은 보고에서 팔꿈치관절 탈구로 인해 가장 어려운 부분이 구축으로, 1주 이상 2주 이내로 고정하도록 권장한다.[3, 4] 손상 조직에 통증이 없는 범위에서 가동범위 훈련은 부상

◉ 문헌
3) Ross G, et al: Treatment of simple elbow dislocation using an immediate motion protocol. Am J Sports Med 1999; 27: 308-311.
4) Schippinger G, et al: Management of simple elbow dislocations. Does the period of immobilization affect the eventual results? Langenbecks Arch Surg 1999; 384: 294-297.

● 닫힌사슬운동: closed kinetic chain (CKC)

후 1일부터 시작하며, 고정 기간 중에는 팔꿈치 신전 가동범위 개선을 목표로 하고, 부상 5주 이내를 목표로 팔꿈치 완전 신전 가동범위를 획득하고, 고정 기간 종료 후부터 굴곡 가동범위 개선도 시작하여, 인대 치유 과정에 의해 5~8주 내에 완전히 복귀할 때까지 완전 가동범위를 목표로 한다.

재활은, ① 염증 관리와 팔꿈치관절 가동범위 개선을 조기에 시작하여, ② 팔꿈치 안정화 기능 개선과 견갑흉곽 기능 개선을 동시에 증진시킨다. 다음으로, ③ CKC에서 팔꿈치 및 견갑골 안정성을 개선시켜 복귀를 한다.

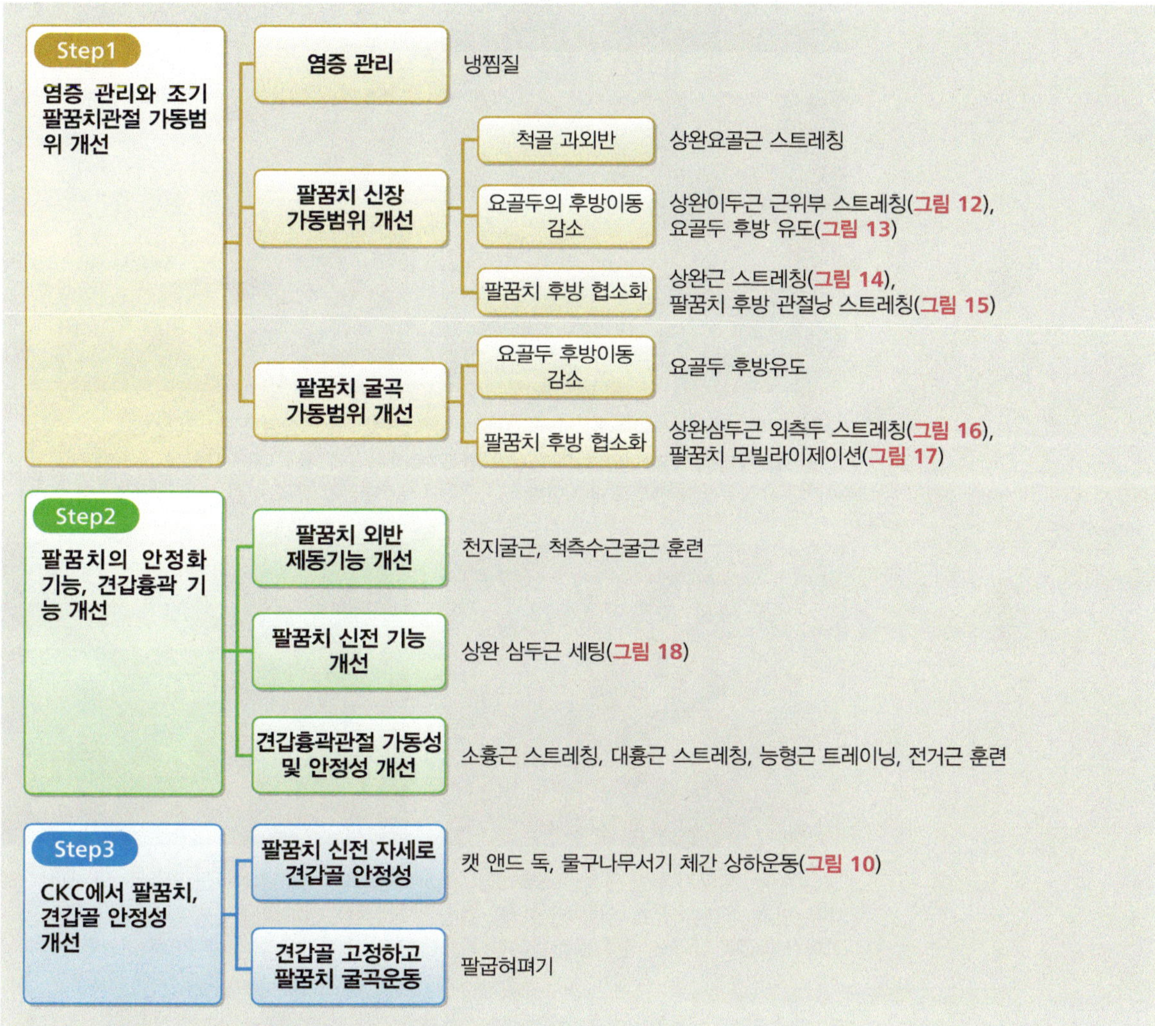

그림 11 팔꿈치관절 탈구 재활 트리 다이어그램

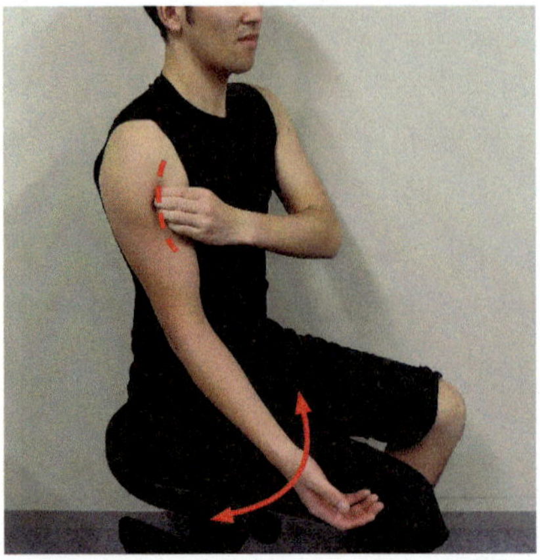

그림 12 상완이두근 근위부 스트레칭
삼각근 앞쪽 근육과 상완이두근 사이에 손가락으로 누르고 팔꿈치 굴곡/신전 운동을 반복한다.

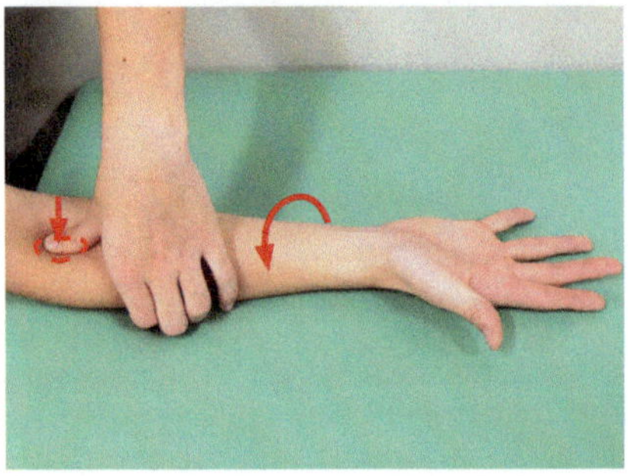

그림 13 요골두 후방 유도
요골두를 아래로 눌러 전완 회외 운동을 반복하면서 요골두를 후방으로 유도한다.

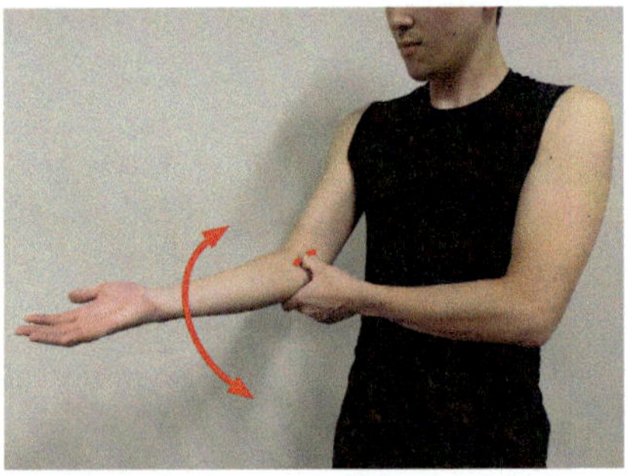

그림 14 상완근 스트레칭
상완근과 원회내근 사이를 손가락으로 누르고 팔꿈치 굴곡/신전 운동을 반복한다.

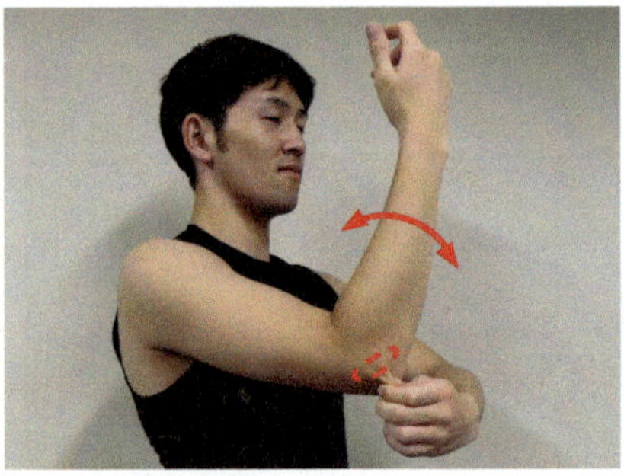

그림 15 팔꿈치 후방 관절낭 스트레칭
주두 외측 피부를 잡고, 뒤쪽 관절낭을 견인하면서 팔꿈치 굴곡/신전 운동을 반복한다.

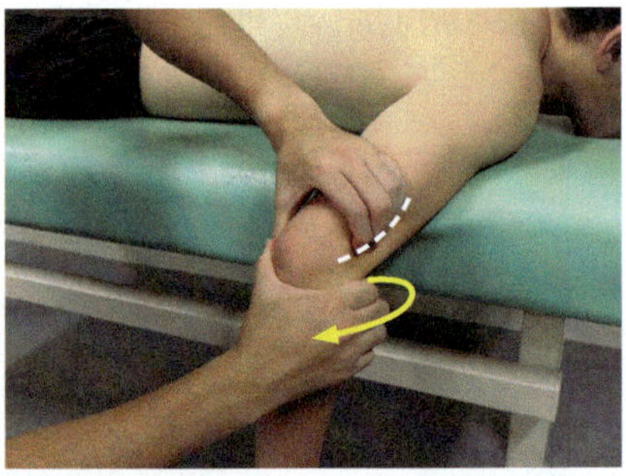

그림 16 상완 삼두근 외측두 스트레칭
상완삼두근과 외측 근육 사이를 손가락으로 누르고 전완을 회외 방향으로 견인한다.

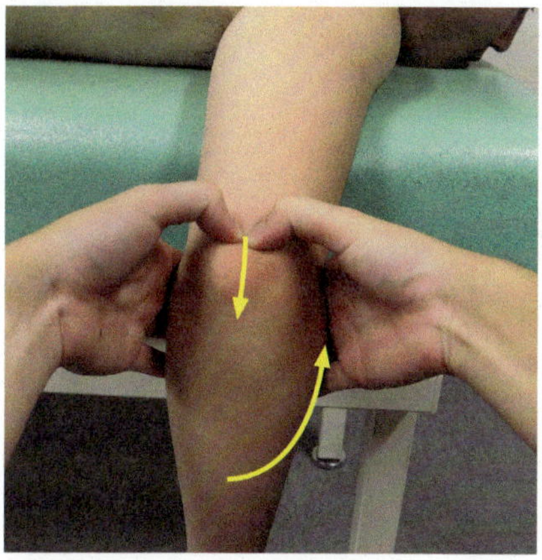

그림 17 주두 모빌라이제이션

주두와 팔꿈치 오목 사이를 엄지손가락으로 누르고 주두를 앞으로 당기면서 팔꿈치를 굴곡시킨다.

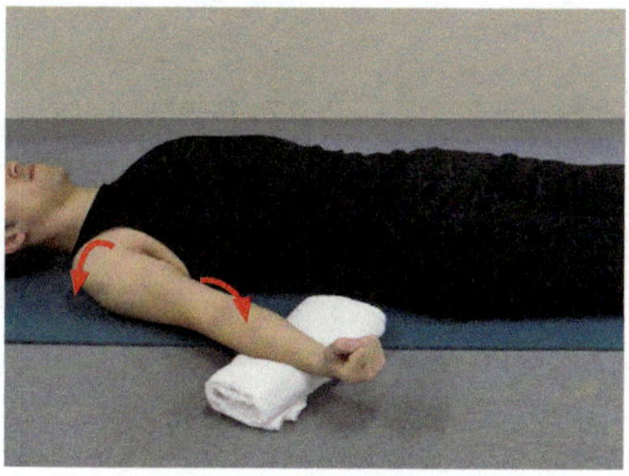

그림 18 상완 삼두근 세팅

전완 아래쪽에 수건을 깔고, 견갑골 내전, 전완 회외를 한다. 팔꿈치를 펴서, 수건을 눌러서 상완삼두근 등척성 수축을 실시한다.

제 10 장 손관절

삼각섬유연골복합체(TFCC) 손상, 척측수근신근(ECU)건 손상

1 발생 메커니즘(그림 1)

척골 측 손목에 통증이 생기는 질환으로 삼각섬유연골복합체(TFCC) 손상과 척측수근신근(ECU)건 손상이 많이 발생한다. TFCC 손상은 삼각섬유연골 · 손목 척측 측부인대 및 요척인대 주위에 구성되는 TFCC의 마모 · 천공 · 파열이 주요 인이 되고[1], ECU건 손상은 근육의 변성 · 염증이 주요 원인이 된다. 이들은 테니스 경기 등 전완 회내/외의 반복이나 체조에서 손을 짚는 동작의 반복에 의한 팔

◉ 문헌

1) Palmer AK, et al: Triangular fibrocartilage complex lesions: a classification. J Hand Surg Am 1989; 14 (4): 594 - 606 .

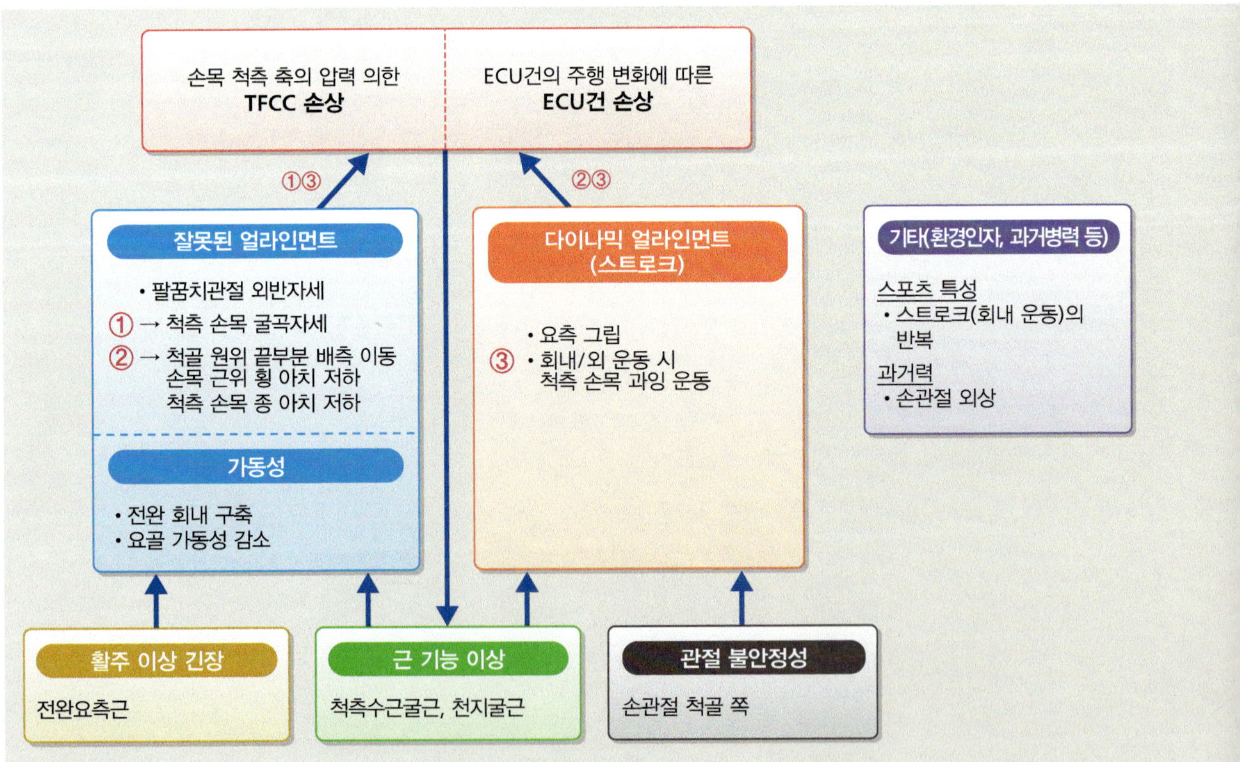

그림 1 TFCC 손상, ECU건 손상의 발생 메커니즘

● 삼각섬유연골복합체: triangular fibrocartilage complex (TFCC)
● 척추수근신근: extensor carpi ulnaris (ECU)

꿈치관절 · 전완 · 손관절 · 손목의 잘못된 얼라인먼트와 척측 손목의 응력 집중으로 발생한다. 또한, 넘어졌을 때 급성 TFCC 손상을 입을 수 있다. 물리치료를 위한 평가 시, 우선 통증부위(조직)를 확인하고, 통증 감소 검사를 이용하여 팔꿈치관절 · 전완 · 손관절 · 손목뼈 등의 잘못된 얼라인먼트와 기능을 확인한다. 또한 통증 조직에 대한 스트레스를 증가시킬 수 있는 다이내믹 얼라인먼트와 기능을 평가하도록 한다. 정상적으로 전완의 회내/외 시 축은 척골이며 손목뼈는 아치구조를 가진다. 임상에서 중요한 아치구조인 손목 횡 아치는 주상골 · 월상골 · 삼각골로 이루어지고 월상골이 가장 높은 원이 된다. 또한 삼각골 · 유구골 · 제5중수골로 이루어진 손바닥 쪽 척측 손목에 오목한 종 아치가 있다(**그림 2**).

그림 1에서 구체적인 발생 메커니즘을 나타내고 있다. TFCC 손상은 팔꿈치관절 외반 · 척측 손목 굴곡의 잘못된 얼라인먼트에 의한 TFCC의 축에 압력 증가가 주된 스트레스가 된다(**그림 1①**).[2] 더불어 전완 회내/외 제한이나 전완 회내/외 축의 요골 쪽 이동에 의해 스트로크 등의 전완 · 손목 회내/외 운동 시 척골 쪽에 과도한 운동이(**그림 1③**) 발생한다. 이들 얼라인먼트 불량은 요골 쪽을 주로 사용하는 잘못된 라켓 그립에 의해 요골 쪽 근육 긴장, 척골 쪽 근육 마찰이 생기는 경우가 많다.

◉ **문헌**

2) Palmer AK, et al: Biomechanics of the distal radioulnar joint. Clinical Orthop Relat Res 1984; 187: 26-35.

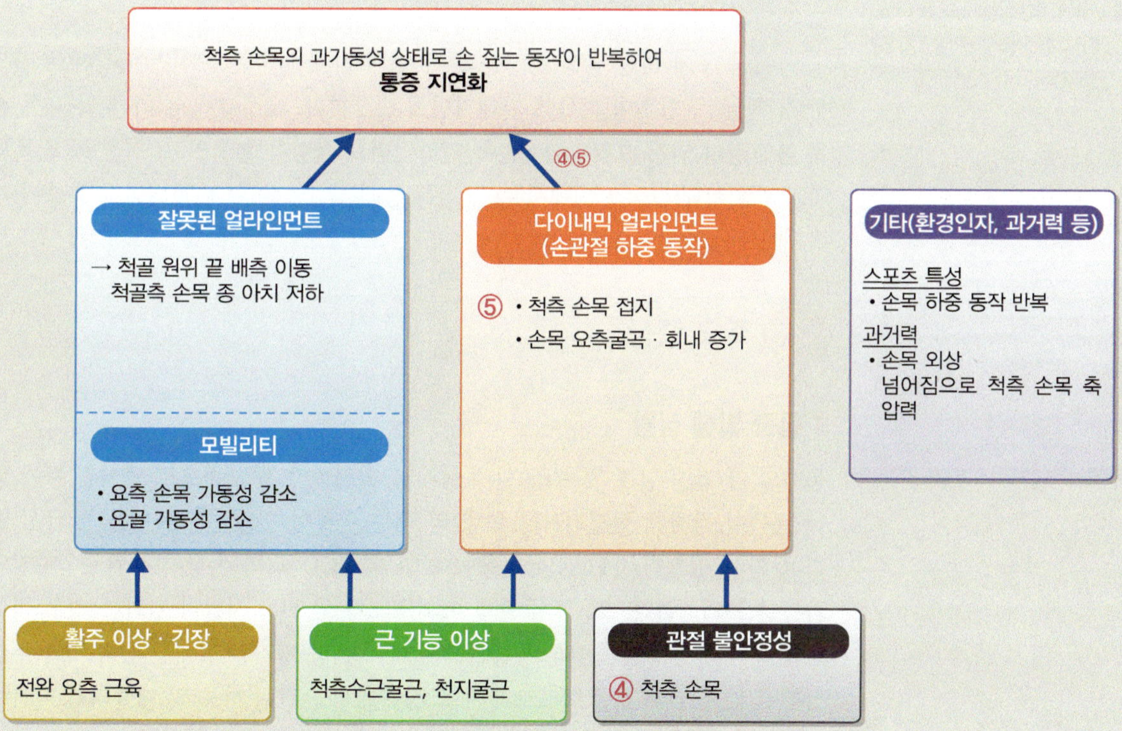

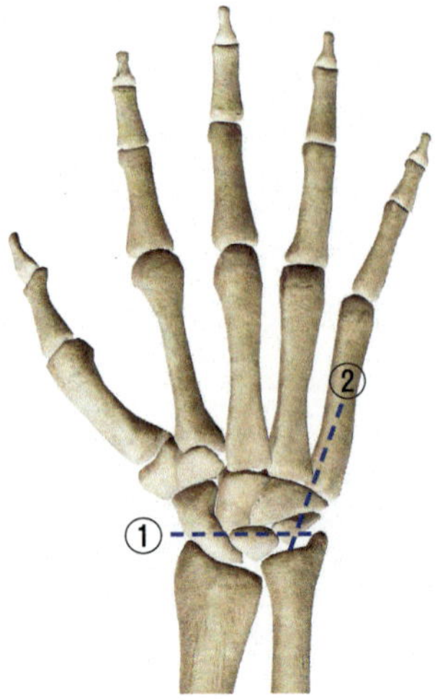

그림 2 손목뼈 아치(해부도)
①: 주상골 · 월상골 · 삼각골로 이루어져 있고, 월상골이 가장 위로 원을 그리는 손목 근위 횡 아치
②: 삼각골 · 유구골 · 제5중수골로 이루어져 있고, 손바닥과 척골 쪽 손목에 오목한 종 아치가 있다.

ECU건 손상은 척골 원위 끝부분의 손등 쪽 이동 및 척골에 대한 삼각골이 손바닥 쪽으로 이동하는 잘못된 얼라인먼트가 발생한다. 건초에 의해 척골에 견고하게 고정된 건이 비틀리면서 스트레스(그림 1②)가 더해져, TFCC 손상과 마찬가지로 척골 쪽 손목에 과잉 운동이 발생하게 된다.[3] 손목의 얼라인먼트 불량은 체조와 같이 손을 짚는 동작의 반복에 의해 수근골 아치가 저하되는 것이 원인으로 생각된다.

넘어짐 등에 의한 급성 손상은 손목 회내 자세에서 손목 신전이 강제로 발생하여, 척골 축 압력이 손목에 가해지면서 발생한다. 급성 손상에 따른 척골 쪽 손목 불안정이 먼저 요척관절 · 손목 얼라인먼트 불량을 일으키고, 척골 쪽 손목의 과가동성 상태(그림 1④)에서 손을 짚는 동작(그림 1⑤)이 반복되면서 통증이 지속되어 만성증상이 된다.

◉ 문헌

3) Campbell D, et al: Sports - related extensor carpi ulnaris pathology: a review of functional anatomy, sports injury and management. Br J Sports Med 2013; 4(17): 1105-1111.

2 주요 증상

통증 발생 상황

통증의 급/만성 발병 및 통증 발생 동작을 확인한다. 구체적으로 넘어짐 등에 의해 손목이 강하게 신전되거나 회내/외 되는 상황이 있었는지 물어본다. 급성 발병 상황이 있으면, TFCC의 천공이나 파열, ECU 건의 손상이나 탈구 · 파열의 가능성을 의심한다. 또, 급성 발병 에피소드가 있으나, 시간이 경과한 경우 척골 쪽 손목의 불안정성에 따른 통증을 의심하여 기능 평가를 실시한다. 뚜렷한 부상 상황이 없고, 테니스 스트로크와 체조 경기에서 손관절 하중 및 매달리기가 반복되어 나타나는 통증은 TFCC, ECU의 마모와 변성, 염증을 의심한다.

● 삼각섬유연골 복합체: triangular fibrocartilage complex (TFCC)
● 척측수근신근: extensor carpi ulnaris (ECU)

통증의 종류

부상 후 어떤 증상이 나타나는지 및 환부를 확인한다. 심한 통증은 앞에서 언급한 급성 발병에 의한 급성통증, 둔한 통증은 만성통증의 경우가 많다. 또, TFCC 손상은 파열 · 마모 · 변성에 의해 척측 손목의 불안정감을 호소하기도 한다.

ADL 상의 통증 유무

TFCC 손상 시 문 손잡이를 돌리거나 손을 짚는 등, 손목 회내/외 및 하중 시 통증을 호소한다. ECU 건 손상은 머리감기, 글씨쓰기, 손잡기 동작에서 통증을 호소한다.

3 통증 검사

압통(그림 3)

TFCC, ECU의 압통을 확인한다. 또한 넘어짐 등의 에피소드가 있는 경우 특히 월상골 주위(주상골–월상골 간, 월상골–삼각골 간)의 압통을 확인한다. 월상골 주위에 압통이 있는 경우는 손목뼈 타박상(bone contusion)이나 손목인대 손상을 의심하고, 손목뼈 불안정성으로 인해 손목뼈 아치 저하 가능성을 고려한다.

CHECK POINT

- □ **수동운동 시 통증**: 손목 신전(OKC, CKC), 회외 · 척골 굴곡
- □ **저항운동 시 통증**: 엄지 외전 저항(ECU synergy test)

손목 신전 시 통증을 평가한다(OKC). TFCC 손상 시 특히 척골 쪽에 압력을 증가시켜 통증이 증가한다. CKC에서도 마찬가지로 손목 신전을 실시한다. 통증이 증가하는 경우 손목뼈 아치 영향을 의심한다. 강한 전완의 수동 회외 검사에

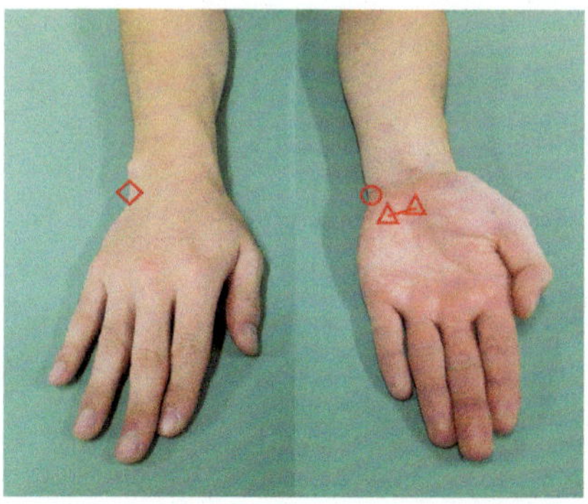

그림 3 압통
○: TFCC, ◇: ECU 건, △: 월상골.

- 일상생활동작: activities of daily living (ADL)
- 열린 사슬 운동: open kinetic chain (OKC)
- 닫힌 사슬 운동: closed kinetic chain (CKC)

◉ 문헌

4) Ruland RT, et al: The ECU synergy test: an aid to diagnose ECU tendinitis. J Hand Surg Am 2008, 33 (10): 1777-1782.

서 TFCC, ECU건 모두 통증을 호소하는 경우가 있는데, 엄지 외전 저항(ECU synergy sign)(그림 4)을 하여 ECU건에 선택적으로 통증을 유발할 수 있다.[4)]

통증 증가 · 감소 검사

통증이 증가된 동작에 대해 도수적으로 얼라인먼트를 조작해서 통증 감소 여부를 확인한다.

CHECK POINT

□ **얼라인먼트 조작**
- 손목 신전(CKC) + 삼각골 들어올리기 + 전완 회내/외
- 손관절 회외 + 척골 원위 끝부분을 손바닥 쪽으로 밀기

전완과 손목뼈의 얼라인먼트 조작을 통해 통증의 감소와 증가 여부를 본다. CKC에서 손목 신전 시 전완 회내/외 변화에 따른 통증 증가와 감소 유무를 확인한다. 또한 삼각골 아래에 손가락을 넣어 척골에 대해 삼각골을 들어 올려서 통증 감소를 확인한다(그림 5). 손관절 회외에서 척골 원위 끝을 손바닥 쪽으로 밀어서 통증 감소를 확인하고, 척골 원위 끝의 손등 쪽 이동에 의한 영향을 평가한다.

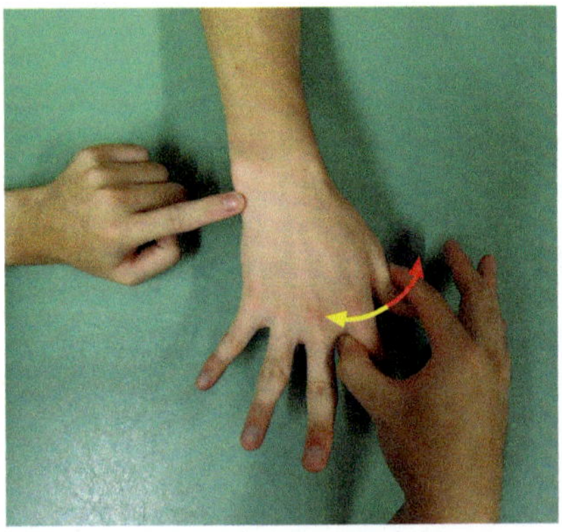

그림 4 ECU synergy sign
엄지손가락 외전 저항으로 ECU건의 통증 유무를 평가한다.

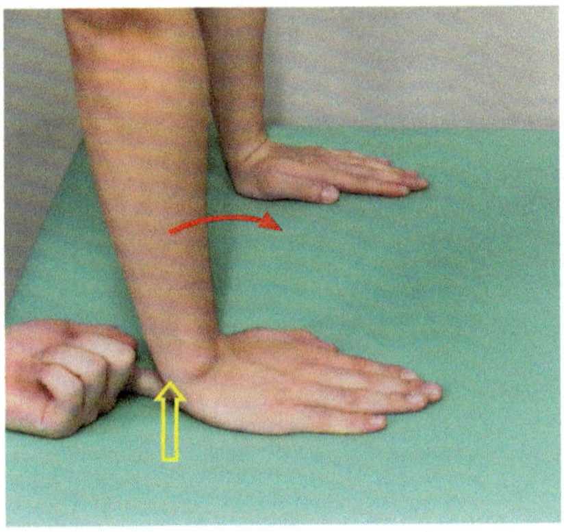

그림 5 손목 신전과 삼각골 들어올리기
삼각골을 손바닥에서 들어 올리고, 척골 쪽 손목 종 아치를 들어 올린다.

- 척측수근신근: extensor carpi ulnaris (ECU)
- 닫힌 사슬 운동: closed kinetic chain (CKC)

4 기능 평가

얼라인먼트(문제가 되는 얼라인먼트 파악)

평가 항목

- □ **팔꿈치관절, 전완**: 팔꿈치관절 외반, 전완 회내, 척골 원위 끝이 손등 쪽으로 이동
- □ **손관절**: 회내 · 회외, 척굴
- □ **손목뼈**: 주상골 · 삼각골 손바닥 쪽 이동

팔꿈치관절 신전, 전완 회외 자세에서, 팔꿈치 외반, 전완 회내 얼라인먼트를 좌우로 비교한다. 특히 전완 회내 얼라인먼트는 손바닥 쪽보다 근위 및 원위 요척관절에서 요골과 척골의 위치 관계를 확인한다(**그림 6**). 또한 원위 요척 관절은 팔꿈치를 굴곡 시킨 채 손등에서 요골과 비교하여 척골 원위부가 배측으로 이동하였는지 확인한다(**그림 7**). 다음에 전완 원위부의 회내/외 정렬을 하여, 회내/외 얼라인먼트나 척굴 얼라인먼트를 평가한다. 또한, 척골 쪽 손목기능에 중요한 손목 아치 구조로, 손목 근위부 횡 아치와 척골 쪽 손목 종 아치를 평가한다. 손목 근위 횡 아치는 주상골 · 월상골 · 삼각골로 이루어져 있고, 손등 쪽에서 요골에 대한 주상골의 손바닥 쪽 이동 유무를 확인한다(**그림 8A**). 또한 손바닥에서 주상골 · 삼각골의 벌어진 상태를 주상골 · 삼각골간 거리를 비교하여 아치의 저하나 아치의 높아짐을 확인한다. 척골 쪽 손목 종 아치는 삼각골 · 유구골 제5중수골로 구성되며, 척골에 대한 삼각골의 손바닥 쪽 이동 유무를 확인한다(**그림 8B**).

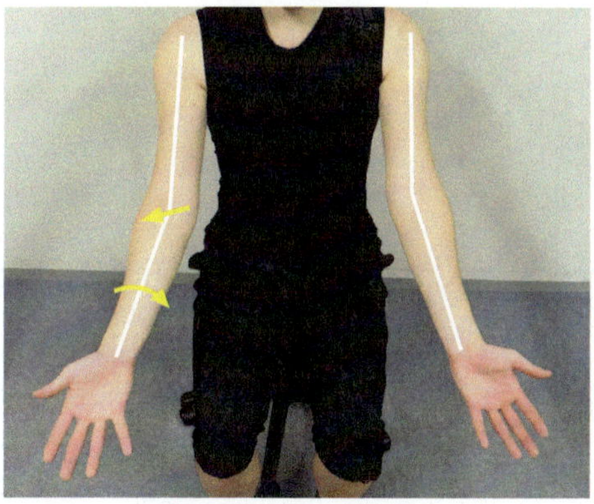

그림 6 팔꿈치관절 · 전완 얼라인먼트의 평가
팔꿈치 신전, 전완 회외 자세에서 척골 외반, 전완 회내 얼라인먼트(오른손)의 유무를 좌우차로 비교한다.

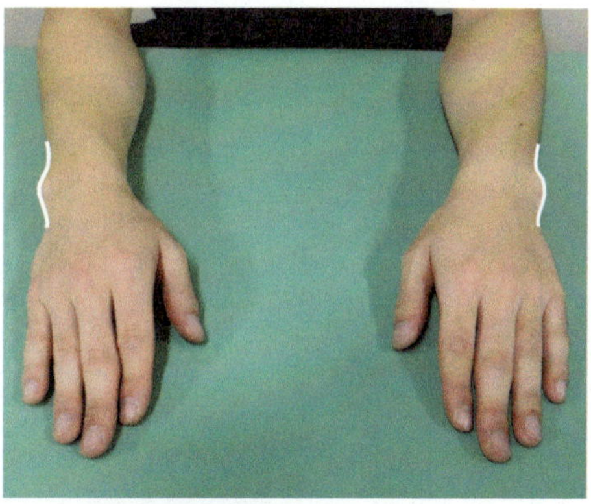

그림 7 척골 원위 끝의 손등 쪽 이동 평가
요척관절 원위를 관찰하여 척골의 손등 쪽 이동이 (오른손) 있는지 확인한다.

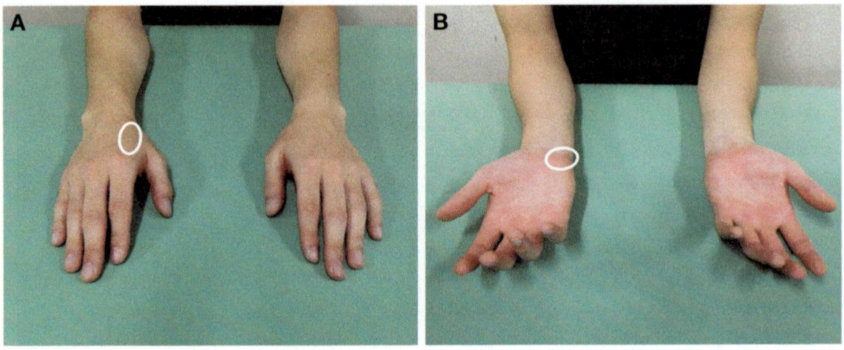

그림 8 손목 아치의 평가
A: 손등 쪽에서 요골에 대한 주상골이 손바닥 쪽으로 이동을 확인한다. B: 손바닥 쪽에서 척골에 대한 삼각골이 손바닥 쪽으로 이동을 확인한다.

관절 운동 패턴(비정상 패턴 파악)

평가 항목
□ 팔꿈치 신전 시 과도한 외반 증가
□ 전완 회내/외 축의 요측 이동
□ 전완 · 손관절 회외 시 손관절 척골 쪽 회외
□ 손목 신전 시 회내 제한(회외 증가)
□ 손목 척측 굴곡 시 손관절 회외 증가

팔꿈치관절 · 전완 운동 패턴의 평가로 팔꿈치 신전 시 과도한 외반 증가의 유무, 전완 회내/외 시 운동 축과 손목에 의한 회외 보상 여부를 확인한다. 전완 회내/외 축이 요측으로 이동되어 있는 경우 요골 쪽 근육의 긴장에 의한 척골에 인접한 요골부위의 운동 제한이나 척골 쪽 근 기능 이상을 의심한다(**그림 9**). 척골 쪽 근 기능 이상과 전완 회내/외 축의 요측 이동(요골의 운동 제한)은 회외 시 척골 쪽 손목 회외를 일으킨다.

또한 장모지굴근(flexor pollicis longus)의 긴장이 있으면 손목 신전 시 주상

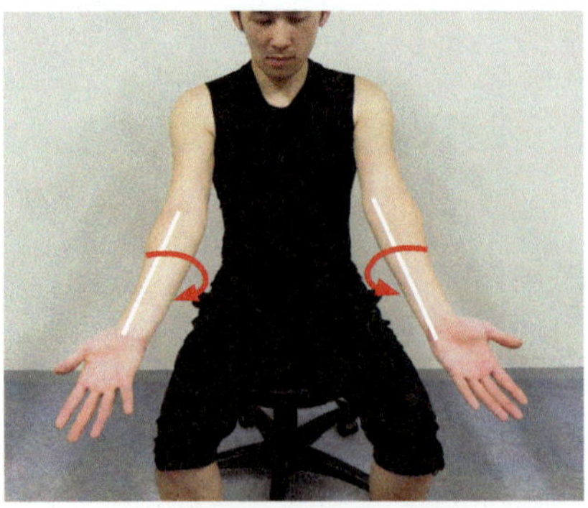

그림 9 회내/외 축
정상에서 전완 회내/외의 축은 척골에 있다(왼손). 요골 쪽 근육 긴장에 의해 전완 회내/외의 축이 요골 쪽으로 이동한다(오른손).

골(scaphoid)의 요골에 대한 미끄럼(활주) 운동이 감소되고, 손목의 회내 제한(회외 증가)이 생긴다. 손목 척측 굴곡 시 회외를 동반하는 경우, 척골 쪽 손목 종아치의 저하로 삼각골이 손바닥 쪽으로 이동되어 있을 가능성이 있다.

가동범위 · 가동성(제한인자 확인)

평가 항목
□ 전완 회내/외
□ 손목 굴곡 · 손목 신전 · 요측 굴곡
□ 엄지손가락 외전

전완 회내/외 가동범위는 척골 주위의 요골 운동 제한을 확인한다. 회내/외 운동이 제한되어 있으면, 요골 근위에 부착되는 상완이두근의 활주 이상을 의심한다. 회외 제한은 요골 중앙에서 원회내근이나 상완요골근, 원위에서 방형회내근의 활주 이상이 의심된다. 회내운동은 요골 중앙에서 원위로 요측수근신근, 더 원위부에서는 장모지신근 활주 이상을 의심한다. 이 감별진단은 엄지손가락을 네 손가락으로 움켜쥐어 손목 굴곡 제한이 있는지를 확인하고, 굴곡 제한의 경우 장모지신근의 활주 이상이 의심된다. 전완에서 손관절을 포함하여 회내/외 가동범위를 확인할 경우, 전완 가동범위의 제한으로 척측 손목의 과도한 운동이 일어나는지 평가한다.

손목 굴곡 · 신전의 가동범위 제한은 수동운동 시 손목 · 손가락 굴근 및 신근의 긴장을 확인하고, 제한이 되는 근육을 평가한다. 손목 요측굴곡 제한이 있는 경우 팔꿈치관절에 외반 얼라인먼트가 있어, 손목 관절면이 척측으로 기울어져 요측굴곡 제한이 있을 수 있다.

엄지손가락 외전 가동범위 제한이 있는 경우 엄지손가락 부착부(모지구) 근육의 긴장이 있어서, 주상골의 등 쪽으로 활주가 제한될 수 있다.

근력 · 근 기능 검사

평가 항목
□ 새끼손가락 부착부, 엄지손가락 부착부 위축(엄지 · 새끼손가락군)
□ 새끼손가락, 엄지손가락의 대립(엄지 · 새끼손가락군)
□ 손목 굴곡
□ 손목 신전
□ 저항 속 네 번째 손가락, 새끼손가락 PIP 관절 굴곡(천지 굴근)

손목 근위 횡아치의 안정성에 기여하는 새끼손가락 부착부(소지구) 근육과 엄지손가락 부착부(모지구) 근육의 기능 감소는 각각 근육의 위축 유무 및 엄지와 새끼손가락의 대립(맞섬)운동 시 근 수축을 촉진한다(**그림 10**). 특히 소지구 근육은 척골 쪽 손목 안정성 및 근육 기능 유지에 중요하다.

● 근위지절간관절: proximal interphalangeal joint (PIP joint)

다음으로 손목 굴곡 시 굴근건이 올라오는 정도를 확인하고, 척골수근굴근 · 요측수근굴근 중 어느 쪽을 더 사용하고 있는지를 평가한다(**그림 11**). 손목 신전 시 손관절 회외를 동반하는 경우 요측수근신근을 더 사용하고, 회외를 수반하지 않고 척측으로 치우쳐 신전을 하는 경우 척골수근신근을 더 사용한다고 판단할 수 있다(**그림 12**). 모두 요골 쪽 근육이 우위인 경우에는 팔꿈치관절 외반 얼라인먼트, 전완 회내/외 축의 요측 이동, 척측 과가동성 요인이 된다.

새끼손가락 · 환지 PIP 관절을 저항하면서 굴곡할 때 확인되는 근력과 근복(muscle belly)의 수축으로 천지굴근 근 기능을 평가한다. 또한 척골 쪽 근육 중에서 천지굴근(flexor digitorum superficialis)은 척골에 대한 척골 쪽 손목 안정을 얻기 위해 중요한 근육으로, 기능 감소가 보이면, PIP 관절 굴곡 시 저항력이 약해져 근복에서도 수축이 줄어든다(**그림 13**).

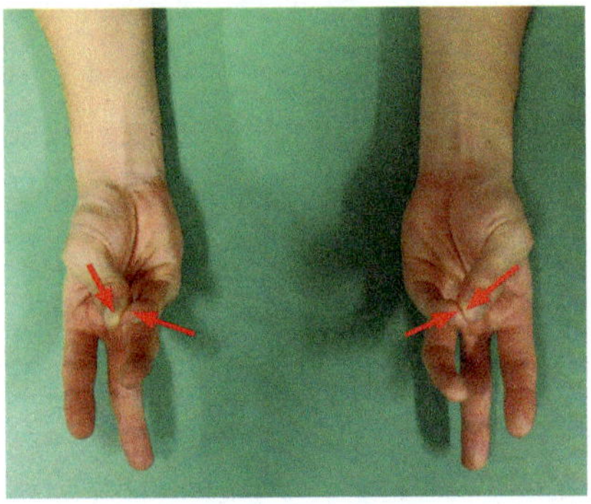

그림 10 새끼 · 엄지 손가락 대립
엄지와 새끼손가락을 대립(맞섬)시키고 소지구/모지구 근육의 근 기능을 평가한다. 근 기능 저하를 갖는 경우는, 엄지와 새끼손가락이 일직선상에서 대립이 어려워진다(오른손).

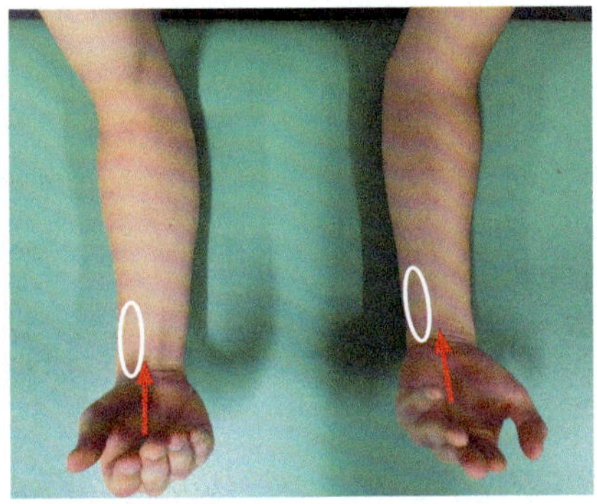

그림 11 손목 굴곡
요측수근굴근이 우위인 손목 굴곡(오른손). 척골수근굴근이 우위인 손목 굴곡(왼손).

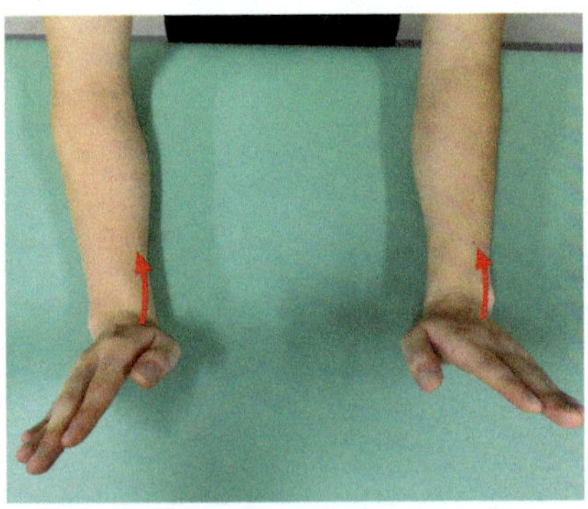

그림 12 손등 쪽 굴곡(신전)
요측수근신근이 우위인 손등 쪽 골곡(오른손). 척골수근신근이 우위인 손등 쪽 굴곡(왼손).

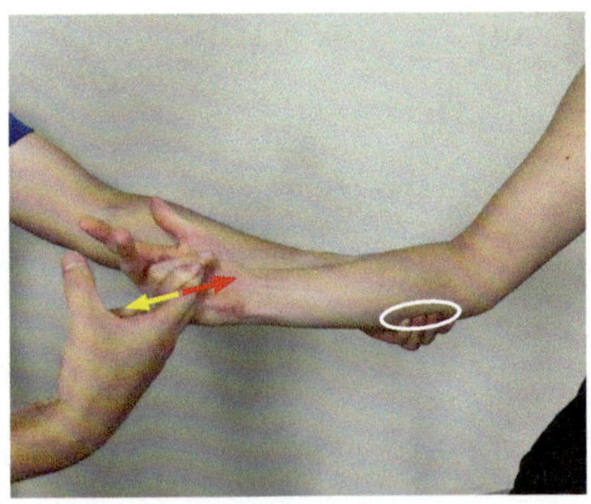

그림 13 네번째 · 새끼손가락 PIP 관절 저항 굴곡
천지굴근 수축을 촉진하면서 네번째 · 새끼손가락 PIP 관절 저항 굴곡을 실시하고, 저항 강도를 좌우로 비교한다.

● 근위지절간관절: proximal interphalangeal joint (PIP joint)

동작 분석

평가 항목
□ 그립 잡기(스윙 동작)
□ 손목 하중 동작

테니스처럼 라켓을 쥐고 회내/외를 반복하는 경기는 그립 잡기를 확인하고, 검지와 중지로 강하게 쥐고 있는지(**그림 14A**), 넷째 · 새끼손가락으로 강하게 쥐고 있는지를 평가한다(**그림 14B**). 손관절의 안정은 라켓 그립 시 넷째 · 새끼손가락으로 강하게 쥐는 것이 중요하며, 그에 의해 척측 손목 안정성을 향상시킨다. 반대로 요골 측에서 강하게 쥐는 그립은 요골 측 근육활동을 증가시켜, 척골 주위의 요골의 운동을 제한하고 결과적으로 손관절의 과도한 운동을 일으킨다. 또한 손목의 안정성이 떨어지고 척측 손목의 문제가 발생하는 요인이 될 수 있다.

체조와 같이 손을 짚는 경기는, 손관절 하중 동작을 평가한다. 네발기기 또는 물구나무서기에서 체간 · 견갑골 안정성, 상완골 내/외회전, 전완 회내/외, 손목 얼라인먼트를 점검한다. 견갑골이 상향회전 · 외전 자세로 안정되어 있는지, 상완골의 내회전 제한 및 전완의 회내 제한으로, 손목의 과도한 회내가 생기지 않았는지, 월상골이 하강하여 손목 근위부 횡 아치가 저하되었는지 평가한다. 또, 손을 짚을 때 척측 종 아치 저하가 발생하면, 척측 손목에서 접지한다. 구체적인 예로, 상지 전체적으로 내회전 자세로 손을 짚을 때, 견갑골 상향 회전 · 외전 자세에서 안정성이 감소되면 견갑골이 거상 · 하방회전(downward rotation) 자세가 되어 익상(winging)이 생기는 경우가 많다. 견갑골 거상, 하방회전 자세는 견관절 내회전 방향으로 가동성을 감소시켜, 결과적으로 전완의 과도한 회내 및 손목 요골 쪽 굴곡 · 회내 자세로 손을 짚게 되며, 척골 쪽 손목에 전단력 스트레스와 주상골 · 요골 간 압박 스트레스를 증가시킨다. 이와 같이, 손을 짚는 동작에서 체간 · 상지 중추에서 말초까지 안정성이 중요하다.

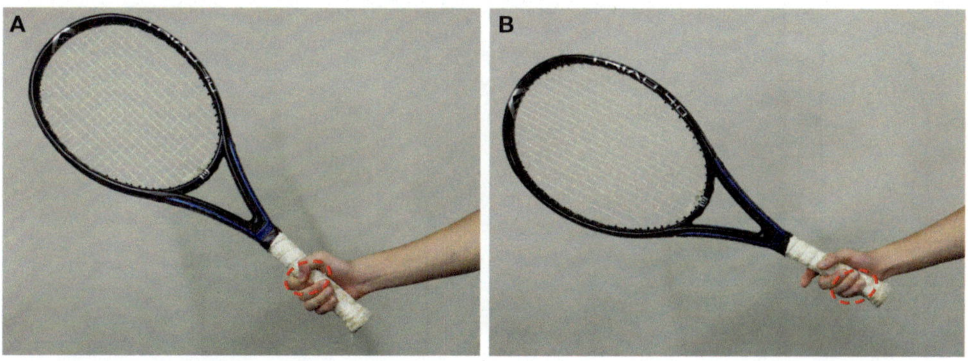

그림 14 척골 · 요골 쪽 그립

A: 검지 · 중지를 강하게 쥐고, 전완 요골 쪽 근육의 긴장이 높은 요골 쪽 그립.

B: 넷째 · 새끼손가락을 꽉 쥐고 검지 · 중지는 편안한 척골 쪽 그립.

5 재활 및 예방

목표 설정(스포츠 동작 시작까지)(그림 15)

TFCC 손상이 있거나 손목에 종창이 확인되면 3주간 안정을 필요로 한다. ECU 건염의 경우 2주의 안정을 필요로 한다. 만성 스트레스에 의한 손상의 경우, 초기부터 적극적으로 문제가 되는 잘못된 얼라인먼트를 교정하고, 국소적으로 가해지는 스트레스를 줄이는 것이 중요하다. 손목 주위 근육 훈련은 손목 관절 운동 시 통증이 사라진 뒤부터 시작하고, 손목 관절 하중 훈련은 하중 시 통증이 사라진 후에 시작한다.

재활과정은 ① 팔꿈치 · 손목뼈의 잘못된 얼라인먼트와 전완 회내/외 운동 정상화를 획득하고, ② 손목뼈 아치 유지 · 척골 쪽 근 기능을 개선시킨 후, ③ 회내/외를 반복하는 동작과 손 짚는 동작의 다이내믹 얼라인먼트를 개선시킨다.

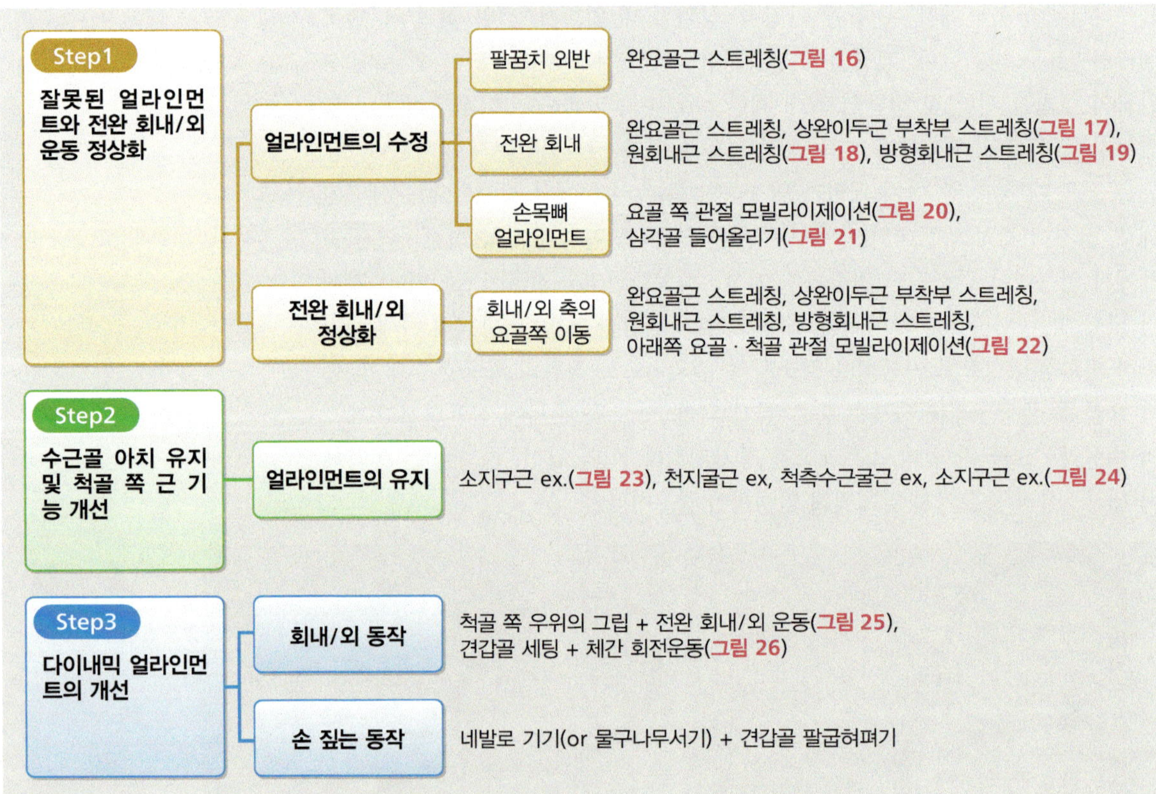

그림 15 TFCC 손상, ECU건 손상 재활 트리 다이어그램

● 삼각섬유연골복합체: triangular fibrocartilage complex (TFCC)
● 척측수근신근: extensor carpi ulnaris (ECU)

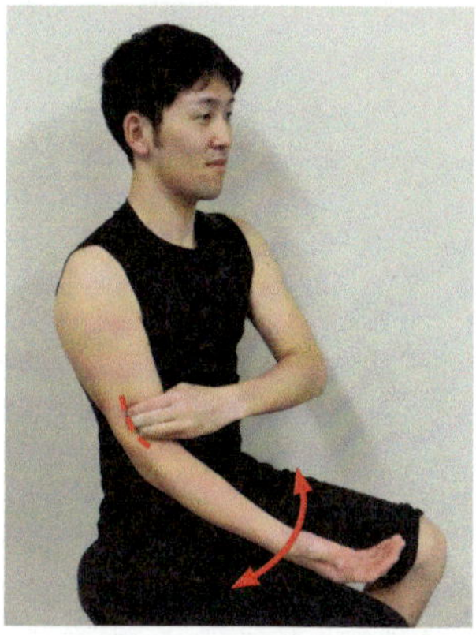

그림 16 완요골근 스트레칭
완요골근과 상완근 사이를 압박하여 팔꿈치관절 굴곡/신전 운동을 실시한다.

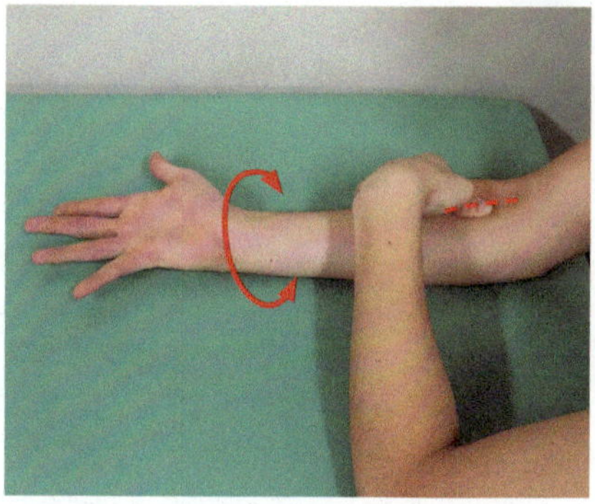

그림 17 상완 이두근 부착부 스트레칭
요골두의 아래 척골 면에서 상완이두근의 부착부를 압박하여 전완 회내/외 운동을 실시한다.

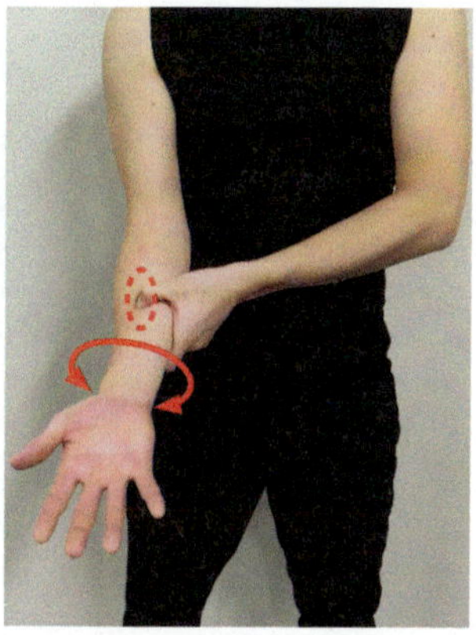

그림 18 원회내근 스트레칭
완요골근과 원회내근 사이를 압박하여 전완 회내/외 운동을 실시한다.

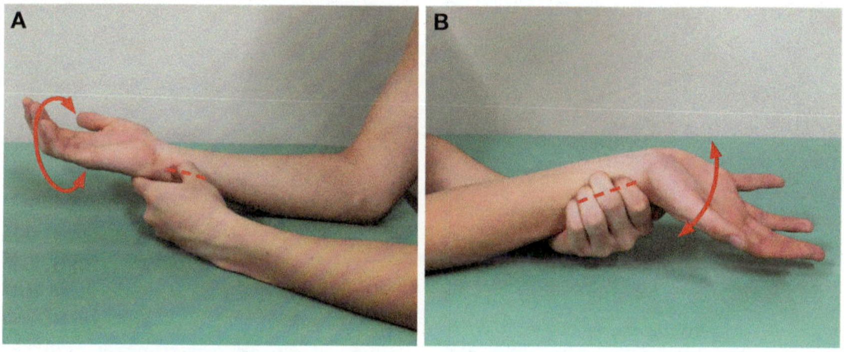

그림 19 방형회내근 스트레칭
A: 척골의 손바닥 쪽 면을 엄지로 압박하고, 손관절 회내/외 운동을 실시한다. B: 요골의 손바닥 쪽을 네 손가락으로 압박하며 손목 굴곡/신전 운동을 한다.

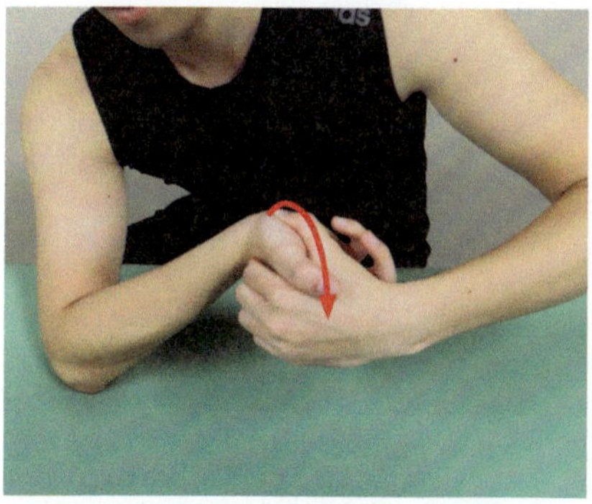

그림 20 손목 요골 쪽 모빌라이제이션
엄지와 검지로 주상골을 잡아 요골에 대한 활주 움직임을 유도하면서 손관절 배굴 운동을 실시한다.

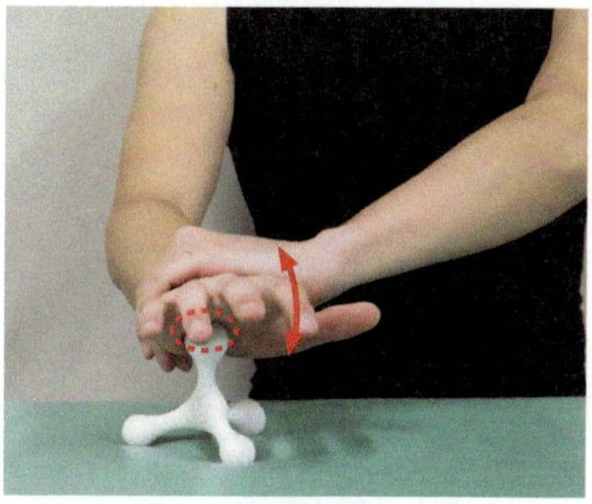

그림 21 삼각골 들어올리기
삼각골을 압박하여 들어 올리고, 반대쪽에서 손목뼈를 감싸면서 손목 굴곡/신전 운동을 한다.

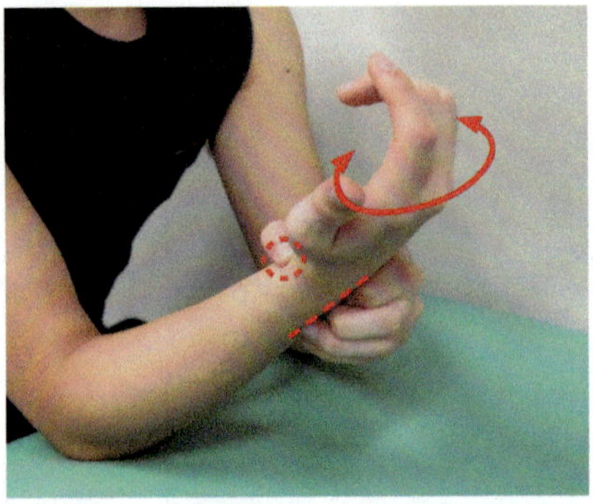

그림 22 요척관절 원위 모빌라이제이션
네 손가락으로 척골 원위부를 누르고, 엄지로 요골 경상돌기를 잡고 전완 회내/외 운동을 실시한다.

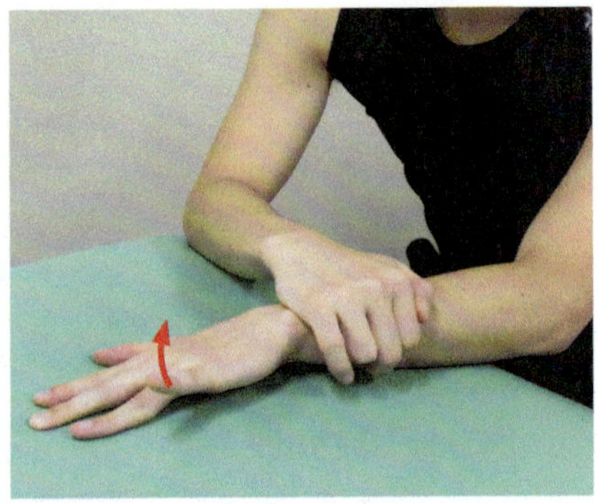

그림 23 새끼손가락근 운동
새끼손가락 MP 관절의 신전운동을 한다.

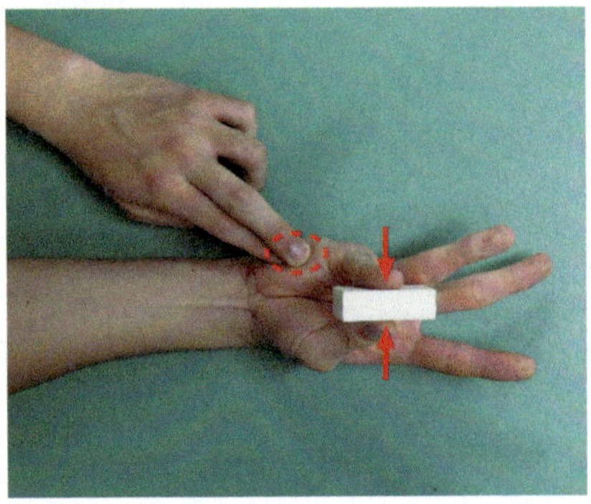

그림 24 소지구 근육 운동
새끼손가락 부착부 근육 수축을 촉지하면서 엄지손가락과 새끼손가락이 일직선상에 되도록 대립(맞섬) 운동을 한다.

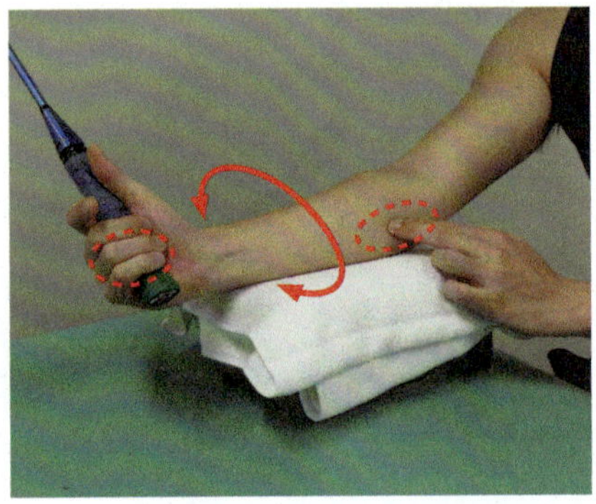

그림 25 척측 우위의 그립 + 전완 회내/외 운동
네번째 · 새끼손가락으로 꼭 잡는다, 중지 · 검지는 힘을 빼면서, 척골두를 축으로 전완 회내/외 운동을 한다.

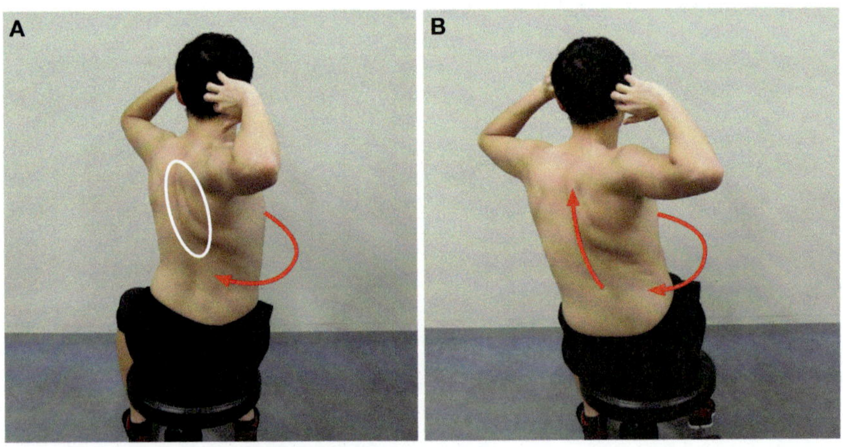

그림 26 견갑골 세팅 + 체간 회전운동
견갑골 내전 자세를 유지하고 체간 회전운동을 실시한다.
A: 오른쪽 회전과 함께 오른쪽 중심을 이동하는 좋은 동작. B: 오른쪽 중심 이동을 하지 않고, 체간 측면 굴곡을 하는 부적절한 동작.

● 중수지절관절: metacarpophalangeal joint (MP joint)

종목별

제 11 장

농구

1 서론

농구는 공격과 수비를 반복하면서 점수를 겨루는 트랜지션(transition) 스포츠이다. 경기 특성으로 빠른 반전 동작, 정지 동작, 착지 동작, 회전 동작 등 빠른 스피드에서 급격한 감속이 필요하기 때문에 족관절 염좌나 무릎전방십자인대(ACL) 손상 등 하지 급성 외상이 발생하기 쉽다.[1, 2] 한편, 잘못된 동작으로 무릎관절이나 족부 · 족관절의 잘못된 얼라인먼트가 생기기 쉬우므로 만성적으로 통증이나 불편함을 느끼고 플레이하는 선수도 많다.[3] 본 장에서는 농구에서 하지 급성 외상이나 만성장애가 발생하기 쉬운 동작평가에서 주목할 점과 동작 수정 방법을 중심으로 기술한다.

◉ 문헌

1) Agel J, et al: Descriptive epidemiology of collegiate women's basketball injuries: National Collegiate Athletic Association Injury Surveillance System, 1988-1989 through 2003-2004. J Athl Train 2007; 42 (2): 202-210 .
2) Dick R, et al: Descriptive epidemiology of collegiate men ' s basketball injuries: National Collegiate Athletic Association Injury Surveillance System, 1988-1989 through 2003-2004. J Athl Train 2007; 42 (2): 194-201.
3) 타마키 타츠야: 농구: 되받아치기 동작, 착지 동작 등의 감속 동작을 중심으로. 물리치료 2017; 34(7): 656-666.

2 경기 동작의 바이오메카닉스

농구에서 자주 사용하는 점프, 착지, 회전 동작의 바이오메커니즘을 설명한다. 급성 외상이나 만성질환의 발생 메커니즘을 이해하는데, 접지할 때의 중심 위치나 접지 패턴 등에 따라 변화하는 운동학 · 운동역학적 이해가 중요하다.

동작 단계

◎ 점프, 착지

점프 착지동작은 발이 바닥면에 접지(initial contact)한 후 가장 깊이 무릎이 굴곡(deepest point)할 때까지 무게중심의 아래쪽 이동을 지속적으로 컨트롤해야 한다. 그러므로 동작을 단계로 나누는 것은 어렵지만 연구 분야에서는 초기 접지와 최대 무릎굴곡에 주목하는 경우가 많다.

① **초기 접지:** 초기 접지는 공중 자세에서 바닥면에 발이 접지하는 순간을 가리킨다. 점프 착지 동작의 대부분은 전족부에서 접지한다.

● 전방십자인대: anterior cruciate ligament (ACL)

또, 한 다리로 착지하는 경우 골반 · 고관절 회전운동이나 toe-in 등 양쪽 다리 착지에 비해 수평면상의 운동이 관찰되기 쉽다.

② **최대 무릎굴곡**: 최대 무릎굴곡은 착지 동작의 종료지점(end point)이다. 하지근의 원심성 수축을 통해 중심이 아래로 이동하는 동작을 제어하는 것이 중요하다. 무릎 굴곡각도가 크면 무릎 급성 외상의 위험이 낮은 것으로 여겨진다. 그러나 근육 피로 등의 영향으로 원심성 기능이 감소되어도 무릎 굴곡 각도가 증가하기 때문에 단순히 무릎굴곡각이 크다고 좋은 자세라고 하기는 어렵다.

◎ 반전 동작

반전 동작은 감속, 방향 전환, 가속의 세 부분으로 나눌 수 있다.

① **감속단계**: 감속단계는 하지관절(고관절 · 무릎 · 다리관절)의 굴곡을 통해 충격을 흡수하여 신체에 생긴 속도를 조절한다. 지지측의 충격흡수 능력도 중요하지만, 반대쪽(감속쪽) 하지로 충분히 충격흡수를 하는 것이 상해예방 및 퍼포먼스 관점에서 중요하다.

② **방향전환**: 방향전환동작은 지지측의 무지구를 지점으로 하여 고관절과 체간의 회전운동(피벗동작)에 의해 운동방향을 변화시키는 움직임이다. 반전 동작은 매우 다양하지만, 방향을 바꾸는 각도가 커질수록 무릎에 가해지는 외반 모멘트가 증가한다고 보고되었다. 착지 동작과는 달리 지지측 접지 패턴은 전족부 혹은 후족부 모두 관찰되지만 후족부 접지에서 무릎 외반 · 내회전 모멘트가 발생하기 쉽다.

③ **가속단계**: 가속동작은 방향전환 동작 후에 지지측의 고관절신전과 외전운동에 의해 바닥을 차서 원하는 방향으로 가속된다. 그때 신체에는 관성력이 가해지므로 체간의 고정력이 요구된다.

전신 운동의 바이오메카닉스

◎ 신체중심운동과 지면반력

ACL 손상이 발생하는 것은 지면반력의 최대 발생 시간과 대략 일치한다고 여겨진다. 체간을 앞쪽으로 기울이거나 하지 관절 굴곡해서 충격을 흡수하는 착지동작(soft landing)에 비해 큰 충격의 착지 동작(stiff landing)에서 유의하게 ACL 장력이 증가하기 때문에 하지 굴근군의 원심성 수축으로 지면반력을 조절하는 것이 중요하다. 또한 골반후경이나 흉추 후만 등으로 후방중심 이동은 내적인 무릎 신전 모멘트의 증가(대퇴사두근의 과수축)를 일으킨다.

반전동작을 할 때, 감속 상태에서 지지쪽 족관절에 내반 모멘트가 생긴다. 또한 족부 회외 자세에서 외측 하중은 족관절 염좌 발생위험으로 이어진다. 또한 반전동작은 진행방향으로 체간경사가 발생하여 중심위치가 외측방향 이동으로 무릎 외반 모멘트가 증가한다. 또한 신체 중심에서 접지 위치가 멀어지면서 모멘트 암이 증가하기 때문에 각 관절에 가해지는 부하가 증가한다.

◎ 세그먼트별 운동 관찰과 근육활동

① **체간**: 착지동작이나 반전 동작에서 체간의 포지션은 중요한 관찰 포인트이다. 체간 전방경사(골반 전방경사)에 의해 햄스트링이나 둔근의 활동이 높아지기 때문에 고관절에 의한 충격흡수 작용을 충분히 발휘할 수 있게 된다. 골반 전방경사를 유지하기 위해서는 복근 외에 장요근이나 다열근의 역할이 중요하다. 또한 반전 동작에서는 체간 측면방향 경사 조절이 중요하기 때문에 복사근 등 체간 측면근육의 기능도 요구된다.

② **하지**: 점프, 착지 동작이나 반전 동작의 감속상태에서는 하지근군의 원심성 수축에 의해 신체 운동을 조절한다. 무릎관절을 약간 굴곡한 자세에서 무릎 외반, 내회전 모멘트와 대퇴사두근의 과수축이 발생하면 ACL 장력이 증가된다고 여겨지기 때문에, 햄스트링과 대둔근의 기능이 중요해진다. 반전 동작의 방향전환 상태부터 가속상태에 걸쳐서 무지구(엄지발가락 부착부)를 지점으로 체간 · 고관절 회전근에 의해 방향을 전환하면서 대둔근 · 중둔근이 충분히 바닥을 지지하면 부드럽게 반전 동작을 할 수 있다.

3 경기 동작과 외상 · 질환

농구에서 점프, 착지(특히 한쪽 다리)나 반전 동작은 하지 급성 외상이 많이 발생하며[4], 잘못된 동작은 외상 발생 위험을 높인다.

점프, 착지는 슛이나 리바운드 등 다양한 상황에서 행해지지만, 전방십자인대(ACL) 손상이 발생하기 쉬운 동작 중 하나이다. 특히 중고생을 중심으로 한 젊은 여성에서 ACL 손상 발생률이 높고, 그 위험 요소로 착지 시 대퇴사두근에 대비 햄스트링[5]이나 대둔근[6]의 근육 활동이 낮다는 사실이 지적되었다. 또, ACL 손상의 대부분은 접지 직후(50 msec 이내)에 발생했고,[4] 접지 전 근육활동(feed forward)이 중요하다고 생각되며, 여성에서는 한쪽 다리 착지 동작에서 햄스트링 전 근육활동(feed forward)이 저하되었다고 보고되었다.[7] 공을 다루는 것에만 의식하지 않고 점프/착지 동작과 동시에 공 조작을 하는 멀티태스크가 요구된다. 또 다른 사람과 접촉에 의해 체간에 외부 저항이 가해지는 경우는, 무릎관절에 부하가 증가하며[8], 이러한 경우 잘못된 동작 패턴을 보이는 선수들은 외상 발생 위험이 더욱 높아진다.

반전 동작도 농구에서 많이 행해지는 동작이다. 공격측 선수는 공을 받기 위해서 수비측 선수를 뿌리쳐야 하고, 스피드의 완급을 위해서 정지 동작이나 전후좌우의 반전 동작을 많이 한다. 수비측 선수도, 공격측 선수의 움직임에 맞추어

◉ 문헌

4) Krosshaug T, et al: Biomechanical analysis of anterior cruciate ligament injury mechanisms: three-dimensional motion reconstruction from video sequences. Scand J Med Sci Sports 2007; 17: 508-519.
5) Ford KR, et al: Preferential quadriceps activation in female athletes with incremental increases in landing intensity. J Appl Biomech 2011; 27: 215-222 .
6) Zazulak BT, et al: Gender comparison of hip muscle activity during single-leg landing. J Orthop Sports Phys Ther 2005; 35: 292-299.
7) Nagano Y, et al: Gender differences in knee kinematics and muscle activity during single limb drop landing . Knee 2007; 14: 218-223 .
8) Hewett TE, et al: The mechanistic connection between the trunk, hip, knee, and anterior cruciate ligament injury. Exerc Sport Sci Rev 2011; 39 (4): 161-166.

● 전방십자인대: anterior cruciate ligament (ACL)

감속 동작을 실시하지만, 상대의 움직임에 즉각적으로 반응하는 운동이 부가되기 때문에 비예측적인 상황에서 자세 제어 능력이 요구된다. 반전 동작에서도 착지 동작과 마찬가지로 햄스트링의 근 활동이 낮은 경우를 위험인자로 들 수 있으며, 그 외에도 여성에서 감속(충격 흡수 시) 시 고관절과 무릎관절의 굴곡 각도 부족[9, 10]이나 체간 측방경사[11]가 ACL 손상 위험을 높이는 요인으로 재활 시 충분한 체간 및 고관절 기능 획득이 중요한 목표가 된다.

4 경기 특성과 외상 · 장애

역학

여자농구 일본 리그(WJBL)의 2006년 4월부터 2018년 3월까지의 조사 결과[12]에 의하면 1,000활동시간당 연습에서 약 0.8건, 시합에서 약 10건의 외상 발생률을 보고하고 있다. 부위별로는 하지가 전체의 약 73%로 대부분을 차지하며, 그 중 약 49%가 족부 · 족관절, 그 다음으로 무릎관절이 약 30%로 나타고 있다. 족부 · 족관절의 대표적인 외상인 족관절 염좌 발생률은 1,000활동시간당 약 0.2건이며, ACL 손상 발생률은 1,000활동시간당 평균 0.044건으로 보고되었다.

전형적인 잘못된 동작의 특징

농구에서 발병하는 외상 · 질환은 압도적으로 하지에 많으며, 특히 급성 외상은 족관절 염좌와 ACL 손상이 많고, 만성질환은 점퍼 무릎(무릎 신전 메커니즘 장애)이 많이 발생한다. 족관절이나 무릎관절의 외상 · 질환 발병과 잘못된 동작의 연관성을 알아보고자 한다.

◎ ACL 손상과 관련된 점프 착지 동작의 특징(그림 1)

무릎 급성 외상 중 가장 발생 빈도가 높은 ACL 손상은 무릎관절을 약간 굴곡하고 외반 · 회전 부하가 가해졌을 때 발생하고[13], 점프/착지 동작 시 무릎 외반 각도나 외반 모멘트가 큰 선수는 ACL 손상 위험이 높은 것으로 보고된 바 있다.[14] 부상 상황 시 체간이 후방경사나 측면방향으로(부상측) 기울어져 있었다는 보고도 있으며[15, 16], 이 경우는 착지 시 중심이 후방 이동되어 고관절이나 무릎관절 굴곡이 불충분한 채로 체간 측굴이 발생하여 무릎 외반모멘트가 증가하고 ACL 손상에 이르는 것으로 추측할 수 있다. 한 다리 착지에서도 다리를 짚은 채로 체간 · 골반에 과도한 회전력이 가해지거나, 뒤꿈치로 착지한 경우에는 무릎관절에 과도한 회전 모멘트가 생기기 때문에 ACL 부상 위험이 높아진다.

◉ 문헌

9) McLean SG, et al: Effect of gender on lower extremity kinematics during rapid direction changes: an integrated analysis of three sports movements. J Sci Med Sport 2005; 8: 411-422.

10) Chappell JD, et al: Kinematics and electromyography of landing preparation in vertical stop jump: risks for non-contact anterior cruciate ligament injury. Am J Sports Med 2007; 35: 235-241.

11) 나가노 야스하루: 스포츠 외상 예방의 관점에서 본 좋은 움직임–반전 동작에 있어서의 전방십자 인대 손상 예방에 대한 시사. 바이오메카닉스 연구 2016; 20:48-53.

12) 시미즈 유 등: 농구 경기 복귀 · 재발 예방 프로그램. 후쿠바야시 토오루 (편): 애슬레틱 리해빌리테이션 가이드 제2판, 분코도, 2018: 228-233.

13) Olsen OE, et al: Injury mechanisms for anterior cruciate ligament injuries in team handball: a systematic video analysis. Am J Sports Med 2004; 32: 1002-1012.

14) Hewett TE, et al: Biomechanical measures of neuromuscular control and valgus loading of the knee predict anterior cruciate ligament injury risk in female athletes: a prospective study. Am J Sports Med 2005; 33: 492-501.

15) Hewett TE, et al: Video analysis of trunk and knee motion during noncontact anterior cruciate ligament injury in female athletes: lateral trunk and knee abduction motion are combined components of the injury mechanism. Br J Sports Med 2009; 43: 417-422.

16) Sheehan FT, et al: Dynamic sagittal plane trunk control during anterior cruciate liga-ment injury. Am J Sports Med 2012; 40: 1068-1074.

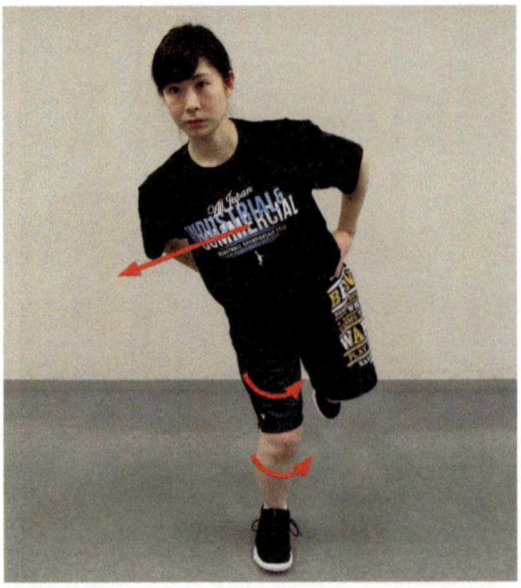

그림 1 ACL 손상과 관련된 잘못된 점프/착지 동작
체간은 지지 쪽으로 기울어지면서 knee-in으로 무릎 외반이 증가하고 있다.

◎ 점퍼 무릎(무릎신전 메커니즘 장애)과 관련된 점프 동작의 특징(그림 2)

농구에서 발생하는 대표적인 무릎관절 만성질환으로 점퍼스 무릎을 들 수 있다. 대퇴사두근의 긴장이 중요한 요인으로, 긴장의 원인을 해소해야 근본적인 문제 해결이 될 수 있다. 점퍼스 무릎의 발병과 관련된 전형적인 잘못된 동작으로 점프/착지 시 후방 중심이 되어 무릎관절 중심에서 신체 중심까지의 모멘트 암이 커진다. 그 결과, 무릎관절 신전근육(대퇴사두근)에 대한 활동 요구가 높아지고, 근 긴장이 생겨 무릎 신전 메커니즘이 과하게 신장되면서 점퍼스 무릎이 발생한다. 또한 후방 중심의 큰 요인이 되는 골반후경은 고관절 신전근군(대둔근이나 햄스트링)의 기능 이상을 유발하여 무릎관절 신전근육에 보다 의존하는 동작 패턴을 유발하고 질환발생을 조장한다.

◎ 족관절 염좌와 관련된 감속 동작(정지, 반전)의 특징(그림 3)

족관절 염좌는 대부분이 내반 염좌이다. 반전동작이나 정지 동작 시 과도한 외측 하중에 의해 족관절에 내반 · 내회전 모멘트가 발생하여 외측인대가 손상되기도 하고, 방향전환이나 착지 시 상대의 발을 밟아서 부상을 입기도 한다. 운동학적으로는 저굴 시 족부 내반이 되기 쉽기 때문에 저굴 자세에서 접지가 부상 기전으로 여겨져 왔지만, 배굴 자세에서 부상도 보고된 바 있다.[17] 체중지지가 소지구(새끼발가락 부착부) 방향으로 가는 동작 패턴이 족관절 염좌 발생 위험을 높이기 때문에[18] 가능한 무지구(엄지발가락 부착부) 체중지지를 수행하도록 동작을 지도한다. 그러나 임상적으로는 족부 얼라인먼트 불량(특히 높은 아치)이 존재하여, 장비골근의 기능 이상 및 거골하관절의 회내 제한으로 인해 외측 하중이 발생하고, 무지구 하중이 어려운 선수들이 많다.

◉ 문헌

17) Fong DT, et al: Kinematics analysis of ankle inversion ligamentous sprain injuries in sports: five cases from televised tennis competitions. Am J Sports Med 2012; 40: 2627-2632.

18) Fong DT, et al: Biomechanics of supination ankle sprain: a case report of an accidental injury event in the laboratory. Am J Sports Med 2009; 37: 822- 827.

● 전방십자인대: anterior cruciate ligament (ACL)

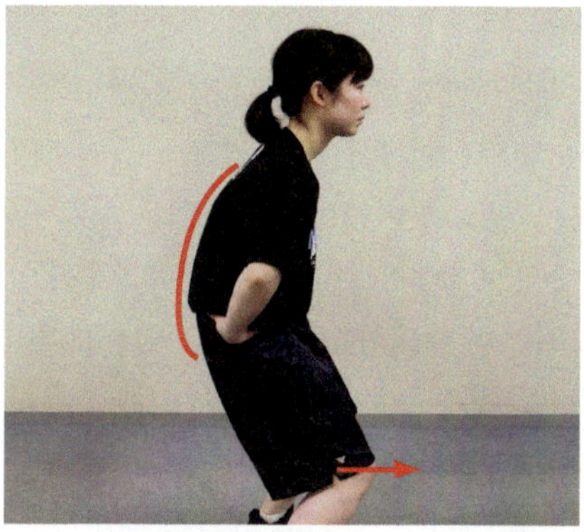

그림 2 점퍼스 무릎(무릎 신전 메커니즘 장애)과 관련된 잘못된 점프/착지 동작

골반 후방경사와 흉추 후만 증가로 고관절 굴곡이 감소하고 있다.

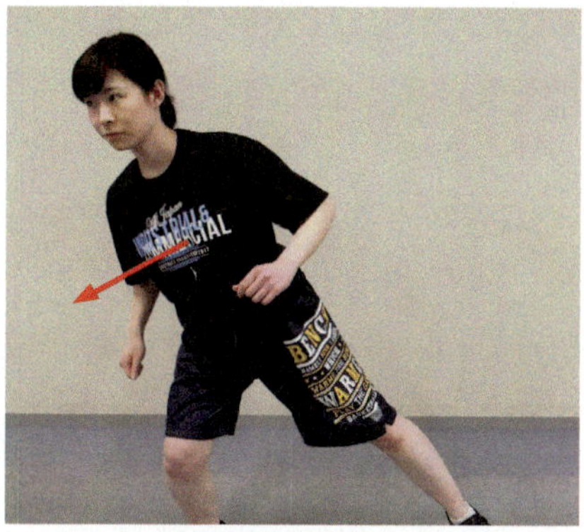

그림 3 족관절 염좌와 관련된 잘못된 감속 동작

감속 시 반내쪽으로 과도한 체중지지가 나타나 과도한 소지구 하중과 체간 지지측 하중이 나타난다.

잘못된 동작의 원인

◎ 점프/착지 동작에서 잘못된 동작 원인

양 다리 점프/착지 동작에서 접지 후 무릎 안쪽 방향 이동량(≒무릎 외반각도 증가량)은 족관절 배굴, 고관절 외회전 가동범위 및 부하와 상관관계가 있으며, 고관절 주위 근육 기능과는 상관관계가 없다고 보고된 바 있다.[19] 따라서 착지 동작을 개선하기 위해서 족관절 배굴 제한이나 고관절 외회전 제한을 개선하는 것이 필수적이다. 한편, 한 다리 점프/착지 동작에서 체간 측면굴곡이나 골반 회전과 같은 잘못된 움직임이 흔히 관찰되며, 이러한 잘못된 동작 패턴이 무릎관절 외반과 회전 스트레스로 이어져 ACL 손상이나 수술 후 재손상 위험으로 이어지므로 주의가 필요하다. 한 다리 점프를 개선하기 위해서는 기초가 되는 한 다리 스쿼트 동작에서 체간과 고관절 안전성 획득이 필수적이다.

한편, 잘못된 동작인 후방 중심은 고관절 굴곡, 족관절 배굴 가동범위 제한 및 흉추 후만의 증대가 원인이 될 경우가 많다. 특히, 아동기 무릎 신전 메커니즘 장애의 대표인 오스굿-슐라터(Osgood-Schlatter) 질환은 흉추 후만과 같은 불량 자세를 원인으로 한 동작 시 후방 중심 때문에, 대퇴사두근의 과활동이 일어나 오스굿병을 유발하는 경우가 많다. 또, 고관절 굴근(장요근) 기능의 감소나 흉추·흉곽 가동성 감소, 요추의 안정성 감소에 의해 후방 중심이 일어날 수 있다.

◉ 문헌

19) Sigward SM, et al: Predictors of frontal plane knee excursion during a drop land in young female soccer players. J Orthop Sports Phys Ther 2008; 38 (11): 661-667 .

● 오스굿-슐라터병: Osgood-Schlatter disease

◎ 감속 동작에서 불량 동작의 원인

반전 동작은 진행방향과 반대쪽 다리로 바닥을(약 45° 방향으로) 강하게 차내는 것이 중요하며, 이 때 순간적인 움직임에 대해 체간이 흔들리지 않고 움직여야하고 족부 외측 하중이 되지 않아야 한다. 여성 선수에서 많이 볼 수 있는 운동 시 체간 측면굴곡은, 바닥을 찼을 때 반력에 대해 체간을 고정할 수 없는 것이 요인이며, 무게 중심의 외측방향 이동이나 보상적인 무릎외반(knee-in)을 일으킨다.

정지 동작은 한 다리 스쿼트가 충분히 안정되어 있어야 하며 뛰기(hop) 동작을 할 때 발, 무릎, 고관절에 충격 흡수를 충분히 안정적으로 하는 것이 중요하다. 특히 여자 선수에서 많이 볼 수 있는 toe-in 접지(그림 4)는 고관절 내회전 자세가 되어 굴곡각도가 적어지기 때문에 고관절에서 충격 흡수를 충분히 할 수 없는 상태가 된다. 그 결과 고관절 이외의 무릎/발 관절에 대한 충격 흡수 의존도가 높아지고, 족관절 내반 모멘트 증가[20]나 무릎 외반 운동 증가[21]로 이어진다. 따라서 고관절에서 충격을 충분히 흡수할 수 있는 것이 중요하다.

◉ 문헌

20) Koshino Y, et al: Toe-in landing increases the ankle inversion angle and moment during single leg landing: implications in the prevention of lateral ankle sprains. J Sport Rehabil 2017; 26 (6): 530-535.

21) Hewett TE, et al: Effectiveness of neuromuscular training based on the neuromuscular risk profile. Am J Sports Med 2017; 45 (9): 2142-2147.

동작 수정 방법

부위별 장(무릎관절 · 족관절)*1에 언급된 것과 같이 무릎과 족관절 기능 이상이 개선되고 있는 것과 한 다리 스쿼트를 습득할 필요가 있다. 한 다리 스쿼트를 경기 동작에 응용하기 위해서는 바닥과 평행한 높이까지 가능해야 하고(그림 5), 체중의 25% 정도의 부하를 주면서 실시할 수 있어야 하고, 빠른 한 다리 스쿼트를 반복할 수 있어야 한다.[12] 보다 깊게 한 다리 스쿼트를 하기 위해서 충분한 체간과 골반의 전방경사와 고관절 굴곡을 유지할 필요가 있으며, 골반은 시상면상의 문제뿐만 아니라 관상면 경사와 수평면 회전도 주목해야 한다. 한 다리 스쿼트 시 후방 중심을 유발하는 요인 중 하나인 흉추 후만을 개선하기 위해서는 능동적 스트레칭도 유용하다(그림 6). 이것은 운동 전 스트레칭의 하나로 이용할

*1 '3장 무릎관절'(p.60), '5장 족관절 · 족부'(p.146) 참조.

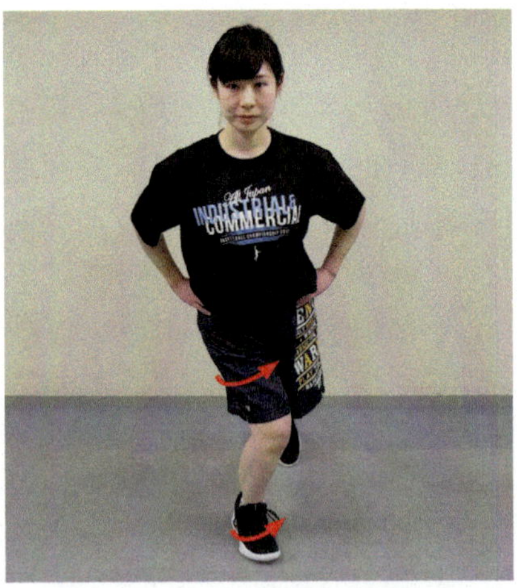

그림 4 여성에게서 나타나는 잘못된 뛰기(hop) 동작

고관절 내회전과 발끝이 안쪽으로 향한 접지가 되어 있다.

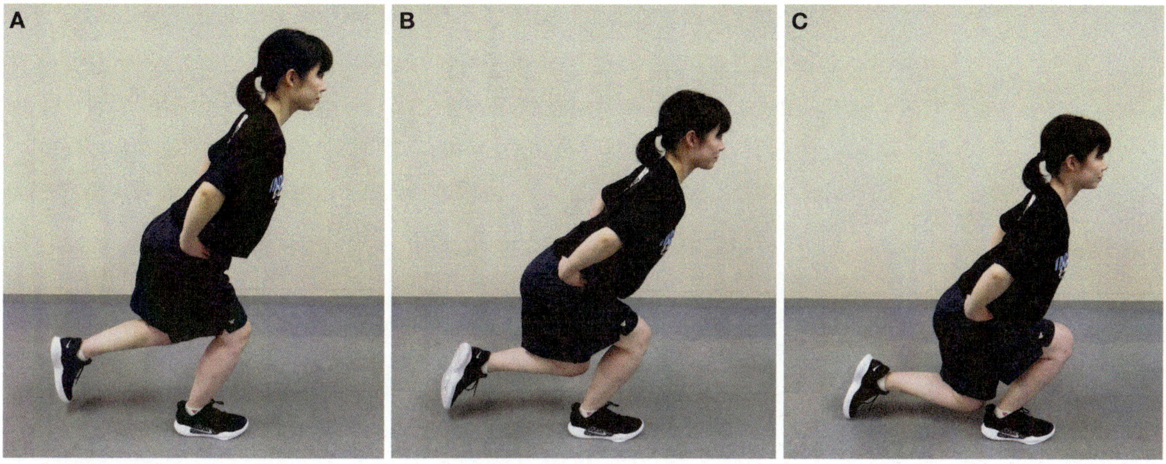

그림 5 한 다리 스쿼트 깊이
A: 45°, B: 90°(하프), C: 평행(패럴렐).

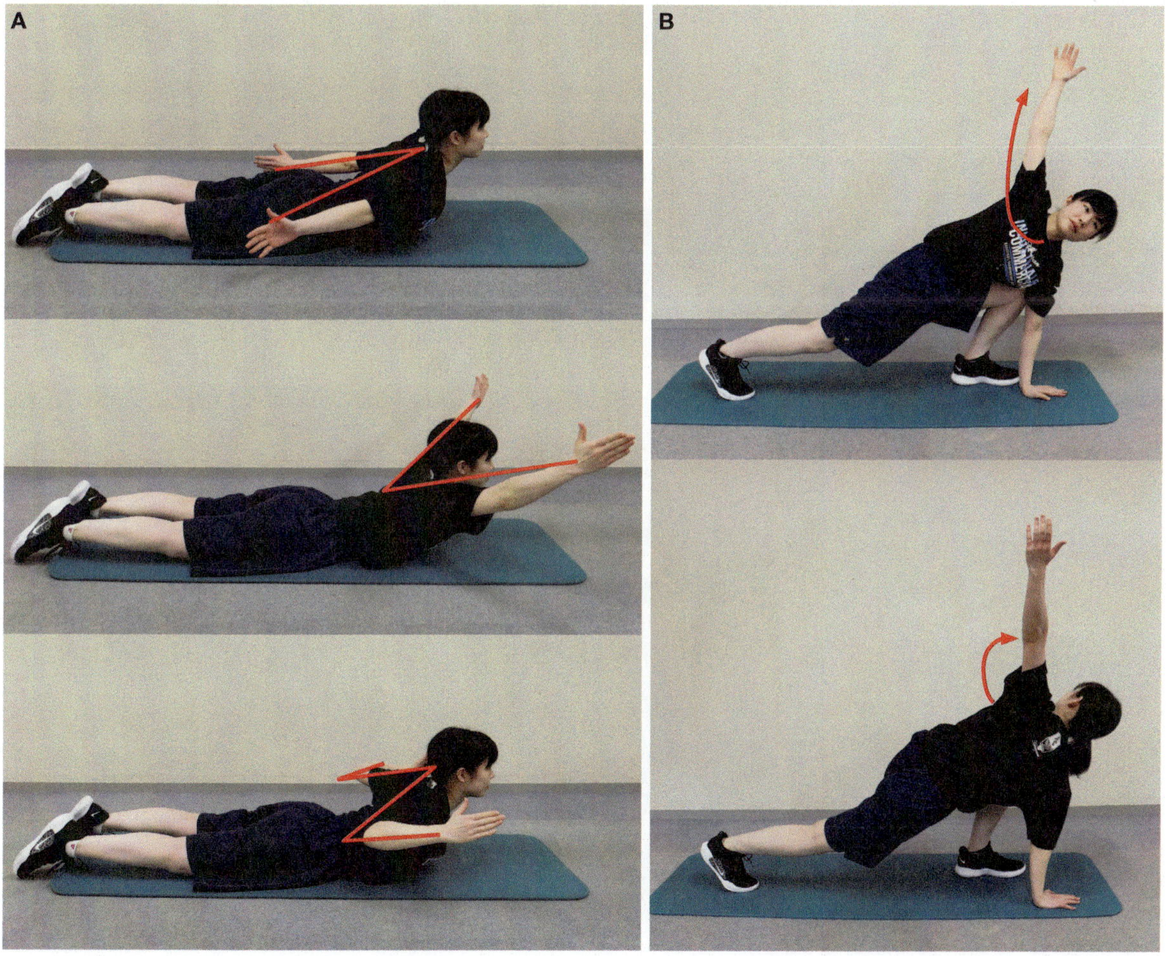

그림 6 흉추 후만 개선을 위한 액티브 스트레칭
A: A · Y · W 포지션, B: 가슴 열기(half kneeling thoracic rotations)

수 있고 몸을 따뜻하게 할 수도 있기 때문에 연습이나 경기 전에 실천하는 것이 좋다. 한 다리 점프 착지 동작의 개선에는 사이드 리치나 인라인 런지 등에서 체간 · 고관절 기능을 획득시킴과 동시에(**그림 7**), 한 다리 스쿼트 중 덤벨이나 메디신 볼을 들고 체중의 25% 정도까지 중량 부하를 준다. 정지동작을 개선하기 위해서 뛰기 동작(**그림 8A**)을 이용한다. 실제 경기에서는 다양한 방향에서 정지동작이 예상되므로 전방뿐만 아니라 측면 방향이나 회전방향 뛰기(**그림 8B**, **C**)나 연속 뛰기도 실시하여 서서히 난이도를 올리도록 한다. 뛰기 동작을 통해 접지 시 발끝의 위치와 체간의 흔들림을 확인한다.

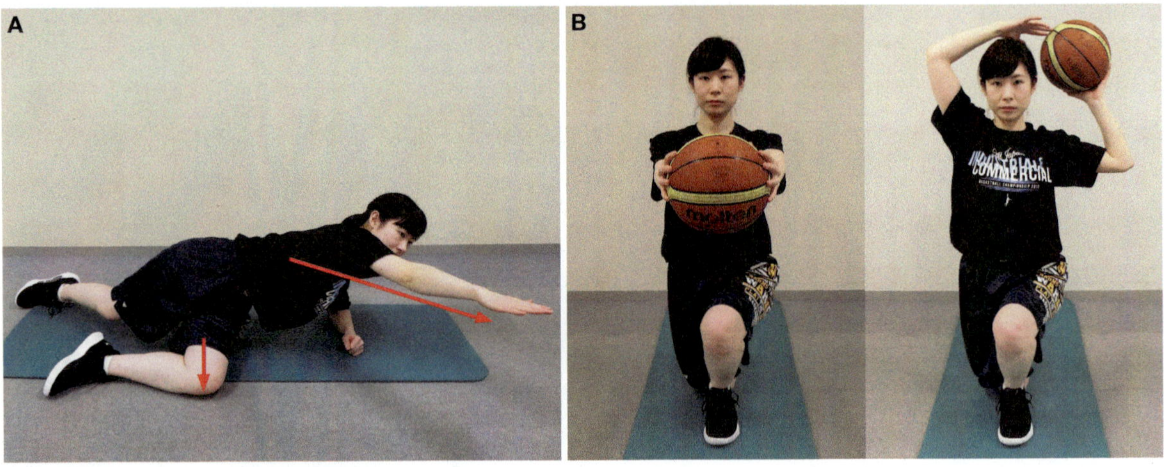

그림 7 한 다리 점프 착지 동작 개선을 위한 운동
A: 사이드 리치, B: 인라인 런지.

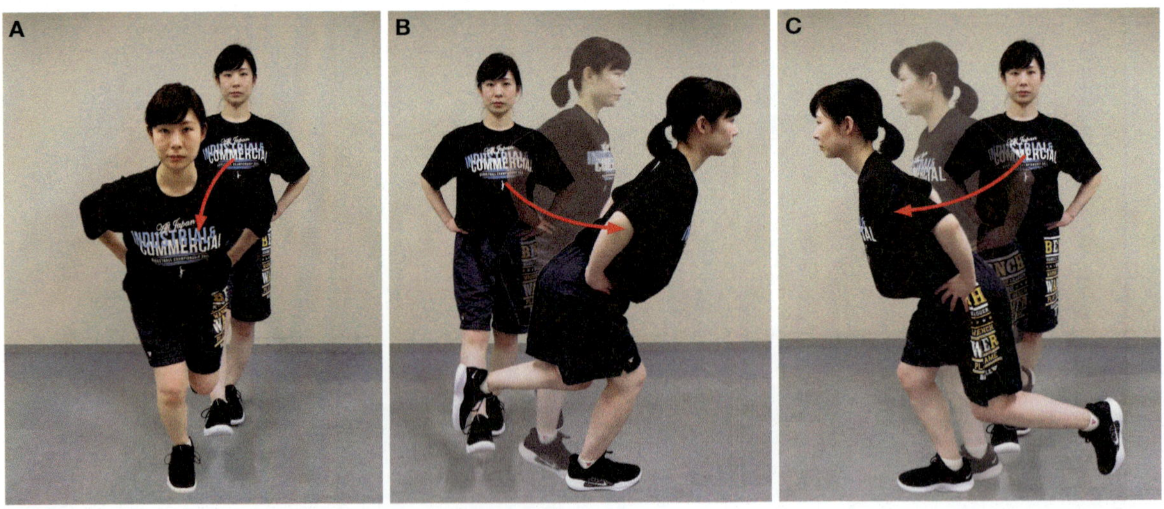

그림 8 스톱 동작 개선을 위한 운동
A: 전방 뛰기(hop), B: 회전 뛰기(아웃사이드), C: 회전 뛰기(인사이드).

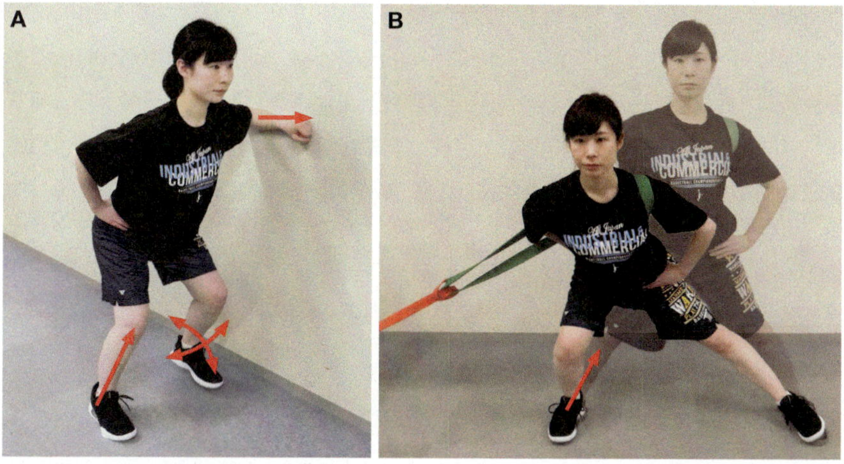

그림 9 반전 동작 개선을 위한 운동
A: 벽 밀기 스쿼트, B: 래터럴(lateral) 스쿼트.

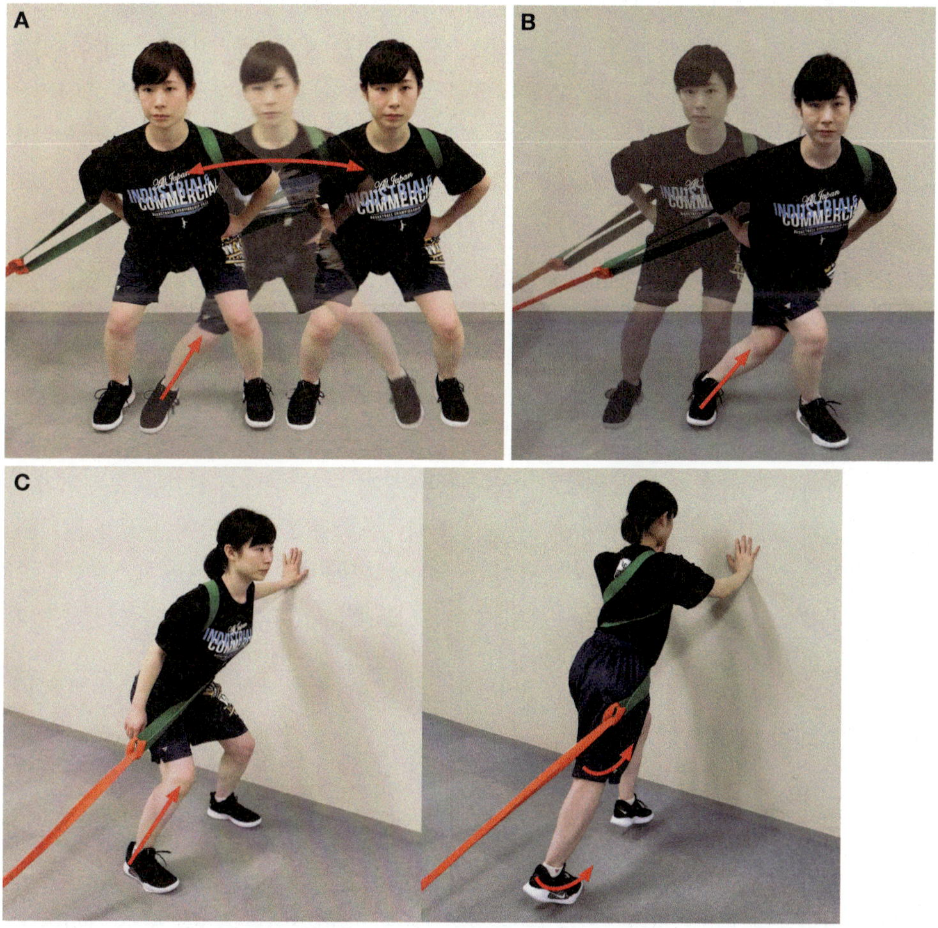

그림 10 반환 동작 개선을 위한 운동
A: 사이드 스텝, B: 크로스 스텝, C: 로테이션 스쿼트.

올바르게 향상된 반전동작을 얻기 위해서는 벽 밀기 스쿼트(**그림 9A**)나 래터럴(사이드) 스쿼트(**그림 9B**)에서 바닥을 차는 감각을 얻을 수 있도록 하는 것이 중요하다. 래터럴 스쿼트는 45°에서 무지구로 확실히 차낼 수 있어야 하고 체간이 측면으로 흔들리지 않는지 확인한다. 레터럴 스쿼트가 가능해지면 사이드스텝(**그림 10A**)이나 크로스스텝(**그림 10B**), 로테이션 스쿼트(**그림 10C**)로 움직여서 실시한다.

5 경기 복귀

단계적 복귀의 개념

연습 참가는 부상 후에 가능해진 동작을 획득한 동작의 수준에 맞추어 경기에 복귀시키는 것이 재발이나 이차 손상을 막기 위해 중요하다.[12] 구체적으로는 한 다리 스쿼트(패럴렐)와 래터럴 스쿼트가 가능하게 되면 점프슛이나 디펜스 스텝(천천히)을 시작하여 한 다리 스쿼트(패럴렐 자기체중으로 30회 이상)와 4가지 방향으로 뛰기 습득 완료 후 수비 풋워크를 시작한다. 탄력밴드 저항에서 사이드 크로스 스텝의 연속 동작이 가능하게 되면, 접촉훈련을 제외한 훈련복귀를 허용할 수 있다. 또 농구는 상대와 접촉을 피할 수 없는 콘택트 스포츠이므로 대인 연습 전에 반드시 콘택트 연습을 도입하는 것도 중요하다(**그림 11**). 경기에 복귀할 때에는, 특히 부상 상황과 같은 동작에 대해 두려움을 호소하는 선수들이 있기 때문에 환부 이외의 기능 평가나 동작 분석을 통해 요인을 확인하고 개선할 필요가 있다.

복귀 기준

완전한 복귀를 위해서 위에서 언급한 반전동작과 정지동작, 뛰기를 습득한 후에 전체 코트 컨택트 연습까지 가능해야 한다. 또 각종 스포츠 동작을 실제 경기 속도로 실시할 수 있는 것도 중요하여, 농구 경기에 맞는 퍼포먼스 테스트인 레인 민첩성(lane agility) 프로 민첩성(5-10-5 short shuttle)(**그림 12**)을 활용하여 퍼포먼스 레벨도 확인할 필요가 있다.

재발 예방

WJBL은 외상 발생 위험이 높은 선수의 스크리닝이나 상해 예방 프로그램을 미리 적용하여, 일정한 성과를 올리고 있다.[12] 농구에서 급성 외상을 완전하게 예방하는 것은 어렵지만 위험요소가 될 수 있는 신체적 요인(관절 가동범위 · 얼라인먼트 등)이나 신경근 기능(근육활동 · 동적 얼라인먼트 등)을 선수 자신이 운동을 통해 스스로 관리하는 것이 중요하다.

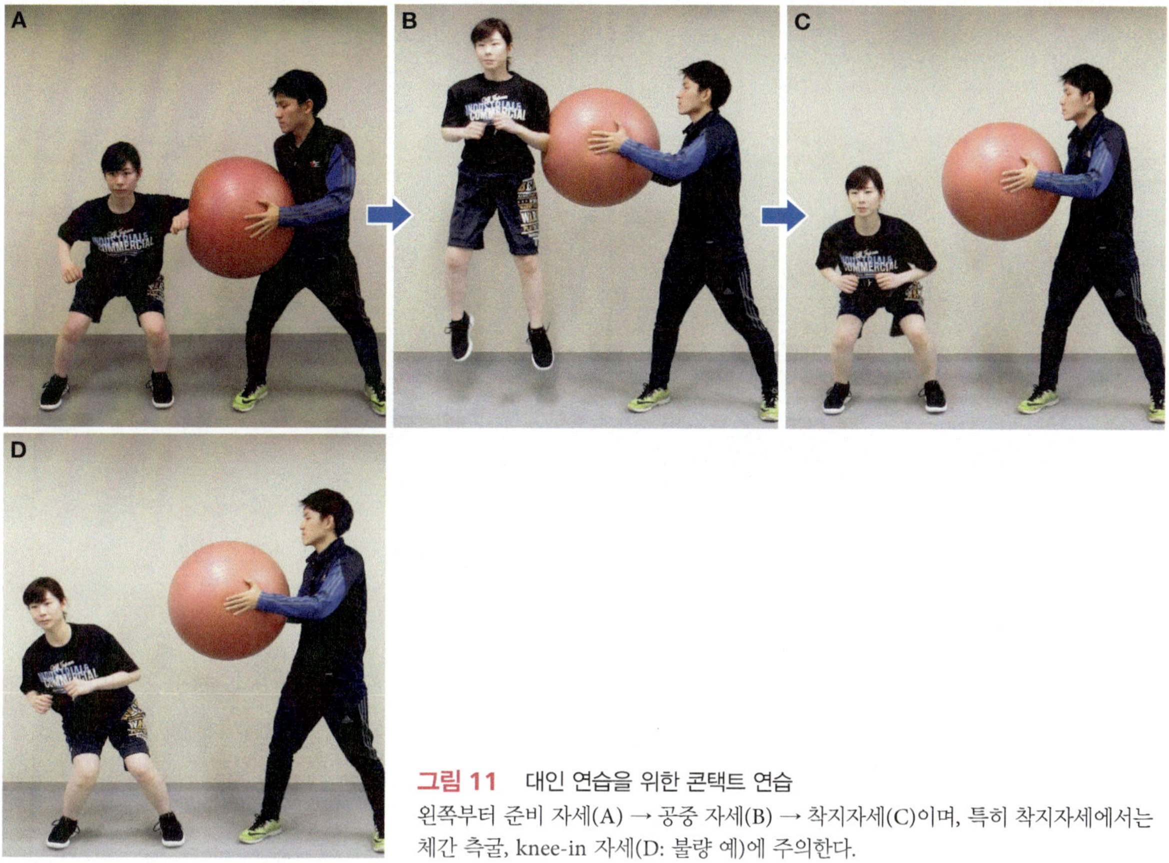

그림 11 대인 연습을 위한 콘택트 연습
왼쪽부터 준비 자세(A) → 공중 자세(B) → 착지자세(C)이며, 특히 착지자세에서는 체간 측굴, knee-in 자세(D: 불량 예)에 주의한다.

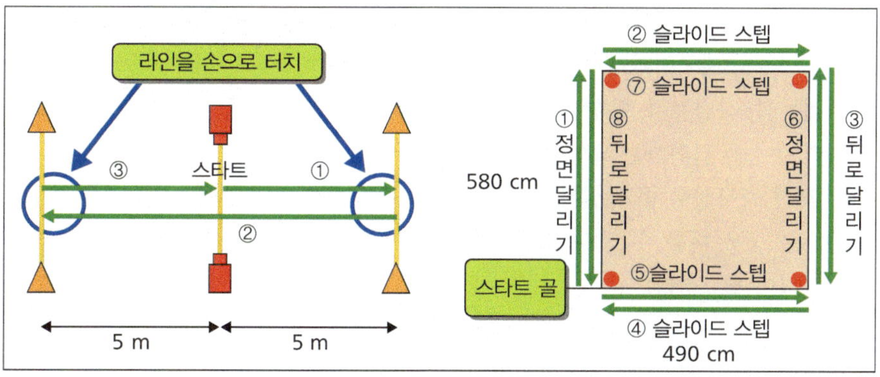

그림 12 경기 특성을 바탕으로 한 퍼포먼스 테스트
좌: 프로 민첩성: 5 m + 10 m + 5 m 반전 달리기. 우: 레인 민첩성: 코트의 제한구역 주위를 각종 스텝과 달리기로 돈다.

제 12 장

축구

1 서론

축구 경기는 90~120 m의 길이(터치라인)와 45~90 m의 폭(골라인)의 필드 위를 90분간(전반 45분, 후반 45분) 볼 컨트롤 및 킥을 하여 상대편과 달리기, 빠르게 달리기(dash), 방향 전환, 점프, 슬라이딩과 같은 다양한 동작을 해야 하는 특성이 있다.

축구의 가장 두드러진 특징은 발로 공을 다루는 것인데, 축구 경기마다 선수 한 명이 공을 가지고 플레이하는 시간은 약 2분 정도라고 알려져 있다. 또한 공을 다루는 기술 및 전술과 함께 지구력, 근력, 민첩성 등 신체적인 측면도 축구에 있어서 매우 중요하다. 경기 시간이 90분으로 길기 때문에 기반이 되는 체력 요소는 높은 유산소 능력이며 한 경기에 소비하는 전체 에너지의 90% 이상이 유산소성 에너지에 의해서 유지되고 있다. 하지만 축구 선수의 체력 요소로는 속도, 근력, 파워, 지구력과 같은 신체적 능력과 아울러 협응성과 반응속도, 변환능력, 연결능력, 식별능력, 방향감각 능력, 리듬 및 밸런스 능력 등 다양한 체력 요소가 경기 수준을 결정하는 요인이다.

또한 축구선수 중 유일하게 골키퍼는 자기 진영의 골문 앞 페널티 구역에서는 손으로 공을 다룰 수 있다. 순간적인 판단이 필요하기 때문에 특히 반사 신경과 판단력이 필요하다.

2 경기 동작의 바이오메카닉스

킥 동작은 상지, 체간, 하지의 연동성이 요구되는 전신 운동이다. 연동성 외에도 힘을 공에 전달하는 하지와 몸통의 근육 활동을 이해하는 것도 중요하다.

킥 동작 단계

축구의 킥 동작은 다음의 여섯 가지로 나눌 수 있다(그림 1).[1)]

◉ 문헌

1) 히로세 토오루: 스포츠 동작의 관찰 · 분석 ⑦ 축구. 선수의 재활과 컨디션 상권, 외상학 총론/검사 · 측정과 평가. 분코도, 2010: 202-210

① **approach 단계:** 공에 접근하여 축이 되는 다리를 디딜 때까지 단계. 공을 향해 비스듬히 달려서 골반의 회전력을 사용하여 공에 효율적으로 힘을 전달할 수 있다(**그림 2**).

② **take back 단계:** 고관절 신전이 최대화될 때까지 단계. 발차기와 반대쪽 상지에 적절한 tension arc가 형성되는 것이 중요하다(**그림 3**). 축이 되는 다리가 땅을 짚을 때 약간 골반 전방경사가 생기고, 지면반력은 체간이 흔들리지 않도록 고관절로 충격을 흡수한다.

③ **cocking 단계:** 발차기의 스윙이 뒤에서 앞쪽으로 바뀌는 단계. 발차기 다리에서 고관절과 무릎관절 굴곡이 충분히 이루어지고, 그 후 무릎관절의 신전 각속도가 증가하면서 축이 되는 다리가 땅을 짚을 때 무릎관절이 살짝 구부러지는 자세를 유지하여 효율적인 발차기가 가능해진다. cocking 단계는 복사근 수축이 증가되면서 골반의 안정과 회전 운동에 기여한다.

④ **acceleration 단계:** 하퇴부와 다리의 각속도가 증가하여 무릎관절 최대 굴곡에서부터 공 임팩트까지의 단계. 골반의 회전운동이 고관절, 무릎관절, 족관절 운동으로 연동하여, 순차적 운동으로 공에 힘을 전달한다.

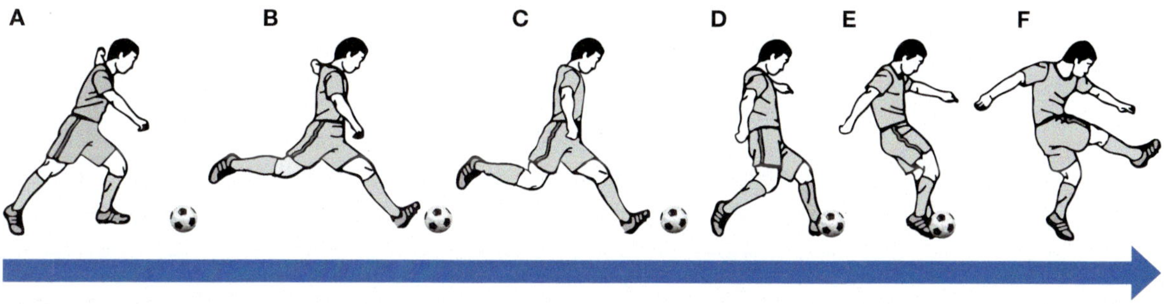

그림 1 발차기 동작의 단계
A: approach 단계, B: take back 단계, C: cocking 단계, D: acceleration 단계, E: impact 단계, F: follow-through 단계.

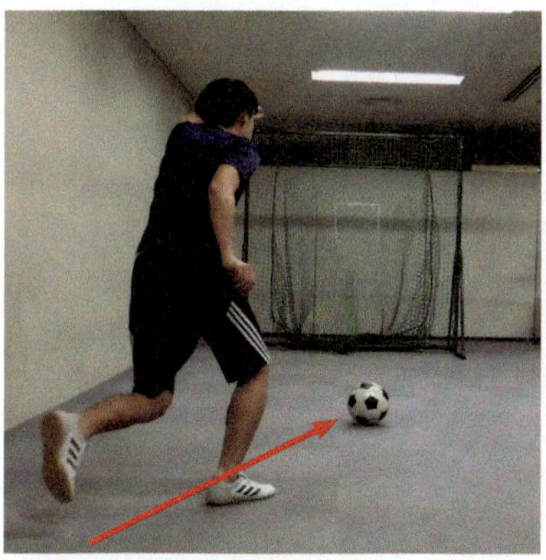

그림 2 도움닫기 방법

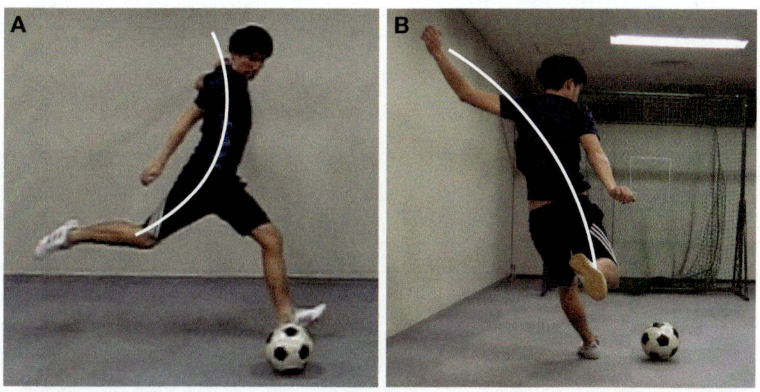

그림 3 적절한 tension arc(장력 아치)
발차기 다리와 반대쪽 상지를 협조적으로 사용하는 교차 동작(cross motion) 운동에 의해 왼쪽 상지~체간~오른쪽 다리가 둥근 선(원호) 모양을 이루고 있다.

⑤ **impact 단계**: 발로 공을 차는 임팩트 단계. 하지 움직임을 공에 전달하기 위해 족부와 족관절은 고정력이 필요하며 무릎관절은 신전, 고관절은 굴곡, 골반은 회전, 후방경사 방향으로 움직임이 공 임팩트 시 충격에 대항하여 이루어지기 때문에 공 임팩트 시에는 높은 근력이 필요하다.

⑥ **follow-through 단계**: 임팩트 후에 발차기한 다리가 땅에 다시 착지할 때까지의 단계. 일련의 발차기 동작 중에 생긴 스윙 속도를 0으로 하기 위해 엉덩이 근육에 의한 하지의 제동 동작(braking)이 이루어진다.

킥의 종류(그림 4)

① **인사이드 킥**: 발 안쪽으로 공을 차는 킥으로 가장 많이 사용된다.[2] 공에 닿는 면적이 넓어서 정확한 킥이 쉽다. 임팩트는 고관절 외회전, 무릎관절 약간 굴곡, 족관절 중간 위치 또는 배굴 자세로 한다. 고관절의 내전 운동에 의해 임팩트하기 때문에, 고관절 내전근에서 기계적인 스트레스(mechanical stress)가 증가된다. 보다 강한 임팩트 시 무릎관절에 대한 외반 스트레스도 증가하기 때문에, 무릎 내측지지 기전에 대한 기계적인 스트레스가 증가한다.

② **인스텝 킥**: 족관절을 아래로 굴곡한 상태에서 발등으로 공을 차는 킥. 보다 강한 킥이 가능하며 종종 롱패스나 슛에 사용된다. 발목관절이 아래로 굴곡해서 킥을 하기 때문에 발목 앞쪽에 신전 스트레스가 생기고, 발목 뒷부분에는 압박 스트레스가 생기기 쉽다. 또한 허벅지 근육을 많이 사용하기 때문에 무릎관절 신전 기전에 대한 기계적 스트레스가 증가하기 쉽다.

③ **인프런트 킥**: 엄지발가락 위쪽 발등으로 공을 차는 킥. 인스텝 킥보다 공에 닿는 면적이 넓어 볼로 커브를 돌릴 수도 있다. 정밀도를 높여서 공을 멀리 차는 프리킥이나 코너킥과 같은 세트 플레이나 센터링에 사용된다. 발 전면의 임팩트로 하퇴 회전 방향으로 힘이 가해져 무릎 내측 측부인대(MCL)를 포함한 무릎 내측지지 부위에 신장성 스트레칭을 유발한다.

◉ 문헌

2) 마츠다 나오키: 스포츠 물리치료학 경기 동작과 치료 어프로치 제7장 축구. 메지컬뷰사, 2014.

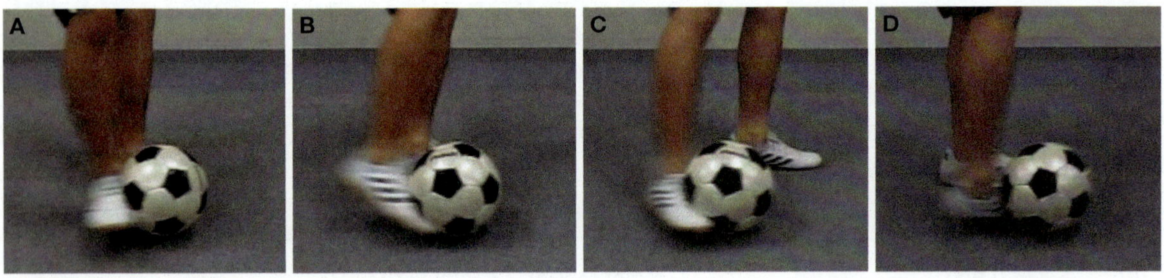

그림 4 킥의 종류

A: 인사이드 킥, B: 인스텝 킥, C: 인프런트 킥, D: 아웃사이드 킥.

● 무릎 내측측부인대: medial collateral ligament (MCL)

④ **아웃사이드 킥**: 발 바깥쪽으로 공을 차는 킥. 강하게 공을 차는 것은 어렵지만 신체의 방향과 다른 방향으로 찰 수 있고, 스윙이 작기 때문에 결정적인 패스나 좁은 공간에서 패스에 사용된다. 발의 바깥측면에서 공을 차기 위해 발목 바깥쪽 인대에 스트레스가 증가한다.

킥 동작의 바이오메카닉스(생체 역학)

◎ 신체 중심 운동과 지면반력

킥 동작에서 Katis 등[3]은 축이 되는 다리가 바닥을 짚을 때 체중의 약 2.5배의 수직 방향 지면반력이 발생한다고 보고하였다. 또한, 전후 방향으로의 지면반력은 체중의 약 1/4 수준이라고 보고되었기 때문에 킥 동작 시 축이 되는 다리에서 제동은 별로 실행되지 않고 도움닫기의 전방 방향으로 힘을 공에 전달하는 것이 중요하다고 생각된다.

◉ 문헌

3) Katis A, Kellis E: Three - dimensional kinematics and ground reaction forces during the instep and outstep soccer kicks in pubertal players. J Sports Sci 2010; 28: 1233-1241.

◎ 세그먼트(분절) 운동 관찰 및 근육 활동

체간부는 상지와 하지의 운동과 연결되어 있으며 테이크 백 중에 교차 동작[4]을 수행한다(그림 3). 구체적으로 오른발의 킥 동작 시 오른쪽 대둔근과 왼쪽 광배근(배근군), 복사근의 작용에 의해 왼쪽 상부 체간의 좌회전과 하부 체간의 우회전에 의하여 tension arc를 만들어 낸다. cocking-acceleration 단계에 걸쳐 복사근의 활동에 의하여 상부 체간의 오른쪽 회전 운동과 하부 체간의 왼쪽 회전 운동이 발생하여 하지의 운동을 돕는다. 또한 골반은 축이 되는 다리를 땅에 디딜 때 약간 전방경사가 생기지만, 고관절 굴곡 운동과 연동하여 점차 뒤쪽으로 기울어지며 공을 찰 때는 약간 후방경사가 된다.

◉ 문헌

4) 니가 사다오: 서혜부 통증 증후군: 치료의 변천과 전망을 말하다. Sportsmedicine 2014; 157: 2-15.

고관절 굴곡 운동은 테이크백 시 최대로 신전되어 공을 찰 때 임팩트(충격)를 주면서 굴곡 운동이 일어난다. 인사이드 킥의 경우 고관절의 외전 및 외회전 운동은 최대 신전을 하게 되면서, 임팩트를 향해서 내전, 내회전 운동이 생긴다. 고관절의 굴곡은 대퇴직근과 봉공근이 기여했다고 보고된 바 있지만 장요근에 대한 기여도는 명확하지 않다.

무릎관절의 최대 굴곡은 고관절의 최대 신장 후에 관찰되며 고관절보다 급격한 각도 변화에 의하여 공 임팩트를 한다. 무릎관절 신전 운동은 고관절 굴곡과 연동되는 대퇴직근과 그 외 대퇴사두근이 관여한다.

족관절은 공을 차는 동작을 위해 고정성이 중요하다. 고정성에 관여하는 근육 활동으로는 전경골근과 비복근의 활동이 보고되어 있는데 넙치근과 하퇴 내/외측근, 발에 내재근의 영향은 명확하지 않다.

3 경기 동작과 외상 · 질환

역학

축구에서 부상은 하지 발생 건수가 87.7%, 그 중 족관절 31.4%, 대퇴부 23.3%, 무릎관절 20%로 보고되었고, FIFA 대회에서는 전체 부상 발생 중 족관절이 12~23%, 무릎관절이 3~23%로 보고되었다.[5)]

보고서의 대부분은 성인 남성 프로 선수들에 관해 다루는데, 경기 중 부상발생률은 25.3~35.3/1000(playing hours)PH, 연습 중 부상 발생률은 2.9~11.8/1000PH로 나타나며 이 중 70%는 외상이고 30%는 질환이라고 보고된다.[5, 6)] 또한 모든 연령대의 부상 중 하지가 65~80%를 차지한다고 알려져 있다.[5~7)]

부상 중 35.5%는 근육과 건, 그 중 2/3가 근육 손상이나 근육 좌상(muscle strain), 34.6%는 관절과 인대 부상으로 관절과 인대 부상 중 80%가 염좌나 인대 손상이었다는 보고도 있다.[5, 6)]

이러한 보고서 중 족관절 염좌, 대퇴부(대퇴사두근, 햄스트링)의 근육, 무릎관절의 상해, 고관절 주변부(장요근, 내전근)의 근육, 서혜부 통증이 흔하다.[5~7)] 또한 전체 부상의 약 20~25%가 재부상이라고 보고되어 재활에 있어 재발 방지의 중요성을 시사한다.[5, 6)]

◉ 문헌

5) FIFA official Web site: http://www.fifa/com/
6) 야마모토 준: 프로축구단의 부상 조사. Football Science 2013; 11: 36-50.
7) Putukian M: 대학 축구 부상의 역학: Descriptive epidemiology of collegiate men's soccer injuries: National Collegiate Athletic Association Injury Surveillance System, 1988-1989 through 2002-2003. J Athl Train 2007; 42 (2): 270-277.

잘못된 동작 패턴(그림 5)

① **축이 되는 다리의 후방 중심과 외측 하중**: 테이크 백~임팩트에서는 한쪽 다리 지지가 강하게 요구되며, 이 때 축이 되는 다리의 대퇴직근은 원심성으로 작용한다. 이때 무게중심이 뒤로 쏠리거나 외측 하중이 가해지면 지지 다리의 안정성이 감소되어, 슬개건이나 경골 조면 및 주위 조직에 메카니컬 스트레스(기계적 응력)가 가해지기 때문에 주니어(청소년)시기에 흔히 볼 수 있는 오스굿-슐라터병이나 슬개건염을 일으킨다. 또한 후방 중심에서 발차기를 강하게 요구하기 때문에 고관절 위주로 발차기가 되기 쉽고, 고관절 굴곡근에 대한 부담이 증가하여 근육 파열 혹은 청소년기에는 하전장골극의 견열골절이 발생하기 쉽다.

② **테이크 백 시 요추의 과전만**: 요추 과전만이 발생할 경우, 상부 체간의 무게중심이 후방에 있게 되어 요추 추간관절이나 추궁에서 압박과 전단 스트레스(응력)가 발생하고 추간관절에 증상이나 요추분리증을 유발할 수 있다. 비슷한 이유로 근막성 요통이 발생할 수 있다.

③ **발차기와 반대쪽 상지의 미사용**: 킥을 할 때 고관절 내전근이나 대퇴부 앞쪽근육에 신장성 스트레스가 가해지지만, 발차기 반대쪽 상지에 의한 tension arc가 부족한 발차기 동작에서는 예비 신장이 없이 발차기를 하기 때

● 오스굿-슐라터병: Osgood-Schlatter disease

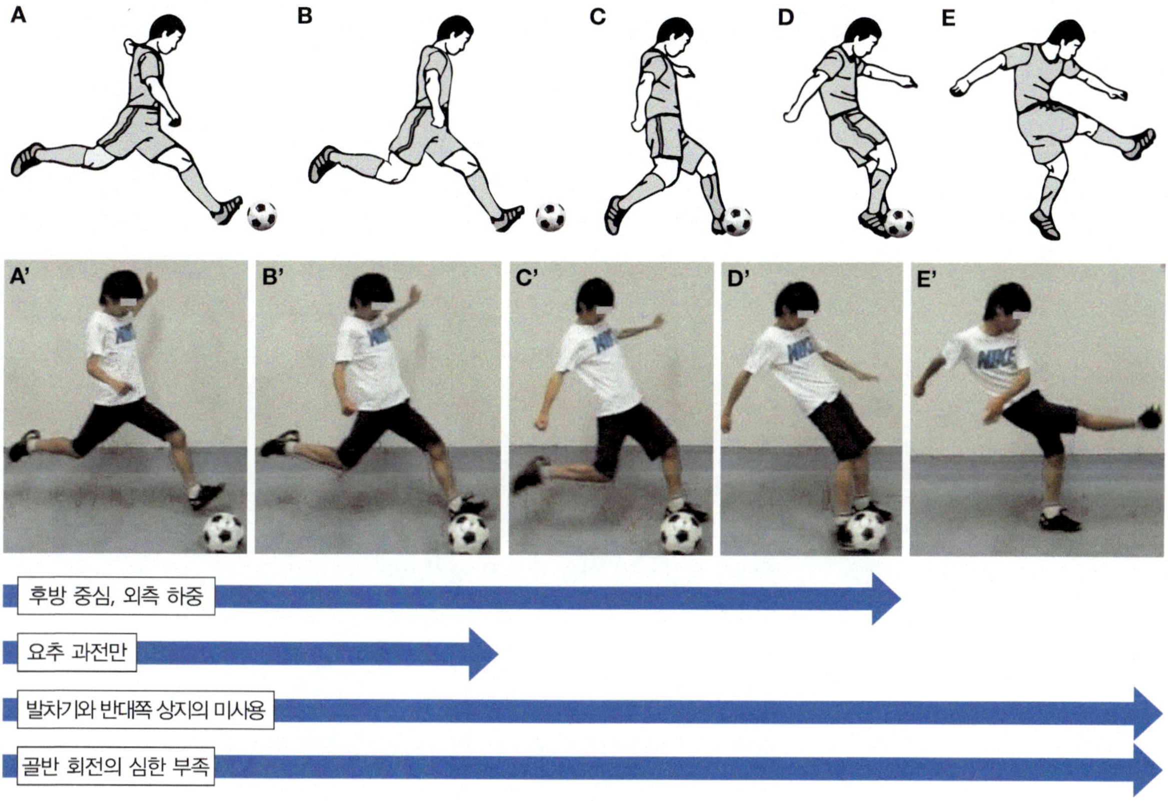

그림 5 잘못된 동작이 일어나기 쉬운 단계

A: take back 단계, B: cocking 단계, C: acceleration 단계, D: impact 단계, E: follow-through 단계.

A'~E': 하전장골극 견열골절 선수의 킥 형태 예. 반대쪽 상지는 사용되었으나 축이 되는 다리로 바닥을 짚을 때 뒤쪽으로 무게 중심이 옮겨지고, 골반 후방경사에 의해 발차기의 골반 회전이 부족하여 과도한 하지굴곡에 의한 킥 동작을 보인다.

문에 고관절 굴곡근이나 내전근에 과도한 스트레스가 발생하여 서혜부와 무릎 신전 기전에 부상을 입는다. follow-through 단계에서도 반대쪽 상지를 사용하지 않는 경우 발차기 발의 내전근과 무릎 신전 기전에 대한 스트레스가 발생할 수 있다.

④ **골반 회전의 심한 부족**: 예를 들어 오른발을 사용한 킥의 경우 take back 단계에서 골반의 오른쪽 회전이 부족하거나 cocking 단계 후 골반의 왼쪽 회전이 부족한 경우 모두 골반을 회전시켜 발차기 힘을 발생시킬 수 없기 때문에, 고관절 굴곡이나 내전, 무릎관절 신전 운동이 증가하여 과도한 스트레스가 발생하므로 고관절 내전근이나 서혜부에 무릎관절 신전 기전 장애를 일으킨다. 또한 take back 상에서 골반의 오른쪽 회전이 과도한 경우에 cocking 단계 이후에 고관절 내전근에 대한 과도한 스트레스와 무릎관절에 대한 외반(valgus) 스트레스가 발생하여 질환의 요인이 되기 쉽다. cocking 단계 후 골반이 왼쪽으로 과도하게 회전할 경우 허리에 가해지는 압박 스트레스로 허리에 부상이 발생하기 쉽다.

잘못된 동작의 원인

① **기능적 문제:** 효율적인 발차기 동작을 실현하기 위해서는 충분한 고관절 신전, 외회전 가동범위나 골반대-척추의 가동성 · 안정성이 필요하며, 어느 한가지가 결여되면 조직에 국소적인 부하가 증가한다. 예를 들어, 고관절 신전제한이 있는 경우 요추 과전만에 의한 take back이 생기거나 골반의 과도한 회전이 발생할 수 있다. 따라서 고관절 신전 · 내회전, 그리고 무릎관절 굴곡을 이루는 근육들의 긴장(tightness)은 이상적인 킥 동작을 방해할 수 있다. 또한 take back~impact 단계에서 고관절 신전 근육들이나 햄스트링, 임팩트 단계에서 족관절 배굴근, follow-through 단계에서 허리와 등 근육들은 원심성으로 작용하기 때문에 이러한 근 기능도 필요하다.

좋지 않은 서있는 자세는 폼(form)에도 영향을 미치며 특히 둥근 등(round back) 자세나 요추전만(lordosis)이 증가될 때 국소적인 조직의 과부하가 발생하기 쉬울 것으로 생각된다.

② **축이 되는 발의 지지성:** 오스굿-슐라터병으로 대표되는 무릎관절 신전 기전은 축을 이루는 발의 디딤에 주목을 할 필요가 있다. 축이 되는 다리의 지지가 충분하지 않는 경우, 체간의 안정성 감소, 고관절 신전근의 기능 감소, 중둔근 기능 감소, 족부의 얼라인먼트 불량 등이 원인일 수 있다.

③ **상지, 체간과의 협조성:** 적절한 tension arc를 형성하려면 견갑대~체간~고관절~무릎관절의 통합적인 협조가 필요하다. 골반대와 하지의 기능은 물론 견갑대나 흉곽의 가동성 불량으로 축이 되는 발쪽의 상지를 적절히 사용하지 못할 수도 있다.

동작의 수정 방법

고관절, 골반대, 척추, 흉곽의 가동성이 개선되면 국소적인 부하 증가를 개선하기 위해서 밸런스 트레이닝(균형훈련)을 재학습한다. 축구에서 특이한 동작은 역시 킥이며, 앞서 언급한 것과 같은 잘못된 동작을 수정하기 위해서는 축이 되는 다리, 발차기 뿐만 아니라 골반대와 체간, 상지도 함께 협조하여 사용할 필요가 있다.

체간 훈련에는 체간 심부근육에 초점을 맞춘 훈련은 물론 견갑대나 하지와의 협조성을 높이는 훈련도 실시한다(**그림 6~10**).

밸런스 트레이닝은 불안정한 상태에서 한 다리로 서 있거나 한 다리 스쿼트와 같은 동작을 한다. 축이 되는 발의 안정성을 높임으로써 발차기에서 공으로 효율적인 힘 전달이 가능해져, 국소적 부하 증가를 방지할 수 있다. 특히 축이 되는 발의 경우, 후방 중심이나 외측 하중을 수정해야 하며, 착지 시 족 관절, 무릎관절의 측면방향 흔들림이나 골반 후방경사, 흉추 후만의 증가와 같은 부분에 유의한다. 또 적절한 tension arc의 형성을 위해 크로스 모션 연습도 한다(**그림 11, 12**).

● 오스굿-슐라터병: Osgood-Schlatter disease

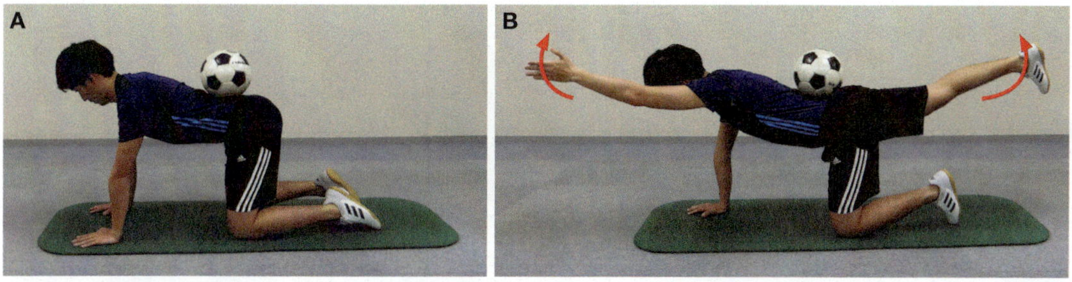

그림 6 축이 되는 다리 훈련
네발기기 자세에서 복압을 높이고 골반 전방경사를 유지하면서 위 아래로 상, 하지를 움직인다. 어려울 때는 상지만 실시한다.

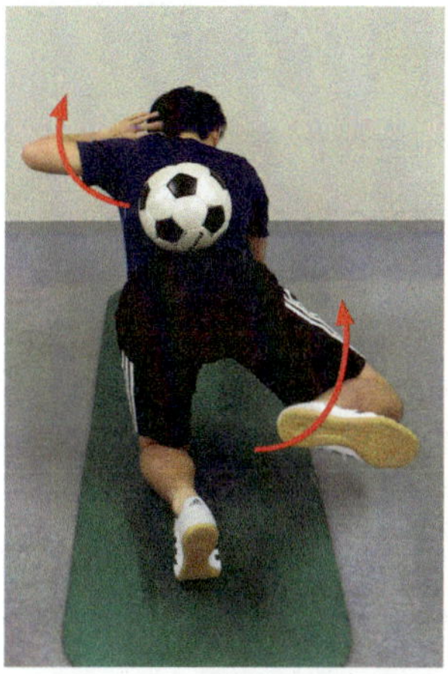

그림 7 축이 되는 다리 훈련
네발기기 자세에서 복압을 높이고 골반 전방경사를 유지하면서 위 아래로 다리를 움직인다. 이 훈련은 외회전 방향으로 움직이는 것으로 킥을 할 때 축이 되는 다리의 지지를 의식하는 데 도움을 준다.

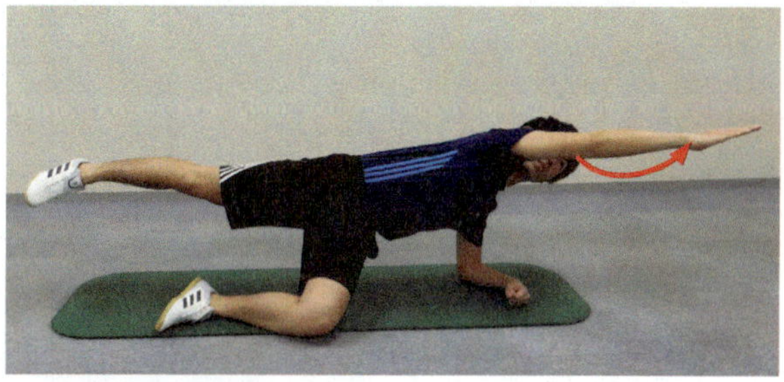

그림 8 축이 되는 다리 훈련
고관절 굴곡, 골반대 전방경사를 유지하면서 반대쪽 상지를 앞으로 뻗는다. 손을 뻗을 때 등이 구부려지거나 허리~골반의 고정이 느슨해지지 않도록 주의한다.

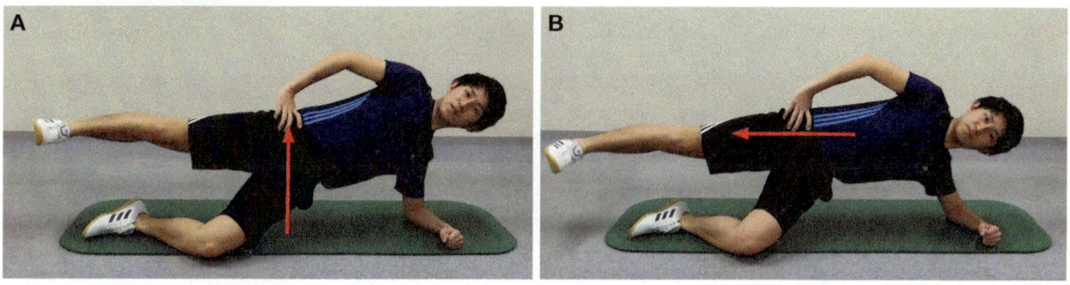

그림 9 축이 되는 다리 훈련
골반대를 앞쪽으로 기울어진 자세를 유지한 채 축이 되는 발의 고관절을 축으로 하여 올라오는 하지를 아래쪽으로 뻗는다. 허리~골반대는 고정하고 등이 구부러지지 않도록 주의한다. 축이 되는 발쪽(axial foot side) 내복사근과 둔근들을 의식한다.

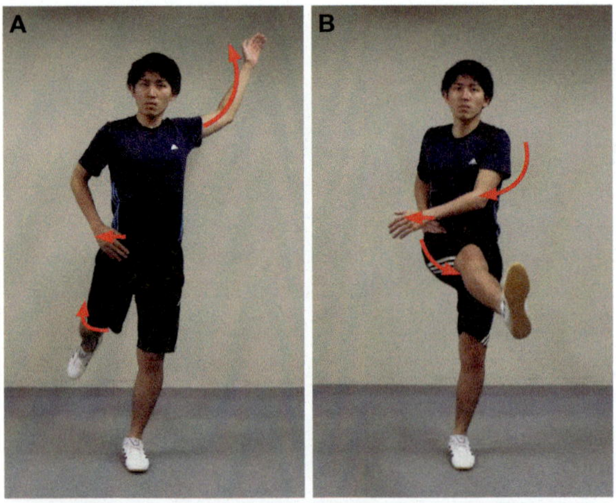

그림 10 발차기 시 골반 회전 훈련

발차기 다리쪽 골반의 전상장골극에 손을 대고 후방으로 저항을 가한다. 저항에 대하여 가속 이후에 골반 회전을 확인하면서 발로 차는 동작을 수행한다.

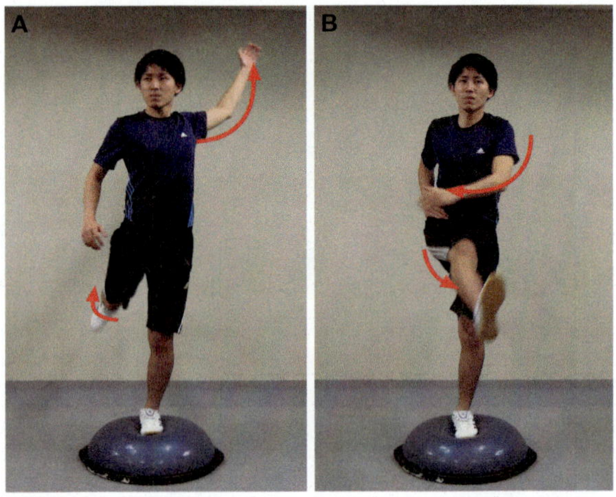

그림 11 밸런스 트레이닝

BOSU®(보수)나 밸런스 디스크와 같은 불안정한 표면에서 신체를 안정시키고 팔과 다리를 움직인다. 팔과 다리를 동시에 움직이며 협조가 잘 되도록 해야 한다. 어렵다면 평지에서 시작한다.

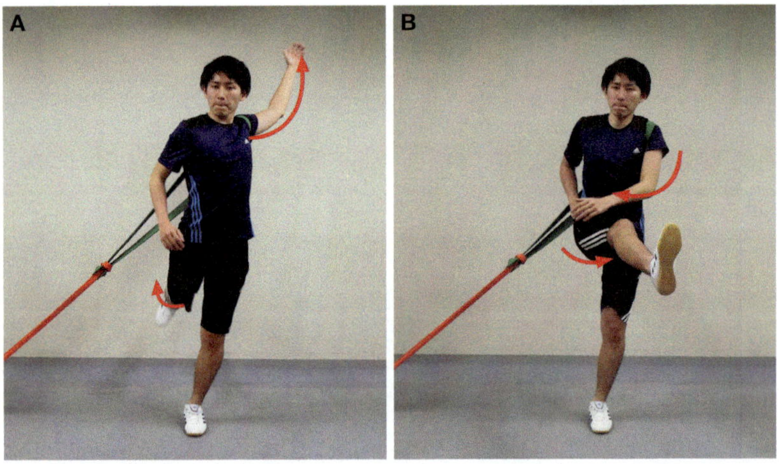

그림 12 탄력밴드를 이용한 몸통 훈련

탄력밴드 장력에 저항하면서 신체의 안정을 유지하면서 발차기를 한다. 복부 압력을 확인한다.

4 경기 복귀

단계적 복귀 개념

많은 경우에 축구 연습은 워밍업으로 시작하여 기초 훈련, 대인 훈련 등을 거쳐 마지막에 게임으로 이루어진다. 부상의 형태나 기전에 맞추어 부분 복귀 → 전체복귀, 대인 훈련 없음 → 대인 훈련 있음과 같이 단계적으로 복귀를 하는 것이 2차 부상의 위험을 낮추기 위해 필요하다.

복귀 기준

발차기나 가벼운 조깅이 힘들지 않다면 기초적인 연습이 가능하다. 족관절 후방 인핀지먼트(충돌) 부상의 경우 인스텝 킥, 무릎 내측측부인대 손상인 경우 인사이드 킥의 종류와 거리에 유의해서 부하량을 결정할 필요가 있다. 턴이나 반전 등의 동작이 가능해지면 대인 훈련으로의 복귀가 가능하지만 부분 복귀시기에 병행하여 부상 기전이 되는 동작의 개선이 되도록 하여, 완전한 복귀를 할 수 있다.

재발 예방

◎ 킥 동작

축구에서는, 다양한 상황에서 킥 동작이 반복된다. 그 때문에 기본적인 킥 동작은 물론 자세를 흐트러뜨린 상태에서도 체간과 하지를 연동을 할 수 있어야 하고 체간 고정, 고관절 굴곡, 무릎관절 신전 근력을 확보해 두는 것이 재발을 예방할 수 있다. 또 롱 킥 연습량을 조절할 필요가 있다.

◎ 축구의 다른 특징적인 기타 동작

① **방향 전환 동작**: 축구 경기는 최고 속도에서 정지하거나 방향 전환이 특징적인 동작이기 때문에, 전방십자인대(ACL) 손상도 보고된다. 따라서 경기 복귀 전 올바른 방향 전환 동작을 습득하는 것이 중요하다. 축구는 스파이크를 사용하는 스포츠이기 때문에 섬세한 스텝으로 발을 바꿔서 딛어 속도를 늦추고 방향을 바꾸는 연습을 한다(**그림 13**).[8] 방향전환 동작연습의 시작은 제자리 스텝 변경 · 사이드 킥 · 한 다리 점프 시 동작을 안정화하는 것이다. 동작 시 다리를 구부려 중심을 낮추거나 커트하는 방향으로 발끝과 무릎을 향하도록 연습시킨다(**그림 14**).[8]

② **착지 동작**: 축구에서는 헤딩 경합을 위해 점프를 하고, 자세가 흐트러지면서 착지하는 장면도 볼 수 있다. 점프 후 착지로 인한 ACL 부상과 같은 자세의 특징은 무릎관절은 약간 굴곡, 체간의 전방경사 부족, 체간과 하지가 다른 방향으로 회전하면서 발생한다. 따라서 무릎관절을 구부리고 몸통을 앞으로 기울이도록 고관절의 굴곡을 의식하고 하지가 knee-in, toe out 되는 잘못된 자세가 되지 않는 것이 이상적인 착지자세가 된다. 전방/측방/후방 뛰기(hop)에서 한쪽 다리의 정확한 착지자세를 습득한 후, 양 다리로 점프 후 한 다리로 착지, 점프 헤딩 후 착지, 공중에서 경합을 한 후의 착지동작(**그림 15**)[8] 등을 연습한다.

③ **반응 동작**: 보다 실전적인 연습으로 반응 단계를 시작한다. 축구경기에서

◉ 문헌

8) 시미즈 쿠니아키, 스즈키 히토: 축구선수의 ACL 재건 수술 후 재활 훈련과 경기 복귀. 임상스포츠의학, 2014; 31 (11): 1062-1068.

- 무릎 내측측부인대: medial collateral ligament (MCL)
- 무릎 전방십자인대: anterior cruciate ligament (ACL)

공을 발로 컨트롤하면서 반응 동작을 해야 되는 일이 많기 때문에 킥과 반응 스텝을 조합한 연습도 필요하다(**그림 16**).[8] 골반이 후방경사, 후방중심에서 다음 동작으로 부드럽게 넘어가는 것이 어렵기 때문에 킥을 한 후 반응 스텝을 하기 쉬운 위치에 중심을 두는 것을 연습시킨다.

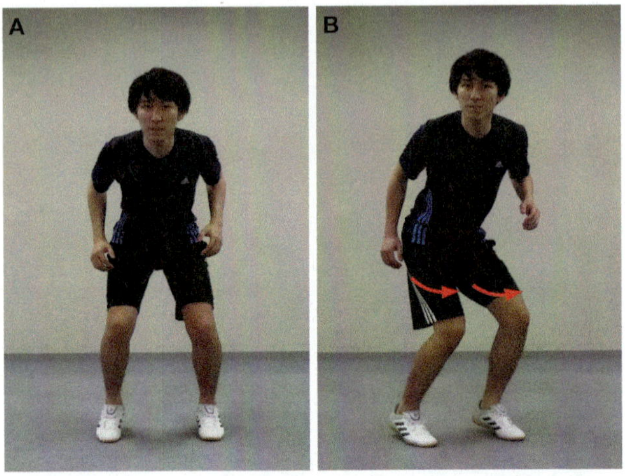

그림 13 감속 동작에서 방향전환
감속 시 하키처럼 세밀한 단계를 밟으면서(A), 고관절 내회전을 하여 진행 방향으로 하지를 향한다(B). 이때 knee-in 자세가 되지 않도록 주의한다. 축구에서는 농구와 같은 피벗 동작이 아닌 잔디와 스파이크를 결합하면서 디딤 동작을 하여 방향 전환을 한다.

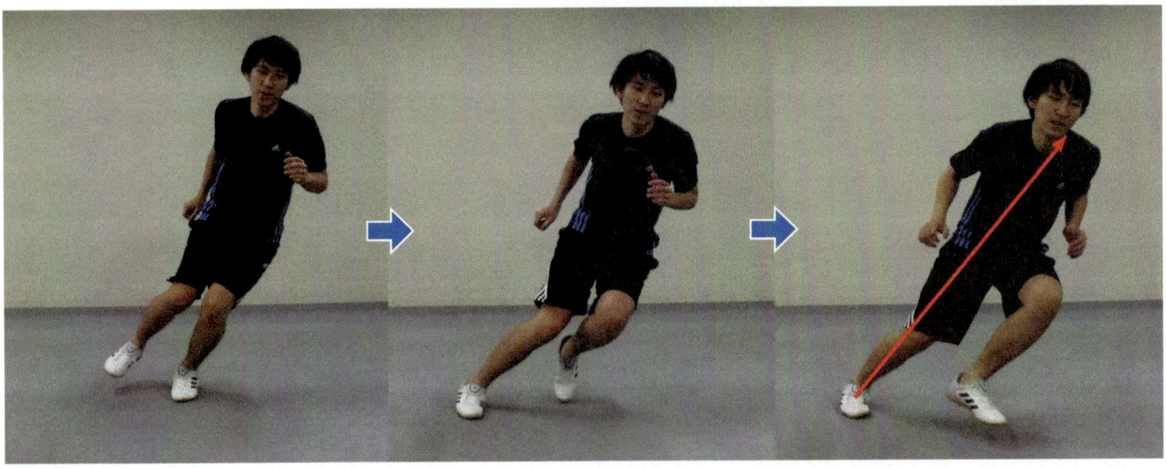

그림 14 커팅 동작
체간과 하지를 진행 방향으로 바닥을 짚어서 knee-in 등의 잘못된 자세를 억제하고 부드러운 중심이동이 가능해진다. 또한 그림에서 오른쪽 하지에서 받는 지면반력의 벡터 방향에 중심이 있는 것이 바람직하다.

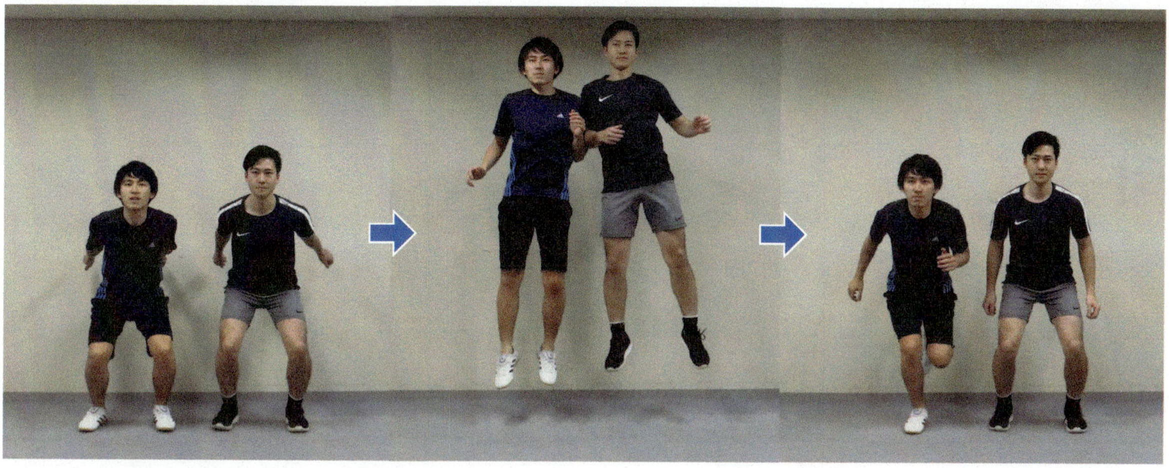

그림 15 경합 후 한쪽 다리 착지

공중에서 상대와 점프해서 경합하여 자세가 흐트러진 상태에서도 안정된 착지를 목표로 한다.

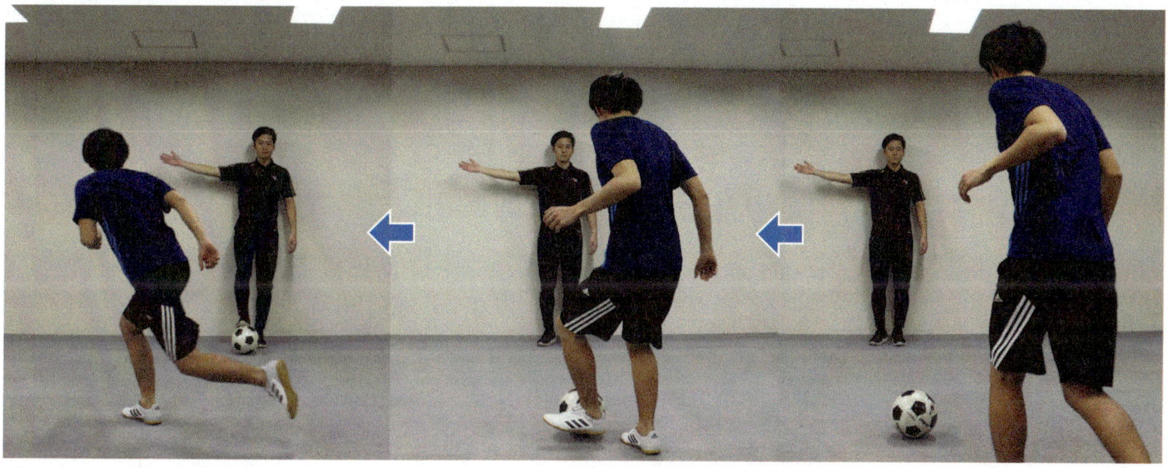

그림 16 킥 후의 반응 동작

킥 직전에 이동 방향에 대한 지시를 받아서 그 방향으로 이동을 원활하게 한다. 공을 차는 축이 되는 다리의 안정성과 무게중심 조절이 필요하다.

제 13 장 야구

1 서론

투구는 하지에 의해 신체를 앞으로 이동시키면서 골반, 체간, 상지 회전을 연동하여 빠른 속도로 공을 던지는 동작이다. 이 과정에서 어깨와 팔꿈치관절에 큰 회전력(torque)과 관절 사이의 힘이 발생한다. 투구에 있어서 하지, 골반, 체간 운동 메커니즘의 문제가 발생하면 결과적으로 상지의 이상 운동이나 과도한 힘이 발생하여 부상을 일으킨다고 생각된다.

2 경기 동작의 바이오메카닉스

투구 동작은 그 단계에 따라 운동의 주체가 되는 분절(segment)이 변화하기 때문에 동작을 관찰하기 위해 하지로부터 체간, 어깨, 팔꿈치의 연동을 이해할 필요가 있다. 덧붙여 각 분절을 연결하는 고관절과 견갑골 주위의 근육 활동을 이해하는 것이 중요하다.

투구 동작 단계

투구 단계는 많은 분류가 있지만 여기에서는 딜먼 등[1]의 보고서를 바탕으로 한다(**그림 1**).

1. 와인드업(wind-up) 단계

와인드업 단계는 투구의 시작부터 투구 반대쪽 하지를 들어 올릴 때 까지를 가리킨다. 투구 준비 기간인 이 단계는 투구 측 하지에 하중을 옮겨서, 이후 무게중심의 이동에 의한 운동 에너지 생산을 통해 힘을 최대로 모은 순간을 형성한다. 균형 잡히고 좋은 자세로 한쪽 다리로 서는 것이 필요하다.

2. 스트라이드(stride) 단계(보폭 단계)

stride 단계는 wind-up 종료부터 투구 반대쪽의 발이 지면에 닿을 때 까지를 가리킨다. 투구 측 다리로 균형을 잡으면서 땅을 차고, 무게 중심을 앞으로 이동시켜 운동 에너지를 만들어낸다. 투구 측에서는 고관절 내회전[2]과 신전[3] 및 무릎관절의 신전으로 중심을 앞쪽으로 이동한다. 동시에 투구

◉ 문헌
1) Dillman CJ, et al: Biomechanics of pitching with emphasis upon shoulder kinematics. JOSPT 1993; 18: 402-408 .
2) Fleisig GS, et al: Proper mechanics for baseball pitching. Clin Sports Med 1989; 1: 151-170.
3) Jacobs P: The overhand baseball pitch: A kinesiological analysis and related strength-conditioning programming. NCSA J 1987; 9: 5-13.

● 단계: phase

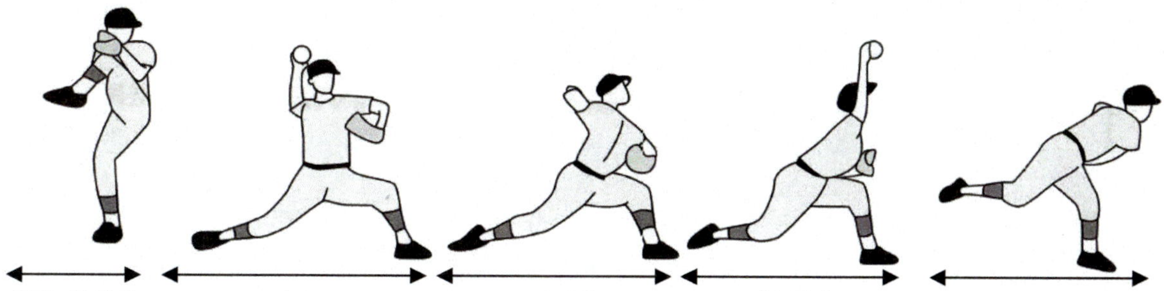

그림 1 투구 단계의 분류

반대쪽에서는 고관절 신전과 외전 및 무릎관절의 신전으로 하지가 전하방으로 움직인다. 어깨관절의 외전운동도 시작하여 다음 단계에서 회전운동을 준비한다.

3. 코킹(arm cocking) 단계

arm cocking 단계는 stride 단계의 종료부터 투구 측 어깨관절의 최대 외회전까지이다. 투구 반대쪽으로 하중을 옮기는 병진운동(translational motion)을 골반, 체간, 상완의 수평면 회전운동으로 전환한다. 골반 회전은 stride 단계에서 회전하며 발생하여, 정면이 투구 방향을 향하도록 회전한다. 약간 늦게 체간의 회전도 생겨서, 체간이 홈 베이스를 향할 때 어깨관절은 약 160~180°최대 외회전에 도달한다.[1, 2, 4]

4. 가속(arm acceleration) 단계

arm acceleration 단계는 arm cocking 단계의 종료부터 공을 놓는(볼 릴리스) 순간까지이다. 체간에서 상완에 생긴 에너지를 질량이 작은 전완 및 손 운동으로 전환하여 팔을 흔드는(암 스윙) 속도를 증가시킨다. 어깨관절의 최대 외회전 전부터 팔꿈치관절 신전 운동이 생기고, 동시에 어깨관절의 내회전 운동이 일어난다. 팔꿈치관절의 신전으로 상완 긴 축 의 관성 모멘트를 감소시켜 어깨관절의 회전을 고속화시키고 볼 릴리스 부근에서 어깨관절의 내회전 각속도는 최대 6,000~8,000°/초에 달한다.[1, 2, 5] 팔꿈치관절 신전은 외회전 전 약 85°에서 볼 릴리스 시점에서 20°까지 급격한 신전이 일어나며, 각속도는 약 2,200~2,300°/초에 이른다.[6, 7]

5. 감속(arm deceleration) 단계~팔로우스루(follow-through) 단계

arm deceleration 단계는 arm acceleration 단계의 종료부터 투구하는 쪽의 최대 내회전까지, follow~through 단계는 arm deceleration 단계의 종료부터 투구 종료까지이다. 투구 마지막 단계에서, 볼 릴리스까지 발생했던 전신의 움직임을 감속시킨다. 특히 어깨관절은 상지의 긴 축 방향의 제동에 큰 힘을 발휘한다.

문헌

4) Wight J, et al: Influence of pelvis rotation styles on baseball pitching mechanics. Sports Biomech 2004; 3(1): 67-83.
5) Pappas AM, et al: Biomechanics of baseball pitching. A preliminary report. Am J Sports Med 1985; 13: 216-222.
6) Feltner M: Dynamics of the shoulder and elbow joints of the throwing arm during a baseball pitch. Int J Sport Biomech 1986; 2: 235-259.
7) Werner SL, et al: Biomechanics of the elbow during baseball pitching. JOSPT 1993; 17: 274-278.

투구 동작의 바이오메카닉스(생체역학)

◎ 신체 중심 이동과 지면반력

Mac Williams 등[8]에 따르면 stride 단계는 투구측에서 큰 지면반력이 발생하고 arm cocking 단계 이후에는 투구 반대측에서 큰 지면반력이 발생한다. stride 단계는 투구 측에서 체중의 약 0.35배의 전방 지면반력이 발생했고 전방 지면반력의 최대값은 볼 릴리스 시점의 손 속도와 관련이 있었다. McNally 등[9]은 arm cocking에서 acceleration 단계에서 디딤발 지면반력의 수직 후방반력이 높을수록 볼 릴리스할 때 손의 속도가 높아진다고 하였다. 따라서 강한 지면반력을 통해 보다 높은 퍼포먼스를 발휘할 수 있게 된다고 할 수 있다.

◉ 문헌

8) MacWilliams BA, et al: Characteristic ground - reaction forces in baseball pitching. Am J Sports Med 1998; 26(1): 66-71.
9) McNally MP, et al: Stride leg ground reaction forces predict throwing velocity in adult recreational baseball pitchers. J Strength Cond Res 2015; 29(10): 2708-2715.

◎ 부절별 운동 관찰

1. 팔꿈치

acceleration 단계에서 팔꿈치 신전은 근육활동에 의한 능동 신전이 아니라 체간 및 상완의 연쇄적 움직임으로 발생[6]하며, 내회전 토크(internal torque)로 팔꿈치 굴곡 토크를 발휘하고, 팔꿈치 굴곡근으로 제동한다.[10] 또 투구할 때 팔꿈치관절에는 외반 회전력(valgus torque)이 발생하게 된다.[11] 팔꿈치 외반 회전력은 두 개의 봉우리곡선(bimodal)을 취하며 어깨 최대 외회전 직전과 볼 릴리스 직후에 증가하여, 야구 팔꿈치의 발생 요인으로 여겨진다. 야구 팔꿈치 부상은 신전 및 외반 회전력과 관련이 있으며, 최대 외반 토크 발생 시 팔꿈치관절각도 사이에 음의 상관관계(negative correlation)가 있다. 즉 팔꿈치가 굴곡될수록 큰 외반 토크가 발생한다.[12]

2. 어깨

위에서 언급한 것처럼 투구 시 어깨는 내/외회전이나 수평면에서 내전/외전 등 광범위한 운동을 수행한다. 또한 매우 큰 회전력을 생성한다.[11] arm cocking 단계에서는 어깨의 수평 내전 및 내회전 토크가 발생한다. arm deceleration 단계에서는 긴 축 방향으로 압박력이 발생한다.

3. 체간

투구 시, 체간은 arm cocking 단계 이후부터 측굴, 회전 및 전방으로 기울어진다. 체간운동의 증가, 감소, 타이밍은 구속 등의 투구 퍼포먼스나 어깨, 팔꿈치 회전력에 큰 영향을 준다. 체간이 측면으로 기울수록 구속이 증가하고, 어깨 내회전 토크도 증가한다.[13] 어깨가 최대로 외회전된 시점에서, 체간 측굴각이 10° 증가하면 구속은 0.5 m/초, 어깨 내회전토크는 2.5 Nm(%BWH) 증가하는 것으로 보고되었다. 체간회전이 골반 회전과 분리되는 것과 그 타이밍이 중요하다. Sgroi 등[14]은 분리하는 것이 가능한 선수들이 구속이 빠르다고 보고하였으며, Oyama 등[15]은 골반 회전에 비해 체간회전의 최고 각속도가 빠른 경우, 어깨관절의 내부 압박력이 증가된다고 보고하였다. 또한 발을 디딜 때 체간이 일찍 회전하는 경우, 구속이 느려지고 팔꿈치 외반회전력이 증가된다.

◉ 문헌

10) Naito K, et al: Contributions of the muscular torques and motion-dependent torques to generate rapid elbow extension during overhand baseball pitching. Sports Eng 2008; 11: 47-56.
11) Fleisig GS, et al: Kinetics of baseball pitching with implications about injury mechanisms. Am J Sports Med 1995; 23(2): 233-239.
12) Aguinaldo AL, et al: Correlation of throwing mechanics with elbow valgus load in adult baseball pitchers. Am J Sports Med 2009; 37(10): 2043-2048.
13) Solomito MJ, et al: Lateral trunk lean in pitchers affects both ball velocity and upper extremity joint moments. Am J Sports Med 2015; 43(5): 1235-1240.
14) Sgroi T, et al: Predictors of throwing velocity in youth and adolescent pitchers. J Shoulder Elbow Surg 2015; 24(9): 1339-1345.
15) Oyama S, et al: Improper trunk rotation sequence is associated with increased maximal shoulder external rotation angle and shoulder joint force in high school baseball pitchers. Am J Sports Med 2014; 42(9): 2089-2094.

4. 하지

Kageyama 등[16]은 투구할 때 지면반력의 전방분력(anterior component of force)이 최대이고, 투구 측 하지의 고관절 외전/내회전 토크, 무릎 신전 토크가 클수록 공 속도가 빨라진다고 보고하고 있다. 또한, 발이 닿기 직전 고관절 내전 모멘트가 급격히 증가하며, 고관절 최대 외전에서 자세를 유지하는 데 관여한다고 생각된다.[17] 투구 반대쪽 하지의 역할에 대하여 우치다 등[18]은 arm cocking 단계에서 고관절 내전 · 신전 · 외회전 토크를 발생하고, 내전 토크에 의해 골반 회전 운동과 신전 · 외회전 토크로 골반 회전을 제어하고 있다고 보고했다. 또한 공의 속도가 빠른 선수들은 투구 반대쪽 하지가 바닥을 디딜 때 고관절 내전 토크가 높은 것으로 보고되었다.[16] 결과적으로 투구 시 투구 측 하지의 고관절 내전 토크로 자세를 유지하면서 고관절 신전으로 발을 딛기 전에 투구 방향으로의 강한 추진력을 만들게 되고, 투구 반대쪽 하지의 고관절 내전으로 병진운동을 회전운동으로 변환시키고, 고관절 신전 및 외회전 토크로 제어하여, 상지의 고속 운동으로 연결하는 역할을 하고 있다고 할 수 있다.

● 문헌
16) Kageyama M, et al: Kinematic and kinetic profiles of trunk and lower limbs during baseball pitching in collegiate pitchers. J Sports Sci Med 2014; 13(4): 742-750 .
17) 세오 카즈야 외: 고교 야구 선수의 투구측 하지에 주목한 투구 동작 해석. 임상스포츠학회지 2013; 21(3): 618-622.
18) 우치다 토모야 외: 중학교 야구 선수의 다리 스텝과 고관절 동작에 관한 생체역학적 분석. 임상스포츠학회지 2018; 26(3): 410-416.

◎ 투구 동작의 근육 활동

투구하는 동안 견갑골 주위 근육의 활동은 arm cocking 단계에서 전거근 활동이 최대화되고, arm acceleration 단계에서는 전거근의 활동에 더해 능형근과 하부 승모근의 근육 활동이 증가한다. arm deceleration 단계에서는 계속해서 하부 승모근 활동이 높은 상태가 유지된다. Miyashita 등[19]은 견갑골이 어깨의 최대 외회전 전에 후방경사가 된다고 보고하고 있는데, 근전도의 결과를 보면 주로 전거근에 의한 것이 크다고 생각된다. 이후 전거근, 능형근, 하부 승모근에 의해 견갑골은 후방경사 상방회전 자세로 고정되어 릴리즈에 도달하고, 그 후 하부 승모근에 의해 제동이 걸린다고 생각된다.

고관절 주위 근육의 활동은 대둔근 및 내전근의 기능이 중요하다. stride 단계에서 arm cocking 단계까지 축이 되는 다리의 대둔근은 100% MVC (maximal voluntary contration: 최대수의수축)를 넘는 활동을 하고, 그 근육 활동이 클수록 어깨의 최대 외회전 시 골반 회전각도가 크다는 보고[20]가 있어, 고관절 신전 기능에 의해 골반, 체간 회전 운동이 일어나는 것으로 생각된다. 축이 되는 다리의 내전근 활동을 조사한 보고서에는 arm cocking 단계에서 arm acceleration 단계까지 고관절의 봉공근(sartorius), 박근(gracilis). 대내전근(adductor magnus muscle)에는 높은 근육 활동이 나타나며, 체간 회전 운동을 발생시키는 작용도 있다고 한다.[21] Campbell 등[22]은 발을 디딘 쪽 대둔근이 지면에 닿는 순간부터 팔로우 스루(fallow-through) 동작까지 높은 근육 활동을 유지하고 있다고 보고했다. 마찬가지로 디딤 다리의 내전근 역시 발이 지면을 닿은 이후에도 높은 활동이 계속된다는 보고도 있으며[23] 이는 디딤발 고관절 주위근 기능의 중요성을 나타낸다.

● 문헌
19) Miyashita K, et al: Glenohumeral, scapular, and thoracic angles at maximum shoulder external rotation in throwing . Am J Sports Med 2010; 38(2): 363-368.
20) Oliver GD, et al: Gluteal muscle group activation and its relationship with pelvis and torso kinematics in high-school baseball pitchers. J Strength Cond Res 2010; 24(11): 3015-3022.
21) 하세가와 신: 투구 동작에 있어서 축이 되는 다리의 고관절 주위근의 근전도학적 분석. 규슈대학논문집 2014; 5(1): 23-28.
22) Campbell BM, et al: Lower extremity muscle activation during baseball pitching. J Strength Cond Res 2010; 24(4): 964-971.
23) Yamanouchi T: EMG analysis of the lower extremities during pitching in highschool baseball. The Kurume Medical Journal 1998; 45(1): 21-25.

● 최대수의수축: maximal voluntary contraction (MVC)

3 경기 동작과 외상 · 질환

역학

투구동작을 반복하는 야구경기에서는 어느 연령대에서나 어깨, 팔꿈치 부상 발생률이 높다. 연령대별 어깨 및 팔꿈치 부상 발생률을 비교하면, 고등학교 연령대에서 투구 어깨 질환 발생률이 높고, 팔꿈치 부상 발생률은 낮다.[24] 한편 초등학생에서는 팔꿈치 부상이 많고 잘못된 투구로 인한 어깨 질환 발생률이 낮은 것을 알 수 있다.[25]

◉ 문헌

24) Shanley E, et al: Shoulder range of motion measures as risk factors for shoulder and elbow injuries in high school softball and baseball players. Am J Sports Med 2011; 39(9): 1997-2006 .

25) Sakata J, et al: Physical risk factors for a medial elbow injury in junior baseball players. Am J Sports Med 2017; 45(1): 135-143.

전형적인 잘못된 동작의 특징

투구 동작을 관찰할 때 통증 발생 상황에서 상지의 이상 운동을 관찰하는 것이 중요하다. 특히 어깨가 최대 외회전 할 때나 릴리즈 시 앞에 언급한 바와 같이 팔꿈치관절과 어깨관절에 가해지는 토크(회전력: torque)가 대부분의 경우에서 가장 크다. 이러한 상황에서 비정상적인 동작이 일어나면, 생리적 움직임을 벗어난 스트레스가 관절과 주변조직에 발생하면서 통증이 나타난다.

◎ 어깨의 최대 외회전에서 통증을 일으키는 동작 특성

① "팔꿈치 내림"

어깨의 최대 외 회전 부근에서 문제가 되는 움직임의 전형적인 예는 "팔꿈치 내림"을 들 수 있다(그림 2C, G). "팔꿈치 내림"이란 arm cocking 단계에서 양 어깨 라인보다 팔꿈치 높이가 내려가는 폼을 가리키며, 팔꿈치 내측의 부상 발생 요인이 된다.[26]

② hyper angulation(과도한 각도)

hyper angulation도 문제가 될 수 있는 동작이다(그림 2D, H). 과도한 각도란 arm acceleration 단계에서 어깨 수평 외전이 증가하는 것을 말한다. 최대 어깨 외회전 시 과도한 각도가 만들어지면 상완골두의 전방 전단력이 증가하여 상완골 경부의 관절 내부와 관골구(acetabulum) 후상방 부위 사이에 후상방 관절순이나 회전근개가 끼어서 손상되는 내적 충돌증후군의 요인이 된다.[27]

◎ 릴리즈에서 통증을 일으키는 동작의 특징

릴리즈의 동작 이상으로 "손으로 던지기" 동작을 들 수 있다(그림 3). "팔꿈치 돌출"이나 "팔꿈치가 처진다"라고도 하며 arm acceleration 단계에서 어깨 수평 내전이 증가하고, 상완이 견갑면(scaption)에서 벗어난 상태에서 공을 릴리즈한다.[28, 29] 이 동작은 릴리즈할 때 팔꿈치 안쪽 통증[29]이나 이단성 골연골염(osteochondritis dissecans)[28]의 원인이 되며, 소원근이나 극하근에 의한 어깨 주위 근육의 제동(브레이킹) 작용이 증가한다. 이로 인해 어깨 후방 긴장이 생겨 견봉 아래쪽의 임핀지먼트(충돌)를 일으키는 원인이 된다.

◉ 문헌

26) 사카타 아츠시 외: 소년 야구 선수의 팔꿈치 내측 장애 위험 인자에 관한 전향 연구. 정형스포츠학회지 2016; 36 (1): 43-51.

27) Davidson PA, et al: Rotator cuff and posterior-superior glenoid labrum injury associated with increased glenohumeral motion: a new site of impingement. J Shoulder Elbow Surg 1995; 4(5): 384-390.

28) 사카타 준 외: 투구 폼에서 본 상완골 소두이단성 골연골염의 위험인자 검토. 정형스포츠학회지 2014; 34 (2): 173-178.

29) 사카타 준 외: 내측형 야구 팔꿈치 환자의 통증 출현 상황에 있어서의 투구 폼의 차이와 이학 소견에 대해서. 정형스포츠학회지 2012; 32(3): 259-266.

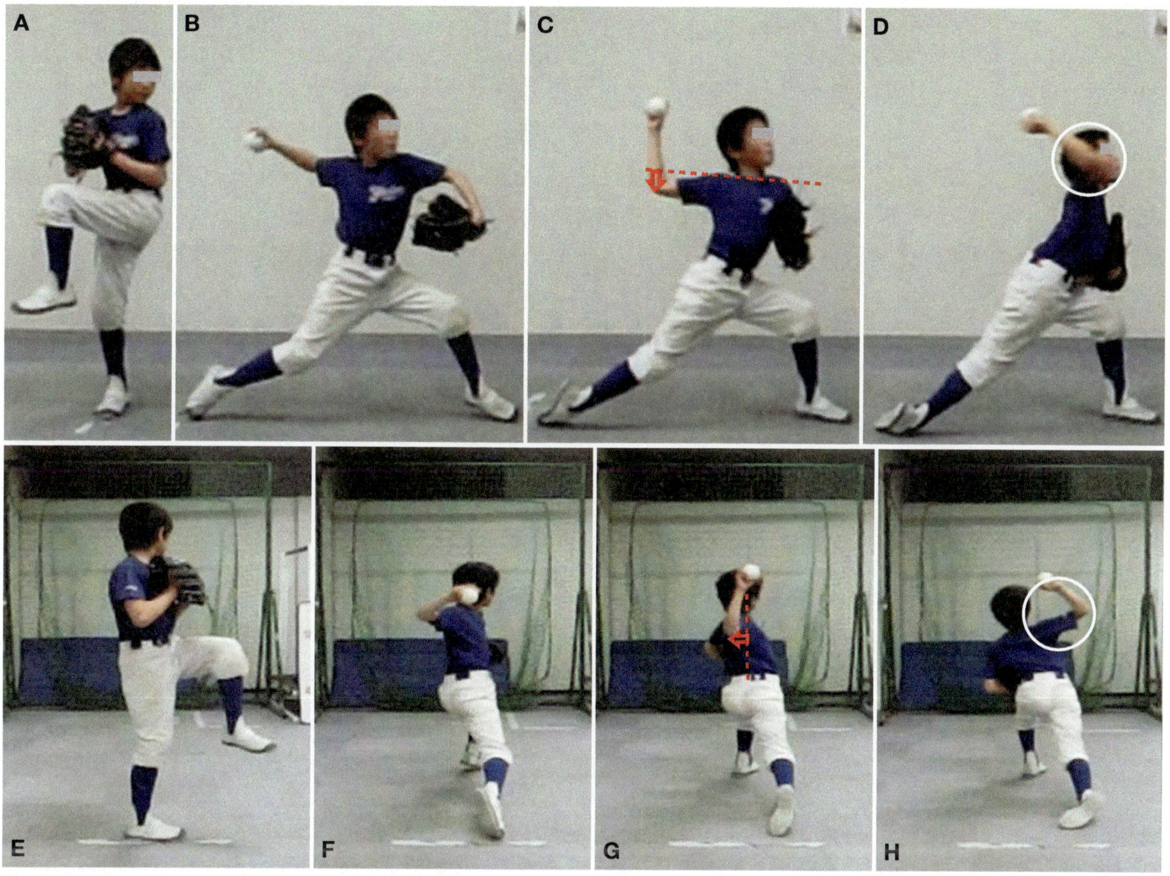

그림 2 arm cocking 단계에서 "팔꿈치 내림"과 hyper angulation

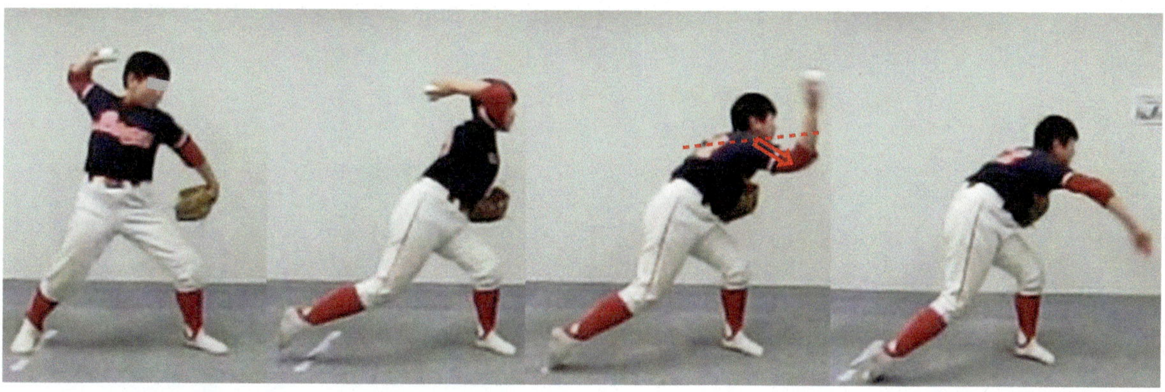

그림 3 arm acceleration 단계에서 "손으로 던지기"

잘못된 동작의 원인

상지의 비정상적인 움직임은 그 상황이나 그 전 상황의 체간 움직임에 의해 발생하며, 하지 및 골반 기능에 의해 발생한다(그림 4). 또한 투구 동작은 관상면에서는 이동운동, 수평면에서는 회전운동으로 동시에 바뀌며, 문제가 되는 동작도 크게 관상면상의 문제와 수평면상의 문제로 나눌 수 있다.

◎ 관상면 문제

팔꿈치 내림과 hyper angulation의 원인은 arm cocking 단계에서 골반에 대해 체간이 투구 방향으로 조기에 또는 과도하게 측면굴곡하는 관상면상의 문제가 크다.[29] 체간이 측면굴곡하면서 양쪽 어깨선이 기울어지고 팔꿈치가 내려가면서 상대적으로 뒤쪽에 머물게 된다. arm cocking 단계에서 체간이 측면굴곡이 보이는 경우에는 투구 시작할 때 서 있는 자세와 축이 되는 다리 자세 및 한 다리 스쿼트 동작을 확인한다(그림 5A). 골반에 대하여 흉곽이 뒤로 젖혀져 있는 sway back 자세나, 한 다리 서있는 자세에서 스쿼트까지 골반 후방경사가 되면 stride 단계에서도 골반이 후방경사 되고, 그 후 체간 측면 굴곡이 유발된다(그림 5B).[29] 또한 고관절이 동시에 이동운동이 충분히 이루어지는지도 스플릿 테스트(그림 6)를 실시하여 확인한다. 동시에 이동운동이 불충분하고 체간에 의해 보상이 나타나면, 발이 바닥에 닿은 후 체간의 측면 방향 이동과 함께 체간 측면굴곡이 발생한다.

◎ 수평면의 문제

"손으로 던지기"는 체간의 초기 회전에서 보이는 수평면에서 문제가 주로 발생한다.[27] 초기에 체간 회전이 시작되면, arm acceleration 단계에서 체간 회전의 기여도가 감소되어 어깨 수평내전에 의한 보상동작으로 "손으로 던지기"가 된다.

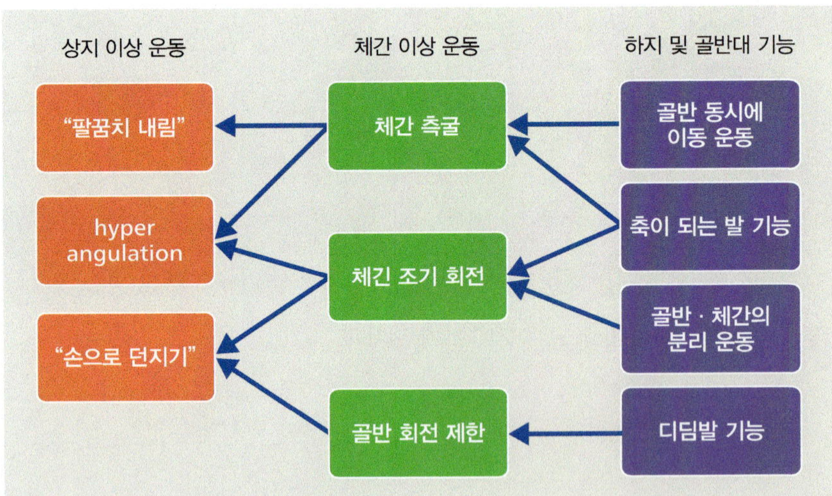

그림 4 잘못된 투구 동작의 플로우 차트

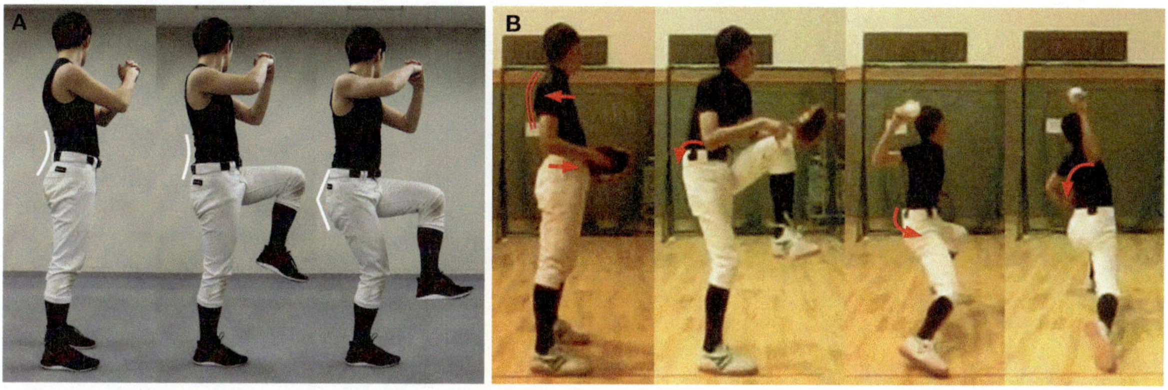

그림 5 서있는 자세에서 한 다리 서기, 한 다리 스쿼트 평가
서있는 자세에서 골반 전방경사를 유지하고, 한 다리로 서있는 자세가 되었는지, 고관절 굴곡으로 중심을 낮추고 있는지를 확인한다(A). sway back 자세와 골반 후방경사로 인해 체간의 좌측 측면 굴곡이 보인다(B).

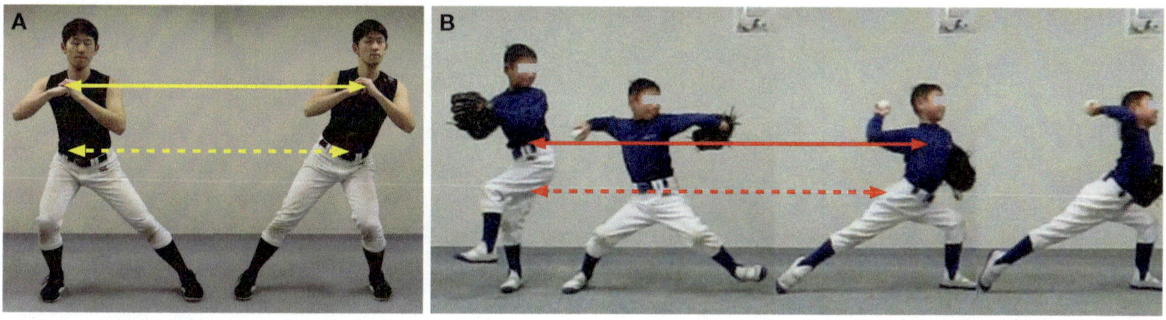

그림 6 골반 동시 이동운동의 평가
중심을 잡고 골반을 투구 측에서 투구 반대쪽으로 이동시킨다(A). 골반 동시 이동운동이 충분하지 않으면 체간의 횡방향 이동이 발생한다(B).

체간의 조기 회전이 관찰되는 경우 축이 되는 다리의 기능을 확인하기 위해, 한 다리로 서 있는 자세에서 발을 바깥쪽으로 뻗는 검사(lateral slide test)[30]를 실시한다(**그림 7**). 뻗어지는 길이가 하지 길이의 80% 미만일 경우나 축이 되는 다리의 대퇴골 내회전 · 하퇴의 내측 경사가 강해지는 경우에는 골반 회전을 제어할 수 없고, 체간이 조기에 회전한다.[30] 골반과 체간의 분리운동이 미숙한 경우에도 체간의 조기 회전을 일으킨다. 앉아있는 자세에서 체간을 회전시켜 회전측과 같은 좌골에 하중을 가할 수 있는지 여부를 평가한다(**그림 8**). 또한 견갑골 내전을 유지한 채 반대쪽으로 회전시킬 수 있는지를 평가함으로써 체간과 견갑골의 협조성도 동시에 볼 수 있다.

arm acceleration 단계에서 골반 회전이 감소하는 경우도 어깨 수평 내전이 증가하여 "손으로 던지기"가 된다. 골반 회전 감소가 있는 경우에 디딤 동작으로 follow-through reach test(후속 도달 검사)[31]를 평가한다(**그림 9**). 투구의 디딤 동작처럼 발을 앞뒤로 벌리고 투구 측 상지를 옆쪽으로 뻗는다. 측면방향으로 리치 감소는 골반 회전의 감소를 의미하며 골반 회전을 충분히 할 수 없으면, 투구 시 골반 회전이 감소할 가능성이 높다.

◉ **문헌**

30) 사카타 준 외: 투구 시 체간 회전의 타이밍에 대한 하지 균형 기능의 중요성. 정형스포츠학회지. 2015; 35 (1): 56-62.

◉ **문헌**

31) 마쓰이 도모유키: 투수에 대한 새로운 하지, 체간 기능 평가 시도-투구 질환 선수의 신체 특성에 착안하여. 체력과학 2014; 64: 463-468.

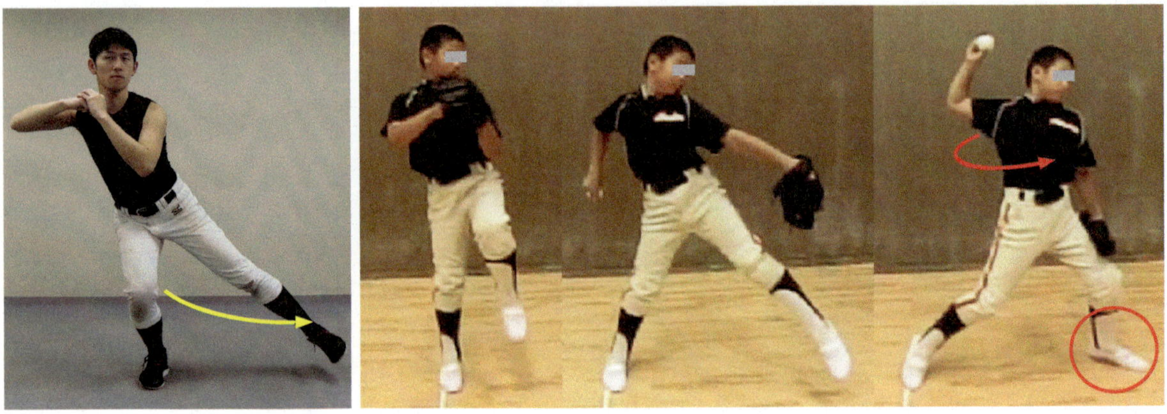

그림 7 측면 슬라이드 검사(lateral slid test)와 투구 동작의 이상
하지의 바깥쪽 리치 동작에서 하퇴 내측 경사가 보이면, stride 단계에서 체간의 조기 회전이 일어난다.

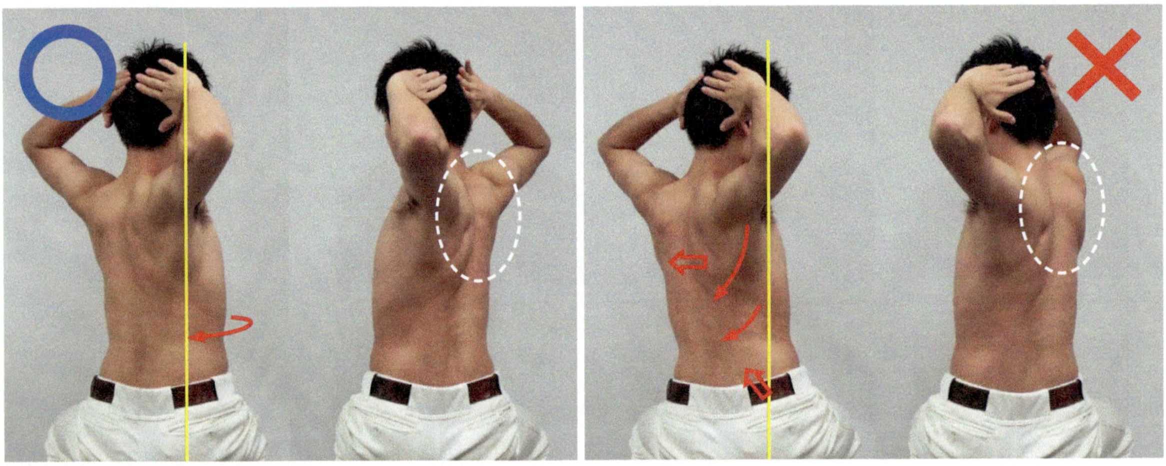

그림 8 골반 · 체간 분리 평가
체간 회전 시 흉곽 이동을 평가한다. 골반과 체간의 분리 운동이 불충분할 경우, 회전 방향과 반대방향으로 흉곽이 이동되고 골반이 올라간다.

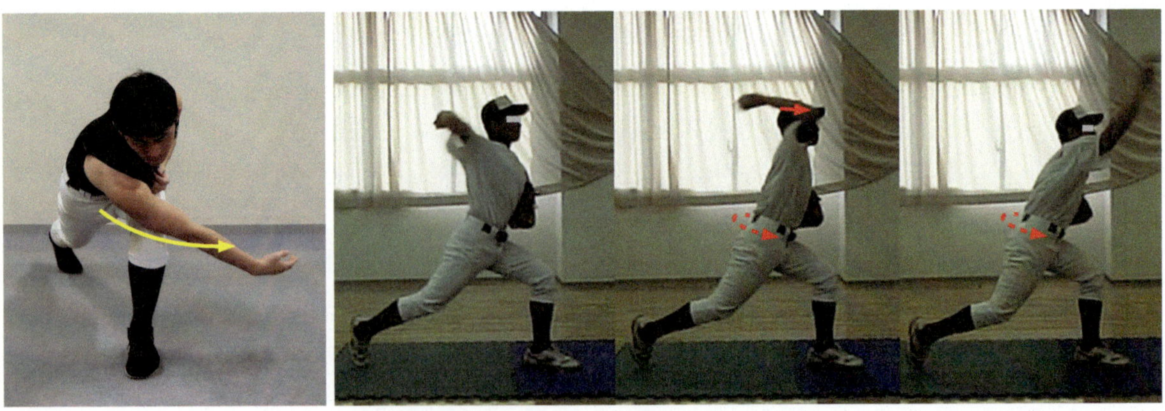

그림 9 follow-through reach test 와 투구 동작 이상
상지 측면 방향 뻗기 동작이 불충분하면, arm acceleration 단계에서 골반 회전의 감소가 일어난다.

동작의 수정 방법

고관절 스트레칭이나 골반 및 체간 운동을 실시하여 원인이 되는 골반과 체간의 비정상적인 운동을 개선시키는 것으로 "팔꿈치 내림"이나, "hyper angulation", "손으로 던지기"와 같은 상지의 비정상적인 움직임 개선을 도와준다.

◎ 축이 되는 다리의 기능 개선(그림 10)

골반 전방경사 자세를 유지하는 체간 유지나 고관절 굴곡운동이 일어나기 쉽게 하기 위해 네발기기 자세로 상하지 같은 쪽 들기 및 힙 힌지(hip hinge) 운동을 실시한다(그림 10A). 다음으로 축이 되는 다리의 내전근을 수축시키면서 체간 안정성을 향상시키기 위해 안정성 훈련을 실시한다(그림 10B). 마지막으로 한 다리로 서서 반대쪽 다리를 바깥으로 뻗어 골반 회전을 컨트롤 한다(그림 10C). 골반과 체간 안정성이 충분하면 상지 운동을 추가하여 투구 동작에 가깝게 한다.

◎ 골반 동시에 이동 운동 개선(그림 11)

골반을 동시에 이동하는 운동을 충분히 할 수 있을 만큼의 유연성을 얻기 위하여 양쪽 고관절 외전 가동범위를 개선한다(그림 11A). 다음으로 체간을 골반 위에 항상 유지하면서 골반 동시 이동을 연습한다(그림 11B). 마지막으로 축이 되는 발에서 디딤발로 원활한 체중이동을 연습시키기 위해 깡충깡충 뛰기를 하면서 가상의 섀도우 훈련(shadow training)를 한다(그림 11C).

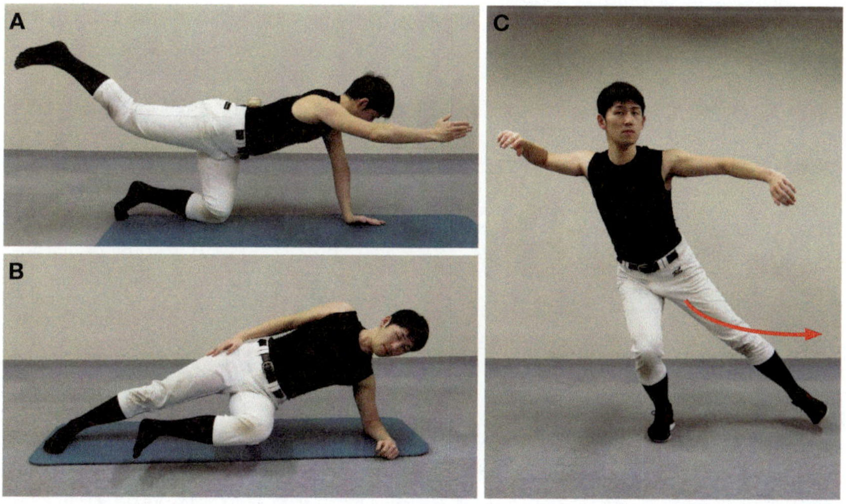

그림 10 축이 되는 발의 기능 개선

A: 한 손과 한 발(같은 쪽)을 든 상태에서 앞뒤로 운동한다.
B: 사이드 벤치 자세에서 팔로 몸을 지탱하고 고관절을 굴곡, 신전시킨다.
C: 축이 되는 한 다리로 서서 바깥쪽으로 뻗었다가 원래 자세로 돌아온다.

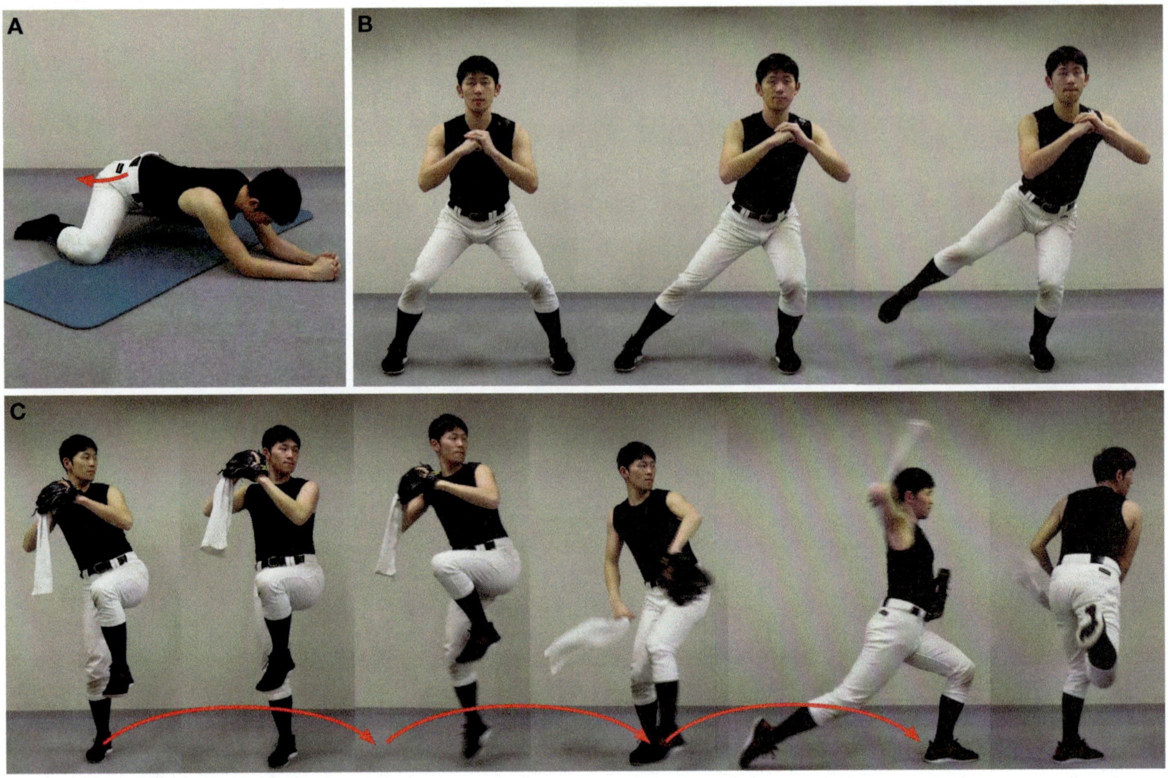

그림 11 잘못된 골반 동시 이동운동 개선

A: 네발기기 자세에서 고관절을 외전하고 골반을 뒤로 밀면서 고관절 내전근을 스트레칭한다.

B: 다리를 좌우로 벌리고 골반을 동시에 이동하는 운동을 하며 이동하는 방향과 반대쪽 하지를 든 채로 유지한다.

C: 선 위에서 깡충깡충 뛰면서 나아가서 가상의 섀도우 훈련을 한다.

◎ 골반 및 체간 분리 운동 획득(그림 12)

옆으로 누운자세에서 체간을 회전시키면서 견갑골을 내전시켜 충분한 체간 회전과 견갑골 내전 가동성을 획득한다(**그림 12A**). 다음으로 런지 자세에서 골반을 앞으로 향한 채 체간을 회전시킨다(**그림 12B**). 마지막으로 앉은 자세에서 섀도우를 하고, 글러브와 체간 회전의 타이밍을 연습한다(**그림 12C**).

◎ 디딤발 기능 개선(그림 13)

디딤발의 고관절의 내회전 가동범위를 개선한다(**그림 13A**). 다음으로 사이드 벤치 자세에서 골반을 회전시키면서 바깥으로 뻗는 운동을 한다(**그림 13B**). 마지막으로 뒷다리를 벽에 붙여 발에 가해지는 하중을 연습하도록 섀도우 훈련을 한다(**그림 13C**).

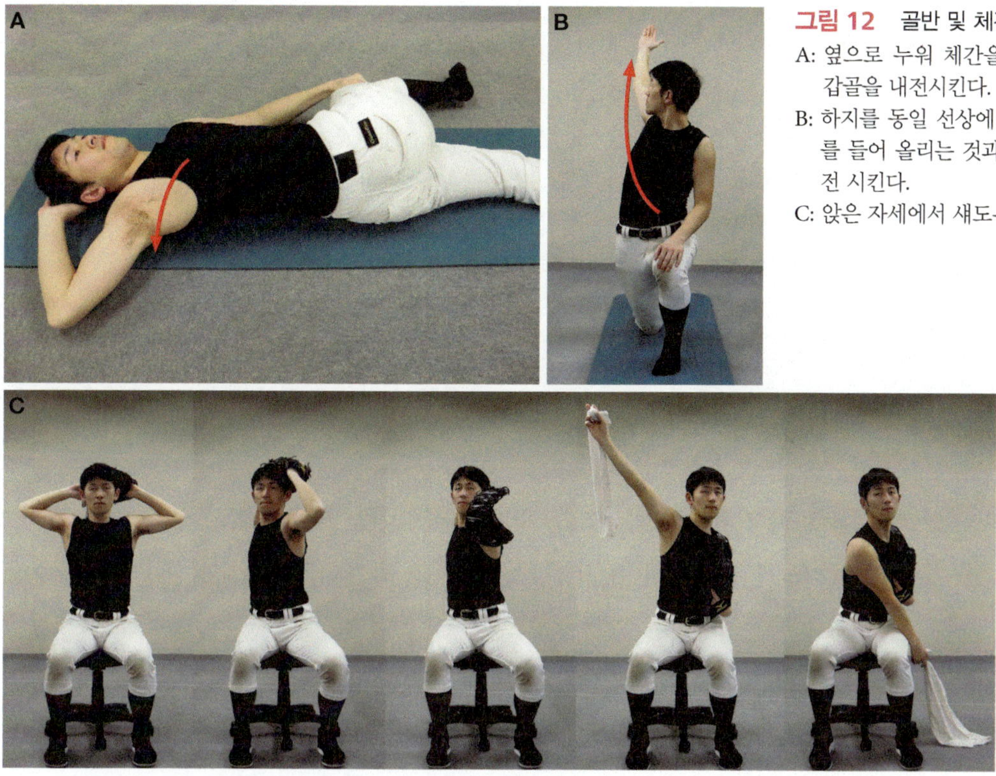

그림 12 골반 및 체간 분리 운동 연습

A: 옆으로 누워 체간을 회전시키면서 견갑골을 내전시킨다.

B: 하지를 동일 선상에 앞뒤로 밟고, 상지를 들어 올리는 것과 동시에 체간을 회전 시킨다.

C: 앉은 자세에서 섀도우 훈련을 한다.

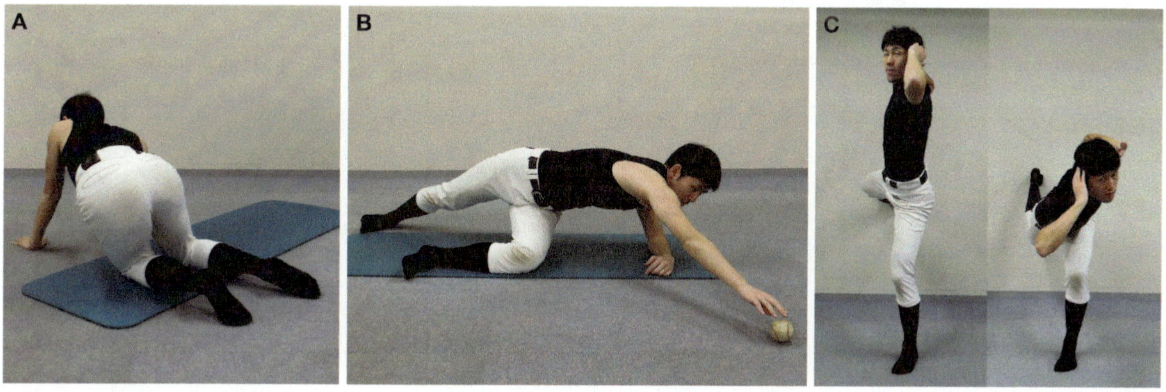

그림 13 디딤발의 기능 개선

A: 네발기기 자세에서 골반을 옆으로 이동시켜, 고관절 바깥쪽 스트레칭이 되면 엉덩이를 뒤쪽으로 밀면서 고관절 뒤쪽 스트레칭을 한다.

B: 사이드 벤치 자세에서 아래쪽 고관절을 굴곡하고, 위쪽 다리는 뒤로 뻗는 자세를 취한다. 상지를 앞으로 뻗는다.

C: 발을 벽에 대고 가슴을 편 채로 골반으로 체중지지를 하고 축이 되는 발 방향으로 회전시킨다.

4 경기 복귀

단계적 복귀 개념

던지기(throwing) 프로그램은 그림 14에 나타낸다.

- 투구를 시작할 때는 동작의 수정을 목적으로 하여 캐치볼이 아닌 제구력 컨트롤을 의식하지 않아도 되는 벽에 던지기나 네트 던지기를 한다(1단계).
- 상지의 비정상적인 움직임이 사라진 후, 캐치볼을 시작하고 투구 수 × 투구 부하(거리 · 힘을 가하는 정도)를 점차 늘린다(2단계~).
- 조직 치유와 투구 중 및 투구 후에 통증이 없는지 확인하면서 포지션별 연습을 진행한다(4단계~).

복귀 기준

- 다양한 통증 유발 검사로 양성 소견이 사라지고 통증이 나타나는 상황에서 상지의 비정상적인 움직임의 사라짐이 복귀 기준이 된다.

<table>
<tr><th></th><th>1단계</th><th>2단계</th><th>3단계</th><th>4단계</th><th>5단계</th><th>6단계</th><th>7단계</th></tr>
<tr><td rowspan="3">양식
(스타일)</td><td></td><td></td><td></td><td colspan="4">펑고[fungo, 노크(knock)]. 수비</td></tr>
<tr><td></td><td colspan="3">캐치볼</td><td></td><td></td><td></td></tr>
<tr><td>벽 던지기</td><td></td><td></td><td></td><td></td><td></td><td></td></tr>
<tr><td rowspan="5">거리</td><td></td><td></td><td></td><td></td><td></td><td></td><td>멀리던지기(free)</td></tr>
<tr><td></td><td></td><td></td><td></td><td colspan="2">1~3루 베이스사이(relay)</td><td></td></tr>
<tr><td></td><td></td><td colspan="2">양 베이스 사이</td><td></td><td></td><td></td></tr>
<tr><td></td><td>베이스 앞</td><td></td><td></td><td></td><td></td><td></td></tr>
<tr><td>10 m</td><td></td><td></td><td></td><td></td><td></td><td></td></tr>
<tr><td rowspan="5">공의 수</td><td></td><td></td><td></td><td></td><td></td><td></td><td>free</td></tr>
<tr><td></td><td></td><td></td><td></td><td></td><td>60~80구</td><td></td></tr>
<tr><td></td><td></td><td></td><td colspan="2">50구</td><td></td><td></td></tr>
<tr><td></td><td></td><td>40구</td><td></td><td></td><td></td><td></td></tr>
<tr><td colspan="2">20~30구</td><td></td><td></td><td></td><td></td><td></td></tr>
<tr><td rowspan="5">강도</td><td></td><td></td><td></td><td></td><td></td><td></td><td>free</td></tr>
<tr><td></td><td></td><td></td><td></td><td></td><td>80~90%</td><td></td></tr>
<tr><td></td><td></td><td colspan="3">70~80%</td><td></td><td></td></tr>
<tr><td></td><td>60~70%</td><td></td><td></td><td></td><td></td><td></td></tr>
<tr><td>50~60%</td><td></td><td></td><td></td><td></td><td></td><td></td></tr>
</table>

그림 14 던지기(throwing) 프로그램

부상 재발 예방

투구 운동은 반복되기 때문에 반복운동에 견딜 수 있는 기능을 갖는 것이 필수적이다. 부분적으로 많은 부하가 집중되면 좋아졌던 기능이 다시 감소될 것으로 보인다. 특히 견갑골 주위의 근력 감소, 어깨 후방 긴장, 팔꿈치 신전 제한 등이 투구 후에 나타날 경우, 투구 부하 조절과 함께 필요한 기능이나 동작을 다시 확인할 필요가 있다.

제 14 장

육상경기(달리기)

1 서론

달리기는 발을 땅에 딛기를 반복하고 지면으로부터 반발력을 이용, 앞으로 추진하는 기본 운동 동작이며, 스포츠 동작이라고 할 수 있다. 육상 경기와 같은 이동 속도를 다투는 스프린트, 축구와 같은 넓은 필드의 이동에서 볼 수 있는 조깅, 럭비나 농구와 같은 상대와의 힘겨루기에서 사용하는 반격 및 좌우 이동이 포함되는 러닝, 배구와 같은 공이나 목표 지점으로 이동을 위한 대쉬(dash) 등, 경기마다 운동 양식은 다르지만, 여러 경기에서 볼 수 있다.

또, 최근에는 달리기를 운동으로 즐기는 애호가도 매우 많다. 땅에 발을 딛는 동작의 반복이라는 특성상 질환이 발생하기 쉽고, 달리기 동작을 부상 메커니즘의 관점에서 분석한 자료도 많다. 무릎관절, 족관절, 혹은 족부 중 여러 부위가 아프거나, 여러 증상이 나타나는가 하면, 시기 별로 증상과 통증이 나타나는 부위가 변화하면서도 계속 달리는 경우도 있다. 현재 증상과 관계되는 질환을 평가하고 치료할 뿐만 아니라, 주자(달리는 사람)로서 기능이나 동작 면에서 국소 부위에 부담을 주는 요소가 없는지 알아보고자 하는 관점이 중요하다. 이러한 점을 바탕으로 이번 장에서는 육상 경기의 가장 기본적인 달리기 동작들에 대해 다룬다.

2 경기 동작의 바이오메카닉스

달리기 동작의 단계

달리기 동작의 주기는 한쪽 다리가 접지하고 나서 다시 접지가 이루어질 때까지의 기간으로 정의된다. 1주기는 크게 지지기(support phase)와 회복기(recovery phase)로 나뉘며, support phase는 오른발(혹은 왼발)이 지면에 접지하고 나서 다리를 교대할 때까지이고, recovery phase는 오른발(혹은 왼발)이 떨어진 시점에서 시작한다. 같은 이동 동작인 보행은 입각기(stance phase)와 유각기(swing

- 지지기: support phase
- 회복기: recovery phase

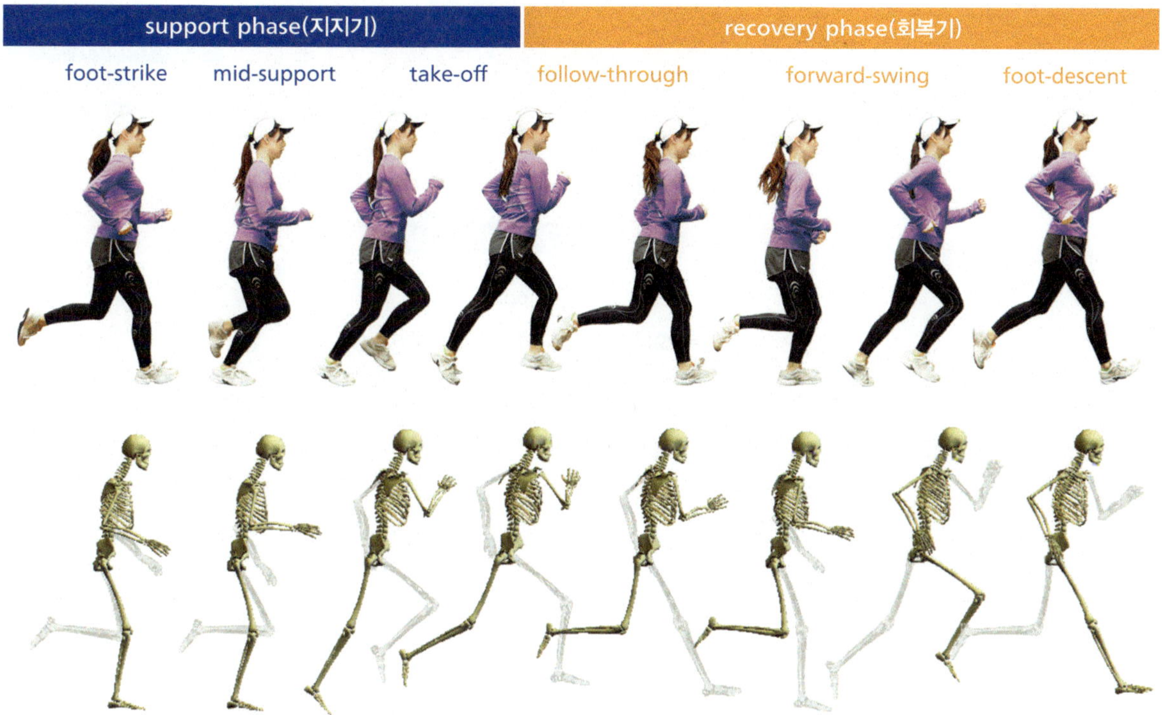

그림 1 러닝 동작의 단계(문헌 1을 바탕으로 작성)

phase)로 분류되며, 보행에서는 양다리 모두 접지한 상태가 존재하나, 달리기 동작에서는 양다리 지지는 없고, 동시에 양다리가 떨어지는 동시 유각기(double float)가 있다. 또, 보행 동작에서는 양다리를 지지한 상태가 60%, 회복상태는 약 40%인 데 반해, 달리기 동작에서는 support phase 비율은 약 20~40%, recovery phase는 약 60~80%로, 속도가 늘어남에 따라 support phase의 비율이 줄어들고[1] 대체로 지지상태의 비율이 보행에 비해 낮다. 또 보행에 비해 1회의 사이클이 매우 빠른 시간 내에 이루어지며, support phase와 recovery phase가 단시간에 교차하는 점이 특징적이다.

달리기 동작의 단계는 support phase, recovery phase마다 각각 3단계로 분류할 수 있다(**그림 1**).[2] support phase는 족부의 접지 상태인 풋 스트라이크(foot-strike), 체중을 지지하여 발뒤꿈치가 떨어질 때까지의 미드 서포트(mid-support), 족부 전체가 떨어질 때까지 테이크 오프(take-off)이다. recovery phase는 다리가 지면에서 떨어진 후 다리가 후방으로 이동하는 팔로우 스루(follow-through), 후방의 다리가 전방으로 돌아오는 포워드 스윙(forward-swing), 앞에 나온 다리를 지면에 내려찍는 풋 디센트(foot-descent: 하강)이다.

◉ 문헌

1) Vaughan CL: Biomechanics of running gait. Crit Rev Eng 1984; 12(1): 1 -48.
2) Slocum DB, et al: Biomechanics of running. JAMA 1968; 205(11): 721-728.

- 입각기: stance phase
- 유각기: swing phase
- 양다리 동시 유각기: double float

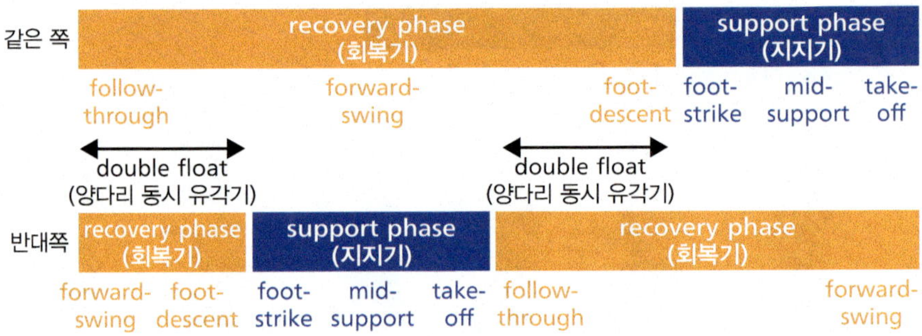

그림 2 러닝 동작의 단계의 좌우 차이(문헌 1을 바탕으로 작성)

단계를 좌우에서 보면 한쪽이 forward-swing 하는 동안, 반대쪽은 foot-descent에서 support phase를 거쳐 follow-through 단계에 이르러서 forward-swing 을 실시할 때, 원래의 쪽은 foot-descent에서 support swing을 한다(**그림 2**).[2] 전체적으로는 한쪽 다리가 전방이동을 하는 동안 반대쪽은 후방이동을 하고 전후운동의 교대(혹은 좌우 운동의 교체)는 양다리 동시 유각기에서 일어난다.

달리기 동작은 순환 운동이며, 앞에 단계가 다음 단계에 영향을 미치고, 반대쪽 단계에도 영향을 미친다. 예를 들면, 오른발 support phase 운동은 동시에 이루어지는 왼발의 recovery phase의 운동에 영향을 주고, 다시 왼발의 접지 후 support phase에 영향을 준다. 러닝 동작 단계의 분류는 어디까지나 한쪽의 단계를 나타내는 것이지만, 연속된 운동의 관점에서는 한쪽 단계의 수행과 더불어 반대쪽과 연동도 염두에 두고 동작을 확인할 필요가 있다.

달리기 동작 바이오메카닉스

◎ 무게중심 운동과 지면반력

달리기 동작의 전신 운동은 무게 중심(COG) 운동으로 파악할 수 있다. COG의 운동을 세 가지 방향으로 분리하면, 시상면 · 수평면에서는 동일한 전방운동, 관상면 · 수평면에서는 반복 좌우운동, 시상면 · 관상면에서는 반복 상하운동이 된다. 달리기 시 COG 운동(엄밀하게 말하면 가속도)은 신체에 가해지는 외력인 지면반력에 의해 변화한다. 상하운동은 지면반력의 수직성분, 좌우운동은 지면반력의 좌우성분, 전방 운동은 지면반력의 전후 성분에 따라 변화한다(**그림 3**).[3]

그림 3A는 달리기를 실시했을 때 상하방향에 대한 지면반력의 시간에 따른 변화이다. 지면반력은 모두 양의 값(플러스)으로, 신체에 대해서 위쪽으로 외력을 나타낸다. 외력의 작용에 의해 recovery phase 후반에 COG 하향이동, support phase 전반에 낙하 속도를 감소시키고, support phase 후반에는 반대로 COG가 상향이동하고 발이 바닥에서 떨어진다.

◉ **문헌**

3) Wannop JW, et al: Normalization of ground reaction forces, joint moments, and free moments in human locomotion. J Appl Biomech 2012; 28(6): 665-676.

- 지지기: support phase
- 회복기: recovery phase
- 양다리 동시 유각기: double float
- 무게 중심: center of gravity (COG)

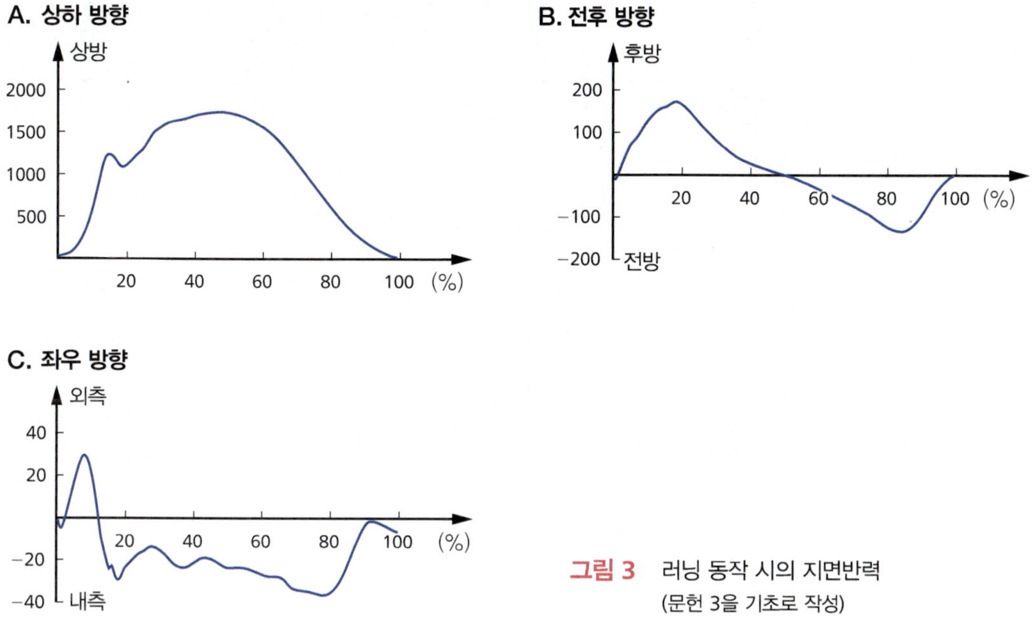

그림 3 러닝 동작 시의 지면반력
(문헌 3을 기초로 작성)

그림 3B는 달리기를 했을 때, 전후방향 지면반력의 시간에 따른 변화이다. 음(마이너스)의 지면반력은 신체에 대한 후방 외력을 나타내며 제동력이되고, 양(플러스)의 지면반력은 전방으로 외력을 나타내며 추진력이 된다. foot-strike에서 COG가 족부 위에 올 때까지 support phase 전반에서는 뒤쪽으로 향한 반력이 생기면서 제동되고, support phase 후반에는 전방에 지면반력이 생겨 추진력을 얻을 수 있다.

그림 3C는 달리기를 할 때 좌우방향 지면반력의 시간에 따른 변화이다. 양(플러스)의 지면반력은 신체에 대한 외측으로의 외력을 나타낸다. recovery phase 후반에 COG의 support phase 방향 운동에 대해, support phase 전반에는 외측방향 운동의 이동속도를 감소시키고, support phase 후반에는 반대로 COG는 내측방향 운동으로 바뀌어 반대쪽 하중으로 연결된다.

달리기 동작은 전방으로 이동이 주된 목적이다. 한편 상하나 좌우 운동은, 양쪽 다리가 교대로 접지하는 러닝 동작의 특성에 의한 것으로, 부차적 운동이라고 할 수 있다. COG의 상하와 좌우 운동은 좌우측 다리에 하중을 하기 위해서 필요한 운동이지만, 지나치게 큰 운동은 수직 방향 또는 옆쪽으로 지면반력을 증가시켜 뼈와 관절에 부하를 증가시킬 수 있다.

◎ 세그먼트(분절)별 운동 관찰

COG 운동은 신체 전반의 운동을 상징하지만, 각 세그먼트의 COG의 상태를 확인하는 것도 중요하다. 특히 좌우방향 운동에서 세그먼트별 COG 이동량의 차이와 골반 이동 시작 타이밍에 대해 확인한다(**그림 4**). 좌우이동의 차이는 다른 것

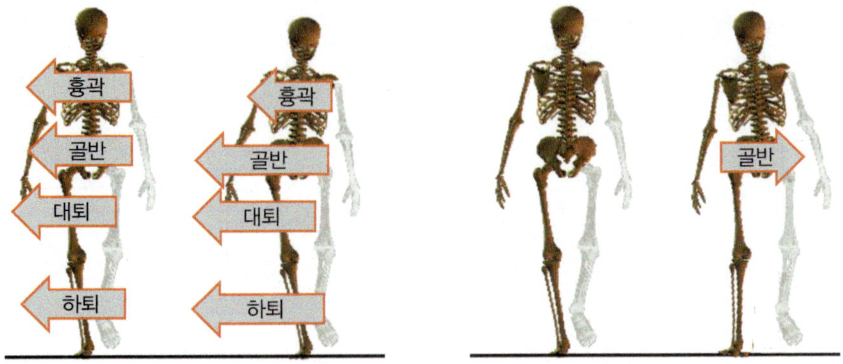

각 세그먼트의 좌우 차이　　　　골반 세그먼트의 이동 시작 타이밍

그림 4 세그먼트별로 보는 운동 관찰 포인트

보다 흉곽의 이동량이 작게 나타난다. 이 때 골반은 측면방향으로 이동하여 체간은 약간 측면굴곡 자세가 되고, 고관절은 내전자세가 된다. 또한 하퇴의 움직임에 비하여 골반 흉곽 움직임이 작은 경우가 있다. 이때 하퇴는 외측방향으로 경사지고 무릎은 약간 내반자세를 하게 된다. 이동 시작 타이밍에서는 골반 측면방향 이동이 빠를 수 있다. mid-support에서 take-off에 걸쳐 체간보다 먼저 골반이 측면방향으로 이동하고, 고관절은 외전, 체간은 측면굴곡 자세를 취한다. 이 때 반대편 mid-support에서는 골반 이하의 COG의 이동량이 커지기 쉽다.

세그먼트(segment) COG의 운동에 이상이 보이는 경우, 관절운동이나 얼라인먼트의 이상도 함께 생기는 일이 많다. 다만 관절이 아닌 세그먼트의 COG라고 하는 시점에서 관찰하는 것은, 몇 가지 장점이 있다. 우선, 평면 안에서 한 방향의 운동으로 파악할 수 있어, 비교적 관찰이 용이하다. 전신의 COG 관찰과 관점이 동일하고, 전신 운동의 특징을 파악하면서 동시에 실시할 수 있다. 또한 가장 중요한 점은 달리기 동작의 본질인 COG의 전진 이동과 관련된 좌우 이동 상태를 직접 관찰하여 달리기 메커니즘과 이상 운동의 인과관계를 알 수 있다.

◎ 관절운동

일반적인 하지 관절 운동을 설명하고, 단거리와 장거리 동작의 차이와 체간 운동에 대해 알아본다. 둘 다 잘못된 동작을 판단하고 수정하는 방법을 지도할 때 이해가 필요하다.

단거리와 장거리 달리기 동작의 특징이 다른 것은, mid-support에서 forward-swing 전반에 걸친 하지의 운동이다. 단거리에서는, mid-support 시 고관절은 무릎이 굴곡된 상태로 신전하고, 접지 시 이동을 크게 한다. 무릎을 신전하여 하퇴 후방경사가 되면 이동 범위가 작아진다. 혹은 대퇴 전방경사가 생기면 다리가 점점 뒤처지게 되어 피치가 내려가고, 주행 속도에 영향을 준다. 한편 장거리는 무릎을 신전하고 다리가 뒤처져도 단거리만큼 피치는 요구되지 않기 때

● 무게 중심: center of gravity (COG)

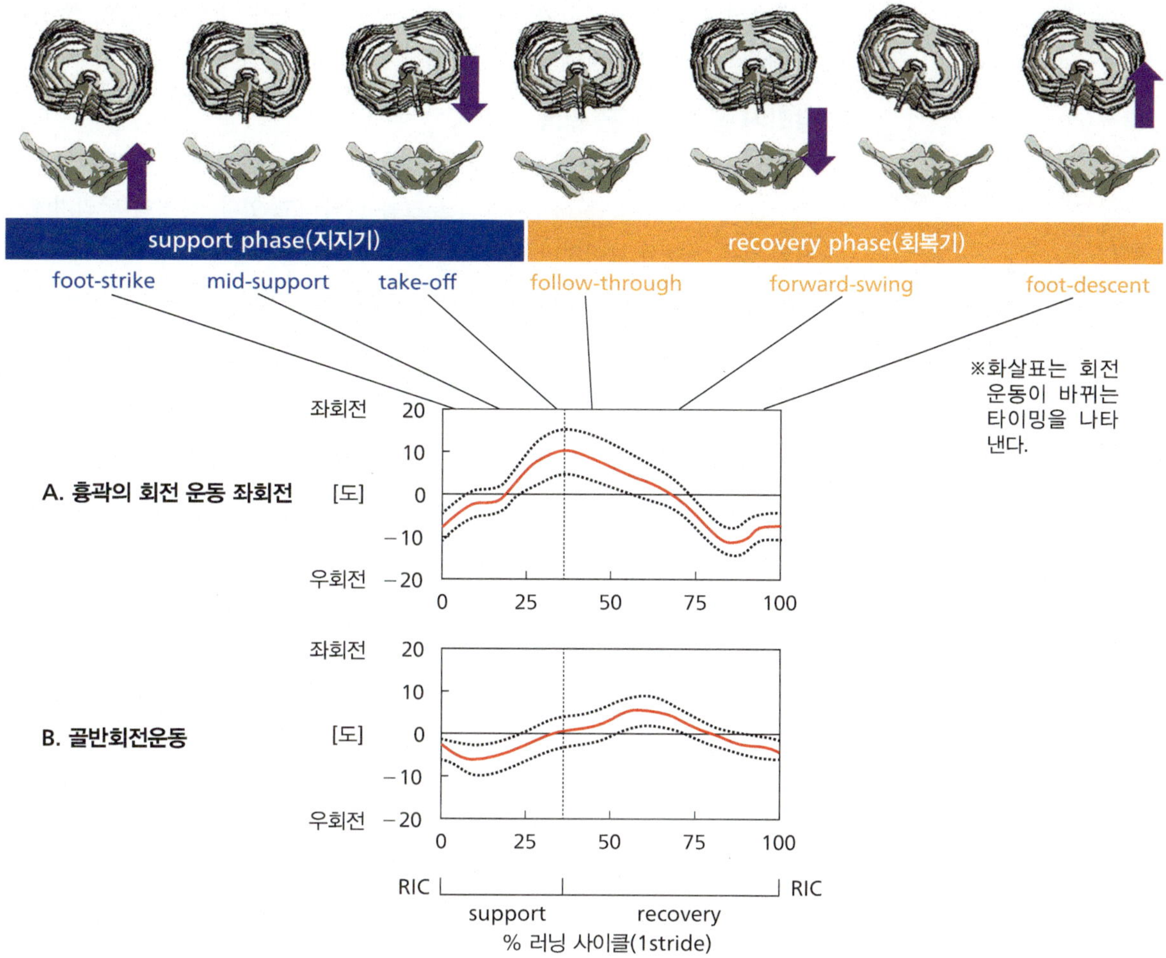

take-off: 골반은 거의 중립.
follow-through: 골반은 후방으로 이동하는 하지와 동측의 관골이 앞으로 나오는 방향으로 회전.
forward-swing: 골반은 전방으로 이동하는 하지와 동측의 관골이 뒤로 당길 수 있는 방향으로 회전.
foot-descent: 접지하는 하지와 동측의 관골이 약간 후방에 위치하는 회전.

그림 5 달리기 동작 시 골반과 하위 흉곽의 회전운동(문헌 4에서)

문에 큰 단점은 되지 않는다.

일반적인 달리기 동작에서 관골(골반)은 같은 쪽 하지에 약간 선행하여 앞뒤로 움직이고 있다(**그림 5**). 보행에서 하지 이동과 골반 회전이 동시에 움직이는 것과 대조적이고, 흉곽이 더욱 앞서 움직이는 것도 보행과 다른 달리기의 특징이다(**그림 5**). 이러한 운동에 의해 하지에 대하여 골반 움직임이 선행하고, 골반에 대해서 흉곽은 항상 앞서거니 뒤서거니 하면서 연속적으로 움직인다. 이 메커니즘은 support phase에서 하지로부터 힘을 순식간에 전방 추진력으로서 전달하고, recovery phase에서 하지의 운동을 제어하면서도 매끄럽게 운동이 연결되기

◉ 문헌

4) Schache AG, et al: Three-dimensional angular kinematics of lumbar spine and pelvis during running. Hum Mov Sci 2002; 21: 273-293.

위해 중요하다. 오버 스트라이드 등의 비정상적 동작에서 이 연쇄운동이 잘 안되어, 결과적으로 하지 동작에도 영향을 미친다.

◎ 달리기 동역학과 근 활동

여기에서는 전방 추진운동에 가장 중요한 하지관절 토크에 대해 기술한다. **그림 6**에서는 단거리 달리기 중 하지관절의 토크를 나타내고 있다. 장거리 달리기에서도 거의 같은 경향을 보이지만 단거리에 비교해서 관절 토크는 절반 정도이다.[5)]

◉ 문헌

5) 아에미치요시: 달리기 동작의 바이오메카닉스. 마스다 유이치 · 편: 달리기 장애의 재활과 리컨디셔닝. 분코도, 2012: 30-36.

고관절은 주로 recovery phase에서 큰 토크가 발생한다. recovery phase 전반에서는 큰 굴곡토크가 발생되어, 후방으로 다리가 위치하도록 하는 고관절 신전운동을 제한하고, 굴곡운동으로 전환하여 foot-descent를 실시한다.

무릎관절은 recovery phase 전반에서 신전 토크를 만들어내고, recovery phase 후반에 다리가 앞쪽에 있는 상황에서 굴곡 토크가 우위가 된다. recovery phase 전반에서는 forward-swing 시 무릎 굴곡 운동을 조정하고 후반에는 과도한 무릎 신전을 방지하여 하퇴를 직립 자세로 되돌리는 작용이 있다고 생각된다. recovery phase 후반의 굴곡 토크는 무릎신전 운동에 대한 햄스트링의 원심성(eccentric) 근육 활동이 된다. 접지 후에는 신전 토크를 만들어 지면반력을 발생시켜서 COG가 밑으로 내려가는 것을 방지하고 상승 및 전진 운동으로 이어진다.

족관절은 recovery phase에서는 토크의 발휘가 적고, 주로 support phase에서 저굴 토크를 발휘한다. support phase 전반에는 족관절의 배굴 운동에 대항하여, 무릎관절과 같이 COG의 하강을 막아 신체를 지탱하고 있으며, 후반에는 족관절 저굴 운동을 수반하여 COG의 상승 전진운동에 기여한다.

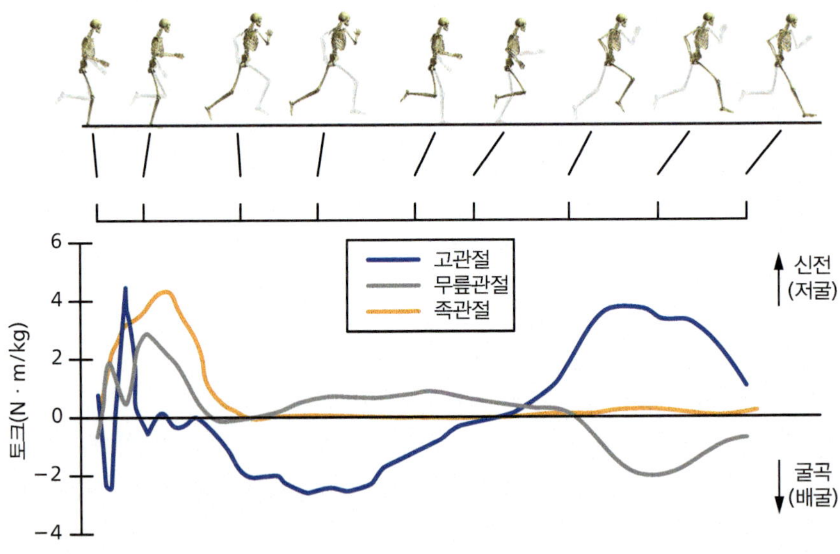

그림 6 러닝 동작 중 관절 토크의 변화(문헌 6을 바탕으로 작성)

◉ 문헌

6) 아에미치요시 외: 기계적 파워로 본 질주에 있어서의 하지근군의 기능 및 공헌. 츠쿠바대학 체육과학계 기요 1986; 9: 229-239.

● 무게중심: center of gravity (COG)

◎ 달리기 동작의 메커니즘과 운동 기능

달리기에서 중요한 무게중심의 전방이동과 관계되는 운동은 ① foot-descent에서 mid-support의 고관절 신전운동, ② mid-support에서 take-off의 고관절 신전운동, ③ follow-through에서 forward-swing의 고관절 굴곡으로 허벅지 올리기 동작이다. foot-descent에서 mid-support의 고관절 신전운동은, 고관절 신전에 의한 능동적인 운동이다. 공중에서 고관절 신전 운동을 해서, 다리를 몸통에 가까운 위치로 들어 올려서 제동(breaking) 작용을 억제한다. 계속 되는 mid-support 이후의 수동적인 고관절 신전 운동으로 이어진다. mid-support 이후의 고관절 신전 운동은 보폭(stride)을 충분히 확보하는 데 중요하다. 고관절 신전 가동범위가 필요하고, 골반을 앞으로 전진시키기 위해 고관절 내회전 운동도 생긴다. 지면반력을 받으면서 COG를 전방으로 이동하는 단계로, 골반을 포함한 체간의 자세를 유지하여 반력을 받는다. 허벅지 들어올리기 동작은, 한쪽 다리를 앞으로 내밀고 COG를 앞으로 이동시킨다. 재빠르게 다리를 끌어당기는 것이 동작전체의 운동속도를 높이는 것으로 이어진다. follow-through에서 forward swing 초기에 걸쳐 양다리 동시 유각기 단계이고, 공중에서 고관절 신전 운동은 고관절 굴곡 운동으로 전환이 중요해진다.

부수적으로 발생하는 좌우로 하중이동에 대해서, 필요한 기능은 COG의 외측방향 이동 제어와 COG의 내측방향 이동을 위한 운동으로 나눌 수 있다. COG의 외측방향 이동을 제어하고 내측방향으로 운동을 변화시키기 위해서, 신체에 작용하는 내측방향의 힘이 필요하다. 지면반력을 내측방향으로 전환하기 위해서, 후족부 회내 운동이 필요하다. 또한 고관절 외전근의 원심성 수축이 골반의 외측 이동을 억제해야 한다. COG의 내측 이동에 특히 중요한 운동은 족부 회내 운동, 골반 내의 천골 경사 운동, 흉곽의 회전 운동이다. 족부에 대해서는 후족부, 중족부가 회내로 움직임으로 족압 중심은 무지구 쪽으로 이동하고, COG의 내측 이동으로도 연결된다. 골반 · 요추에 대해서는 지지기에 허벅지 관절이 늘어나 관골은 앞으로 기울고, 천골은 반대쪽으로 경사지는 운동이 생긴다. 이 운동에 의해 체간은 반대쪽으로 이동하고, COG는 내측으로 이동한다. 흉곽에 대해서는, 체간을 고관절이 신전하는 측의 반대쪽으로 회전시킴으로 흉곽 세그먼트의 COG는 반대쪽으로 이동하고, 전신의 COG도 반대편으로 이동하기 쉬워진다. 이와 같이 운동 중에서는 족부, 골반, 흉곽 순으로 위와 같은 운동이 발생함으로써 전신의 COG 내측 이동(반대쪽 이동)이 원활하게 이루어진다.

● 단계: phase

3 경기 동작과 외상 · 질환

역학

장거리 주자들은 질환 발생의 대부분을 하지가 차지한다. 흔한 발생부위는 무릎관절이고, 그 다음으로 하퇴, 족부, 대퇴 등에 많다. 무릎관절 질환에서 슬개건염, 장경인대염, 슬개골 주위의 통증 등이 흔하다. 하퇴의 질환은 정강이 통증(shin splint)이 압도적으로 많고, 경골 피로 골절도 비교적 많다. 족부의 질환은 족저근막염이나 중족골 피로 골절 등이 많지만, 그 외에도 세세하게 촉진을 진행하면, 작은 관절이나 근, 건, 인대에 통증이 생기는 예는 많이 있으며, 많은 뼈로 구성된 족부는 다양한 질환을 보인다.

단거리 달리기나 다른 경기의 달리기 중 발생하는 질환으로 근육 파열이나 염좌와 같은 급성 외상도 많이 있다. 근육 파열의 대부분은 햄스트링에 생기고, 염좌는 족관절 외측인대 손상이 많다. 근육 파열은 전력 질주 시 발병을 제외하면, 필드 경기에서 갑자기 체간을 앞쪽으로 기울이거나 급하게 몸을 전환하는 동작에서 흔히 발생하며 단순한 달리기가 아닌 경우에 발생하므로 확인이 필요하다. 족관절 염좌는 바닥이 불규칙하거나, 미끄러짐 등 환경 인자가 가해지면서 발생하는 경우가 많다.

전형적인 불량 동작의 특징

달리기는 반복적으로 지면으로부터 반력을 받아 행하는 순환 운동이기 때문에 운동량이 증가하면 특정 부위에 부하가 축적되기 쉽다. 여기에서는 동작의 특징에 따라 설명 가능한 몇 가지 질환들을 설명한다. 덧붙여 바이오메카닉스(생체역학)의 지표와 관련된 동작의 특징에 대해 설명한다.

◎ 장경인대염증과 관련된 동작 특징

장경인대염증 발병과 관련하는 동작의 특징으로 고관절 내전, 무릎관절 내회전을 들 수 있다.[7] 또한, 골반이 지지하는 다리 반대쪽으로 내려가는 pelvic drop이나, 체간의 반대쪽 측면굴곡에 의해 장경인대의 강직(stiffness)이 증가하여[8], 부하를 증가시킬 것으로 생각된다. 또한, 족부를 안쪽으로 접지하는 크로스 오버 사인(cross-over sign)에서는 고관절이 내전자세가 되고, 장경인대의 변형과 변형 속도가 증가한다(그림 7).[9] 장경인대의 변형 속도는 질환의 발생 요인이며[10], cross-over sign에서 특징으로 여겨지는 동작인 고관절 내전자세가 생기는 원인은, 고관절 근력의 부족, 족부의 과도한 회내운동에 의한 knee-in, COG의 좌우 이동에 따른 골반의 외측 이동 등이 있다. 또한, 후족부 회내 제한이 따르는 mid-support의 무릎 내반에 고관절 내전이 가해지면서 장경인대가 신장되어 발병하는 경우도 있다.

◉ 문헌

7) Noehren B, et al: Prospective study of the biomechanical factors associated with iliotibial band syndrome. Clin Biomech 2007; 22: 951-956.
8) Tateuchi H, et al: The effect of angle and moment of the hip and knee joint on iliotibial band hardness. Gait Posture 2015; 41(2): 522-528.
9) Meardon SA, et al: Step width alters iliotibial band strain during running. Sports Biomech 2012; 11(4): 464-472.
10) Hamill J, et al: A prospective study of iliotibial band strain in runners. Clin Biomech 2008; 23(8): 1018-1025.

● 무게중심: center of gravity (COG)

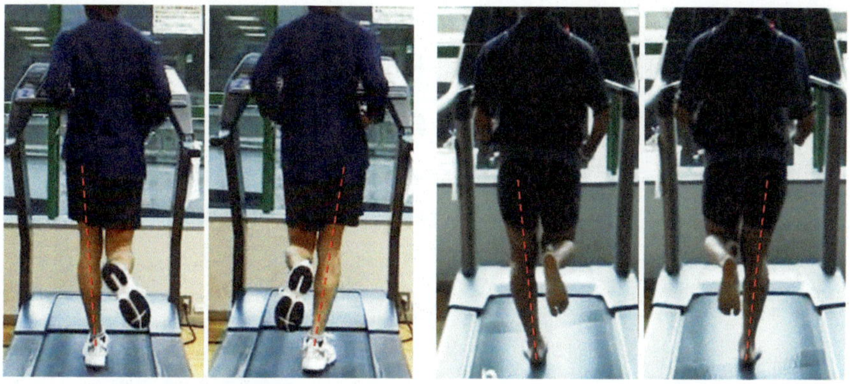

우 장경인대염증　　　　좌 장경인대염증

그림 7 장경인대염증 증상 사례의 달리기 동작의 전형 예

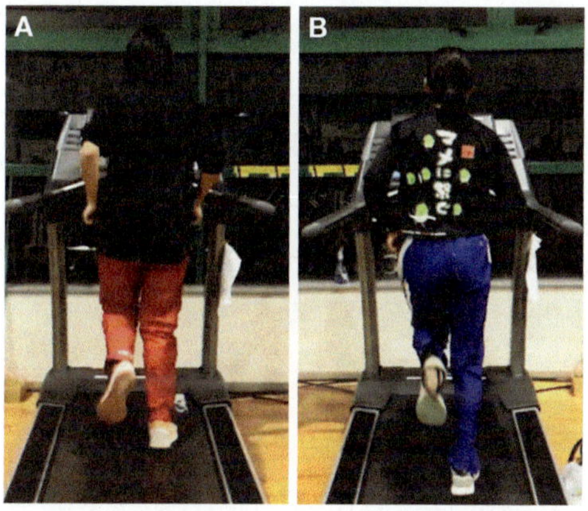

그림 8 정강이 통증(신 스프린트) 증례의 달리기 동작의 전형적인 예

약한 증상 사례(A)에서는 다이내믹 얼라인먼트의 불량이 뚜렷한 경우가 많고, 증상도 근막이나 골막 등에 생기기 쉽다. 심한 증상 사례(B)에서는 접지 시 무릎 굴곡 각도가 작아 충격의 완충이 충분하지 않을 수 있다.

◎ 정강이 통증(shin splint)과 관련된 동작의 특징

정강이 통증의 발병 메커니즘은, 경골에 대한 역학적 부하[11]와 근막의 견인[12] 두 가지로 생각된다. 경골의 역학적 부하는 동작과 관련이 강하다. 경골의 후방 비틀림우력(torsion moment)은 주행 속도에 비례하여[13], 후족부보다 전족부 접지일 때 크다.[14] 또, 경골에 대한 비틀림 우력(moment)은 커브구간을 달리거나 회전 등으로 경골의 내측경사 각도가 커지면 증가한다.[15] 근막의 견인에 관련하는 동작의 특징은, 접지 후 급격한 후 족부 회내(결과적으로 knee-in), 접지 시 toe-out 등을 들 수 있다(**그림 8**). 또한 바운싱과 접지 시 무릎 굴곡 감소와 같은 여러 가지 동작에서, 접지 시 충격에 비례하여 부하가 증가한다. 바운싱은 직전 단계의 반대쪽을 지지할 때 운동 영향이 커서, 반대쪽의 특징도 확인하고, 관련성을 고찰할 필요가 있다. 비교적 가벼운 정강이 통증은 근막이나 골막 등에 병변이 보이며, 근막 견인과 관련된 동작의 특징에 접지의 충격이 가해지는 것으로 발병하기 쉬울 것으로 생각된다. 한편, 다이내믹 얼라인먼트에서 눈에 띄는 특징이 없고, 접지 시의 충격 증가가 주요 원인이라고 생각된다면 주의가 필요하다.

◉ 문헌

11) Beck BR: Tiibal stress injuries: an aetiological review for the purposes of guiding management. Sports Med 1998; 26: 265-279.

12) Bouché RT, et al: Medial tibial stress syndrome (tibial fasciitis): a proposed pathomechanical model involving fascial traction. J Am Podiatr Med Assoc 2007; 97: 31-36.

13) Yang PF: Torsion and antero-posterior bending in the in vivo human tibia loading regimes during walking and running. PLoS One 2014; 9(4): 14.

14) Ekenman I, et al: Local bone deformation at two predominant sites for stress fractures of the tibia: an in vivo study. Foot Ankle Int 1998; 19(7): 479-484.

15) Kawamoto R, et al: Primary factors affecting maximum torsional loading of the tibia in running. Sports Biomech 2002; 1(2): 167-186 .

◉ 문헌
16) Milner CE, et al: Free moment as a predictor of tibial stress fracture in distance runners. J Biomech 2006; 39(15): 2819-2825.
17) Dierks TA, et al: Lower extremity kinematics in runners with patellofemoral pain during a prolonged run. Med Sci Sports Exerc 2011; 43(4): 693-700.

접지 시 과도한 충격은 피로 골절이 발생한 사람에게서 볼 수 있는 경향으로[16], 정강이 통증 중증 사례에서 볼 수 있는 특징이다.

◎ 슬개대퇴관절 통증과 관련된 동작 특징

슬개대퇴관절 통증 발생에 관련하는 동작의 특징에는 부수적 타입이 있다. 하나는 무릎관절 굴곡 각도의 감소[17]로 대표되는, 무릎관절의 뻣뻣함(경직: stiffness)을 상승시키는 타입이다. 슬개대퇴관절 경직의 증가는 순간적으로 역학적 부하가 커지기 때문에 위험 요인이 된다. 또 하나는 무릎관절의 경직이 증가하지 않고, 무릎 굴곡 운동을 조절하지 못하는 타입이다. 무릎관절의 굴곡 운동이 과도하게 발생하면 무릎관절의 늘어난 작업량이 상대적으로 증가하는 부하가 된다. 이 두 가지 경우 모두 슬개골 외측 이동 등의 얼라인먼트 이상이나, 고관절 외전 · 외회전 근력 감소에 따른 knee-in 등의 요인의 더해져, 관절의 특정 부분에 부하가 증가하여 질환으로 연결될 수 있다고 생각된다. 두 타입 모두 체간 · 고관절 기능의 문제로 인한 잘못된 체중지지 자세나, 족부 · 족관절 얼라인먼트의 불량을 가지고 있는 경우가 많다. 만약 무릎관절을 안정시킬 수 있는 경우에는 보상적으로 경직을 높이고, 무릎관절을 안정시킬 수 없는 경우에는 과도한 운동을 하게 된다. 무릎을 자연스러운 굴곡 각도로 안정시키기 위해서는, 다른 관절이나 체간에서 미치는 영향에 대해서 관련 여부를 검토할 필요가 있다.

◎ 바이오메카닉스의 변화와 관련된 동작의 특징

◉ 문헌
18) Daoud AI, et al: Foot strike and injury rates in endurance runners: a retrospective study. Med Sci Sports Exerc 2012; 44 (7): 1325-1334.
19) Wille CM, et al: Ability of sagittal kinematic variables to estimate ground reaction forces and joint kinetics in running. J Orthop Sports Phys Ther 2014; 44(10): 825-830.

foot-strike에서 mid-support 까지 특징적인 동작 패턴은, 풋 스트라이크 패턴, 족부 경사각, 경골 경사각이 있다. 풋 스트라이크 패턴은 전족부 접지, 중족부 접지, 후족부 접지로 되어있다. 전족부 접지는 후족부 접지에 비해 경골 후방의 외력 발생하기 쉽다는 특징이 있다.[14] 한편, 크로스컨트리 경기에서 후족부 접지는 전족부 접지에 비교하여 과사용(overuse) 장애가 발생하기 쉽다.[18] 특정 패턴이 반드시 장애를 초래하지는 않는다. 족부 경사각은 접지 때 지면과 족부의 긴 축이 시상면에서 생기는 각도이며(**그림 9A, B**), 후족부 접지 달리기 주자만 가능한 동작 패턴이다. 각도가 큰 패턴의 경우, 무릎 신전 모멘트, 수직 지면반력 피크값, 에너지 흡수량, 충격량이 증가한다.[19] 때문에 너무 큰 족부경사각 접지는 부하가 된다. 경골 경사각은 접지 시 지면과 경골의 긴 축이 시상면상에서 이루는 각이며(**그림 9C~E**), 경골의 후방경사는 접지 충격을 크게 한다. 피로골절과 같은 충격과 관련된 질환에 대해서는 경골 후방경사는 바람직하지 않은 것으로 보인다. mid-support에서 take-off에 걸친 특징적인 동작 패턴에는 고관절 신전 운동의 부족이 있다. 고관절 신전은 충분한 스트라이드를 확보하기 위해 중요하며, 고관절 신전 운동이 부족하면, ① 요추의 과신전(고관절 가동역에 대한 보상), ② 바운싱(체공시간에 대한 보상), ③ 반대편의 과도한 리칭에 의한 오버스트라이드

● 슬개대퇴 통증 증후군: patello-femoral pain syndrome

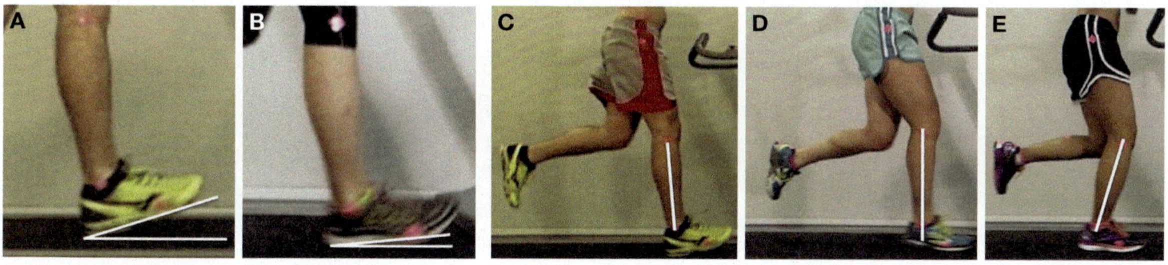

그림 9 족부 경사각과 경골 경사각

A: 족부 경사각이 큼, B: 족부 경사각이 작음. C: 무릎신전 경골 경사각, D: 수직 자세 경골 경사각, E: 굴곡자세 경골경사각.

(스트라이드에 대한 보상), ④ 순환 리듬(cadence) 증가(속도에 대한 보상) 등과 같은 보상 동작이 발생한다. 더욱이 바운싱(bouncing)은 무릎 신전 모멘트의 피크 값, 수직 지면반력 피크 값, 제동 시 충격량이 증가하고[19], 오버스트라이드는 무릎 신전 모멘트나 제동 시(후방 지면반력의 발생 시) 충격량 증대와 관련하여[19], 경골의 후방 경사가 되기 쉽다.

잘못된 동작의 원인

달리기는 순환 운동이며, 한 가지 문제가 연쇄적으로 영향을 미쳐, 동작 안에서 나쁜 패턴을 형성할 수 있다. 그러므로 잘못된 패턴과 연관이 있는 현상의 문제점을 치료하여, 어느 정도 잘못된 패턴은 고칠 수 있다. 예를 들어, 얼라인먼트, 근육 강화, 하중 자세 제어 등 다양한 관점에서 치료가 가능하다. 이는 뒤집어 말하면 어떠한 접근을 해도 어느 정도 변화가 일어나기 때문에 잘못된 달리기 동작의 근본적인 원인을 알아내는 것은 어렵다고 할 수 있다.

달리기 동작의 나쁜 패턴 원인을 분석하기 위한 하나의 방법으로, 문제점들을 달리기 메커니즘의 관점에서 파악하는 방법이 있다. 달리기 동작의 본질은 단적으로 말하면 '하중의 좌우이동' 중에서 '중심의 전방이동'을 하는 것이며, 좌우 이동을 원활하게, 전방이동을 강력하게 하는 것이 동작을 효율적으로 하는 메커니즘이라고 할 수 있다. 이와 같이 운동이나 기능에 문제가 있으면 이상적인 메커니즘이 파괴되고 보상적인 동작이 행해진다. 즉, 달리기의 메커니즘이 잘못되면, 동작에 좋지 않은 패턴이 생긴다는 개념이다.

◎ 중심의 전방이동

foot-descent에서 mid-support의 고관절 신전 운동, mid-support에서 take-off의 고관절 신전 운동, follow-through에서 forward-swing의 고관절 굴곡 운동 등 각각의 운동에 문제가 있는 경우, 그 영향에 대해 언급한다.

foot-descent부터 mid-support까지 고관절 신전 운동이 불충분한 채로 발 부위가 전방에 위치하게 되면, 무게중심이 뒤에 남아있어 과도한 제동이 발생한다. 또한 공중에서 전방으로 다리 내딛기가 불충분한 경우, 고관절 신전운동이 줄어든다. 이 단계에서 능동적인 고관절 신전운동이 불충분할 경우, take-off 시 고관절이나 무릎관절에서 더 많은 신전 근력을 필요로 하여, follow-through 시 다리가 후방으로 쳐지거나 바운싱이 발생하기 쉽다.

가동영역의 부족이나 체간의 자세 불량으로 mid-support부터 take-off의 고관절 신전 운동이 불충분하면, 이미 언급했듯이 반대쪽 과도한 보폭(stride) 등 다양한 보상 작동이 생긴다. 오버스트라이드는 역학적 문제 외에, 하지의 앞쪽 이동과 동기화된 골반회전 운동이 일어나 흉부, 골반, 하지의 연쇄운동에 파괴가 발생한다. 결과적으로 접지 시 골반의 다이내믹 얼라인먼트와 체간 자세가 불량하게 되어, 하지의 동작과 다이내믹 얼라인먼트에도 불량 패턴이 생기기 쉽다.

follow-through부터 forward-swing에 있어서 고관절 굴곡 운동은 공중에서 체간 자세 유지가 안정되지 않거나, 고관절 굴곡 근력 발휘가 불충분한 경우, 골반 측면방향 회전이나 수평 회전 등이 발생할 수 있다.

◎ 좌우 하중이동

적절한 중심 이동을 위한 좌우 외측방향 제어와 관련된 족부의 가동성이나 고관절 외전근의 기능이 불충분하면, 하퇴의 외측경사나 골반의 외측방향 이동 등, 세그먼트별 좌우 이동의 크기에 차이가 생긴다. 또, 족부, 골반대, 흉곽이 가동성, 혹은 운동 중 불량 얼라인먼트의 문제를 갖고 있으면, COG의 내측방향 이동이 제한된다. 이 경우, 외측으로 follow-through, 관상면에서 골반경사(pelvic drop), 체간의 반대쪽측면굴곡 등, 결과적으로 COG를 반대쪽으로 이동시키기 위한 보상 동작이 발생하게 된다.

동작의 수정 방법

달리기 동작의 비정상적 패턴이 부상에 대한 치료만으로 수정되지 않는다면, 동작 자체에 대한 개입이 필요하다. 다만 동작의 수정은 운동선수에게 혼란을 유발하고 경기력 저하를 초래할 수 있다. 스포츠 동작은 퍼포먼스와 결부되어 있으므로, 단순히 문제점을 지적함으로써 문제로 파악된 움직임을 바꾸는 것보다는, 동작의 메커니즘을 고려하여 부담이 적은 동작을 재학습하는 것이 바람직하다. 달리기 동작에서 전방이동과 관련된 동작을 선택하는 것이 합리적이다. 또한 좌우 이동이나 체간회전운동 등 달리기 동작에 부수적으로 필요한 운동을 선택하여 접지 및 하중이동에 따른 자세 제어, 근 수축 타이밍 등 실제 동작 중이 아니면 재현할 수 없는 요소를 재학습한다.

● 무게중심: center of gravity (COG)

◎ 중심의 전방이동

주로 foot-descent에서 mid-support 동작을 가정한 강하게 바닥 딛기, mid-support에서 take-off 동작을 가정한 발차기 운동, forward-swing 동작을 가정한 허벅지 올리기 세 종류의 운동이 있다. 비정상적인 동작의 원인을 메커니즘의 관점에서 분석한 후에 운동을 선택한다. 강하게 딛기 운동은 능동적인 고관절의 신전을 확인하면서 실시한다. 공중에서 발을 내리고 접지 후 고관절 신전을 강하게 한다(**그림 10**). 발차기 운동은 수동적인 고관절의 신전을 확인한다. 접지하는 족부를 지점으로 골반을 수평으로 유지한 채 앞으로 이동한다(**그림 11**). 허벅지 올리기 운동은 고관절의 굴곡운동을 확인한다. 실제로는 공중에서 하는 동작으로, 체간이나 골반의 자세유지, 반대쪽 운동과의 협조를 확인한다(**그림 12**). 모든 동작에서 골반 수평을 유지하고 무릎과 발이 정면을 향하도록 한다. 마지막으로 스킵이나 바운싱 달리기 등 러닝에 가까운 다이내믹한 운동으로, 발을 딛거나 차기, 허벅지 올리기 등의 움직임을 확인한다.

◎ 좌우 하중이동

좌우로 하중이동을 원활하게 하기 위해서는 COG의 측면방향 운동 제어와 족부 · 고관절 · 흉곽의 가동성이 포인트가 된다. 측면방향 이동 시 운동제어는 실

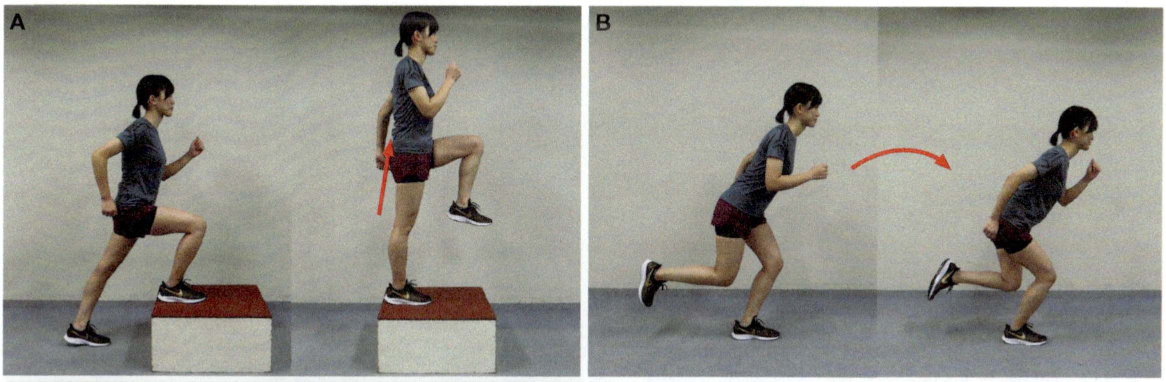

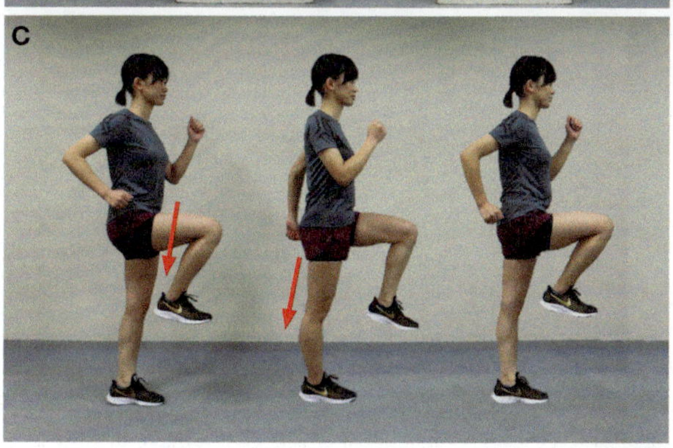

그림 10 바닥 딛기 운동 트레이닝

A: 스텝 업: 접지 후 고관절 신전운동으로 중심(골반)의 위쪽 이동을 빠르게 실시한다.
B: 뛰기: 앞으로 발을 내딛고, 순간적인 힘을 주거나 골반 및 체간 자세 유지를 확인한다.
C: 강하게 디디면서 걷기: A의 고관절 신전에 따른 무게중심 이동과 B의 자세 유지에 맞춰서 실시한다.

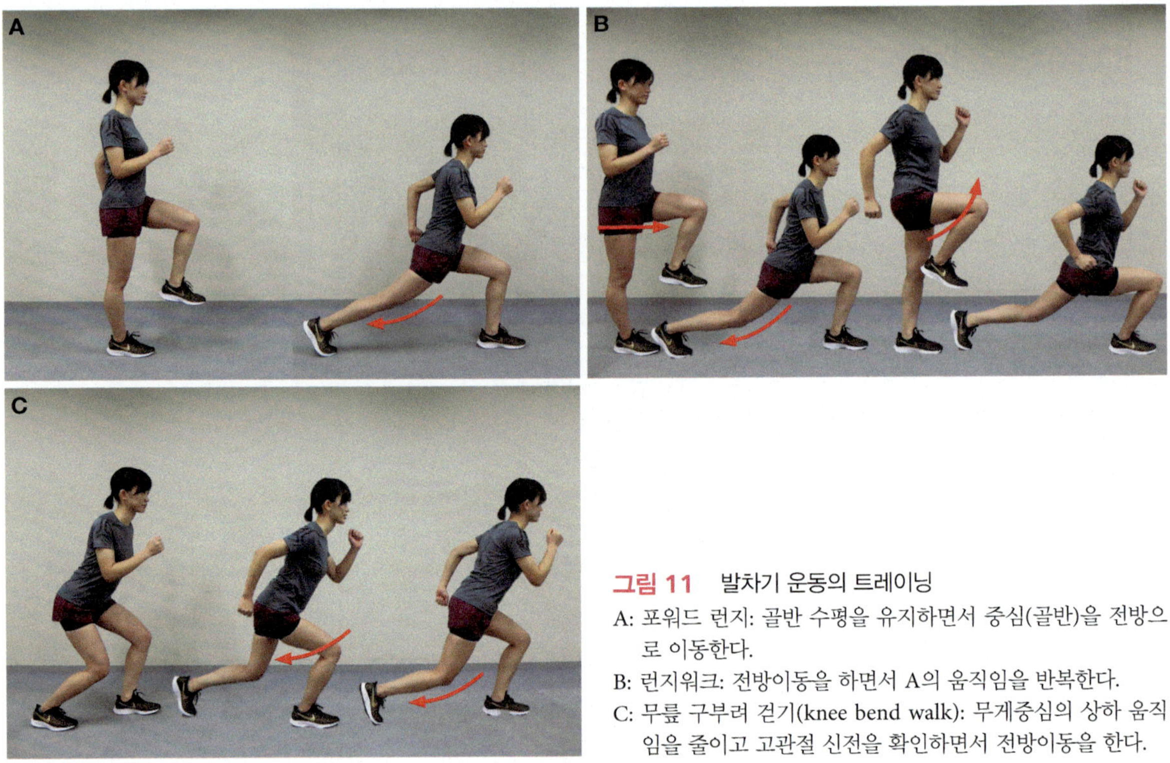

그림 11 발차기 운동의 트레이닝

A: 포워드 런지: 골반 수평을 유지하면서 중심(골반)을 전방으로 이동한다.

B: 런지워크: 전방이동을 하면서 A의 움직임을 반복한다.

C: 무릎 구부려 걷기(knee bend walk): 무게중심의 상하 움직임을 줄이고 고관절 신전을 확인하면서 전방이동을 한다.

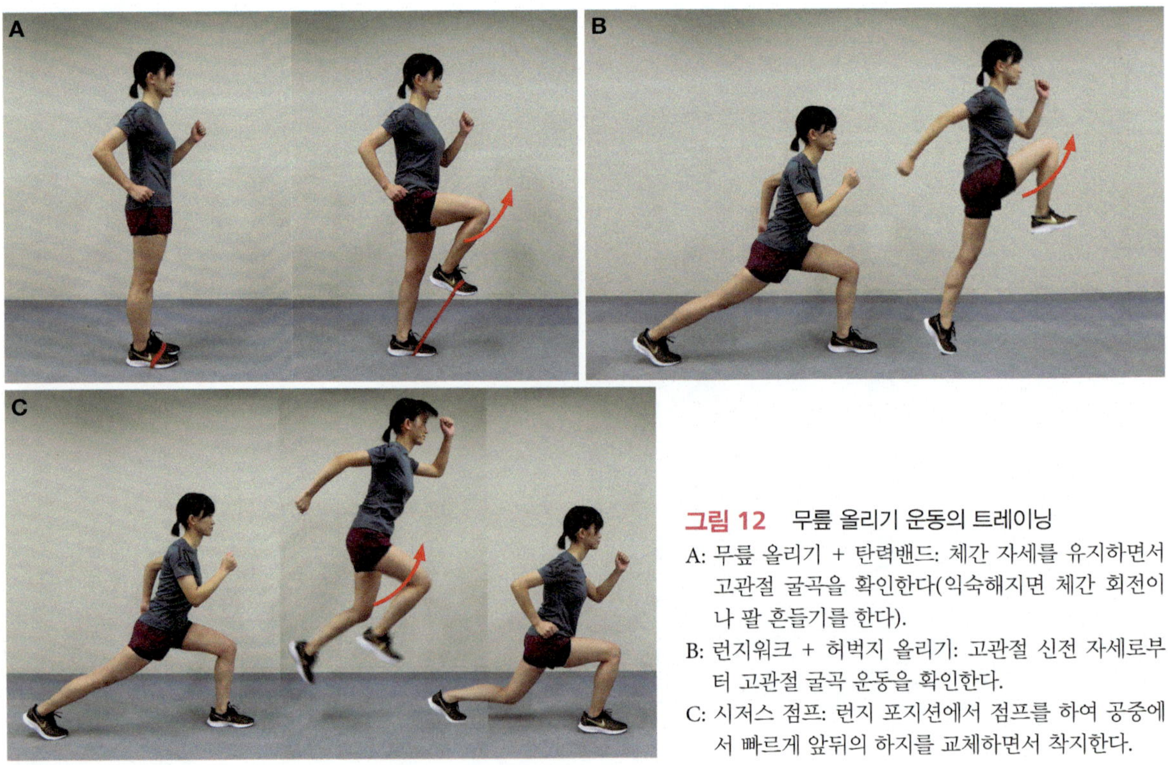

그림 12 무릎 올리기 운동의 트레이닝

A: 무릎 올리기 + 탄력밴드: 체간 자세를 유지하면서 고관절 굴곡을 확인한다(익숙해지면 체간 회전이나 팔 흔들기를 한다).

B: 런지워크 + 허벅지 올리기: 고관절 신전 자세로부터 고관절 굴곡 운동을 확인한다.

C: 시저스 점프: 런지 포지션에서 점프를 하여 공중에서 빠르게 앞뒤의 하지를 교체하면서 착지한다.

제로 측면방향으로 중심이동을 강조하는 형태로 동작 패턴을 학습한다. 체중지지 자세에서 고관절 운동으로 고관절 근육 활동에 대한 자극이나 측면방향 뛰기 운동 등을 실시한다. 측면방향으로 뛰기는 처음에 짧은 거리에서 시작해서 서서히 거리를 늘린다. 감이 잡히면 좌우에서 연속적으로 실시하고, 서서히 바로 옆뿐만 아니라 전방으로 이동하면서 실시한다(**그림 13**). 또한, 체간의 회전 운동은 이미 언급한 바와 같이 달리기 동작 메커니즘에 있어서 중요한 역할을 하며, 좌우 하중 이동에 도움을 준다. 하지의 앞뒤로 다리 벌림과 체간 회전 운동을 결합시켜 골반 비틀기 운동과 체간 회전 운동을 동시에 할 수 있다. 또한 앞뒤로 다리를 교대로 움직이는 시저스(가위) 동작은 회복기의 빠른 하지 운동에 매우 중요하다. 체간 회전 시 자세나 체간의 축을 유지, 전방이동이나 착지 시의 골반 수평 유지, 외측방향 이동 및 회전을 억제할 수 있는지 확인한다(**그림 14**).

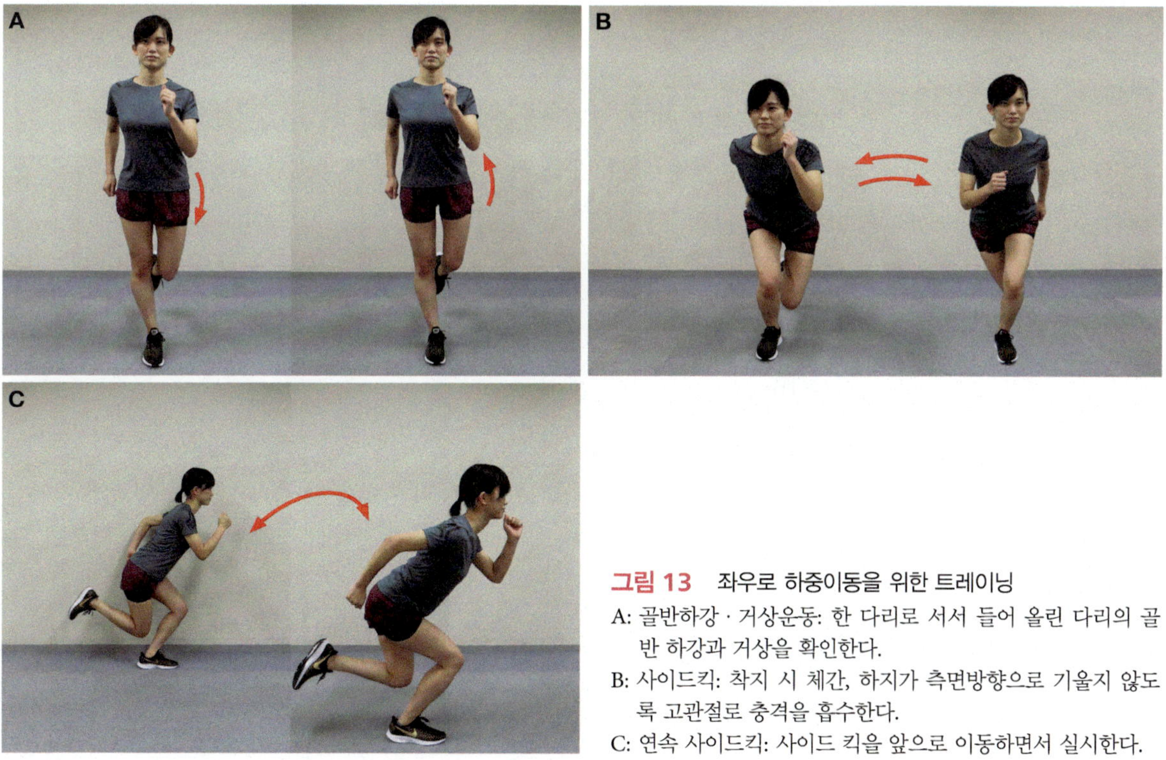

그림 13 좌우로 하중이동을 위한 트레이닝

A: 골반하강 · 거상운동: 한 다리로 서서 들어 올린 다리의 골반 하강과 거상을 확인한다.

B: 사이드킥: 착지 시 체간, 하지가 측면방향으로 기울지 않도록 고관절로 충격을 흡수한다.

C: 연속 사이드킥: 사이드 킥을 앞으로 이동하면서 실시한다.

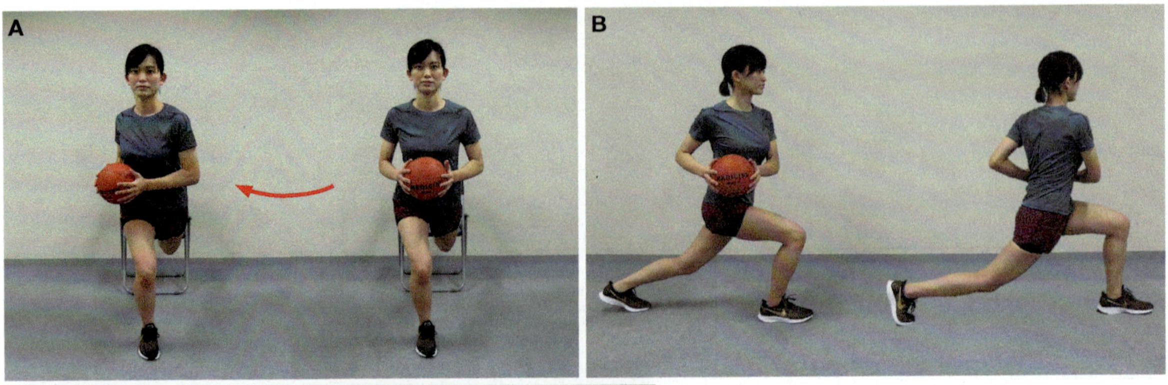

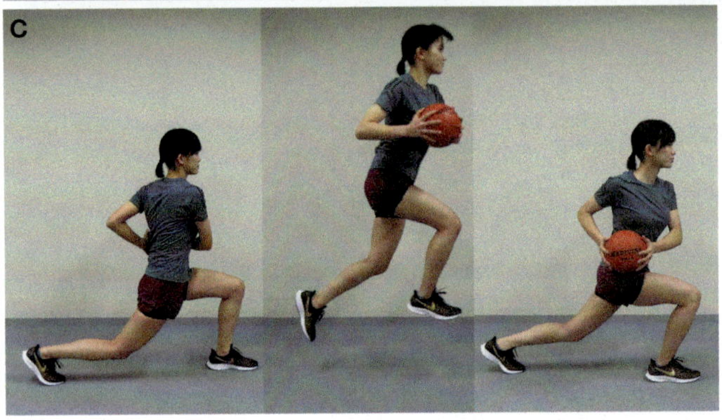

그림 14 하지 전후 벌림과 체간 회전을 조합한 트레이닝

메디신 볼을 잡고

A: 불가리안 스쿼트 + 체간 회전: 골반의 수평 자세를 유지하고, 체간 회전을 한다.

B: 런지워크 + 체간 회전: 런지워크 접지 시에 체간을 회전시킨다.

C: 시저스 점프 + 체간 회전: 공중에서 체간을 회전하여 착지한다.

4 경기 복귀

단계적 복귀 개념

달리기 질환에서 복귀과정은 운동에 따른 부하 조절이 필요하다. 운동 중단 시 재활 과정은, 조깅 재개가 중요한 이정표이지만 자세한 내용은 **'부위별'** 장을 참고한다. 여기에서는 주로 조깅 시작 후 복귀에 대한 단계 개념을 정리한다. 조깅 시작 이전에는 주로 어떤 운동을 어느 정도로 하는지에 대한 훈련 요소가 부하의 조정 항목이지만, 조깅 시작 이후에는 이에 환경 요소가 추가된다[**'총론'**의 **그림 2**(p.4)].

◎ 환경 요소

환경 요소는 달리기를 실시하는 도로면의 영향을 들 수 있다. 아스팔트의 딱딱한 바닥은 착지 충격이 커지기 쉽다. 보통 하지 관절의 경직(stiffness)을 낮추어, 충격을 완화하여 딱딱한 바닥에 적응하기 때문에, 동작 패턴에 경직을 높이는 경향이 있거나, 부상 부위에 영향을 주는 접지 질환은 주의가 필요하다. 이러한 경우 초기에는 잔디밭이나 흙 노면을 선택하고, 신발도 충격 흡수성이 높은 중창(미드솔)을 선택하는 등의 배려가 필요하다.

아스팔트로 포장된 노면을 달릴 때 주의를 기울이는 것은 좌우 경사이다. 일반적으로 포장도로는 배수구를 고려하여 도로 중앙에서 아래로 내려가도록 설계되었다. 예를 들어, 도로의 우측을 달리는 경우, 우측 경사로 인해 우측 족부는 회외 방향으로, 좌측 족부는 회내 방향으로 관절 운동이 증가하며 접지 시의 얼라인먼트도 바뀐다. 족부의 다이내믹 얼라인먼트 변화로 왼쪽 무릎에서는 knee-in, 고관절에서는 내전각도가 증가하기 쉽기 때문에 부하와 얼라인먼트에 미치는 영향을 고려해야 한다. 또한 커브 주행을 할 경우에 신체의 축은 약간 안쪽으로 기울기 때문에 바깥쪽 발은 회외 방향, 안쪽 발은 회내 방향의 운동이 증가하여, 얼라인먼트 변화가 생긴다. 예를 들어, 육상 규칙에 따른 반시계 방향 주행은, 오른쪽 족부의 회외와 왼쪽 족부의 회내가 발생한다. 도로나 커브에서 경주해야 한다면 주행 방향을 적절히 바꾸는 것이 부하의 분산에 도움을 준다.

◎ 훈련 요소

조깅 시작 이후의 운동 요소에는 운동량과 강도를 설정하며, 조깅 시작 직후에는 주로 시간에 따라 운동량을 조절한다. 처음에는 5~10분 정도로 시작하며, 상황을 지켜보면서 신중하게 진행할 경우에는 5분 × 2세트로 하여 상태를 확인하고 지속 여부를 판단하는 방법도 있다. 달리기는 거리에 의한 부하의 축적이 문제여서 가능한 한 여러 번 같은 방법으로 운동을 하고, 문제가 없으면 다음 단계로 넘어간다. 조깅의 최종 목표시간은 이제까지 경기 연습에서 해 온 달리기 경험에 따라 정해진다. 예를 들어, 장거리 선수 등 평소 거리를 달리는 선수는 60분으로 하고, 그 외의 다른 선수는 30분을 기준으로 한다. 경기뿐만 아니라, 평상시 긴 시간을 달리고 있는 습관이 있으면, 40분이나 60분으로 설정해도 된다. 결국 어느 정도의 시간을 조깅으로 달릴 수 있게 되면 달리기 강도를 높인다.

강도 설정은 주로 주행 속도와 노면 경사이다. 주행 속도가 빨라지면서 지면 반력이 증가하고 근육, 건의 장력 및 관절 사이의 힘도 강해진다. 또한 도로에서 내리막길을 걸을 때는 속도가 붙기 쉽고 제동 시 필요한 무릎관절에 근력을 증가시킨다. 이런 요소들을 고려하여, 장거리 운동 또는 단거리 운동 경기 내용을 결정해 나간다.

장거리형 트레이닝은 목표 시간을 설정하여 페이스 달리기, 서서히 페이스를 올리는 빌드 업, 일정 거리의 런과 조깅을 반복하는 인터벌 달리기, 산과 구릉지를 달리는 트레일 러닝, 크로스컨트리 등이 있다. 처음에는 속도 조절을 하고, 어느 정도 속도를 올린 후에 그 밖의 스피드 연습도 한다. 트레일 러닝이나 크로스컨트리 등의 실시를 선수가 희망하는 경우, 편평하지 않은 바닥도 있고, 근력적인 부하도 크다는 것을 고려하여, 질환의 메커니즘이나 회복 상황에 따라 실시를 검토한다. 어떤 연습도 몸에 부담이 되기 때문에 실시 다음 날은 가벼운 조깅을 하는 등 고강도 운동의 실시 빈도도 배려한다.

단거리형 훈련은 수중운동으로 시작하고, 서서히 속도를 높이고 서서히 속도를 줄이는 형태로 달리기를 한다. 거리는 30 m 정도에서 100 m 정도까지 실시환경과 균형을 맞추어 서서히 늘려간다. 달리기 속도도 감각적이기는 하지만 50~60% 정도의 가벼운 달리기에서 70~80% 정도의 약간 속도를 올린 형태, 80~90% 정도의 폼을 인식할 수 있는 전력을 다하는 정도에 근접한 상황까지 속도를 높여야 한다. 어느 정도 속도를 높일 수 있는 단계에서, 인터벌 달리기나 반복(repetition) 활동을 통해 전문 체력을 기르고 가속 상황을 확인한다. 속도를 높일 때 가속도를 점차적으로 짧은 거리에서 하도록 하고, 최단시간에 실행할 수 있게 되면 스타트 연습 등을 시작한다. 스타트 연습에서는 큰 가동범위와 근력을 발휘해야 하기 때문에 근육 손상 후 시작 시기는 신중하게 설정한다.

복귀 기준

달리기 질환 복귀 과정은 환부의 조직 치유 정도와 개선된 신체 기능에 대해 알맞은 부하로 운동 강도를 설정할 수 있는지가 관건이다. 달리기 시작 후에는 반복적 접지 활동이 급격히 증가하고, 증상이 재발하거나 통증 및 피로가 동반되는 기능 저하가 발생하기 쉽다.

운동강도가 조직 치유에 영향을 주는지는 증상을 확인함으로 알 수 있다. 복귀 절차를 진행하려면 운동 강도를 높여도 증상이 나타나지 않는 것이 필요하다. 현 단계의 운동 후에 증상을 확인하고, 통증이 나타나면 소견을 확인한 후 급성 증상이라면 운동을 중지한 후 의사와 상담을 한다. 급성 증상이 없어져, 휴식과 일상생활에서 통증이 사라지면, 전에 하던 운동량보다 강도를 낮추어 운동해 본다. 단계를 떨어뜨려도 통증이 계속되면, 일단 운동을 중지하고 의사와 상담한다. 단계를 떨어뜨려서 아프지 않다면 운동을 계속할 수 있지만, 그 강도를 높이기 위해서 신체 기능에 어떤 개선 요소들이 있는지 확인한다.

운동 강도를 높였을 때 증상이 나타나는 경우는 부상 부위가 충분히 치유되지 않았을 수도 있고, 응력 분산 능력이나 신체 운동 기능이 부족할 수도 있다. 특히 조깅 시작 후에는 개선되었던 관절 얼라인먼트에 다시 문제가 나타나는 경우가 많아, 결과적으로 증상 유발, 가동범위 감소, 하중 시 안정성 감소 등이 발생하기 쉽다. 운동 강도를 높이는 단계에서는 얼라인먼트 유지를 위한 기능(근육기능이나 동작패턴 등)이 충분한지가 포인트이며, 관절 얼라인먼트 확인은 운동 강도에 맞는 기능을 획득하고 있는지에 대한 지표가 된다. 얼라인먼트에 문제가 확인될 경우 증상에 미치는 영향 정도를 고려하여 복귀 절차를 진행할지, 중단할지 판단한다.

재발 예방

복귀 단계에서, 운동 관리는 증상과 기능에 맞는 운동에 제한을 두어야 한다. 운동의 한계와 기간 설정에 대해서 가능한 한 구체적으로 공유한다. 애매모호한 전달로 선수들이 독자적인 판단을 하고 연습 내용을 관리하지 못해서 증상이 재발하는 경우도 있다. 경기 복귀 이후의 운동 관리는 운동량과 강도 증가를 적절히 조절하는 것이다. 부하를 높이는 것은 운동에서 중요하지만, 흔히 달리기에서는 과부하 상태가 된다. 단기적으로 고강도(장거리 혹은 고속) 훈련을 너무 계속하지 않고 회복 기간을 고려하는 것, 중기적으로는 적당히 트레이닝 내용을 바꾸어 가해지는 부하를 변화시키는 것, 장기적으로는 월 주행거리를 기준으로 훈련량 과잉상태가 되지 않는 것 등을 들 수 있다. 훈련내용의 설정은 경기수준, 선수기간이나 경험, 과거 상황 등을 고려해야 하며, 통상적으로 실시해 온 연습량과 질환 발생 시기의 트레이닝 상황 등을 상세히 확인한 후에 검토한다.

제 15 장 럭비

1 서론

규정상 콘택트(접촉)가 인정되고 있으며 의도적으로 충돌하는 스포츠를 콜리전(충돌) 스포츠라고 부르는데, 대표적인 것으로 럭비나 미식축구를 들 수 있다. 콘택트 동작은 목표물과의 사이를 좁히고, 접촉 순간에 체간부터 상지까지 강하게 고정시켜, 목표물에 운동량(질량 × 속도)을 부여하여 상대를 컨트롤 하는 동작이다. 접촉 부위가 신체 중심보다 멀기 때문에 접촉 시 관절 사이의 고정이 불충분하면 관절에 강한 외력이 가해지면서 외상의 큰 요인이 된다.

2 경기 동작의 바이오메카닉스

콘택트 동작은 그 단계에 따라서 운동의 방식이 달라진다. 동작을 관찰할 때는 각 단계에서 하지, 체간, 상지의 운동학적 이해가 중요하다.

콘택트 동작의 단계

콘택트 동작은 크게 approach, impact, post impact의 세 단계로 나뉜다(**그림 1**).

① **approach 단계(그림 1A)**: approach 단계는 다음 접촉을 위해 상대방과의 거리를 좁히고, 적절한 간격이 될 때까지를 가리킨다. 상대를 압박하는 기술과 함께, 상대의 움직임에 맞추어 움직이는 반응과 스피드가 요구된다.

② **impact 단계(그림 1B)**: impact 단계는 상대와 접촉하여 충돌하는 경우를 가리킨다. 하지를 빠르고 강하게 내딛고, 체간에서 상지까지 순간적으로 강하게 고정한다. 상대와의 접촉면적을 넓혀서 충격을 완화시키는 것이 중요하다.

③ **post impact 단계(그림 1C)**: 임팩트 후에 상대를 컨트롤 하는 것으로, 상대의 움직임을 멈춰서, 넘어지게 하고, 볼을 빼앗는 목적을 달성시킨다. 특히 럭비는 접촉 후 상대를 자기 몸에 끌어당긴 다음 계속 앞으로 추진력을 떨어뜨리지 않고 나아가면서 상대를 넘어뜨리는 동작을 한다.

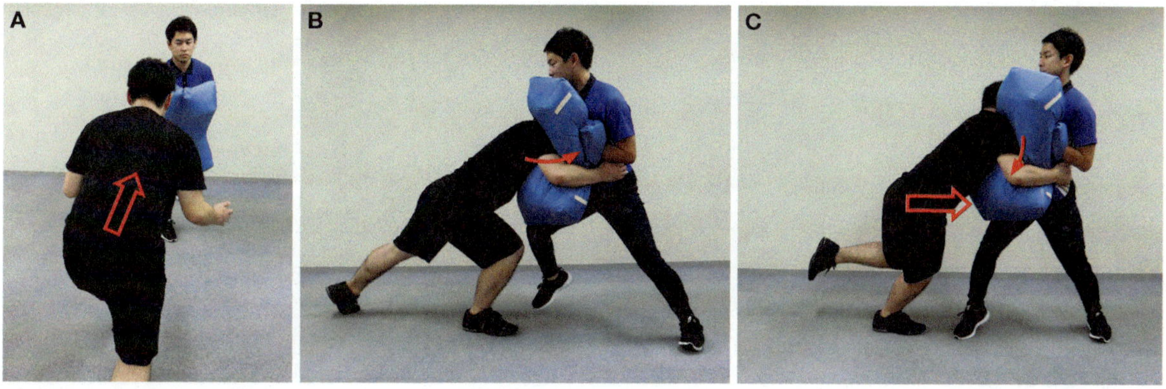

그림 1 콘택트의 단계
A: 접근(approach), B: 충돌(impact), C: 충돌 후(post impact)

콘택트 동작의 바이오메카닉스

◎ 신체 중심 운동

특히 approach에서 중심을 너무 낮게 하면 상대와 간격을 좁히는 스피드가 늦어지기 때문에, 체간이 앞쪽으로 기운 자세를 유지하면서, 무게중심은 낮추지 않고, 상대방과 사이를 줄인다. 임팩트 직전에 미세하게 스텝을 밟으면서 감속하고, 무게 중심을 낮추면서 다시 강하게 바닥을 박차고 가속하여 임팩트를 한다. 태클 시 걸리는 접촉부의 충격은 접촉 후 0.082초에 피크가 되어,[1] 그 강도는 1.95~2.31 N/체중이라는 보고가 있다.[2]

◎ 세그먼트별 운동 관찰 및 근육활동

① **경부 · 체간**: approach 단계는 체간은 약간 앞으로 기울어지고, 똑바로 상대를 봄으로써 임팩트 시 머리가 숙여지는 것(헤드다운)을 방지한다. 임팩트 시 순간적인 체간 및 경부 고정에 의해 체간을 정중앙 위치로 유지하는 것이 상대에게 충격을 줄 뿐만 아니라 어깨나 허리에 가해지는 부담도 줄인다. 머리와 태클백(bag)의 접촉 시 근전도 연구에서 헤드업에 비해 헤드다운에서 상/하부 승모근 활동이 저하된다는 보고도 있어[3] 경부의 충분한 고정성을 발휘하려면 헤드업 자세를 유지할 필요가 있다.

② **상지**: 임팩트를 향한 상지의 궤도는 팔을 올가미 밧줄(lariat)처럼 돌리는 수평면의 운동이 아니라(그림 2A), 최단거리에서 상대에게 손을 뻗는 시상면의 운동이 권장된다(그림 2B). 근전도 연구[4, 5]에서 태클하기 전에 대흉근, 이두근, 광배근, 전거근, 승모근의 활동이 시작되었고, 그중에서도 전거근이 가장 먼저 활동을 시작한다. 그 때문에 임팩트 직전부터 견갑골 · 견관절 주위 근육을 동시 수축하여 상지를 고정하는 것이 중요하다.

◉ 문헌

1) Pain MT, et al: In vivo determination of the effect of shoulder pads on tackling forces in rugby. J Sports Sci 2008; 26(8): 855-862.
2) Usman J, et al: An investigation of shoulder forces in active shoulder tackles in rugby union football . J Sci Med Sport 2011; 14(6): 547-552 .
3) Morimoto K, et al: Electromyographic study of neck muscle activity according to head position in rugby tackles. J Phys Ther Sci 2013; 25(5): 563-566.
4) Herrington L, et al: Electromyographic analysis of selected shoulder muscles during a rugby football tackle. Sports Med Arthrosc Rehabil Ther Technol 2009; 1(1): 10.
5) Seminati E, et al: Specific tackling situations affect the biomechanical demands ex-perienced by rugby union players. Sports Biomech 2017; 16(1): 58-75.

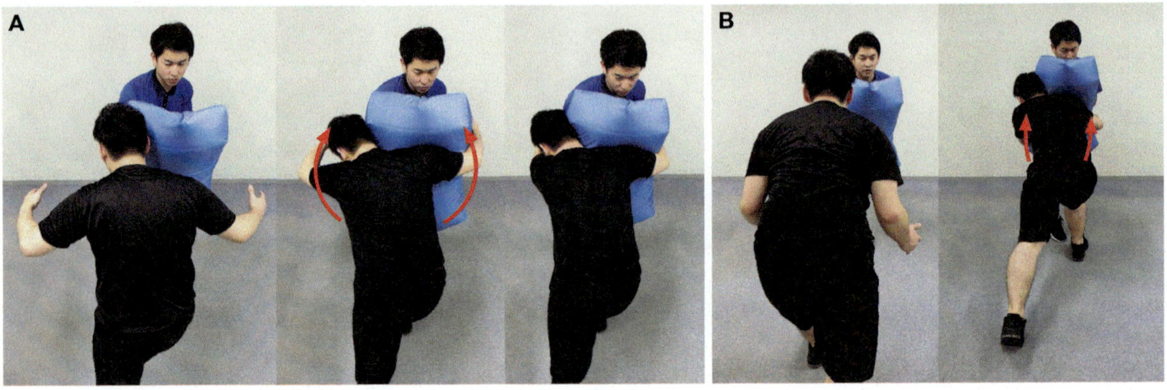

그림 2 콘택트 시의 상지의 궤도

A: 상지의 궤도가 수평면이 되고, 어깨의 수평내전으로 콘택트를 실시하고 있다. B: 상지의 궤도가 시상면이 되고, 어깨의 굴곡으로 콘택트를 실시하고 있다.

③ **하지**: 앞에서 서술한 것처럼 상대에게 접근하는 움직임 후 임팩트 직전에 상대의 지지 기저면(base of support) 안으로 강하게 파고드는 움직임이 중요하다. 더불어, post impact에서도 걸음을 멈추지 않고 전방으로 나아가는 힘을 유지한다. 근전도 분석에 따르면 태클과 반대쪽 척추 기립근 및 대둔근의 활동이 태클 전보다 높아지는 것으로 나타나는데[5], 골반 고정에서 고관절 신전근 발휘의 중요성을 알 수 있다. 또한 체간 측면굴곡은 콘택트 측의 반대쪽 하지로 디딤발이 들어갔을 때 증가한다는 보고가 있어서[6], 콘택트 측 디딤발로 깊이 파고들어 태클을 하는 것이 권장된다.

◉ 문헌

6) Kawasaki T, et al: Kinematics of rugby tackling: A pilot study with 3-dimensional motion analysis. Am J Sports Med 2018; 46 (10): 2514-2520.

3 경기 동작과 외상 · 질환

역학

럭비 경기에서 외상의 80%는 콘택트 상황에서 발생하며, 그 중 40%는 목과 경추 부위나 어깨 외상인 것으로 알려져 있다.[7] 고등학생에서 견관절 탈구 후 재탈구율은 54.3%로 보고되어 매우 높게 나타난다.[8] 초기 치료 선택의 중요성과 더불어 태클 시 신체 사용법을 수정하는 것이 중요하다고 할 수 있다.

◉ 문헌

7) Roberts SP, et al: Epidemiology of time-loss injuries in English community-level rugby union. BMJ Open 2013; 3 (11): e003998.

8) Kawasaki T, et al: Incidence of and risk factors for traumatic anterior shoulder dislocation: an epidemiologic study in high school rugby players. J Shoulder Elbow Surg 2014; 23(11): 1624-1630.

전형적인 잘못된 동작의 특징

콘택트 동작을 하다 보면 대부분 임팩트 순간 외상이 생긴다. 그러므로 동작을 관찰할 때는 먼저 임팩트 시의 자세, 접촉 부위 및 면적을 평가하는 것이 중요하다. 다음으로 impact 단계에서 post impact 단계에 걸친 체간 축의 흐트러짐과 신체의 운동방향을 확인한다. 마지막으로 접근법을 확인하고, 그 자세나 상지의 궤도, 디딤발의 위치와 타이밍, 상대방과의 거리를 확인한다.

◎ 임팩트 시 잘못된 동작의 특징

① **헤드다운**: 임팩트 시 혹은 그 직전에 경부 신전이 감소하고, 머리가 내려간 상태에서 태클을 하는 동작을 가리킨다(**그림 3**). 경부나 견갑골의 고정력이 저하됨으로서 경부나 어깨의 외상 발생 위험이 증가한다. 또한, 주로 우세하지 않은 팔(non-dominant arm)로 태클할 때 머리가 숙여지기 쉽다는 보고도 있어, 양쪽의 태클 동작을 평가할 필요가 있다.[5]

② **역 헤드(reverse head)**: 상대의 진행 방향으로 경부가 임팩트를 하게 되는 동작을 가리킨다(**그림 4**). 경부의 외상 위험이 증가하는 것 외에,[9] 경부와 상지의 거리가 멀어짐으로서 견갑골이 고정되지 않고, 어깨의 외상 발생 위험도 높아진다. 역 헤드로 태클하면 헤드다운도 일어난다는 보고도 있어[10], 경부나 견갑골의 고정성이 더욱 감소될 가능성이 높다.

③ **암 태클**: 귀나 경부, 어깨가 상대와 접촉하지 않고, 상완의 원위부나 전완만으로 접촉하는 동작을 가리킨다(**그림 5**).[11] 어깨관절보다 먼 위치에서 접촉하는 것으로 어깨에 강한 외력이 생겨, 견관절 탈구 등의 원인이 된다.[12] 임팩트 시 상지 궤도가 어깨 수평내/외전을 수반하는 수평면의 운동이 되면 암 태클을 실시하기 쉽다.

④ **견갑골이 앞으로 돌출된 임팩트**: 견갑골이 전방경사 및 외전 되어 전방으로 전진한 상태에서 임팩트 하면(**그림 6**) 견봉 부위에 집중된 좁은 범위 접촉이 되어 견쇄 관절의 탈구를 발생시키는 원인이 된다. 또한 어깨관절은 상대적으로 수평외전 자세가 되어 탈구의 위험이 높아진다.

◉ 문헌

9) Sobue S, et al: Tackler's head position relative to the ball carrier is highly correlated with head and neck injuries in rugby. Br J Sports Med 2018; 52(6): 353-358.

10) Tanabe Y, et al: The kinematics of 1-on-1 rugby tackling: a study using 3-dimensional motion analysis. J Shoulder Elbow Surg 2019; 28(1): 149-157.

11) Burger N, et al: Mechanisms and factors associated with tackle related injuries in South African Youth Rugby Union players. Am J Sports Med 2017; 45(2): 278-285.

12) Maki N, et al: Video analysis of primary shoulder dislocations in rugby tackle. Orthop J Sports Med 2017; 5(6): 2325967117712951.

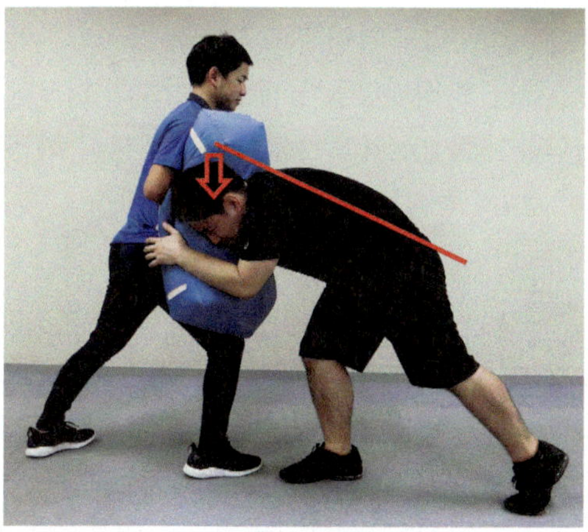

그림 3 헤드 다운
머리 부분이 체간의 축보다 아래로 내려가 충격을 받고 있다.

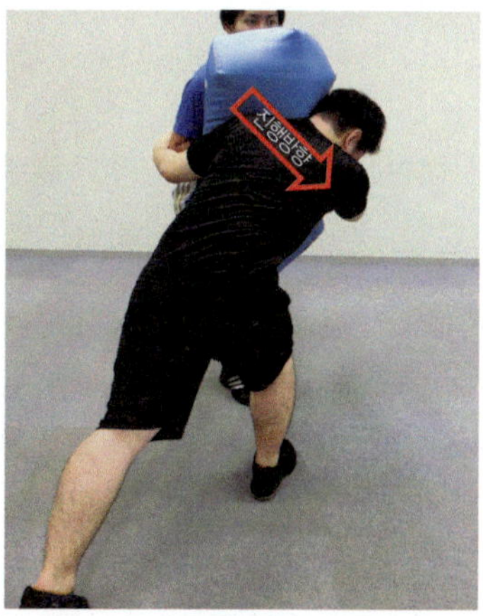

그림 4 역 헤드(reverse head)
상대의 진행 방향에 경부가 들어가 임팩트하고 있다.

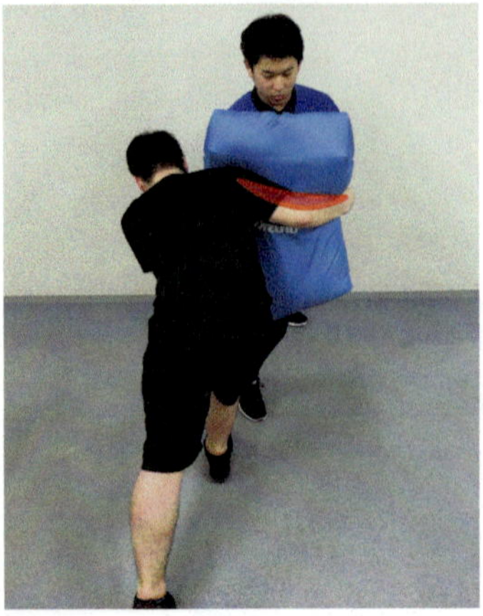

그림 5 암 태클
상완과 전완만으로 임팩트 하고 있다.

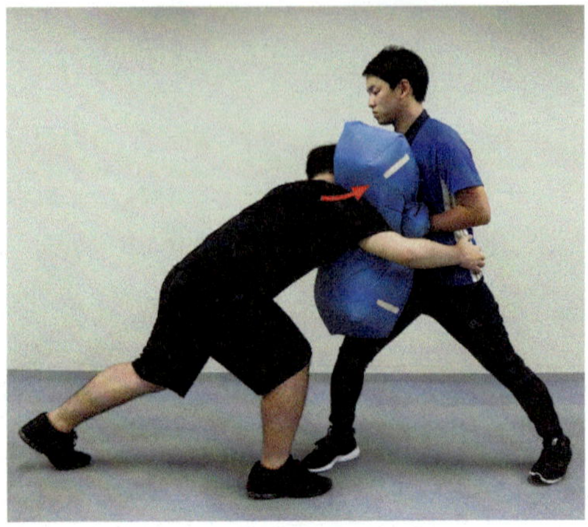

그림 6 견갑골이 앞으로 돌출된 임팩트
견갑골이 전방경사가 있거나 외전되어, 견갑골이 전방으로 전진한 상태에서 임팩트 하고 있다.

◎ 임팩트 후(post impact) 잘못된 동작의 특징

impact부터 post impact에 걸친 체간의 축이 흐트러짐을 본다. 몸통이 중간 정도에서 유지되지 못하고 임팩트 후 접촉 쪽으로 체간 측면굴곡이 일어나면 접촉 측에 버너 증후군이나 요통의 원인이 된다. 반대로 접촉 측과 반대쪽으로의 측면 굴곡이 일어나서(**그림 7**), 머리 부분이 멀어지면 먼 위치에서 접촉되거나 견갑골 전방 돌출된 상태로 임팩트를 일으키기 쉽다. 견갑골의 고정성 감소나 견관절 수평 외전 자세가 되기 쉬우며, 견관절 외상의 요인이 된다. 또 post impact의 진행 방향이 상대의 중심에서 어긋나는 것도 외상 발생 위험이 된다.[13)] 진행 방향이 신체 중심에서 어긋나면, 상대를 멈추지 못하고 팔이 뒤로 밀리는 등, 그 후의 상지의 잘못된 위치로 이어진다. 또한 태클 후 상대방을 쉽게 끌어당기지 않으면 상대편을 쓰러뜨릴 수 없을 뿐만 아니라(**그림 8**), 외상 위험이 증가한다고 하는데[13)], 누름 동작에서 당기는 동작으로 변환되는지도 확인할 필요가 있다.

◉ 문헌

13) Burger N, et al: Tackle technique and tackle-related injuries in high-level South African Rugby Union under-18 players: real-match video analysis. Br J Sports Med 2016; 50(15): 932-938.

◎ 접근 시 불량 동작 특징

접근 자세(어프로치)에서 임팩트까지 동작에서 골반의 위치는 안 내려가고 머리의 높이가 더 낮아졌는지 확인한다(헤드다운 원인). 또 상대와의 거리가 멀거나 가까운 디딤발 등으로 인해 점프해서 태클이 되기 쉬운 경우(**그림 9A**)나 디딤발과 임팩트 타이밍이 맞지 않아(**그림 9B**), 상체를 중심으로 한 태클이 되는 것도 상지에 대한 부담을 증가시킬 수 있다. 또한, 상대와의 사이를 좁힐 때, 단계를 세세하게 하는 것으로 외상 발생 위험이 저하된다고[13)] 알려져 있으며, 가속에서 직전의 감속, 방향 전환에 대응하기 위한 단계도 중요하다.

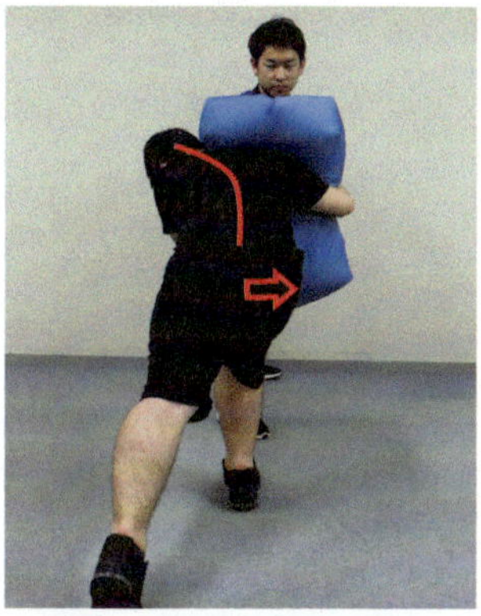

그림 7 체간 축의 흐트러짐

임팩트 시나 포스트 임팩트 시 체간이 측면 굴곡하여 정중앙 위치가 아니게 된다.

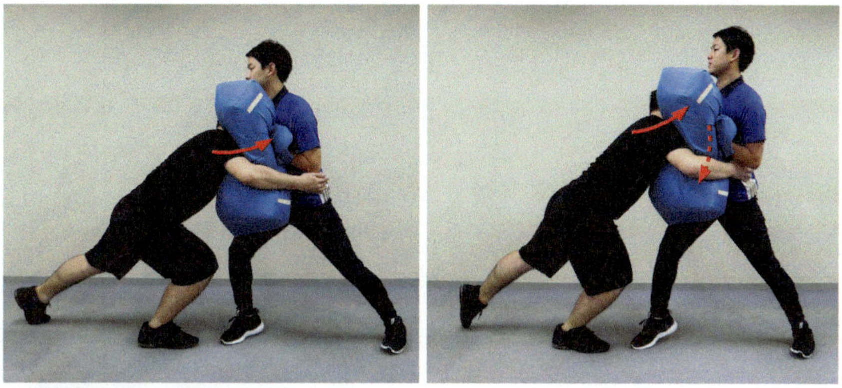

그림 8 끌어당김의 부족

포스트 임팩트에서 어깨 굴곡이 감소되어, 상대의 자세가 흐트러지지 않고 하지로 버티는 동작을 하고 있다.

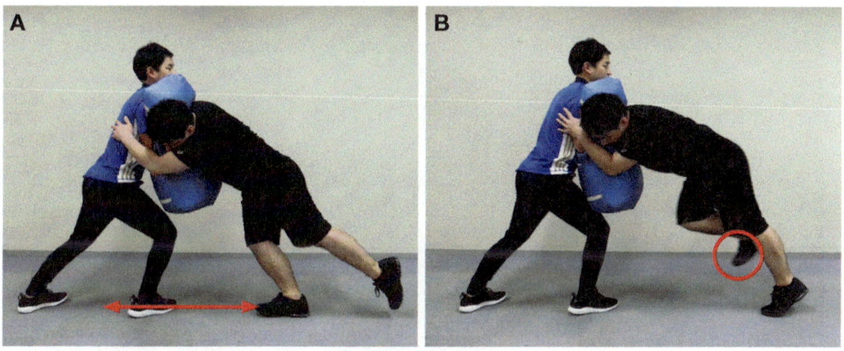

그림 9 디딤발의 불량

A: 디딤발이 가까운 태클로 되어있다.
B: 디딤발이 접지하기 전에 임팩트한다.

잘못된 동작의 원인

위에서 언급했듯이 콘택트의 불량 동작은 크게 체간 축의 고정성 문제, 상지의 고정성과 궤도의 문제, 디딤발의 위치 · 타이밍 · 방향 및 상대와의 상황 문제로 나눌 수 있다. 세 가지 문제에 대해 기능적으로 평가하는 방법을 기술하겠다.

◎ 체간 축의 고정성 문제

체간 축은 요추의 자연스러운 전만으로부터 흉곽 확장, 견갑골 내전 및 하강, 턱을 당기는 좋은 자세가 중요하다.

좋은 자세에서 고정성에 대한 평가로 경부를 이용한 브릿지를 평가한다(**그림 10**). 우선 머리 · 팔꿈치 · 골반만으로 상체를 지지하고, 요추로부터 머리까지 완만한 C커브를 가지고 있는 좋은 자세를 취할 수 있는지를 확인한다(**그림 10A**). 요추의 과전만이 일어났을 경우(**그림 10B**) 흉골을 거상시켰을 때의 흉추 신전 가동성을 평가한다(**그림 11A**). 턱이 들린 자세(chin out)가 보이는 경우(**그림 10C**) 머리의 후방 가동성을 평가한다(**그림 11B**). 그 다음 골반을 들었을 때 C커브를 유지할 수 있는지 확인하고 좋은 자세에서의 체간 축의 고정성을 확인한다. 체간과 골반 고정성은 벽을 양손으로 누른 자세로 엉덩이를 후방에서 눌렀을 때의 골반 움직임으로 평가한다(**그림 12**). 골반 거상 등이 나타나면 골반대의 고정성이 감소되어 있다. 더욱이 발걸음을 뗄 때 골반이 돌아가면 고관절까지 포함한 기능 이상이 있다.

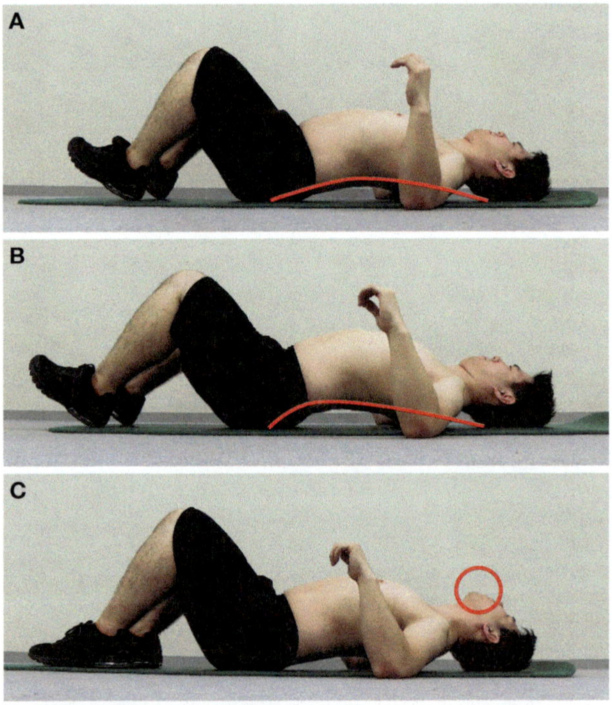

그림 10 경부 브릿지의 평가
A(좋은 예): 요추, 머리, 양 팔꿈치의 네 점을 받치고 흉추부에 꼭짓점이 있다.
B(불량 예): 요추 과전만이 발생하여 요추 부위에 꼭짓점이 있다.
C(불량 예): 턱이 들뜨는(chin out) 자세가 된다.

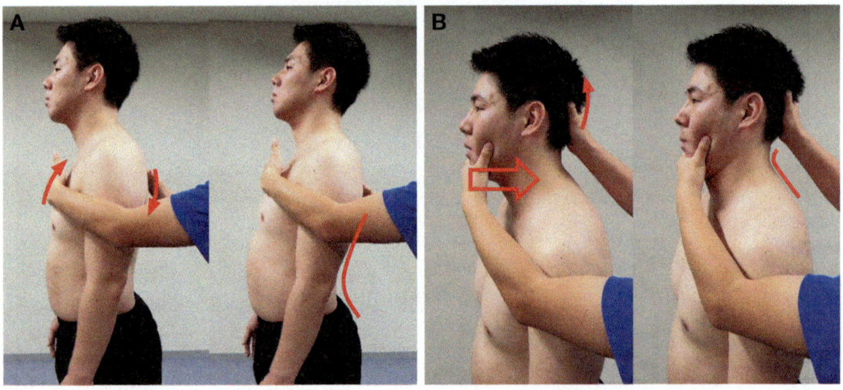

그림 11 흉추신전 가동성 · 두부 후방 가동성의 평가
A: 흉골을 위쪽으로 흉추를 아래쪽으로 움직인다. 흉추 신전의 보상으로 요추 전만에 의한 보상이 일어나고 있다.
B: 턱을 뒤로 당기듯이 머리를 뒤로 젖힌다. 하위 경추의 신전이 감소하고 두부 후방 가동성은 감소하고 있다.

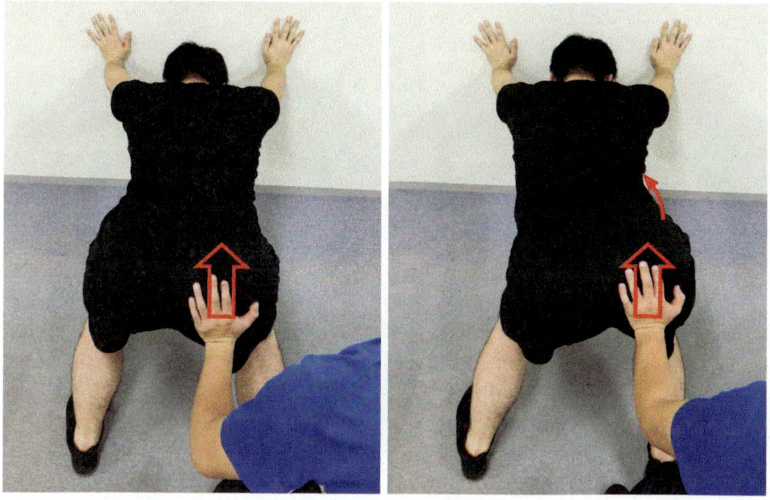

그림 12 벽 밀기에 의한 체간 · 골반 안정성 평가

손으로 벽을 누른 자세를 잡고 골반을 뒤에서 밀어서 누른 쪽의 골반 거상 여부를 평가한다.

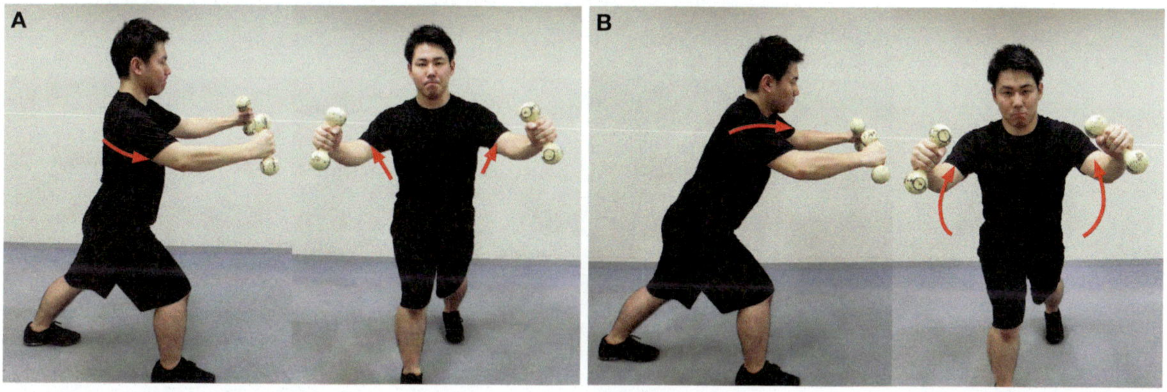

그림 13 서있는 자세에서 덤벨 프레스

A: 견갑골 내전, 하강 자세에서 견갑골의 전방경사가 되지 않도록 어깨를 굴곡시킨다.

B: 어깨 굴곡과 함께 견갑골 전방경사가 있으면 기울면 어깨 수평 내전을 동반하는 운동이 된다.

◎ 상지의 고정성과 궤도의 문제

상지의 궤도는 견갑골 내전 · 하강 자세에서 가슴에서 팔까지의 평평한 라인을 유지하면서, 팔을 들어 앞으로 밀어야(push) 할 필요가 있다. 그러한 상지의 궤도를 평가로 선 자세에서 덤벨 프레스 동작을 확인한다(**그림 13**). 전거근보다 대흉근이 우위가 되면(**그림 13B**), 견갑골이 전방경사 되어 견봉에서 접촉과 임팩트 시 어깨 수평외전을 만든다. 덤벨의 거리가 좁혀져 어깨 수평 내전을 수반하는 운동이 되고 있는지 않은지 확인한다. 상지의 고정성은 팔로 밀고 있는 상태에서 상완부에 다양한 방향으로 외부저항을 가하는 것으로 평가한다(**그림 14**). 승모근, 전거근, 광배근, 대흉근의 동시 수축이 이루어지지 않으면 어느 방향이든지 외부저항으로 상지의 자세가 무너지게 된다.

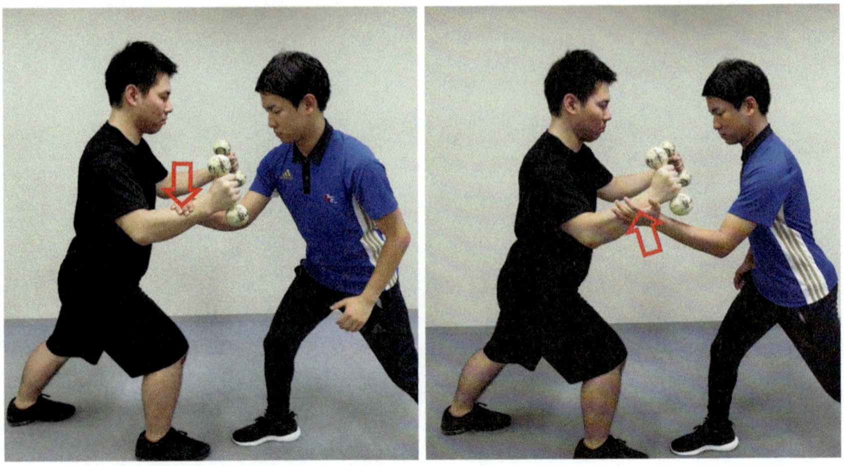

그림 14 외부 저항에 의한 상지 고정성 평가
덤벨 프레스의 마지막 자세에서, 상완이나 전완에 외부 저항을 가해 팔의 흔들림 여부를 확인한다.

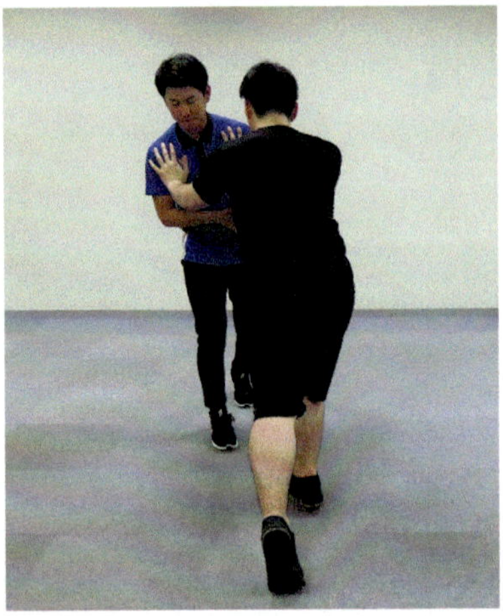

그림 15 어프로치의 평가
상대와의 거리를 좁히면서, 양손으로 상대방의 양어깨를 터치한다.

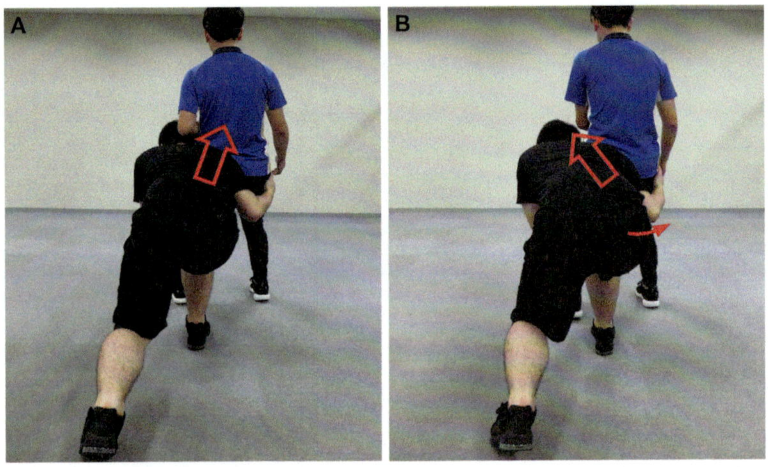

그림 16 누름 동작의 평가
A: 상대의 골반에 어깨를 대고 중심을 향해 똑바로 누른다.
B: 귀가 상대의 골반에서 벗어나 바깥쪽을 향해 밀고 있다.

◎ 디딤발의 위치 · 타이밍 · 방향의 문제, 간격의 문제

실제 어프로치에서 양손으로 상대에게 터치하는 동작을 한다(**그림 15**). 양손이 쭉 뻗어서 터치하고 있지는 않은지, 양손이 닿는 타이밍에 차이가 없는지, 양손이 닿는 타이밍과 발을 딛는 타이밍이 어긋나지 않는지 확인한다. 또한 상대의 엉덩이를 후방에서 누르는 동작을 확인하고(**그림 16**), 체간 축이 무너짐(체간측굴이나 골반측 이동)이나 미는 방향(상대 중심에서 어긋나지 않았는가: **그림 16B**), 발걸음(뒷발로 지면을 누르고 있는가, 앞발은 디딜 수 있는가)을 확인한다.

동작의 수정 방법

◎ 체간 축의 고정성 개선

경부 굴근을 스트레칭을 하여 머리 후방 가동성을 개선시킨다(**그림 17A**). 또한 상위 흉곽의 가동성을 개선시켜 C커브 획득을 목표로 한다(**그림 17B**).

네발로 견갑골을 내전시킨 자세보다 머리를 뒤로 당긴다(**그림 18**). 나아가 앞에서 언급한 경추 브릿지(**그림 10**)를 시행하여 경추에서 흉추, 요추까지의 완만한 C커브를 유지시켜 골반을 띄운다. 그 자세를 유지할 수 있다면 팔꿈치 지지를 떼고, 제자리걸음을 하며, 체간을 회전시키는 등 흔들림을 가해 체간 축의 고정성을 향상시킨다(**그림 19**).

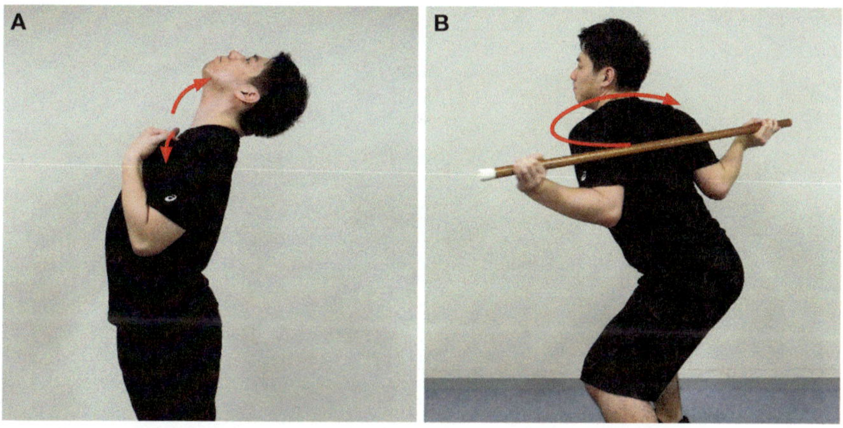

그림 17 경추 신전, 상위 흉곽 가동성 개선
A: 양쪽 쇄골 아래를 억제하여 체간 및 경부를 신전시킨다.
B: 견갑골 아래 모서리까지 바를 내리고 골반을 정중앙 위치로 유지하면서 체간을 회전시킨다.

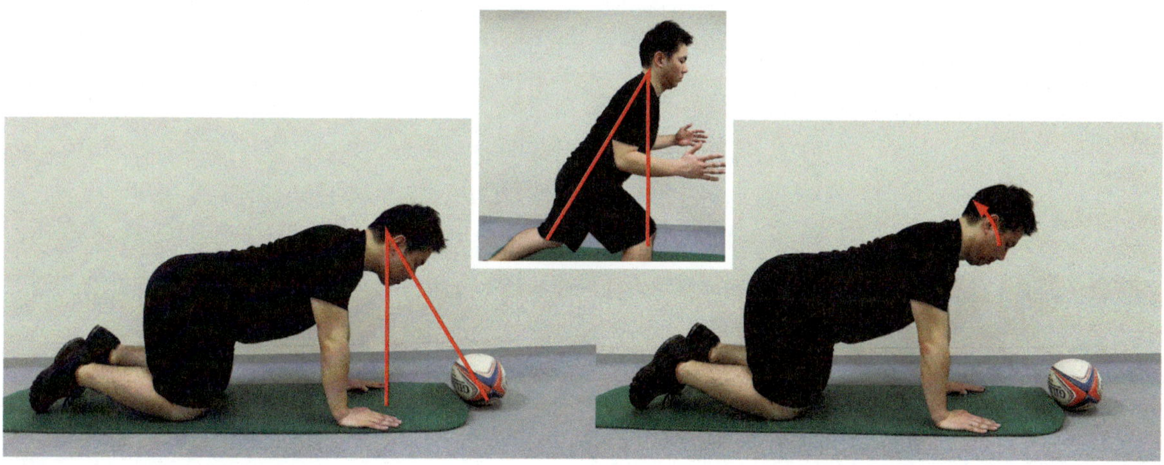

그림 18 턱 당김 운동
체간을 앞쪽으로 기울인 각도와 같은 각도로 전방을 보면서 턱을 당긴다.

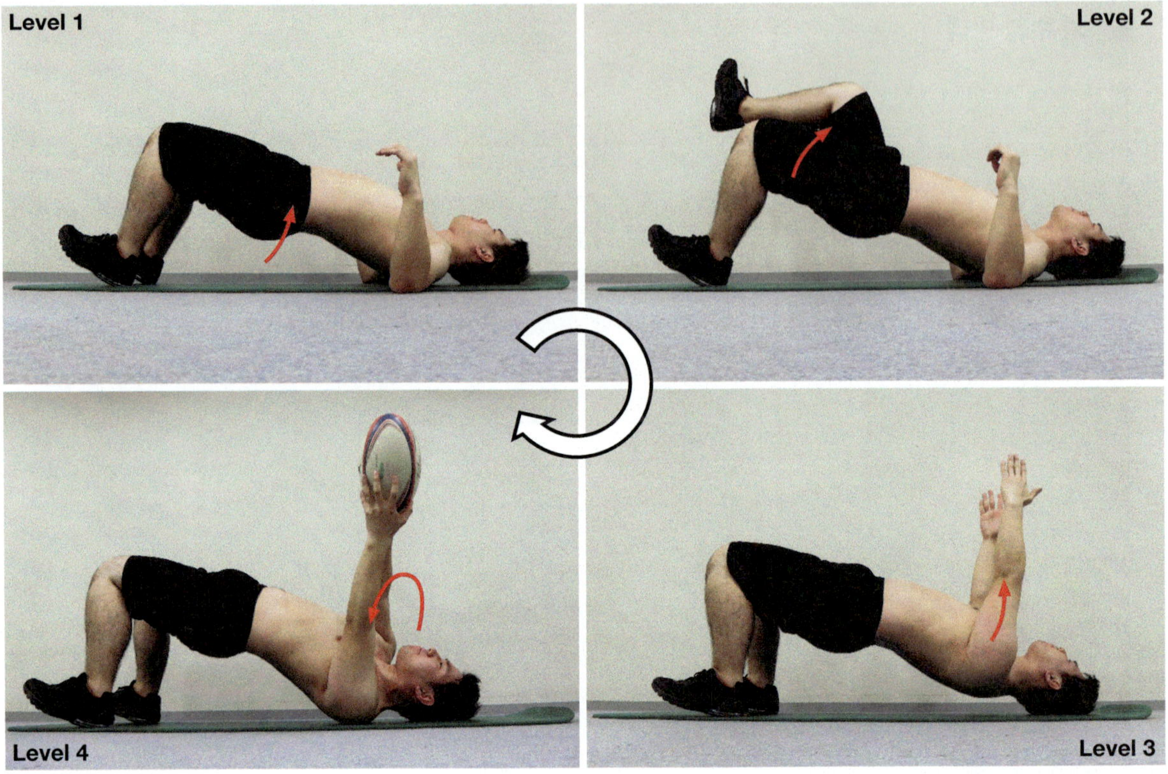

그림 19 넥 브릿지

레벨 1: 머리, 양 팔꿈치, 양 하지 5점으로 몸을 지탱한다. 레벨 2: 제자리걸음을 한다. 레벨 3: 상지를 거상시키고, 머리와 양 하지 3점으로 받친다. 레벨 4: 체간을 회전시키면서, 머리와 양 하지 3점 지지를 유지한다.

앞에서 설명한 벽 밀기 자세(그림 12)에서 제자리걸음을 하여 골반 움직임이 생기지 않도록 하여 골반의 안정성을 개선시킨다. 마지막으로 등에 볼을 올려 떨어뜨리지 않고 앞으로 이동한다. 체간 축을 유지하면서 고관절을 굴곡시키는 트레이닝이 된다(그림 20).

◎ 상지 고정성 및 궤도 개선

앞에서 언급한 바와 같이 서서 덤벨 프레스로 견갑골 전방경사를 억제하면서 어깨 전체로 전방 전진 운동을 한다(그림 13). 다음으로 로데오의 자세에서 체간을 앞뒤로 움직이면서 좋은 자세를 유지하여 어깨의 굴곡 · 신전운동을 한다(그림 21). 팔굽혀펴기 자세를 하고, 그대로 팔로 밀어서 점프를 하고 착지하여 지탱한다(그림 22).

◎ 진입 개선

평가와 마찬가지로 상대의 엉덩이를 미는 동작을 실시한다. 일정한 압력으로 누를 수 있으면 대상이 좌우로 이동하고 항상 중심을 잡고 누를 수 있는지를 확인한다(그림 23).

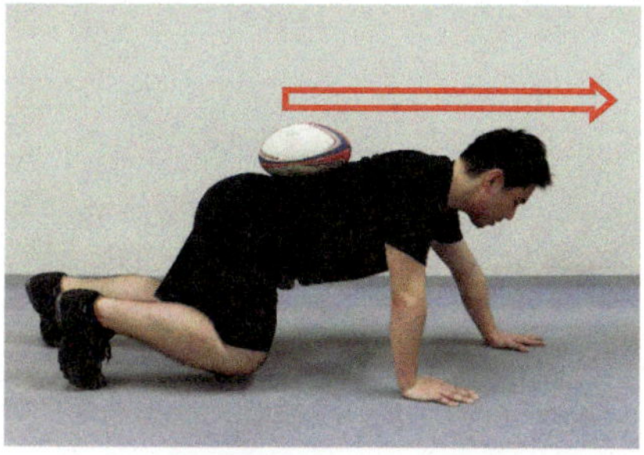

그림 20 거북이 운동
로데오의 자세 그대로 요추 부위에 볼을 싣고 앞으로 이동한다.

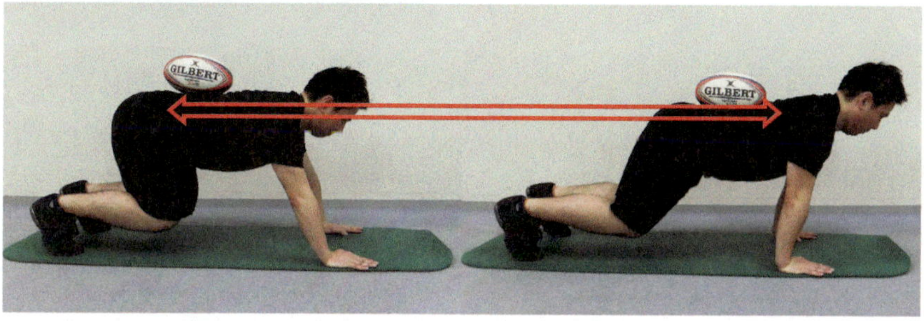

그림 21 로데오 운동
로데오의 자세로 체간을 지면에 평행하게 유지한 다음 체간을 앞뒤로 움직인다.

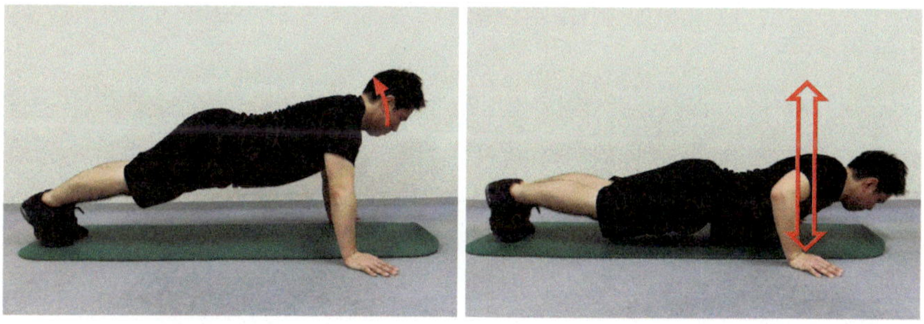

그림 22 푸시업 운동(플라이오메트릭)
팔굽혀펴기 자세에서 팔을 이용해 점프를 하고 착지한다.

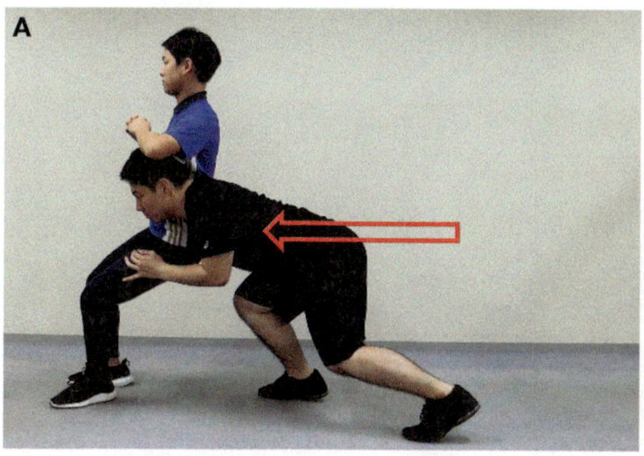

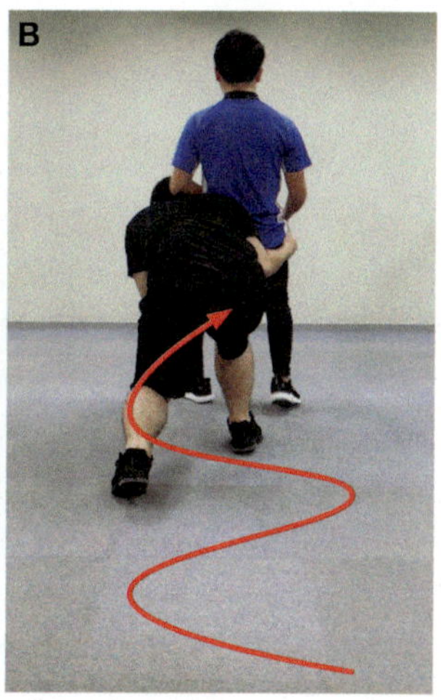

그림 23 밀기 동작 트레이닝
A: 상대의 골반을 팔과 목으로 잡고, 앞으로 민다.
B: 좌우로 움직여도 항상 상대의 중심을 누르고 앞으로 나아간다.

또 이것도 평가와 마찬가지로 양손의 터치로 콘택트 접근법(어프로치)을 연습한다(그림 15). 정면에서 시작하여 그 다음 비스듬히 움직이는 선수들에게 접근법을 취한다. 그 다음에 반격하는 움직임에 대해 어프로치를 한다. 이것이 가능해지면, 거리를 서서히 벌리고, 속도도 붙인다. 더하여 등을 돌린 상태에서 신호로 돌아보게 한 뒤 어프로치를 함으로서 순식간에 상대의 위치를 파악해, 어프로치를 하는 기술을 몸에 익힌다. 만일 우리가 제대로 접근할 수 있다는 것을 확인할 수 있다면 서서히 컨택트로 다시 돌아간다.

4 경기 복귀

단계적 복귀 사고 방식

콘택트의 강도는 대상[더미(쿠션)에서 대인], 인원수(1 대 1에서 복수), 스피드(걷기에서 가속), 거리(짧은 거리로부터 떨어진 거리), 공간(직선에서 대각선), 반응(한 방향에서 반격)으로 서서히 과제를 늘려 간다.

구체적인 복귀 단계에 대해서는 표 1에 나타낸다.

복귀 기준

콘택트를 시작할 때는 통증 유발 테스트(경부라면 신경증상 포함)에 의한 양성 소견 소실이 조건이 된다. 완전히 복귀하려면 위에서 언급한 체간 축의 안정과 상지의 궤도 및 고정력 외에도 절대적인 근력이 필요하다. 자신의 몸무게를 초과한 벤치 프레스를 통증 없이 가능하다는 것도 중요한 지표가 된다.

재발 예방

모든 접촉이 이상적으로 이루어지지는 않는다. 상대방에 대한 반응이 늦는 등 오류가 일어나기 쉬운 상황이라면, 콘택트와 반대쪽 상지를 사용하는 방법도 중요

표 1 단계적 경기 복귀

트레이닝		연습 게임		
넥 브릿지	프레스	전체	백스(backs: 수비)	포워드
레벨 1	벤치 프레스 자신의 체중 거상	임팩트만 가능 (더미 어깨패드)		
레벨 2	외부저항에 의한 상지 고정	콘택트 (더미)	라인 연습 (콘택트)	스크럼머신 (1명)
레벨 3	푸시업(플라이오) 고정가능	콘택트 (대인)	라인 연습 (홀드)	스크럼머신 (복수)
레벨 4		어택과 디펜스		디펜스 스크럼 (대인)
		게임		

하다. 구체적으로는, 뒤늦게 태클에 들어갔을 경우, 반대쪽 팔을 상대의 등 쪽으로 돌리고 매달려서 상대의 움직임을 늦추는 것이 계속 되어야 하여, 훈련할 때이에 대한 지도자와 선수의 준비가 중요하다. 콘택트 빈도와 외상은 비례한다는 보고도 있다.[7, 14] 특히 어깨관절 탈구 수술 후 넘어진 후 재손상이 가장 많다는 보고[15]가 있으며, 손을 짚는 위치를 몸 가까이 하는 등 콘택트 이외에도 다양한 상황에 대비하여 재발 예방에 힘써야 한다.

World Rugby는 'Rugby Ready'라는 교재를 제작하여 경기 중의 안전 대책과 스포츠 손상 후의 대응에서부터 복귀까지의 학습의 중요성을 설명한다. 전신 예방 프로그램 실시에 의해 하지나 머리 외상 예방 효과가 나타났다는 보고[16, 17]도 있었으며, 전신의 컨디션도 재발 예방에 중요하다는 것을 알 수 있다.

◉ 문헌

14) McIntosh AS, et al: Head, face and neck injury in youth rugby: incidence and risk factors. Br J Sports Med 2010; 44(3): 188-193.

15) Kawasaki T, et al: Midterm clinical results in rugby players treated with the bristow procedure. Am J Sports Med 2018; 46(3): 656-662.

16) Attwood MJ, et al: Efficacy of a movement control injury prevention programme in adult men's community rugby union: a cluster randomized controlled trial. Br J Sports Med 2018; 52(6): 368-374.

17) Hislop MD, et al: The efficacy of a movement control exercise programme to reduce injuries in youth rugby: a cluster randomized controlled trial. BMJ Open Sport Exerc Med 2016; 2(1): e000043.

제 16 장 테니스

1 서론

테니스 경기는 다양한 연령대의 선수들이 실시하고 경기 수준도 다양하다. 라켓이나 스트링(줄) 등 도구의 발전도 눈부시고, 수준 높은 선수들의 테니스 기술도 점점 더 변화하고 있어서, 신체 부담도 증가하고 있다. 대전 형태의 경기이기 때문에, 상대방 선수의 특성이나 코트 바닥에 따른 기술적인 구분도 중요하다. 많은 외적 요소가 있는 가운데, 기술적으로 좋은 동작을 단편적으로 말하기는 어렵고, 경기수준과 체력에 맞는 효율적인 동작의 습득이 요구된다. 본 장에서는 테니스 경기에서 중요한 서브와 스트로크의 기본 동작들을 다룬다.

2 경기 동작의 바이오메카닉스

서브 동작이나 스트로크는 그 단계에 따라서 운동의 주요 부위가 변화한다. 동작을 관찰할 때는 하지로부터 체간, 상지의 연동을 이해할 필요가 있다. 또한 라켓을 잡는 스포츠이기 때문에 전완주위 근육활동의 이해도 중요하다.

동작 단계

테니스에서 서브의 단계는 4단계, 스트로크는 3단계로 나눌 수 있다.

서브(그림 1)

① **준비(preparation)**: 시동부터 공 토스까지.

② **코킹(cocking)**: 공이 손에서 떨어진 곳에서부터 서브하는 어깨가 최대 외회전이 될 때까지.

③ **가속(acceleration)**: 어깨 최대 외회전 직후부터 볼 임팩트까지.

④ **팔로우 스루(follow-through)**: 공 임팩트부터 전완 회내 운동 종료까지.

스트로크(그림 2, 3)

① **준비(preparation)**: 자세에서 라켓을 뒤로 당긴 자세까지.

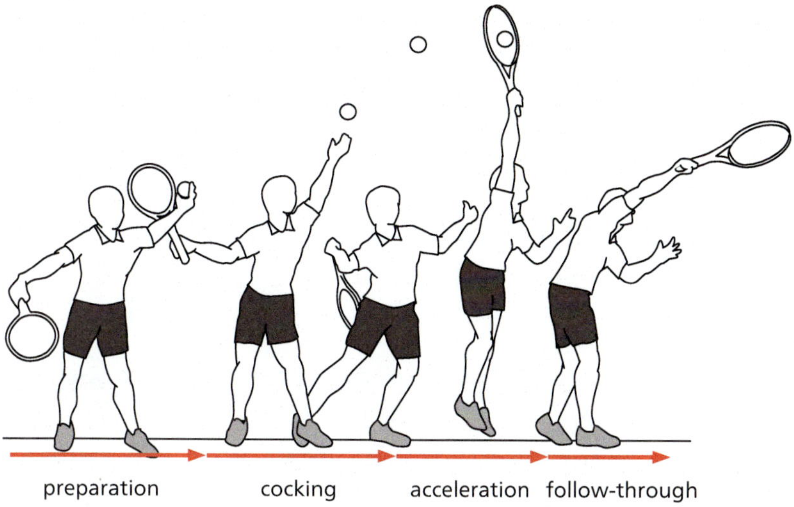

그림 1 서브의 단계

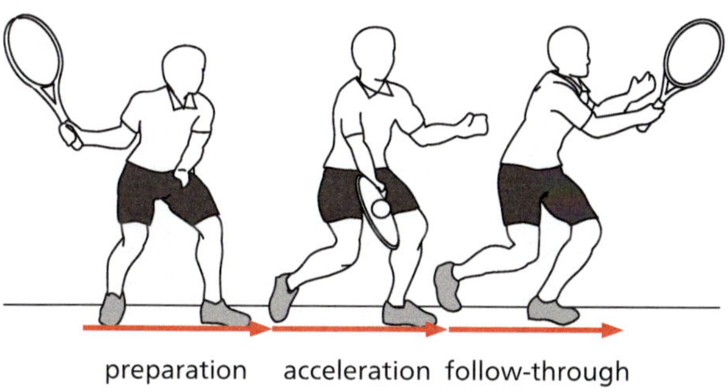

그림 2 포핸드 스트로크의 단계

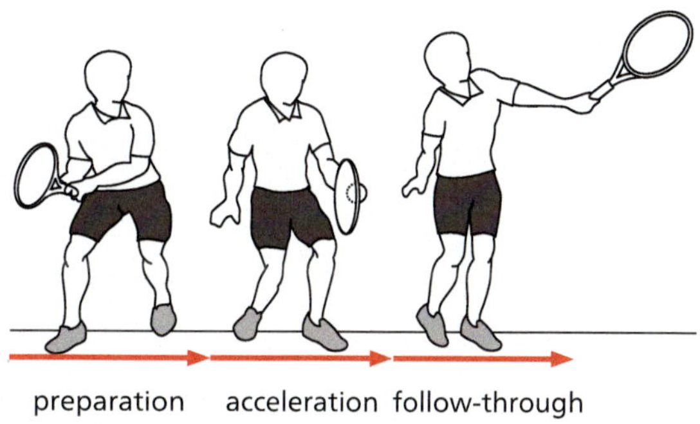

그림 3 백핸드 스트로크의 단계

② **가속(acceleration)**: 뒤로 당긴 라켓을 앞으로 휘두르는 것부터 공 임팩트까지.

③ **팔로우 스루(follow-through)**: 공 임팩트부터 스트로크의 최종 자세까지.

전신 운동의 바이오메카닉스

◎ 신체중심운동과 지면반력

서브

서브시의 라켓 스피드는 시속 100~130 km, 구속은 시속 130~245 km에 달하며, 공의 회전수는 서브의 종류에 따라 다르다. Sakurai 등[1)]은 플랫 서브가 127.4 ± 56.3 rad/초, 슬라이스 서브가 232.1 ± 34.8rad/초, 빠른 서브가 336.5

◉ **문헌**

1) Sakurai S, et al: Ball spin in the tennis serve: spin rate and axis of rotation. Sports Biomech 2013; 12 (1): 23-29 .

◉ 문헌

2) Girard O, et al: Lower-limb activity during the power serve in tennis: effects of performance level. Med Sci Sports Exerc 2005; 37(6): 1021-1029.
3) Girard O, et al: Influence of restricted knee motion during the flat first serve in tennis. J Strength Cond Res 2007; 21(3): 950-957.
4) Martin C, et al: Professional tennis players' serve: correlation between segmental angular momentums and ball velocity. Sports Biomech 2013; 12(1): 2-14.
5) Takahashi K, et al: The role of upper limb segment rotations in the development of spin in the tennis forehand. Aust J Sci Med Sport 1996; 28(4): 106-113.

± 51.5 rad/초였다고 보고하였다. 볼 스피드는 52.0 ± 2.9 m/초, 46.0 ± 3.4초, 40.8 ± 2.8 m/초로 회전수가 높을수록 늦어지는 것으로 여겨진다. 수직성분의 최대 지면반력과 타점의 높이[2)]나 구속[3)]과 관련이 있고, 바닥을 누르는 하지의 기능이 퍼포먼스에 크게 영향을 주는 것으로 생각된다. 더불어, preparation에서 체간 회전 모멘트, preparation 후반에서 상완 회전 모멘트. preparation 후반부터 acceleration에서의 전완회전 모멘트가 구속과 관련된다는 보고[4)]가 있고, 체간, 상완, 전완의 연쇄 운동이 서브 성공에 중요하다는 것을 알 수 있다.

스트로크

Takahashi 등[5)]은 포핸드 스트로크의 플랫, 톱스핀, 톱스핀 로브의 운동학(kinematics) 차이를 보고하였다. 각 관절의 최대 각속도 피크 타이밍은 다른 운동 사슬(kinetic chain)을 나타낸다(표 1). 플랫에서는 어깨 수평 내전 → 전완 회내 → 팔꿈치 굴곡 → 어깨 내회전 → 손목 굴곡 → 손목 척측굴곡의 순서로, 톱스핀에서는 어깨 수평내전 → 전완 회내 → 어깨 내회전 → 손목 굴곡 · 척측굴곡 → 팔꿈치 굴곡 순으로, 톱스핀 로브에서는 어깨 수평내전 → 손목 척측굴곡 → 어깨 내회전 → 손목관절 굴곡 → 어깨 내회전 → 전완 회내 → 팔꿈치 굴곡 순이다.

◎ 세그먼트별 운동 관찰

서브

① **상지**: cocking 단계는 어깨 최대 외회전에서 공 임팩트 시 각 관절각도를 표 2에 나타내었다. 어깨 최대 외회전 각도는 172 ± 12°, 외전 101 ± 13°,

표 1 acceleration 상에서 각 관절의 최대각 속도가 되는 타이밍(임팩트 순간을 0으로 한다)

체간 측굴	−0.076초
체간 회전	−0.058초
골반 회전	−0.048초
팔꿈치 신전	−0.038초
손목굴곡	−0.026초
어깨 내전	−0.018초
임팩트	0초

(문헌 5에서)

표 2 어깨관절 최대 외회전 시와 볼 임팩트 시의 각 관절각도

어깨관절 최대 외회전 시	
견관절 외회전(°)	172 ± 12
어깨관절 외전(°)	101 ± 13
견관절 수평내전(°)	7 ± 9
팔꿈치관절 굴곡(°)	104 ± 12
손목관절 신전(°)	66 ± 19
수평면에 대한 체간의 앞으로 구부림(°)	66 ± 9
무릎관절 굴곡(°)	13 ± 8
볼 임팩트 시	
견관절 외전(°)	101 ± 11
견관절 수평내전(°)	5 ± 10
팔꿈치관절 굴곡(°)	20 ± 4
손목관절 신전(°)	15 ± 8
수평면에 대한 체간의 앞으로 구부림(°)	48 ± 7
무릎관절 굴곡(°)	24 ± 14

(문헌 6에서)

표 3 서브 동작 시 각 관절의 최대 관절각속도

무릎관절신전(°/초)		800 ± 400
체간 각도 감소(°/초)		280 ± 40
고관절 회전(°/초)		440 ± 90
상지 회전(°/초)		870 ± 120
어깨관절 내전(°/초)*	남자	2,420 ± 590
	여자	1,370 ± 730
팔꿈치관절 신전(°/초)		1,510 ± 310
손목관절 굴곡(°/초)		1,950 ± 510

* $P< 0.01$ 남녀간 유의차 있음.
(문헌 6에서)

수평내전 7 ± 9°, 팔꿈치 굴곡 104 ± 12°, 손목관절 신전 66 ± 19°이다.[6] acceleration에서 각 관절의 최대각속도를 보면(**표 3**) 견관절의 최대 각속도는 견관절 내회전은 남자에서 2,420 ± 590°/초, 여자에서 1,370 ± 730°/초, 팔꿈치의 팔꿈치 신전 각속도는 1,510 ± 310°/초, 손목관절 굴곡 각속도는 1,950 ± 510°/초로, 상지의 고속운동이 이루어지고 있다. 어깨 내회전 토크는 acceleration상에서 최대가 된다.[6]

② **체간**: preparation에서 acceleration 까지 체간은 측굴, 회전, 전방굴곡 한다. 어깨 최대 외회전 시의 체간 전방굴곡 각도는 66 ± 9°, 가장 힘이 가해지는 임팩트 시에는 체간의 전방굴곡 각도가 48 ± 7°가 된다. 투구 동작과 서브 동작의 체간 운동을 비교한 보고에 의하면 측면굴곡 각도의 차이는 보이지 않지만, 회전각속도가 유의하게 높았다.[7]

③ **하지**: 무릎 굴곡 각도의 차이에 따라 어깨 내회전 토크에 차이가 생긴다. 무릎 굴곡 각도를 14° 컷오프 값으로 하여 비교한 연구에 따르면, 무릎 굴곡이 큰 군과 작은 군의 어깨 내회전 토크는 63.3 Nm, 55.6 Nm, 팔꿈치 내반 토크는 각각 73.9 Nm, 62.7 Nm이였다. 즉 무릎관절 굴곡 감소는 어깨 및 팔꿈치관절에 미치는 스트레스를 증가시킬 수 있다.

스트로크

① **상지**: 최근 스트로크에 있어서, 점점 더 두꺼운 타격감으로 톱스핀을 걸어서 강하게 공을 칠 기회가 많아지고 있다. 그 때문에, 많은 선수가 웨스턴 그립 또는 세미 웨스턴 그립으로 포핸드 스트로크를 치는 일이 많다. 이러한 그립은 특히 임팩트 부근에서 팔로우 스루까지 급격한 전완 회내(pronation)와 어깨관절의 내회전이 요구된다. 백핸드 스트로크는 2종류가 있으며, 한 손으로 치는 싱글 핸드와 양손으로 치는 더블 핸드가 있다. 싱글 핸드는 preparation의 테이크백에서 더블 핸드보다 회전하는 어깨의 회전 얼라인먼트가 크고, 볼 임팩트에서는 더블 핸드에 비해 타점이 전방이 된다.[8]

◉ 문헌

6) Fleisig G, et al: Kinematics used by world class tennis players to produce high-velocity serves. Sports Bio-mech 2003; 2(1): 51-64.

◉ 문헌

7) Reid M, et al: A kinematic comparison of the overhand throw and tennis serve in tennis players: how similar are they really? J Sports Sci 2015; 33(7): 713-723.

◉ 문헌

8) Reid M, et al: The one-and two-handed backhands in tennis. Sports Biomech 2002; 1(1): 47-68.

② **체간**: 스트로크에서는 acceleration에서 체간 회전과 신전이 동시에 발생하며 체간 측면굴곡을 일으킨다. 특히 양손 백핸드 스트로크에서는 반대쪽 손도 같이 사용하기 때문에 어깨관절에서 골반의 움직임이 제한이 되면 요추에 미치는 부담이 커진다. 구체적으로는 임팩트 시 어깨, 골반의 회전 모멘트와 요추의 좌측회전 및 우측굴곡 모멘트가 커져, 요추에 신전과 회전의 부담이 최대가 된다.[9)]

③ **하지**: 백핸드 스트로크에서 골반회전의 도움으로 더블 핸드에서는 뒷다리 영향이 크고, 싱글 핸드에서는 앞다리 영향이 크다는 보고[10)]도 있어 하지 기능의 중요성도 생각해야 된다.

◎근 활동

서브

cocking 후반부터 acceleration에 걸쳐 단요측수근신근(extensor carpi radialis brevis), 총지신근(extensor digitorum communis), 장요측수근신근(extensor carpi radialis logus), 요측수근굴근(flexor carpi radialis)의 근 활동이 높다고 보고되었다.[11)]

스트로크

preparation에서는 장요측수근신근이 비교적 높은 근육 활동(25~40% MVC)을 나타내고 나머지 모든 근육은 낮은 근활동(25% MVC)을 나타낸다. acceleration에서는 상완이두근, 장요측수근신근, 단요측수근신근, 총지신근이 보다 높은 근육(40% MVC)을 나타낸다. follow-through 초기에는 단요측수근신근, 총지신근, 상완이두근의 근 활동이 지속된다. follow-through 후기에는 모든 근육의 근 활동은 낮고(25% MVC), 예외적으로 장요측수근신근과 단요측수근신근은 비교적 높은 근육 활동을 나타낸다.[11)]

싱글 핸드 백핸드 스트로크의 acceleration에서 장요측수근신근, 단요측수근신근, 총지신근이 높은 근육활동(40% MVC 이상)을 보이며 특히 단요측수근신근, 총지신근의 활동은 60% MVC 이상을 나타낸다. follow through에서 단요측수근신근의 높은 근육활동(40% MVC 이상)이 지속되며, 장요측수근신근, 총지신근, 상완이두근, 원회내근(pronator teres)도 비교적 높은 근육 활동(25~40% MVC)을 지속한다고 보고되었다.[11)]

3 경기 동작과 외상 · 질환

역학

테니스에 있어서의 부상 발생은 급성 외상은 하지가 많고, 만성 질환은 상지, 체간이 많다고 보고되었다.[12)] Sell 등[13)]은 1994~2009년의 US오픈 대회 기간에

◉ 문헌
9) Kawasaki S, et al: The lower lumbar spine moment and the axial rotational motion of a body during one-handed and double-handed backhand stroke in tennis. Int J Sports Med 2005; 26(8): 617-621.
10) Akutagawa S, et al: Trunk rotation torques through the hip joints during the one-and two-handed backhand tennis strokes.
11) Morris M, et al: Electromyographic analysis of elbow function in tennis players. Am J Sports Med 1989; 17(2): 241-247.

◉ 문헌
12) Fu MC, et al: Epidemiology of injuries in tennis players. Curr Rev Musculoskelet Med 2018; 11(1): 1-5.
13) Sell K, et al: Injury trend analysis from the US Open Tennis Championships between 1994 and 2009. Br J Sports Med 2014; 48(7): 546-551.

● 최대수의수축: maximum voluntary contraction (MVC)

외상 조사를 실시해, 대회 기간 동안 만성적인 질환에 비해 급성적인 외상이 많았음을 보고하고 있다. 1,000경기당 발생률을 부위별로 보면 하지 23.0/1,000 MEs, 상지 17.7/1,000 MEs, 체간 6.12/1,000 MEs이다. 하지에서는 염좌가 가장 많았고, 이어서 손/손목관절, 무릎관절, 족관절, 어깨관절이었다. 질환은 근육과 건의 문제가 많이 포함되었고 급성 외상은 84.0%, 만성 질환은 87.7%였다. 이외 관절이나 인대, 피부, 뼈의 부상 등이 보고되었다.

전형적인 불량 동작과 원인

◎ 테니스엘보우 및 손목관절 척측 부위 통증

테니스 엘보는 일반적으로 백핸드 스트로크와 관련이 있다. 특히 경기 수준이 낮은 플레이어는 백핸드 스트로크 시 손목 굴곡 · 척측 굴곡 자세로 임팩트(그림 4)하는 경우가 많아, 단요측수근신근의 신장 스트레스가 증가하여 생기는 것으로 생각된다. 손목 굴곡과 척굴 자세가 되는 원인은 임팩트가 보다 뒤쪽에서 이루어지는 것을 들 수 있다. 그 원인은 다음의 세 가지를 들 수 있다.

① **골반 · 체간 회전 부족**(그림 5)
- 팔로우 스루에서 가슴을 펴는 형태로 타구 방향으로 몸이 향하고 있는지 확인한다.
- 가동범위에서 디딤발의 고관절 내회전 가동범위 부족이 없는지 확인한다.

② **골반의 전방이동**(그림 5)
- preparation에서 특히 축이 되는 다리의 안정성이 감소되고, acceleration 조기에 골반이 전방이동된다.

③ 초심자의 경우 볼을 임팩트 시간에 맞추지 못하고 이른바 손으로 치는 것이 포함된다.

동시에 포핸드 스트로크에서는 손에 대하여 팔꿈치가 먼저 움직이고, 손목 신전 자세로 임팩트 부근에서 급격한 손목 굴곡과 전완 회내 운동을 한다고 보고

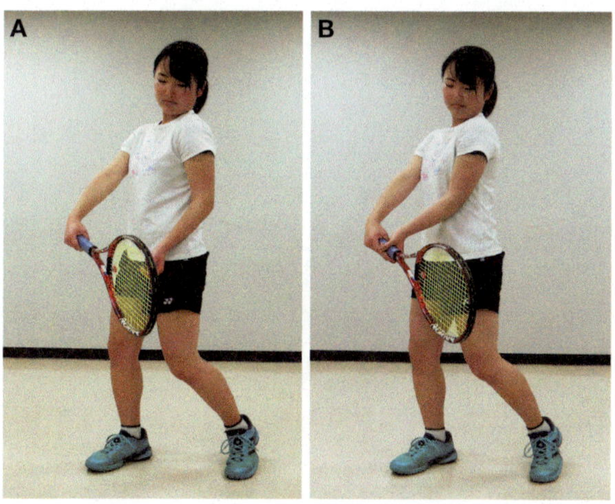

그림 4 손목 굴곡, 척골측 굴곡 자세에서 임팩트
A: 싱글 핸드, B: 더블 핸드

좋은 예

불량 예

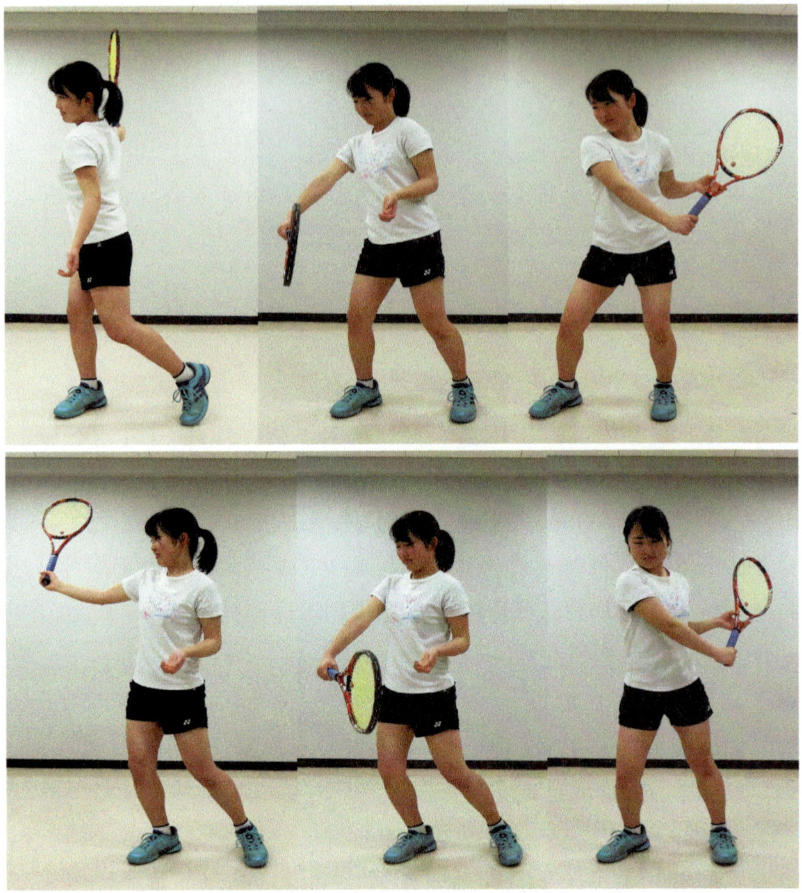

그림 5 백핸드 스트로크의 평가
축이 되는 발(왼발)의 안정성, 임팩트의 위치, 휘둘렀을 때의 체간의 회전을 본다. 불량 예에서는 테이크 백으로 축이 되는 발에 체중이 실리지 않고 골반이 앞으로 이동하며, 임팩트가 뒤쪽에 있다. 휘둘렀을 때의 체간의 회전도 불충분하다.

되었다. 이른바 손으로 치는 동작이다. 단요측수근신근은 그립을 하면서 전완 회내/외를 할 때, 전완 회내 시 손목관절 안정화 작용으로서 기능하고, 전완 회외 시 주동근으로 작용한다.[14] 팔꿈치가 먼저 움직이고, 이후 손으로 치는 동작의 결과로 손목 굴곡 및 회내는 단요측수근신근의 원심성 수축에 의한 과활동이 유발된다. 팔꿈치가 먼저 움직인 후 손목이 굴곡되어 임팩트되는 원인은 다음 세가지가 있다.

① 골반 · 체간의 회전 부족(그림 6)

- preparation에서 타구방향으로 양 어깨라인이 거의 평행을 향한다.
- 팔로우 스루에서 몸이 타구 방향을 향하고, 양 어깨의 라인이 preparation 다음 단계로 갈 수 있을 만큼 회전하고 있는지 확인한다.

② 테이크 백 시 축이 되는 발의 안정성 저하(그림 6)

- preparation 축이 되는 발의 안정성 감소에 의해 acceleration 조기에 다

◉ 문헌

14) Kelley JD, et al: Electromyographic and cinematographic analysis of elbow function in tennis players with lateral epicondylitis. Am J Sports Med 1994; 22(3): 359-363.

좋은 예

불량 예

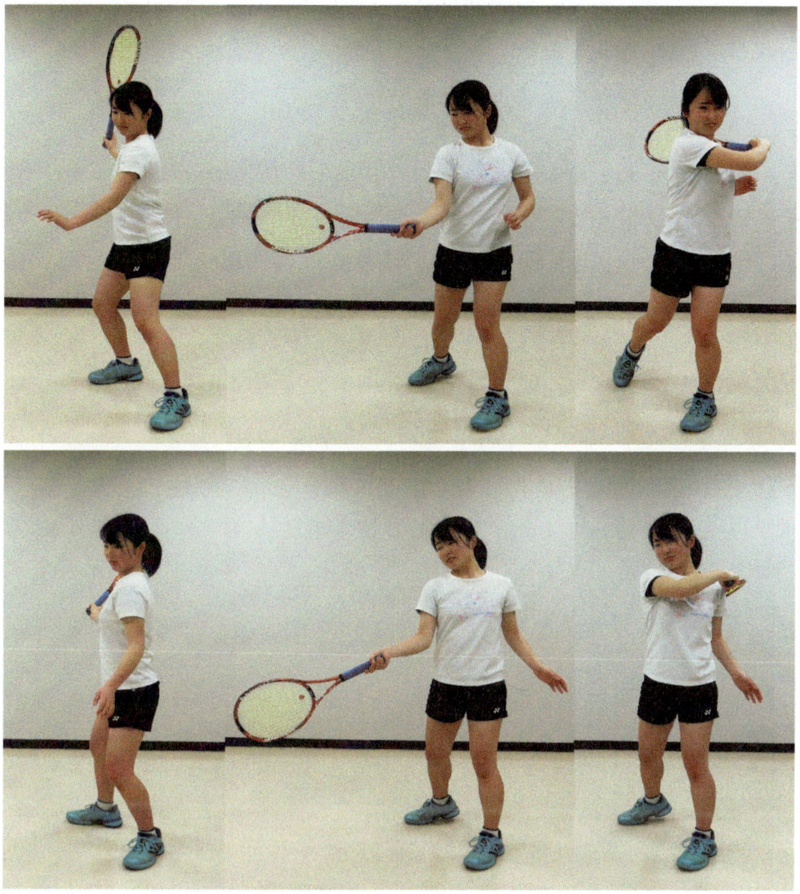

그림 6 포핸드 스트로크의 평가

축이 되는 발(오른발)의 안정성, 라켓을 휘둘렀을 때의 체간의 회전을 본다. 불량 예로는 테이크백에서 축이 되는 발에 체중이 실리지 않고, 임팩트에서는 후방에서 손목 굴곡 · 척골 굴곡 자세가 되어 휘둘렀을 때의 체간의 회전도 불충분하다.

딤발에 하중이 이동하고, 조기에 몸이 열려 임팩트 부근에서 체간의 회전 운동이 감소한다.

③ 디딤발의 안정성 감소는 골반이 과도하게 측면방향으로 이동하고 골반을 충분히 돌릴 수 없어 관절 내전이 증가되고 팔꿈치가 먼저 움직인다.

◎ 족관절 염좌

테니스에서 족관절 염좌는, 경기 중 갑자기 정지하거나 방향 전환과 같은 동작이나 서브 착지에서 균형을 잃을 때 일어난다. 코트 및 바닥면이 고르지 못하거나, 요철 등의 문제가 생겨서, 더욱 부상 발생이 많아진다. 생체역학적인 요인으로, 족부 얼라인먼트 불량 · 외측 하중, 외측으로 이동 동작 등에 의해 내반 모멘트가 높아진다. 테니스 경기 중 70% 이상이 측면방향 동작이며, 연습 중이나 경기 중에 내반 염좌가 많이 발생하여, 외측 전거비인대나 종비인대 손상이 많다고 보고되고 있다. 따라서 정지, 사이드 스텝, 크로스 스텝, 방향 전환과 같은 올바른 동작 습득이 필요하다.

◎ 요통

테니스 선수의 80~90%가 요통을 경험한다고 알려져 있다. 요통에는 자세 불량, 근육의 기능 이상 등 다양한 원인이 요추 구조에 문제를 일으켜 불안정성 등 여러 가지 질환의 원인이 된다. 특히 서브 동작에서 허리 부위의 신전, 회전, 굴곡이 반복적으로 일어나 문제를 일으킨다. 특히 cocking에서 요추 회전, 신전의 부하가 걸려서 근막성 요통, 추간관절 장애, 추간판 탈출증, 척추분리증, 척추전방전위증 등이 발생할 수 있는 대표적 질환이다. 흉곽의 확장을 동반한 흉추 신전이나 고관절 신전 가동성 부족의 결과로 요추의 신전 · 회전 스트레스가 증가한다. 또한 Campbell 등[15]은 요통군의 서브 동작의 특징으로, cocking 시 골반의 뒷다리 쪽 경사, 뒷다리 무릎의 조기 신전이 보이고, acceleration에서 골반 전방이동과 요추 좌측 측면굴곡이 증가하며, 하지로부터 운동 사슬의 문제가 발생하는 것이 요통의 원인이 된다고 하였다.

◉ 문헌

15) Campbell A, et al: Back pain in tennis players: a link with lumbar serve kinematics and range of motion. Med Sci Sports Exerc 2014; 46(2): 351-357.

동작의 수정방법

서브

가장 문제되는 cocking 시 체간의 신전동작은 흉곽 확장을 수반한 흉추신전 가동성(상지거상자세)과 체간회전 가동성, 고관절 신전 가동성을 획득하는 것을 목적으로 한다. 다음으로 견갑골과 체간의 협응성 트레이닝으로 체간 · 견갑골 주위근육 기능을 개선시킨다(그림 7). 최종적인 동작연습으로 견갑골 평면(스캡션: scaption)에서의 공 임팩트를 확인시켜 앉은 자리에서 체간과 상지의 협응성 트레이닝(그림 8), 선 자세에서 하지로부터의 체간 상지의 올바른 협응성 트레이닝을 획득한다.

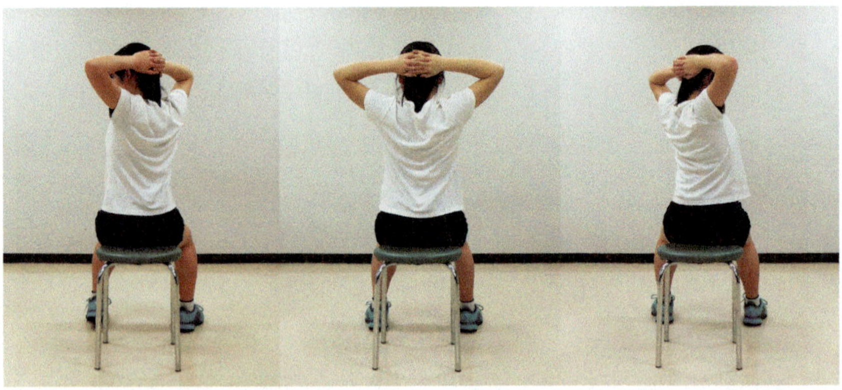

그림 7 견갑골과 체간의 협응성 트레이닝
견갑골 내전 자세 유지의 체간 회전 운동

- cocking: 트로피 포지션에서의 골반 이동이 없으며 충분한 하지 굴곡과 체간의 회전, 팔꿈치가 내려가지 않도록 왼쪽 어깨 오른쪽 어깨 오른쪽 팔꿈치가 일직선을 이룬다(그림 9B).
- acceleration: 하지로부터의 운동 사슬에 의한 고관절, 체간 신전과 견관절 내회전, 전완 회내(그림 9C).

스트로크(그림 5, 6)

임팩트로 라켓면에 저항을 가해 제대로 손관절이 고정되어 있는지 확인한다(그림 10). 척골 쪽 그립으로 손관절 회내/외를 하고, 손목관절을 고정한 상태에서

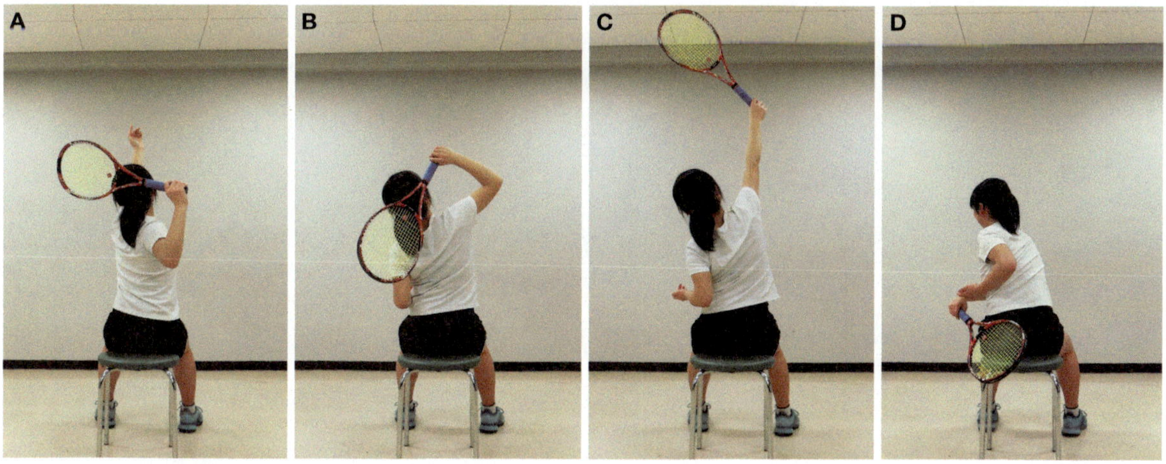

그림 8 견갑골과 체간의 협응성 트레이닝

A: 견갑골 내전 자세 유지에서의 체간 회전 운동 + 토스업, B: 왼손의 당김 + 체간 좌회전, C: 임팩트에서의 견갑골 안정성, D: 충분한 체간 회전

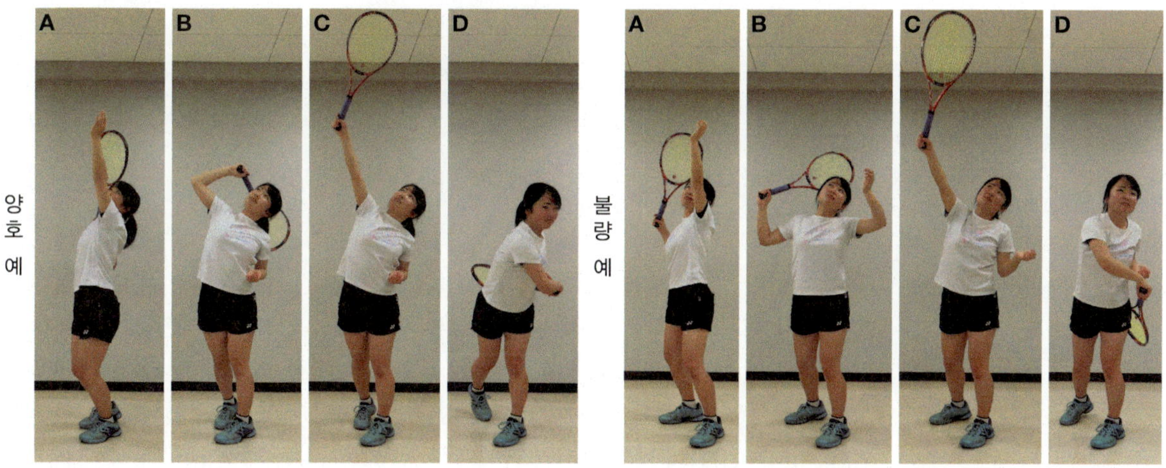

그림 9 서비스의 평가

양호 예, A: preparation상에서의 체간 회선과 축족(왼발)의 안정성, B: cocking상에서의 양 어깨와 오른쪽 팔꿈치를 묶은 라인이 일직선, C: acceleration에서의 하지에서 체간, 상지로의 운동 사슬(kinetic chain), D: follow-through상에서의 체간 회전.
불량 예, 체간의 회전이 감소하였고, 축이 되는 발에 제대로 체중이 실리지 않아 서브동작 역시 정면을 향하고 있다.

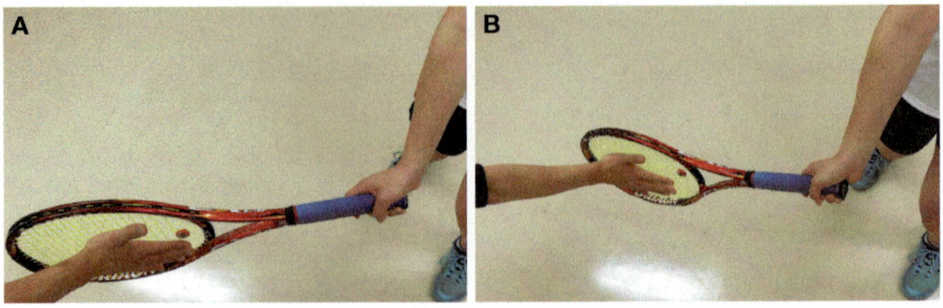

그림 10 손관절 안정성
임팩트 장면에서 라켓면에 저항을 가해 안정성을 평가한다.
A: 척골 쪽 그립으로 안정되고 이상적인 형태, B: 요골 쪽 그립이 되어 안정되지 않다.

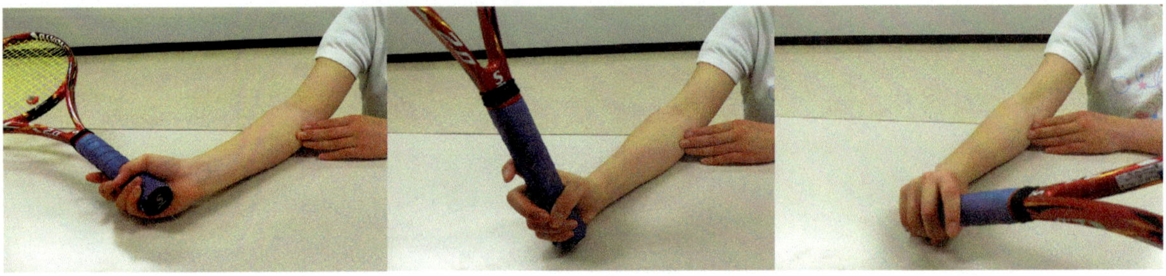

그림 11 척골 쪽 그립으로 전완 회내/외

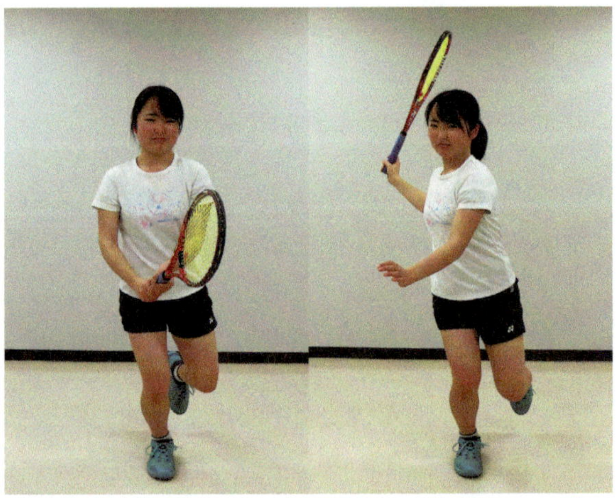

그림 12 축이 되는 발의 안정성 트레이닝
축이 되는 발 위에서 테이크 백을 실시한다. 골반 측면 이동을 억제하면서, 무릎을 충분히 구부려 발끝과 무릎을 같은 방향으로 한다.

전완의 회내/외(**그림 11**)가 되어 있는지 확인한다. 런지 동작이나 한 다리 스쿼트에서 knee in-toe out을 조정한다. 그 후, 한 다리 스쿼트 + 체간 회전(**그림 12**)을 실시하여 체간과 하지의 협응성을 획득한다. 또한 상지와 체간의 협응성을 획득하기 위해 네발로 기기 자세에서 상하지 거상을 하고 프랭크 자세에서 사이드벤치로 로테이션(**그림 13**)을 실시한다. 마지막으로 스트로크 동작으로 메디신 볼 던지기(측면방향)를 한다(**그림 14**).

- 축이 되는 발 안정성

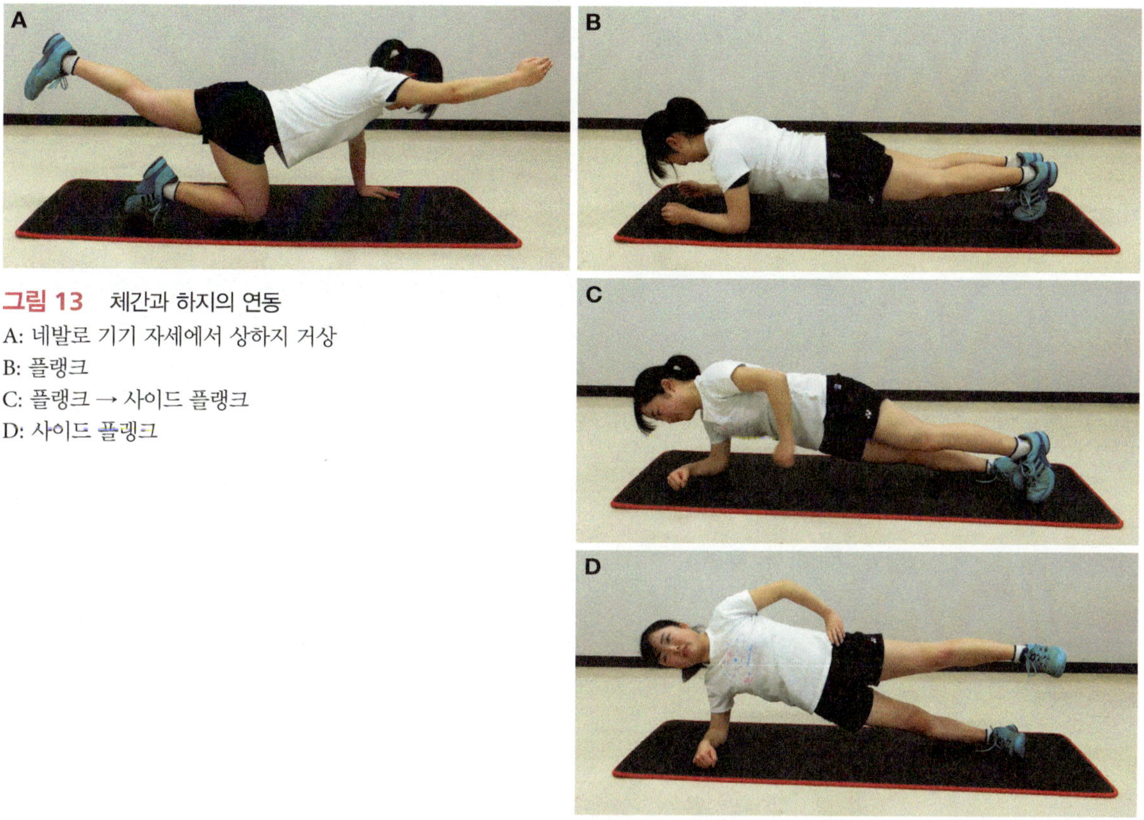

그림 13 체간과 하지의 연동
A: 네발로 기기 자세에서 상하지 거상
B: 플랭크
C: 플랭크 → 사이드 플랭크
D: 사이드 플랭크

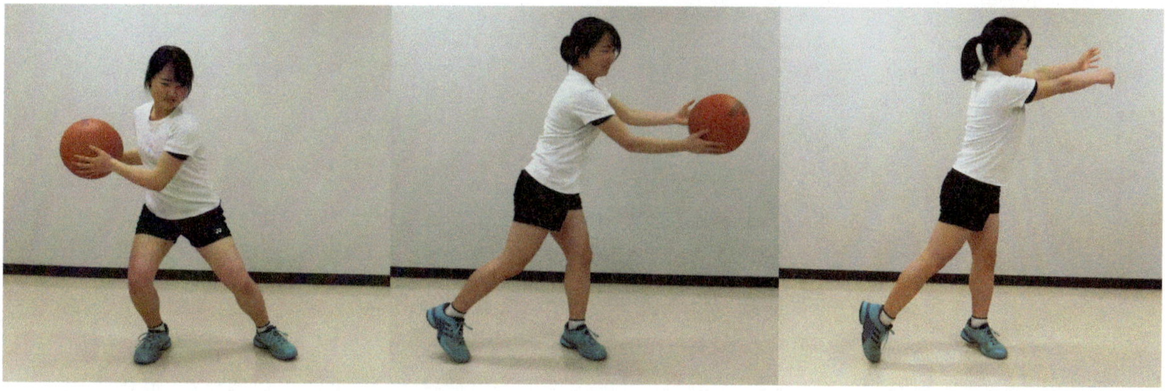

그림 14 메디신 볼 던지기
축이 되는 발의 안정성과 체간의 회전, 골반의 평행운동과 고관절 신전에 의한 힘의 발휘

- 견갑골과 체간의 협응성
- 척측 그립에 의한 손관절 고정
- 충분한 체간의 회전

풋워크

옆으로 반전이나 정지 동작에서, 한 다리 선 자세에서의 동작이 중요하다. 한 다

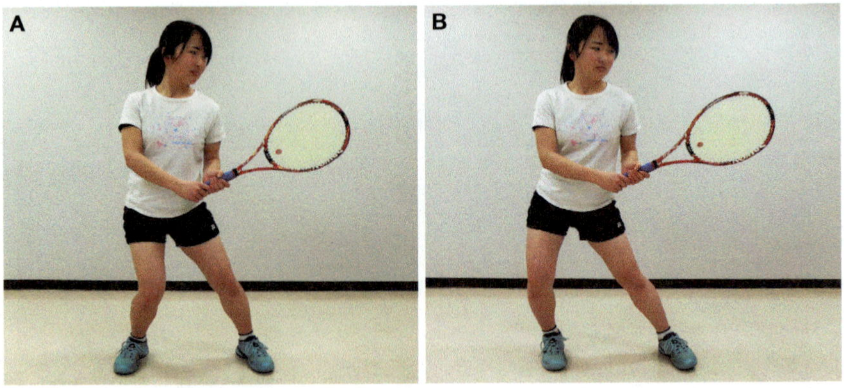

그림 15 바깥쪽 하중에서 반격 공격하는 동작
A: knee in-toe out, B: knee out-toe in.

리 서기, 한 다리 스쿼트, 한 다리 카프레이즈로 안정성을 향상시켜, 사이드스텝이나 크로스 스텝의 동작 연습을 실시한다. 고관절 굴곡 · 골반 전방경사 상태에서 다음 동작에 반응할 준비를 할 때, 기본적인 knee in-toe out 및 바깥쪽 하중에 주의하여, 무지구에 하중을 준다. 또한 급격한 정지 동작이나 측면방향으로 반전 동작에서 toe-in을 수반하는 외측 하중(**그림 15**)에 주의하여 사이드 뛰기(홉), 빠른 사이드 스텝 연습을 한다. 동작이 끝나면 풋 워크 외에 다른 동작을 늘려서 훈련하고, 캐치볼과 발리 등을 동시에 해 나간다.

4 경기 복귀

단계적 복귀 개념

서브 움직임에서 통증이 없고, 라켓 스윙의 포인트가 조절되면, 세컨드 서브부터 가볍게 치기 시작한다. 그 때는 벽을 향해 서브를 시작하는 것이 바람직하다. 그 후 천천히 퍼스트 서브가 되도록 점점 더 강도를 높여 간다. 평탄한 바닥에서 적은 회전수부터 시작하고, 슬라이스, 빠른 서브와 더 높은 회전수로 서브한다.

스트로크에서는 부위별 물리치료로 상태가 개선된 단계에서, 필요한 폼을 수정하고, 단계적으로 테니스에 복귀한다. 벽치기나 제자리에서 공을 치는 것에서 시작해서, 통증이 발생하지 않는 것을 확인하고 스트로크의 랠리를 미니랠리, 롱랠리로 거리를 늘리며, 코트 사용 범위를 고정된 위치에서 반면적과 전면적으로 늘려가면서 서서히 강도를 높인다. 그런 다음 서브를 넣고 경기에 복귀한다.

복귀 기준

각종 통증 유발 테스트로 인한 양성 소견이 없어지고 통증이 발생되는 운동이 없어지는 것으로 복귀 기준이 된다.

재발 예방

테니스는 상대의 공에 따라 전력 질주와 급격한 정지, 그리고 반복되는 방향 전환을 한다. 좋은 자세로 쳐야 하지만, 꼭 같은 자세로 칠 수 있는 것은 아니다. 강한 공을 치기 위해선 어떠한 경우에도 하지 · 체간 · 상지가 연동된 폼으로 칠 수 있는 것이 바람직하다. 그러기 위해서는 풋워크 훈련이 필요하다. 또, 테니스 동작에서 고관절 · 체간의 회전이 폭발적인 힘을 발휘하기 위해 필요하므로 고관절 주위의 근력과 사용법을 향상시키는 것이 중요하다.

영문색인

한글색인

ㄱ

ㄴ

ㄷ

ㄹ

ㅁ

ㅂ

ㅊ

ㅋ

ㅌ

ㅍ

ㅎ

스포츠 재활 이론과 실전

Sports Rehabilitation From Theory to Practice

초판 1쇄 : 2022년 5월 2일

저　　자 : 아오키 하루히토(青木治人), 시미즈 쿠니아키(清水邦明), 스즈카와 마코토(鈴川仁人)
역　　자 : 이제훈, 김세준, 이윤민
발 행 인 : 유성권
편 집 장 : 이재선
기　　획 : 신선희
마 케 팅 : 임태완, 김호철, 최성규, 김진형, 정명한, 한태수, 박만근, 김모란, 박소영, 김지현, 김채환, 김현정
판　　형 : 188 × 257 mm
발 행 처 : **범문에듀케이션**
서울시 양천구 목동서로 211 범문빌딩 (우 07995)
전　　화 : 02) 2654-5131　　　팩　　스 : 02) 2652-1500
웹사이트 : www.medicalplus.co.kr

등　　록 : 제 2011-000001호

ISBN : 979-11-5943-296-5 (93510)
편집 · 디자인 : (주)우일미디어디지텍

* 역자와 합의하에 인지를 생략합니다.
* 잘못된 책은 교환하여 드립니다.